SHIYONG XIAOHUA XITONG ZHONGLIU
ZONGHE ZHENDUAN YU ZHILIAO

实用消化系统肿瘤
综合诊断与治疗

胡冬鑫 主编

云南出版集团公司
云南科技出版社

图书在版编目（CIP）数据

实用消化系统肿瘤综合诊断与治疗 / 胡冬鑫主编
. -- 昆明 ：云南科技出版社，2018.3
ISBN 978-7-5587-1239-5

Ⅰ．①实… Ⅱ．①胡… Ⅲ．①消化系肿瘤－诊疗
Ⅳ．①R735

中国版本图书馆CIP数据核字 (2018) 第061868号

实用消化系统肿瘤综合诊断与治疗
胡冬鑫 主编

责任编辑：王建明 蒋朋美
责任校对：张舒园
责任印制：蒋丽芬
装帧设计：庞甜甜

书　　号：978-7-5587-1239-5
印　　刷：廊坊市海涛印刷有限公司
开　　本：787mm×1092mm　　1/16
印　　张：27
字　　数：648千字
版　　次：2020年7月第1版　2020年7月第1次印刷
定　　价：139.00元

出版发行：云南出版集团公司云南科技出版社
地址：昆明市环城西路609号
网址：http://www.ynkjph.com/
电话：0871-64190889

前　言

　　消化系统肿瘤是一类严重危害人民健康的疾病。全球最多发的四种肿瘤——胃癌、肺癌、乳腺癌及结直肠癌，一直保持较强的上升态势，据我国有关资料表明，死亡率排前四位的恶性肿瘤是胃癌、食管癌、肝癌和肺癌，其中消化系肿瘤就占了三位；在所有肿瘤中，消化系统肿瘤约占70%。因此，消化系统肿瘤的防治及进一步的系统再认识，是广大临床与研究工作者面临的重要任务。随着消化系统肿瘤的各种诊断治疗的新方法、新手段的广泛应用，使消化系统肿瘤的早期诊断和治愈率有了明显提高。鉴于此，编者们在查阅国内外相关研究的基础上，结合临床经验编写了此书。

　　本书涵盖了消化系统的良恶性肿瘤，内容涉及基础和临床的各个方面，反映了近年来国内外最新研究进展，内容全面、资料翔实、观点新颖、理论体系完整。编者们从病因、流行病学、病理、临床分期、症状体征、诊断、鉴别诊断、各种治疗方法的使用及选择进行系统阐述评析。本书内容丰富，涉及面较广，文字通俗易懂，希望对广大读者有所帮助。

　　编者们在繁忙的工作之余，将自身多年的诊疗心得及实践经验跃然纸上，编纂、修改、审订，尽求完美，但由于编写时间有限加之篇幅所迫，疏漏之处恐在所难免，若存在欠妥之处恳请广大读者不吝指正，以待进一步修改完善，不胜感激。

目　　　录

第一章　肿瘤病因学

一、化学致癌因素

现已证明 1000 多种化学物质能诱发动物肿瘤。根据化学致癌的作用模式,可分为三类:①直接致癌物;②间接致癌物;③非共价作用的致癌物。根据化学致癌物作用的阶段或机制又可分为启动剂、促进剂或演变剂,兼具三种作用的化学致癌物称为完全致癌物,否则称之为不完全致癌物。

(一)化学致癌物的分类

1.烷化剂　烷化剂的共同特点是具有烷化性能及活泼的化学反应性,常被用为化疗、杀菌剂和灭菌剂。有致癌作用的烷化剂包括氮芥和硫芥类、乙撑亚胺类、磺酸酯类、环氧化物、内酯类、卤醚类中的一些化合物,以及某些硫酸酯和亚硫酸酯。

2.多环芳烃化合物　多环芳烃类是指由多个苯环缩合而成的化合物及其衍生物,或称稠环芳烃。近来发现,燃烧纸烟,不完全地燃烧脂肪、煤炭、石油以及用烟直接熏制鱼、肉时,均能生成多环芳烃。3,4-苯并芘是这类化合物的代表,其特点是小剂量就能引起局部组织的恶变。

3.芳香胺类化合物　这类化合物的芳香胺染料如联苯胺与 α-萘胺均为强的致膀胱癌物质,其他的致癌性芳香胺类染料有 4-氨基联苯、4-硝基联苯、联甲苯胺、金胺(碱性槐黄)邻联茴香胺等化合物。而芳香酰胺类化合物,如 N-2-乙酰胺基(2-AAF)为杀虫剂,可引起多种动物不同器官和部位如肝、肠、乳腺、外耳道、膀胱等处发生肿瘤。

4.氨基偶氮染料　这类化合物含有偶氮基团－N＝N－,作为纺织品、食品与饮料的染料、添加剂。家兔皮下注射氨基偶氮染料猩红,能引起表皮增生。将猩红的重要组成部分——邻位氨基偶氮甲苯(OAAT)饲喂大鼠或皮下注射,能引起肝癌。使用人造奶油变黄的奶油黄(4-二甲基氨基偶氮苯,DAB)长期饲喂大鼠,也可引起肝癌。氨基偶氮染料致癌物的特点是,需长期给大剂量才能引起癌,癌发生于远离给药途径的器官如肝和膀胱等。

5.亚硝基化合物　它分为 N-亚硝胺,N-亚硝酰胺与亚硝胺。这些化合物是工业危害物,近年来,更多的资料证明亚硝基化合物不但和工人健康有关,而且和广大人群的健康有关。这些化合物很容易由广泛存在于环境中的前体物形成。亚硝基化合物是重要的环境化学致癌物,实验证明,亚硝胺化合物可以引起 40 多种动物的肿瘤。

(1)亚硝基化合物的分类:主要有亚硝胺与亚硝酰胺两大类。亚硝胺是二级胺的胺基中的氢被亚硝基所取代,亚硝胺分为对称的、不对称的和环状的。一些复杂结构的亚硝胺可能在烷基上的氢被其他功能基团所取代。亚硝酰胺已知为烷基丙酰基亚硝酰胺或烷基丙酰基亚硝胺,亚硝酰胺有5个主要类型,即:N-烷基-N-亚硝基羧基酰胺、N-烷基-亚硝基脲、N-烷基-N-亚硝基脲烷、N-烷基-N-亚硝基-重尿酸盐衍生物和N-烷基-N-硝基-N-亚硝基哌。

(2)环境中的亚硝胺及其前体物的分布:亚硝胺类化合物及其前体物广泛地分布在人类的食物和体内外环境中,亚硝酸盐可由硝酸盐还原而成,人们可能接触这些化学物质而致癌。

1)食物中存在的亚硝胺:研究发现,食物中的亚硝胺类化合物经烹调后可能因热或与食物中其他物质作用而遭破坏,或在烹调过程中由食物中的二、三、四级胺与亚硝酸盐作用而合成亚硝胺类化合物,因此,直接分析检测膳食中亚硝胺类化合物的含量,对评估居民暴露于亚硝胺类化合物的水平是非常有意义的。资料显示,食管癌高发区居民的膳食中含有多种亚硝胺,如NDMA、NDEA、Npip、Npyr、NMBzA(能引起动物和人食管上皮癌),高发区居民从膳食中摄入亚硝胺的量高于低发区居民的摄入量。

2)食物中存在的硝酸盐和亚硝酸盐:人每日摄入的粮食、蔬菜和水中含有硝酸盐与亚硝酸盐。对肿瘤高发区粮食、蔬菜、饮用水的调查与分析发现,硝酸盐与亚硝酸盐含量高于低发区。

3)二级胺类的存在:二级胺是植物和动物蛋白质的中间代谢产物,在自然界广泛存在于谷类、鱼类、肉类、茶、烟中。在食物加工过程中,由于蛋白质分解,也可能产生二级胺。

(3)亚硝胺的致癌机制:在体内、外条件下,化学致癌物代谢反应的中间产物亚硝酰胺和二烷基亚硝胺共价结合到细胞大分子是致癌作用的可能机制。DNA不忠实的复制是化学致癌物修饰DNA的结果,它是致癌作用突变理论的基础。一些人提出了其他致癌机制,如化学致癌物与蛋白质和RNA作用可导致:①DNA聚合酶的失活或变化,结果引起DNA复制的不忠实。②改变转录与翻译。③完整的肿瘤病毒基因组或癌基因或前肿瘤细胞的部分或全部去压缩。

(4)抑制亚硝胺形成的研究:近年来,为了抑制亚硝胺的致癌作用,国内外进行了大量的研究工作。实验证明,维生素C能阻断亚硝胺在体内的合成。维生素C在体内或体外,均能阻断胺类的亚硝基化,防止亚硝胺形成,并能抑制已形成的亚硝胺的致癌作用。

维生素E和微量元素锌在人体也能抑制亚硝胺的合成。

6.植物毒素　自1950年Cook等报道了植物生物碱的致癌性以来,约100种自然产生的植物来源的化合物和40多种植物的粗提物被进行了致癌活性的试验,约多半的化合物和提取物是致癌的。大多数植物致癌物有弱到中度的致癌活性。植物致癌物包含很广的化学结构形式,如吡啶、杂环生物碱、烯链烃基苯化合物、呋喃香豆素、巯基羟基化合物、多酚化合物等。

7.金属致癌物　某些金属和类金属构成无机致癌物的主要类型,金属和类金属的致癌性在1820年即有人注意,Paris报道了皮肤癌的发生和人暴露于砷化合物有相关性,目前,砷、镉、铬、铍、镍被认为是人和动物的致癌物,但同时指出,并不是这6种元素的所有化学形式都是致癌的,除这6种元素外,铅、钴、铁、钨被认为是可能的致癌物或协同致癌物,5种微量元素(硒、锌、镁、铜、钼)起着双向作用,在大剂量时是致癌的,在小剂量与其他致癌物一起给药时是抗癌的,金属和类金属引起的致癌作用是由于:①放射高能量粒子或电磁辐射,②异体作用("固态"或物理致癌作用或表面癌基因),③化学和生物系统相互作用。

8.真菌毒素　20世纪60年代初发现了黄曲霉毒素,是由黄色曲霉菌及寄生曲霉菌所产生的杂环化合物,广泛存在于许多作物上,是自然产生的致癌物。经检测,有致癌活性的微生物毒素 10 余种,大多数是环境中的真菌产生的霉菌毒素。

(1)黄曲霉菌毒素:黄曲霉毒素中毒性与致癌性最强的代表化合物即为黄曲霉毒素 B_1,此外还有黄曲霉毒素 B_2、G_1 和 G_2。黄曲霉毒素进入体内后,需经活化,在 8,9 碳原子间形成环氧化合物,然后再水解并与 DNA 等大分子共价结合,是它们致突变与致癌作用的主要证据。黄曲霉毒素的致癌性主要由 AFB_1 引起,AFB_1 是最强的肝脏致癌物,黄曲霉毒素对动物的致癌性有较大的种属差异,雏鸭、鳟鱼、大鼠最敏感,小鼠、仓鼠次之,山羊则不敏感,猴及树鼩等灵长类动物经小剂量给予都会发生肝癌及其他肿瘤。大样本流行病学研究表明,黄曲霉毒素是人类肝癌的重要病因之一。肝癌高发区的地理分布与该地区食物黄曲霉毒素污染的程度呈正相关,基于肯尼亚、莫桑比克、斯威士兰和泰国四个高发区的研究发现,黄曲霉毒素的消耗量与肝脏发病率之间显示剂量反应关系。肝癌病人的体液和组织中,黄曲霉毒素检出率较高,虽然黄曲霉毒素在人类肝癌中的主要病因尚未有肯定的科学证明,但是,目前的证据也是很多的,在印度黄曲霉毒素引起的爆发性急性毒性肝炎的生存者的随访或其他暴露于黄曲霉毒素的人群研究显示出黄曲霉毒素作为一个人类肝脏致癌物的重要性。

(2)杂色曲霉素:杂色曲霉素的致癌性在三种啮齿类动物和两种鱼类中进行了分析,这种化合物对小鼠、大鼠、虹鳟鱼有致癌性,但对豚鼠无致癌性,它的致癌性比 AFB_1 低。

(3)串珠镰刀菌素:从食管癌高发区南非 Transkei 地区玉米中分离出了 MRC826 株串珠镰刀菌的毒素,对动物毒性强,Ames 试验有较强的致突变性,并能引起大鼠的肝癌。镰刀菌素 C 是串珠镰刀菌的毒素,在食管癌高发区林县的粮食中被分离与鉴定,给大鼠喂镰刀菌素 C 可引起食管上皮增生和少数癌。

(二)对人类有致癌作用的化学物质

国际抗癌研究中心(IARC)的文献资料对 442 种化合物做了评价,其中 143 种化学物质经动物试验证明可以引起动物的肿瘤,经过流行病学与实验室研究证明为人类致癌物的只有以下十几种(表 1-1)。

表 1-1　人类致癌物

化学致癌	接触类型	接触途径	致癌器官
4-氨基联苯	职业	吸入、皮肤、经口	膀胱
砷化合物	职业、医源、环境	吸入、皮肤、经口	皮肤、肺、肝
石棉	职业、环境	吸入、经口	肺、胸膜、胃肠道
金胺	职业	吸入、皮肤、经口	膀胱
苯	职业	吸入、皮肤	造血系统
联苯胺	职业	吸入、皮肤、经口	膀胱
α-萘胺	医源	经口	膀胱
双氯甲醚	职业	吸入	肺
铬和铬化物	职业	吸入	肺、鼻腔

化学致癌	接触类型	接触途径	致癌器官
二乙基己烯雌酚	职业	经口、局部	子宫内膜、阴道、宫颈
赤铁矿(氢)	职业	吸入	肺
异丙醇	职业	吸入	鼻腔、喉
左旋苯丙酸氮芥	医源	经口	造血系统
芥子气	职业	吸入	肺、喉
α-萘萘胺	职业	吸入、皮肤、经口	膀胱
镍	职业	吸入	鼻腔、肺
煤焦油、矿物油	职业、环境	吸入、皮肤、经口	肺、皮肤、肠道

(三)化学致癌物作用的过程

约有95％以上的化学致癌物进入体内后必须经过代谢活化或生物转化,最终结合到生物大分子上而引起细胞癌变,称之为间接致癌物。不需经过代谢活化就能致癌的称为直接致癌物,这类化合物在自然环境下很不稳定,进入机体后致癌物直接结合到生物大分子上,并能经过代谢而灭活,主要有硫芥、氮芥、环氧化物和乙撑亚胺等。因此,预防此类致癌物的致癌作用,要限制职业性接触。非共价作用的致癌物较易被发现,但为数很少。

化学致癌作用是一个多阶段过程,即启动、促进与演变,三阶段连续(可能稍有重叠)进行,最后导致肿瘤形成。①启动:为化学致癌作用的第一步骤,是不可逆地将正常细胞转变为肿瘤细胞的起始步骤。一般认为是细胞增殖分裂过程中,基因受致癌因素作用而发生突变,而这种突变又经细胞分裂增殖被固定下来,并能传代。启动剂一般被认为是基因毒性的或遗传毒性的物质。②促进:为促进启动形成肿瘤细胞分裂生长的作用阶段。导致该作用的化学物质称为促进剂。该阶段的特点是促进剂单独作用无效,必须在启动之后间隔数周给予,才可能使肿瘤加速生长。促进作用有可逆性,有剂量反应关系及阈剂量。现已发现一些促进剂,如巴豆油及其提纯的有效成分弗波醇酯、烟草中的儿茶酚类化合物、卤代烃类等,其作用范围较广,对皮肤癌、肝癌、膀胱癌、肺癌、甲状腺癌、肾癌等都有相对特异的作用,但每种促进剂的作用效应可多样。有学者认为促进作用的主要机制是促进剂作用于膜表面的受体,激活蛋白激酶 C。蛋白激酶 C 是增强多种组织细胞生长的共同因素。由于促进剂有阈剂量且其作用是可逆的,可认为这是肿瘤形成过程中较易受干预的阶段,也是最容易取得预防成效的部分。③演变:指肿瘤形成过程中,在促进之中或之后,细胞表现出不可逆的基因组,在形态上或功能代谢和行为方面逐渐表现出肿瘤的特征,如生长速度、侵袭性、转移能力及生化、免疫性能改变等。演变可能涉及遗传物质的重大改变,如染色体的结构变异、丢失、易位或嵌入。演变有时会自发产生。迄今对致演变物质或因素尚未有足够的研究。按上所述,化学致癌物按其作用的阶段或机制又可分为启动剂、促进剂或演变剂。如果兼具三种作用的化学致癌物则称之为完全致癌物,否则为不完全致癌物。

(四)化学致癌物作用的生物学特征

生物化学、化学、遗传学、细胞生物学和分子生物学的研究进展,提高了我们对化学致癌过

程的认识,并肯定了一些致癌作用的生物学特征。这些资料可归纳为以下五方面:

1.致癌作用依赖于致癌物的剂量　大剂量致癌物可增加肿瘤发生,缩短潜伏期,肿瘤的产生取决于致癌物的总剂量。动物同时暴露几个致癌物,对靶器官有协同或相加作用,但也有拮抗作用。

2.癌前期表现　致癌作用的充分表达需要相当长的时间,无论致癌物的剂量和性质如何,在肿瘤形成前,总有一个最低限度的潜伏期,在细胞恶变以前,细胞存在着多阶段的癌前期变化。

3.致癌作用所引起的细胞变化可传到子细胞　大多数致癌物是诱变剂,能与 DNA 等大分子共价结合。单剂量的致癌物足以引起癌肿,人和动物的肿瘤常起源于单细胞(单克隆),因此,暴露于小剂量致癌物的细胞,经过几代后,仍存在恶性变的危险。

4.致癌作用可被非致癌因子所修饰　一些物质可通过改变致癌物的摄入、分布或代谢,或通过提高靶组织的敏感性,增强致癌作用,促癌物能加速肿瘤前期的进程,以及有可能增大为致癌物所改变的细胞克隆,抗致癌物能在细胞癌变不同阶段抑制致癌作用。

5.细胞增生是细胞癌变过程中的重要阶段　细胞暴露于致癌物后逐渐发生增生性变化,增生使细胞恶性转化变得持久并可遗传。增生的组织或细胞对致癌物比较敏感,如果抑制细胞癌变过程中的增生性变化,也能阻止肿瘤形成。

(五)影响化学致癌物作用的因素

致癌物的致癌作用受宿主因素与环境因素的修饰,这些因素包括激素状况、营养、同时暴露于环境化学物质或病毒感染以及日光的照射。这些因素的研究对分析人类暴露化学致癌物的结果和发展肿瘤预防战略都是非常重要的。现将影响环境致癌物致癌作用的主要因素分述如下:

1.饮食的作用　在世界范围内,饮食因素影响化学致癌物的致癌作用受到重视,大多数情况下,一些营养物质缺乏,如蛋白质、脂肪、维生素和自然合成的饮食成分,对化学致癌物的作用有修饰作用,饮食中蛋白质含量的高低对致癌物诱发动物肿瘤的情况不一,有促进作用,低蛋白质饮食也有抑制始动作用(抑制加成物的形成)和促癌作用。膳食中脂肪在诱发肿瘤中起着重要作用,尤其是植物脂肪中的环丙烯类脂肪酸(CPFA)。它在化学致癌物诱癌过程中增强致癌作用,其中含有梧桐酸与掀主酸,这些 CPFA 脂肪酸存在于人的食品棉籽与木棉油中。亲脂物质对 AFB_1 致癌作用有明显的增强作用,膳食中高脂肪和缺少亲脂物质如蛋氨酸、胆碱和维生素 B_{12} 虽能防止 AFB_1 的毒性作用,但增加了 AFB_1 诱发肝癌的发生率。膳食中严重缺乏亲脂物质抑制 AFB_1 的致癌作用。因此,一些维生素和微量营养物是 AFB_1 致癌作用的修饰者。

2.激素的作用　在化学致癌作用研究中,发现在一些鼠种的雌性比雄性对 AFB_1 更敏感。雄性大鼠用 AFB_1 诱发肝癌时,给予口服雌性激素二乙烯雌酚,肝癌的发生率降低 71% ～ 20%,雄性大鼠断奶后去势,AFB_1 诱发的致肝癌作用就消失。

3.化学物质的作用　一些药物活性化合物对化学致癌物有修饰或协同作用,目前已知的致癌物中与 AFB_1 有协同作用的有乙硫氨酸(大鼠),四氯化碳(小鼠)等,没有证据证明鸟拉坦与 AFB_1 之间有协同致癌作用。旷已氯环已烷(α-BHC)是一个 AFB_1 致肝癌作用的强抑制剂,它的作用是诱导酶去 AFB$_1$ 毒性化。Novi 报道:AFB$_1$ 诱发肝脏肿瘤过程中给还原型的谷胱甘肽(GSH),17～20 个月后,肿瘤停止生长,因此,Novi 推荐 GSH 作为抗肿瘤的药物。

4.遗传 动物不同种系对化学致癌物的敏感性不同,如豚鼠对化学致癌物不敏感。不同动物对化学致癌物诱发肿瘤的部位也不同,因此,做化学致癌物诱癌试验选择化学致癌物与动物品系是非常重要的。

5.年龄 年龄对化学致癌的作用也有一定影响。动物诱癌实验一般均采用断奶后的动物,此时动物机体代谢旺盛,对化学致癌也较敏感,在人类有类似情况,50～65 岁为患癌高峰年龄,70 岁以上患癌率下降,因人类在青壮年接触致癌物至 50～65 岁发生癌症。妇女在怀孕期暴露于致癌物(如乙烯雌酚),胎儿出生后,很年轻即可患外阴癌,这可能是在围生期内胎儿组织对致癌物敏感所致。

(六)化学致癌物的预防

对化学致癌物的预防,主要有:①取消尚在使用的人为合成的化学致癌物,或以代用品替代,如大力宣传戒烟,取缔在人造奶油中加入奶油黄等。②对于无法取消的化学致癌物,应尽量使之减少,如燃烧后形成的苯并芘等。在工业中有用者如氯乙烯单体,则应尽力控制,使人类不接触或尽量少接触。目前对铬、镍、芳香胺等的控制已获成功。③加速化学致癌物筛检和鉴定的过程,及早确定致癌物,以采取预防措施。④制订控制致癌物的法规,定期做环境监测。⑤加强对高危人群的医学监护,定期检查,以早期发现肿瘤。⑥研究免疫抑制剂的致癌阈限剂量,并加强其他预防控制措施。

总之,肿瘤的发生发展和环境因素密切相关,70% 的肿瘤是由环境因素引起的,环境因素中 90% 为化学因素,对化学致癌物应密切观察,做好医学监护和流行病学调查研究,发现问题应立即采取相应的措施,以尽量减少健康和生命的损失。随着环境因素与分子遗传学的深入研究,有可能为肿瘤的病因、预防、临床诊断和治疗提供一个新的途径。

二、物理致癌因素

肿瘤是人和动物接受射线作用后远期最严重的病理变化。由于地球上的生物不断受到天然和人工辐射源的照射,从而提供了有意义的流行病学资料,日本广岛和长崎的辐射效应研究所(RERF)对原子弹爆炸幸存者进行了 40 年的随访调查,掌握原子弹爆炸后幸存者多种肿瘤的发病情况,大体上可以认为辐射诱发癌症的发病率一直在增长,甚至在原子弹爆炸 40 年后仍不减退。日本原子弹爆炸幸存者中的乳腺癌发生危险与受照射时的年龄、首次足月妊娠时的年龄、生育子女数及授乳总月数显示出强因果关系。流行病学调查资料同时指出,紫外线和皮肤鳞状细胞癌之间有联系,瑞典癌症协会肯定 75% 的舌癌、黑色素瘤和皮肤鳞状细胞癌与紫外线照射有关。其中基底细胞癌受紫外线照射后发病率高于正常对照组 10 倍。

大多数研究结果对射频和微波辐射的致癌作用持否定态度。微波致癌的两个主要的流行病学研究结果支持了这一观点。一是 lienfeld 等的工作认为长期使用微波干扰台的苏联工作人员发生肿瘤的危险性并不增加。二是 Robinette 等调查 2 万名美国海军雷达兵没有发现任何能表明诱发癌症发病率增高的依据。但是文献报道微波辐射对紫外线照射和化学因素致癌有加强作用。

除此之外,科学发展至今,核医学诊断已经越来越多地被使用。美国核医学诊断1982年是1972年的2倍,按频率高低依次是肝、呼吸系统、心血管、脑和甲状腺显像。同时,放射治疗在临床上已应用于治疗数十种恶性肿瘤,随着治疗技术的不断改进和治疗效果的提高,病人生命时间的延长,放射治疗后继发性的原发癌问题也越来越受到重视。Boice等进行的全身系统放疗后继发癌的国际合作研究(1RSCCP)最有代表意义。放疗后随访1年以上的68730例宫颈癌患者中3324例(4.8%)发生了继发癌,远远高于继发癌期望数。虽然放射治疗的剂量较大,也具有一定的致癌性,但是由于它影响人数较少,同时人体吸收主要是在对恶性肿瘤部位破坏,相比之下对正常的组织影响要小得多,因此,目前医学界还多用于放射治疗恶性肿瘤,而较少考虑它的远期不良反应。

(一)电磁辐射致癌的种类

电磁辐射对人类的主要远期效应是致癌,不同类型的电离辐射诱导肿瘤的能力不同,大致可分为两大类,即高剂量辐射致癌和低剂量辐射致癌。

1.高剂量辐射致癌　高剂量电磁辐射是指由于人为的因素偶然造成放射物质的大量释放。如苏联的切尔诺贝利核泄漏事故、日本广岛原子弹爆炸等。

2.低剂量辐射致癌　低剂量辐射致癌大致可分为紫外线辐射、射频微波辐射、低频非电离辐射和电离辐射致癌四种类型。

(1)紫外线辐射致癌:光生物学、光医学的研究已明确了日光对机体具有损害作用。大量流行病学数据支持日光接触在大多数基底细胞癌和鳞状细胞癌中起病因作用。波长在290mμm以上的短波紫外线(UVA)能通过大气臭氧层吸收到达地球,可透过皮肤表面到达真皮表层。一般说来,人体固有皮肤表面的角化层、黑色素、尿刊酸屏障可将紫外线遣散而不被吸收,防止了紫外线的吸收。但是长时间曝晒,除了使皮肤老化以外,能诱发各种各样的皮肤肿瘤。英国研究人员认为皮肤在UVA的重复照射下能导致早期非黑色素皮肤癌、基底细胞癌和鳞状细胞癌。

(2)射频和微波辐射致癌:主要指无线电波致癌的问题。大多数研究结果持否定态度,但是文献报道微波辐射对紫外线照射和化学因素致癌有加强作用。

(3)低频非电离辐射致癌:低频辐射的致癌机制还不很清楚,但是有充分证据可以表明,在一定环境下它能影响细胞膜、分子结构以及一系列生理学改变。Wertheimer等的研究进一步为这一观点提供了流行病学依据,他调查了居住在能产生较高低频非电离辐射金属线结构附近的儿童,发现白血病和其他儿童性肿瘤的危险性都增高。此外,接受低频非电离辐射暴露较高的职业人群比接受低频暴露普通人群癌症的危险性要高。这种职业人群主要是指电子行业(例如核电厂操作工、线路员、铝工或电焊工等)。Savitz等研究这些职业人群时发现他们患急性骨髓性白血病的危险性更高。

(4)电离辐射:这种放射源主要来自于太阳、土壤、岩石以及医学诊断治疗所产生的射线等,可以说是普遍存在的。Modan等研究了以色列儿童因头皮癣而接受照射的10834名15岁以下儿童,经过32年的随访观察,发现头颈部肿瘤的发病率显著增加。

（二）辐射诱发肿瘤的机制

辐射致癌有以下几种学说：①突变，即单一染色体或基因的改变；②基因表达改变；③电离辐射激活潜伏的致癌病毒。不同的机制在连续的致癌阶段都可显示一定的作用。电离辐射通过射线的直接作用或自由基的间接作用造成细胞 DNA 损伤，主要损伤有碱基损伤（如脱落、丢失、二聚体等）和链损伤（如单或双链断裂、丢失物等）。

Land 等的人类流行病学研究提示，诱发细胞损伤的辐射主要作用于癌症诱导的早期阶段，在低剂量或低剂量率时一个点突变或未修复的 DNA 单链断裂，尽管损伤程度很低，但有可能引起癌启动。启动是细胞恶变的第一步，进一步引起 DNA 修复系统错误倾向，从而导致大量细胞突变。

辐射本身也可能是促进因素，其促进机制仍欠明了，许多促进剂如弗波醇酯能诱发细胞产生自由基，一般认为凡能促进产生自由基的因子都有促进肿瘤发生作用，而抑制自由基的因子同样能抑制肿瘤的发展。

（三）影响辐射致癌的因素

1.吸烟和氡照射　氡是一种由镭或铀衰变成的一种惰性气体，它的产物可以放射散发粒子，很容易进入空气和肺、支气管中，因此，长期吸入气体氡可以增加肺癌的危险性，在此基础上，吸烟者肺癌危险性又是非吸烟者的 4 倍，因此，氡的吸入和吸烟相互作用可大大增加肺癌的危险性。

2.年龄　目前，年龄作为影响辐射致癌因素的问题已被广泛研究。核爆炸幸存者中对白血病而言 10 岁以下和 50 岁以上受到照射后早期既有很高的危险性，受照的胎儿敏感性强，出生后易诱发白血病以及其他儿童性肿瘤。儿童和年轻人对辐射的敏感性要比成年人强，主要体现在乳腺癌、甲状腺癌和白血病上。但是，Thomas 等研究表明辐射导致肺癌中老年人要比青年人的敏感性大。

3.性别　在辐射诱导甲状腺癌方面，妇女危险度是男性的 4 倍，当然，诱导乳腺癌的危险性就更大。此外，还有研究表明怀孕妇女对辐射的敏感性要比普通妇女强。

4.其他　化学物质的使用可以增加辐射致癌的危险性，这已经被多次研究所证明。此外，人体不同组织、不同器官对辐射的敏感性也不同，较为敏感的器官依次是乳腺、甲状腺、骨髓和肺。

（四）辐射致癌的预防

首先就是尽量降低辐射暴露的时间和剂量，也就是通过改进医学诊断和治疗的仪器、方法和技术，放射治疗时严格掌握适应证，以及减少家中氡的水平等等。其次是尽可能筛出对辐射敏感的高危人群，以便早期发现、早期诊断、早期治疗。

三、生物致癌因素

1908 年 Ellermann 和 Bang 将鸡白血病无细胞滤液注射健康鸡诱发了白血病，为病毒致瘤研究奠定了实验基础，此后又相继发现了 Rous 鸡肉瘤病毒、兔纤维瘤病毒、兔乳头状瘤病毒、蛙肾腺癌病毒和小鼠乳腺肿瘤病毒。1970 年 Temin 和 Baltimore 在肿瘤病毒中发现逆转录酶,解释了肿瘤病毒 RNA 经 RT 的逆转录作用转变为病毒 DNA 的过程。根据得到的研究资料,动物的白血病、淋巴瘤和肉瘤以及人类 T 细胞白血病的发生与病毒病因的关系得到公认。

肿瘤病毒按照其所含的核酸不同分为两大类:DNA 肿瘤病毒和 RNA 肿瘤病毒。病毒可以直接作用于细胞基因,使其增生,最后发展成癌,另一是由于机体免疫系统受到抑制,病毒诱发细胞恶性变,形成癌症。总的来说,约 15% 的恶性肿瘤与病毒有关,因此,研究肿瘤的病毒病因有十分重要的意义。

(一)DNA 肿瘤病毒

1.DNA 肿瘤病毒的分类和一般生物学特性　　DNA 肿瘤病毒分属于 DNA 病毒的多瘤病毒科、乳头状瘤病毒科、腺病毒科、疱疹病毒科和嗜肝 DNA 病毒科。各类 DNA 肿瘤病毒虽在大小和形态方面有差异,但有相似的超微结构,皆呈 20 面体对称型,除疱疹病毒外均无包膜。病毒的核心是 DNA 和蛋白质组成的复合体,外有衣壳包绕,后者由壳粒组成。壳粒数目在各种 DNA 肿瘤病毒中含量不同,与病毒的大小有关。DNA 肿瘤病毒一般为横向(水平)传播。病毒进入细胞可产生不同的结果,这与细胞生物学特性密切相关。若病毒进入细胞后得以繁殖,则复制产生有感染性的子代病毒,同时细胞溶解死亡,这种感染从病毒而言称为增殖性感染,从细胞而言又称为溶解性感染,不会引起细胞的转化。若 DNA 肿瘤病毒进入细胞后繁殖很差或不能繁殖,细胞继续存活,这种感染称为非增殖性感染或中断性感染。在非增殖性感染中,细胞虽不能繁殖病毒,但病毒能以某种形式存在,发生整合并进而使细胞发生转化。有些 DNA 肿瘤病毒注入非自然宿主(如仓鼠、大鼠等)可诱发肿瘤。

2.DNA 肿瘤病毒的致癌机制　　近年来,对 DNA 肿瘤病毒的致癌机制研究进展较快,目前已知的 DNA 肿瘤病毒转化基因有以下共同特点:

(1)DNA 肿瘤病毒基因组有早期复制和晚期复制两个基因区域,前者与病毒转录有关,而后者则主要参与病毒的复制。目前已基本明确,所有 DNA 肿瘤病毒的转化基因均位于病毒基因组的早期复制基因区域内,如 SV40 病毒和多瘤病毒转化基因的大 T 抗原基因以及腺病毒转化基因 EIA 和 EIB 等均如此。

(2)DNA 肿瘤病毒的转化基因皆是核内癌基因,编码产物均为核内致癌蛋白,如大 T 抗原蛋白、EIA 蛋白和 EIB 蛋白等,对细胞有很强的转化作用。

(3)DNA 肿瘤病毒转化基因编码的致癌蛋白有相似的氨基酸序列。DNA 肿瘤病毒转化基因编码的核致癌蛋白可与细胞抗癌蛋白结合,并使后者灭活,从而导致细胞的转化。进一步阐明了 DNA 肿瘤病毒整合细胞后,其转化基因编码产物与细胞内抗癌基因产物之间的交互作用。形成稳定的复合物,其结果是使抗癌蛋白灭活,而使核致癌蛋白具有显性作用,最终引起细胞恶性转化的表型。

(二)RNA 肿瘤病毒

1.RNA 肿瘤病毒的分类和一般生物学特性　　RNA 病毒的 10 个科中,目前仅知其中 1 个科的病毒具有致瘤作用,称为 RNA 肿瘤病毒。由于该科病毒的颗粒内皆含逆转录酶(RT),所以也称之为逆转录病毒。RNA 病毒对动物的致瘤作用非常广泛,包括对爬行类(蛇)、禽类

（鸡）、哺乳类和灵长类等，主要诱发白血病、肉瘤、淋巴瘤和乳腺癌。常见的 RNA 肿瘤病毒有鸡 Rous 肉瘤病毒（RSV）、小鼠白血病病毒（MuLV）和肉瘤病毒（MuSV）、猫白血病病毒（FeLV）和肉瘤病毒（FeSV）、牛白血病病毒（BLV）、猴肉瘤病毒（SiSV）、长臂猿白血病病毒（GaLV）以及小鼠乳腺肿瘤病毒（MMTV）等。80 年代以来，美国和日本相继发现的人类 T 细胞白血病病毒（HTLV）和成人 T 细胞白血病病毒（ATLV）以及人类免疫缺陷病毒（HIV）等，也属于逆转录病毒科。研究发现，逆转录病毒还与贫血、自身免疫性和免疫缺陷性疾病、关节炎、神经症候群等的发生有关。

各种 RNA 肿瘤病毒的结构基本相似，又各有其特点。其共同点是均呈圆形或椭圆形，外有双层膜结构的包膜。RNA 肿瘤病毒皆含有 60%～70% 的蛋白质、30%～40% 的脂类、1%～2.5% 的核酸和 2%～4% 的糖类（主要为糖蛋白）。不同的逆转录病毒的类核、核壳和包膜内含有一组相对特异的蛋白质和糖蛋白，其为病毒基因组中不同基因所编码。各种逆转录病毒有类似的基因组结构。在自然状态下是 2 个相同的 30～35SRNA 亚单位组成的二聚体，在 5' 端通过氢键连接形成 60～70S 的 RNA 复合物。一般以逆转录病毒基因组中的复制基因有无缺损而区分为无缺损性逆转录病毒和缺损性逆转录病毒两种类型。

2.RNA 肿瘤病毒的致癌机制　　按照 RNA 肿瘤病毒的传播方式和诱癌时间长短，可将RNA 肿瘤病毒分为内源性病毒和外源性病毒。

（1）内源性病毒：指 RNA 病毒感染机体后，其遗传信息整合在宿主细胞的染色体中，并作为正常细胞的一部分通过性细胞由亲代垂直传代给子代细胞。其作用特点为：①RNA 肿瘤病毒的 DNA 拷贝与细胞 DNA 共价结合，可存于宿主的性细胞和体细胞中；②病毒基因组通过遗传由亲代传递给予子代；③结合的病毒基因组受到宿主调节因素的控制；④病毒可由于自发或外界因素激活而增殖。内源性病毒是无缺损性逆转录病毒。正常情况下，由于宿主细胞的调节性控制，病毒处于静止状态，对机体无危害。实验结果表明，射线、化学致癌物等可促进内源性病毒的表达而诱发动物肿瘤。

（2）外源性病毒：这类病毒与动物的白血病、肉瘤和淋巴瘤的发生密切相关，机体由外界以横向或水平传播方式感染。外源性病毒按照其作用特点、发展过程和基因组组成不同等特点，可分为急性和慢性两组，①急性 RNA 肿瘤病毒：这组病毒诱发肿瘤的潜伏期较短（3～4 周），在体外能转化成纤维细胞。现已证明，这组病毒基因组内携带癌基因，编码转化蛋白，进而使细胞发生恶性转化。但由于病毒的复制基因有缺损而不能复制完整病毒颗粒，所以属于缺损性逆转录病毒，需要辅助病毒的协助才能进行病毒的复制。动物中的肉瘤病毒和部分白血病病毒属于急性 RNA 肿瘤病毒。②慢性 RNA 肿瘤病毒：这组病毒能在细胞内增殖和产生完整的病毒颗粒，为无缺损性逆转录病毒。禽白血病增生症病毒（ALV）、小鼠白血病病毒（除外Abl-MuLV）、猫白血病病毒、牛白血病病毒、长臂猿白血病病毒和人类 T 细胞白血病病毒等均属此组。

（三）病毒与人类恶性肿瘤

乙型肝炎病毒与肝癌　　在中国大陆和台湾地区、香港、南非、塞内加尔和菲律宾进行流行病学调查表明，乙肝病毒感染与肝细胞癌的发生有密切联系，其根据在以下几个方面：

（1）在肝癌高发区的大多数肝癌细胞中可以发现有乙肝病毒 DNA，包括乙肝病毒的 X

基因。

（2）在大多数带 HBV 的肝硬化和增生的肝细胞中可以查到乙肝病毒 X 抗原。慢性肝炎带毒者的肝细胞核内仅 5%～15% 有 HBX 抗原，而肝硬变和增生者的肝细胞核内有 HBX 抗原。后者发生肝癌的概率大得多。因此，核内的 HBX 抗原在肝癌发生中的作用可能是很重要的。

（3）在一些肝癌细胞中发现抗癌基因 p53 有基因突变或缺失。这可能与肝癌发生有关，但在肝癌细胞中也发现有野生型 p53，此外，p53 的突变多发现在肝癌晚期，而不是早期，因此，可能 p53 的作用还有其他机制。体内和体外的研究证明，p53 与抗 HBX 抗体，或 HBX 抗原与 p53 抗体能结合起免疫沉淀反应。这支持肝癌病人肝细胞内 HBX 抗原与抗癌基因 p53 能结合的观点。HBX 抗原与 p53 结合，使野生型 p53 蛋白稳定，而使 p53 功能失活。这在肝癌的发生中可能具有重要作用。HBX 抗原与 p53 的结合与 DNA 肿瘤病毒如 Papova 病毒、乳头瘤病毒和腺病毒编码的蛋白与 p53 结合相似。然而与这些 DNA 肿瘤病毒诱发细胞恶性转化的时间相比较，从 HBV 感染至原发性肝癌的出现所需期间很长，部分原因可能是由于 HBX 抗原在核内的积累和与 p53 结合的能力有关。细胞分化状态或细胞周期不同阶段可能影响 HBX 抗原在核内的定位。肝硬化结节较慢性持续性肝炎更处于细胞快速分裂状态，这与产生 IIBX 抗原的量可能有关，前者有更多的 HBX 抗原，可与 p53 结合，更容易发生肝癌。

（4）在转移乙肝病毒表面抗原基因小鼠中发现肝内有多灶性结节增生。

（5）在外来强启动因子的作用下，乙肝病毒 X 基因的表达能使 NIH 3T3 细胞恶性转化，在裸鼠形成肿瘤。

（6）转染 HBV DNA 到带有 SV40T 抗原的胎鼠肝细胞，建立了 HBV DNA 重排列的恶性克隆细胞。

（7）转移 X 基因的小鼠能发生肝癌和肝腺癌，它们能持续地表达 HBX 抗原。

综上所述，乙肝病毒慢性感染是肝细胞癌发生的高危因素。肝细胞性肝癌是在乙肝病毒持续感染数十年后发生的，特别是在慢性肝病，由肝细胞再生和纤维化取代损坏的肝细胞，由于长期的肝细胞再生，有可能出现肝细胞突变，从而导致癌的发生。

目前关于原发性肝癌的病因和发病学，倾向于多种致癌因素的作用结果。现今认为我国原发性肝癌的病因主要与 HBV、黄曲霉毒素、饮水污染、某些微量元素（如硒）缺乏及遗传和乙醇性肝硬化等因素有关。HBV 可能是肝癌的主要（75%～90%）病因，虽然目前尚不能确立两者的内在因果关系。HBV 感染可引起肝脏慢性病变，乙型肝炎肝硬化已成为 80% 以上肝癌发生的病理学背景。实验研究发现，肝脏部分切除后，阈下剂量的化学物即能诱发肝癌，表明增生期的肝细胞对致癌因素比较敏感，在 HBV 感染引起肝细胞破坏和增生的基础上，若有少量的致癌物（如黄曲霉毒素）参与作用，即有可能导致肝癌的发生。

四、遗传因素

迄今为止，肿瘤与遗传有关的证据越来越多，这些证据既包括群体，尤其家系水平，也包括细胞及分子水平。除已知的几种单基因遗传肿瘤（视网膜母细胞瘤、肾母细胞瘤等）具有显性遗传的特点外。1914 年 Boveri 提出了肿瘤发生体细胞突变学说。突变导致在控制细胞增殖座位上的染色体重排或数目的改变。这种突变导致细胞生长失控从而癌变,表明肿瘤的发生发展是一个复杂的医学和生物学问题,遗传物质的不可逆改变是其关键。

虽然大多数肿瘤的发生与环境因素有关,但在接触相同致癌物的人群中,有人患癌有人却不患癌。而且,在人群及家系的水平上观察到一些癌家庭或某种癌的家族聚集性,且证实了这些家庭成员都有一种癌倾向性(如抑癌基因杂合性的丢失)的遗传,如视网膜母细胞瘤、Wilm瘤,甚至大肠癌、乳腺癌,及肝细胞癌等,都发现有杂合性丢失的现象。在肿瘤病因学的研究中,已积累了大量的资料,说明遗传因素在肿瘤的发生中起着不可忽视的重要作用。所谓肿瘤发生中的环境因素,实质上包含了环境因素与遗传因素的共同作用(多因子遗传)。

(一)肿瘤的遗传性

现有的证据说明,肿瘤是一种多原因、多阶段及多次突变所致的疾病,绝不是仅由内因(除少数几种单基因遗传的肿瘤如视网膜母细胞瘤、肾母细胞瘤等外)或外因引起,而是由内、外因交互、交替作用的结果。例如,在大多数情况下,肺癌与吸烟有明确的关系,然而肺癌患者不吸烟亲属的肺癌死亡率比对照组不吸烟的亲属高 4 倍多。这充分说明,即使有明确的环境因素,遗传因素对癌症的发生也在起作用。同时,肿瘤(个别单基因肿瘤除外)的遗传并非像一般遗传病那样在家系中代代相传,而是肿瘤倾向性的遗传。在人群中,某些家系具有这种遗传的肿瘤倾向性,构成了肿瘤家族聚集现象。有资料说明,有乳腺癌家族史者比无家族史者更易发生乳腺癌。据调查,一个癌症患者的近亲,发生相同癌症的危险比对照人群大 3 倍。某些儿童肿瘤、乳腺癌与结肠癌均表现出较大的家族性。儿童的 Rb 是遗传因素最引人注目的例证。约40% 的 Rb 属遗传性,按常染色体显性遗传的规律传递,子女发病的机会为 1/2,一般为双侧性,此外,Rb 基因的携带者,发生 Rb 的危险将增加 1 万倍,发生继发肿瘤,特别是成骨肉瘤的危险也大为增加。

概括言之,家族性癌具有以下一些特点:①在这些家系中患某种癌的危险性特高,甚至 10倍于一般人群,有些癌的终生危险性达 0.5,甚至 0.84(如肝癌对这些家系中的男性乙型肝炎病毒长期携带者)。②这些家庭成员的癌发病年龄显著低于一般人群,且不同成员的发病年龄都接近于某一固定值。③对于可累及双侧器官的癌(如乳腺癌、卵巢癌、肾癌、视网膜母细胞瘤等),这些家系中发生的癌常为双侧独立发生的原发癌。④这些家系中的成员可罹患一些很少可能发生的肿瘤,如乳腺癌家系中的男性也可罹患乳腺癌。⑤在这类家系中癌倾向性常以常染色体显性遗传方式传递至下代,并具有不完全外显的特点,即外显程度同年龄有关,且其中某些成员虽对某种癌易感,但可终生不患或不外显此癌。⑥如某种癌在人群中的发病率稍高,在这些家系中除家族性癌病例外,还可发生个别的散发病例,如家系中的配偶患该肿瘤。⑦有些家族性癌有其独特的癌前期病变,这些病变在一般人群中少见,如家族性结肠多发性息肉病及发育不良性痣综合征等。⑧就肿瘤的病理和组织学而论,遗传性家族性癌同一般人群中的非家族性癌是难以区分的。⑨临床方面,对发病年龄做了调整,家族性癌的再发率及存活情况同非遗传性癌相仿。癌在家族内聚集提示一定的遗传背景,但不是所有家族内聚集的癌皆为遗传所致,也可能是人群中随机事件常态分布中必然出现的极端事例而已。它或许由于共同环境所致。

(二)遗传性肿瘤与肿瘤前疾病

约 200 种以上的单基因病与肿瘤的发生有关,某些基因引发肿瘤的危险超过 90%。孟德尔遗传或称单基因遗传,可分为常染色体显性遗传(AD)、常染色体隐性遗传(AR)和性连锁遗传。遗传性肿瘤和肿瘤前疾病分别涉及这几种遗传方式。以下仅选择性地简要介绍。

1.染色体显性遗传的遗传性肿瘤和肿瘤前疾病

(1)遗传性肿瘤:据 Knudson 的学说,遗传性肿瘤的第一次突变发生在父母的生殖细胞中,所以只要有一次体细胞突变即可导致肿瘤的发生。因此,遗传性肿瘤的发病年龄早、有家族史、多为多发的双侧性肿瘤。而非遗传性(散发型)肿瘤则与之相反,无家族史,通常是单侧的单发肿瘤,发病年龄较晚。但是,并非所有遗传性肿瘤都有阳性家族史,这是因为外显率可能不全,或者因为突变基因携带者在发生肿瘤前死亡。

多发性内分泌肿瘤综合征(MEN):多发性内分泌肿瘤综合征涉及多种内分泌腺,又可分为两种主要的类型:①MEN-Ⅰ型:主要包括甲状旁腺、胰腺及垂体。50%有家族性,其余为散发病例,前者按常染色体显性遗传,外显率高,表现度不恒定。子代 50%受累,无性别差异。在受累家系中罕见有越代的情况,据有关资料报道,MEN-Ⅰ型在一个家系中已传递了六代。任何年龄均可发病,一般在 30~50 岁表现出症状。患者的临床表现取决于所涉及的内分泌腺。Larsson 等将 MEN Ⅰ型基因定位于 11 号染色体长臂的近端,并发现与肌磷酸化酶基因紧密连锁。通过比较 DNA 组成的类型和有 MEN-Ⅰ型同胞的胰岛细胞,发现此基因有未曾揭示的与 Rb 相似的隐性基因突变。新近的研究也证明 MEN-Ⅰ型肿瘤的发生与该基因的丢失有关。已发现属于此型的甲状腺肿瘤在该染色体的相同区域有等位基因的缺失,从 RFLPs 的异质性丢失,也有力地说明此区域有另一个隐性癌基因。②MEN-Ⅱ型:主要包括甲状腺髓样癌、嗜铬细胞瘤、甲状旁腺癌和黏膜神经节瘤。如 MEN-Ⅰ型,也有家族性和散发性两类。按常染色体显性遗传,外显率高,表现度不恒定。已发现在一家系中,有 100 个以上的成员受累,据分析,约 25%的甲状腺髓样癌是遗传的。

(2)遗传性肿瘤前疾病。家族性结肠息肉病(FPC):家族性结肠息肉病有明显的遗传不稳定性,染色体畸变率明显高于正常。按常染色体显性遗传,外显率接近 100%。发病率是新生儿的 1/8000。主要特征是结肠有多发性息肉,可多达 1000 个以上。据估计,40%是新生的突变。发生癌前腺瘤息肉的平均年龄是 24 岁,到 33 岁出现症状,一般到 36 岁时做出诊断。FPC 本身的特点就说明有一个很强的增殖信号,几乎可以预测,80%~100%的 FPC 病人会发生结肠癌。遗传性结肠癌比散发性结肠癌的发病年龄早 15~20 年。

(3)癌家族综合征:早在 1895 年,Warthin 就开始了对癌家族的研究,到 1913 年,他首次详细地报告了对"G"家族的研究结果,这个家族的第二代共 10 人分为 10 个支系。以后又有几位学者继续了此项工作,到 1976 年这个家族已达到 842 人,其中 95 人(男性 47 人,女性 48 人)共长了 113 个肿瘤,有胃癌、乳腺癌、结肠癌和白血病等。在这 95 人中,有 13 人患多发性原发肿瘤,19 人在 40 岁以前发生肿瘤。从患者性别分析,应属常染色体遗传,与性连锁遗传无关。这个家族中 7 个对癌症有易感性的支系,癌症的平均发病率达到 35%。并且,腺癌的发病率增加,特别是结肠和子宫内膜腺癌增加。继"G"家族之后,又对"N"家族等若干个癌家族进行了研究。

1977 年 Lynch 对两种类型的癌家族综合征做了试验性验证。他认为这两个家族更适于称之为遗传性腺癌病,因为大部分受累者分别患有各个部位的腺癌。癌家族综合征的特点如下:①发病年龄早,例如在 30 岁或 40 岁时就发生结肠癌,而一般在 60～70 岁才发病;②多发性原发恶性肿瘤的发病率增加,可以达到 20%;③在这些家族中,先证者的直系血亲有 25% 以上的人受累;④按常染色体显性遗传,垂直传递。外显率约 60%。

2.属常染色体隐性遗传的肿瘤前疾病　这一类患者的细胞里有一种异常的染色体脆性。染色体断裂的频率高,说明 DNA-染色体的不稳定性,易患白血病和其他恶性肿瘤。这类疾病又称为隐性遗传染色体断裂综合征。

3.属性连锁隐性遗传的遗传性肿瘤前疾病　研究证明,免疫缺陷综合征的患者恶性肿瘤的发生率升高。有先天免疫缺陷的个体,约 5% 会发生癌症,比一般人群高 100 倍。要特别提出的是,有 X 连锁隐性免疫缺陷疾病的男性患儿将会发展成慢性或致死性的传染性单核细胞增多症,甚至发生恶性淋巴瘤。个体的免疫功能状态对肿瘤的发生具有重要意义。以下举出几种属 X 连锁隐性遗传的免疫缺陷综合征以兹说明。

(三)肿瘤遗传与环境的关系

目前已知约 80% 左右的肿瘤发生与环境因素有关,同时也有许多资料表明这些环境因素并非单独作用,而是通过内因起作用的。

从地理条件与种族文化等因素分析,在世界范围内某些肿瘤的发病率与死亡率有着明显的差别。例如,日本人的胃癌死亡率比美国人高 7 倍,肺癌的死亡率美国人又比日本人高两倍多,而苏格兰人又比美国人高两倍。对上述情况,一般认为地理上的差异代表了环境因素的影响,但仍不能排除种族易感性。所谓种族易感性实质上也包含了遗传因素的内容。美国黑人前列腺癌的死亡率高于美国白人两倍多,这也是难于排除种族遗传易感性的又一例证。据国内资料报道,广东人移居上海 10 年以后,鼻咽癌的发生率仍高于当地居民 2.64 倍。食管癌高发区的河南省林县居民,虽移居山西省黎城 80～100 年,而移民的食管癌死亡率仍高于当地居民 5.7～8.6 倍。

从移民的癌症调查中也发现与上述情况相反的事例。例如移居美国的第一代日本移民,其癌症死亡率介于日本本土居民与美国加州居民之间,每过一代,这两个比例就接近一些。这说明环境与文化在起作用,而不是遗传因素。又如,黑色素细胞癌新西兰比冰岛高 6 倍,这可能与接受阳光照射的差别有关。在不能排除种族易感性的情况下,一般相信大多数地理上的不同,是环境影响的结果。但是,令人费解的是,女性乳腺癌的死亡率,丹麦人高于瑞典人,而这两个国家的环境条件却没有明显的差别。

总之,遗传与环境都对肿瘤形成起重要作用,有时以环境为主,有时以遗传为主,在确认肿瘤的遗传因素时,不可将遗传因素与环境因素完全对立起来。而应将二者视为影响因素的两个终端,在此两端是受遗传或环境因素的影响而注定要发生肿瘤的。但绝大多数肿瘤则位于二者之间,按所处位置的不同,接受二者的影响程度也各异。至于环境因素的作用如何发挥,很可能是以遗传易感性为基础的。

(四)肿瘤的遗传易感性

有某些遗传缺陷或疾病的个体,会表现出易患某些肿瘤的倾向,这就是一种对肿瘤的遗传易感性。遗传易感性实际上是遗传变异对环境致癌因素的敏感程度。有时，肿瘤成为这些遗传缺陷或疾病的一部分。观察常染色体显性和隐性遗传综合征患者中肿瘤的发病率，就能清楚地说明，遗传易感性是能够遗传的。受不同遗传因素的影响，不同个体之间对环境因子的易感性有所不同。

1.细胞遗传　随着肿瘤细胞遗传学、分子遗传学和肿瘤病因学研究的进展，染色体的不稳定性与肿瘤发生的关系已成为一项研究热点。肿瘤细胞的染色体与正常细胞不同，包括：①数目异常，有达 2000 个以上者异倍体化，有的呈假二倍体。不同肿瘤其核型变化也不同，如有人认为 E17 或 E18 的长臂带有促进增生的基因，而短臂及长臂远端带有抑制增生的基因，正常状态时两者保持平衡。这种平衡一旦因某种突变致短臂片段丢失而遭破坏，即可能发生肿瘤。从此现象看，染色体异常是肿瘤之因而非结果。②染色体结构异常，包括缺失、断裂、易位、环状染色体等。当某一染色体异常出现于较多的细胞时，该异常染色体即称为标记染色体。标记染色体分特异与非特异两类。如 Ph 染色体对慢性粒细胞白血病、13q14 对视网膜母细胞瘤del(13)(q12～14)及 11 号短臂缺失(11p-)对 Wilm 瘤等皆为特异性标记染色体，因为它们经常出现于同一种特异的肿瘤细胞内。另一类非特异性标记染色体不为某一肿瘤所特有，如同一种标记染色体可见于不同的肿瘤或同一种肿瘤可有不同的标记染色体。这类染色体如巨大近端着丝粒标记染色体、巨大亚中部着丝粒标记染色体及双微体等。

2.癌基因　癌基因是存在于人类或动物细胞以及肿瘤病毒中固有的一类基因。在人类细胞中此类癌基因称细胞癌基因或原癌基因，是细胞内参予生长与分化调节的基因，在外界因子作用下被激活而表达。由于这种表达在时空方面发生了混乱，能促使人或动物的正常细胞发生转化和恶变。

存在于一些逆转录病毒基因组内的癌基因称为病毒癌基因，这段癌基因序列是当该逆转录病毒感染动物或人细胞，并整合于细胞的基因组内后又利用转导，摄取细胞癌基因片段后得到的。肿瘤病毒用这段癌基因序列可使体外培养的细胞发生癌转化。到目前为止，已分离到 20 余种病毒癌基因。在 70 年代后期，运用分子杂交技术，发现动物细胞中的许多原癌基因都含有病毒癌基因的同源序列。其实，病毒癌基因只是细胞内原癌基因族的一个部分，前者只转导了后者的部分顺序，细胞内尚有许多未被逆转录病毒转导的顺序。

癌基因在进化上高度保守，甚至在最低等的真核生物酵母中也有同源序列。原癌基因也是人体内一大类具有正常生物学功能(细胞生长促进功能)的基因，在所有人体发育的胚胎阶段和许多正常人组织中都有不同程度的表达。近年来发现，具有癌基因的癌细胞有一种自泌能力，能迫使细胞自身分泌丝裂原性生长因子或编码生长因子受体，这些受体可不必同其配体(如某种对应于生长因子受体的生长因子)结合而向细胞内部发出丝裂原性信号致细胞转化。癌基因的发现和证实说明癌的发生在细胞水平上有遗传物质失常的证据，但并不能在家系水平上说明癌与遗传的关系。在癌基因的激活方式中，有一种抗癌基因的失活，导致癌基因的激活有助于说明癌在家系水平上的遗传。

抗癌基因又称抑癌基因，这一名称最初由 Knudson(1977 年)提出，他发现肿瘤的形成是一系列事件连续或同时发生的过程，如视网膜母细胞瘤(Rb)的形成除与可能影响细胞生长的各种因素有关外，最重要的是第 13 号染色体上(13q14)两个等位基因的缺失或失活。如果两个 Rb 等位基因的失活导致形成视网膜母细胞瘤,那么,正常细胞中的该基因定是抑制该瘤形成的基因,即抑癌基因。Sager 将抑癌基因的概念扩大为:凡是由于它们的存在和表达,使机体不能形成肿瘤的那类基因都可称之为抗癌基因。

目前已确定的抑癌基因除 Rb 外,尚有 17p 上的 p53 基因,后者在多种癌(乳腺癌、肺癌、大肠癌等)中都出现突变。现已初步发现,甚至在脑的神经胶质细胞瘤、神经纤维肉瘤、骨肉瘤、横纹肌肉瘤等也有 p53 基因的存在和表达。近来在有些地区的肝癌中也发现有 p53 的突变。p53 基因位于第 17 对染色体短臂上,共有 $16\sim20$ kb DNA,由 11 个外显子组成,基因产物为一分子量 53000 的细胞蛋白。p53 基因上有 4 个热点:密码子 A132$\sim$143、B174$\sim$179、C236$\sim$248和D272$\sim$281。该 4 热点好发生突变,往往是 G→T、G→A,C→T 等的碱基替换型突变,也有移码突变,甚至 p53 等位基因的丢失。p53 基因产物-p53 蛋白在正常情况下具有调节细胞生长功能和 DNA 合成功能,也能与 sv40 病毒的大 T 抗原结合,抑制由其诱导的病毒 DNA 的复制。如发生各种突变或缺失,则细胞生长失控,正常细胞发生转化,形成癌细胞。

3.代谢酶系统　　遗传易感性是致癌物在某种遗传素质下,通过体内代谢活化而致癌。而体内代谢酶系统的差异,是直接影响肿瘤易感性的基础。细胞色素 p450 酶是一种微粒体酶,多集中于肝内微粒体的平滑内质网上。此酶活性的遗传差异主要体现在蛋白质部分。迄今发现至少有两个 p450 酶与肿瘤的易感性有关。如 p450ⅡDT(异喹胍羟化酶),此酶的基因 CYPB2D6 位于 22 号染色体的 q11.2 处。在吸烟人群中具较高患肺癌风险的人,大多是因为 CYP2D6 基因不能产生功能正常的 p450ⅡDI 酶之故。异喹胍(DB)是一种高血压治疗药物,在体内经 DB 羟化酶的羟化作用形成 4-羟异喹胍(4-HD)排出体外。机体代谢 DB 的能力相差很大,这与遗传决定的 DB 羟化酶活性有关。根据对 DB 代谢率的不同,可分为广泛的代谢者(EM)和低产的代谢者(PM)。在高加索人群中,90%以上是 EM,PM 不足 10%。东方人群中 PM 在 1%左右。两种表现型代谢能力的巨大差异和不同人群中分布频率的差异,都说明 DB 羟化作用的遗传差异。

Ayes 等发现,在 254 例肺癌患者中,79%是纯合显性的 EM 表现型,仅 1.6%为 PM 表现型。对照组中纯合显性的 EM 表现型仅为 28%,PM 表现型则为 9%,与正常人群 PM 频率相同。肺癌在 EM 纯合个体中聚集的这种现象证明这种个体肺癌易感危险性比 PM 高。p450ⅡDI 既决定 DB 的代谢能力,又在决定肺癌的易感性上具有重要的作用。另一种 p450 酶为 p4501AI,它的基因(CYPIAI)定位于 15 号染色体的 q22-qter。对 p4501AI 的研究说明,它对苯并芘的羟化活性与人类肿瘤的易感性有关,也证实了 p4501AI 的活性是由遗传决定的。上述研究表明 p450 酶系统的遗传多态现象决定了个体的肿瘤易感性。不过,这种易感性要在一定的环境条件下方可表现出来。

(胡冬鑫)

第二章　肿瘤诊断学

一、肿瘤的常见症状

肿瘤是机体已经发育成熟或正在发育过程中的正常组织细胞,在致癌因素和促癌因素的长期相互作用下,发生基因突变,导致过度增生或异常分化而形成的组织新生物,它丧失了正常组织细胞所具有的生理接触抑制,从而表现出其生长自主性、局部浸润性和远处转移性。从分子水平看,肿瘤表现为核酸与蛋白质代谢的异常;从细胞水平看,肿瘤是一种生长失控、分化异常的细胞增殖病。

（一）肿瘤的全身表现

恶性肿瘤的全身表现主要有:患者常有进行性消瘦、营养不良、乏力、食欲不振、腹胀、腹泻、贫血和恶病质等。另外不明原因的发热相当常见、多为持续性低热,一般在 37.5～38℃左右,也可呈不规则或间歇性及持续性高热。发热前常不伴有寒战,应用抗生素治疗无效。发热与肿瘤坏死物的吸收、癌肿压迫或侵犯导致局部炎症,或因抵抗力减低并发其他感染有关。例如,淋巴瘤发热、胸水、腹水和下肢或全身水肿等,全身症状一般不具有某种肿瘤的特异性,绝大多数为各种肿瘤或某系统肿瘤所共有的症状,可为疾病病程和分期的判断提供参考。

消化系统肿瘤常见症状

(1)消化道出血:消化道出血的主要表现为呕血及便血。胃及小肠、大肠部位的肿瘤可引起便血,量多少不定。呕血表示胃内积血超过 300ml 以上。

(2)腹部肿块:腹部肿块是消化道常见症状及体征之一。可有患者叩及后成为主诉症状,也可有医师在体检或有关检查时发现。临床扪及肿块后首先要考虑是真性肿块还是假性肿块,以及肿块的性质及可能发生的器官。

(3)吞咽障碍:吞咽不适感可为食管癌患者最早的主诉症状,随着病情进展可发展为吞咽困难甚至吞咽梗阻。贲门癌的吞咽困难相对晚于食管癌,而且伴疼痛不适,多位于剑突下。

(4)胃肠道梗阻:早期肠道梗阻可出现不思饮食、腹痛、腹胀,症状可持续一两天不缓解,继之呃逆、呕吐胃内容物,无排气、排便;或虽有排气、少量排便,但频繁呕吐,即考虑高位小肠梗阻。而胃幽门部癌引起的呕吐常为渐进性。低位小肠梗阻无排气及排便。腹部膨隆较明显。病程较小肠梗阻为长,但也常见不排气、不排便、腹胀,多见于左半结肠梗阻。

(5)黄疸:许多先天性因素及肝、胆、胰腺部位病变可引起黄疸,但肿瘤引起的黄疸具有特殊性,一般均系肝外梗阻性黄疸,常见胆系癌肿、胰头癌等。另一类见于肝内梗阻性黄疸,如原发性或继发性肝门部癌。

(6)慢性腹痛:是消化道癌肿常见的症状,但由于患者常常忽视腹痛症状而延误治疗。虽然癌肿也可出现穿孔、出血、急腹痛现象,但多数病例表现为进程缓慢、持续疼痛,因此,如何判别不同部位癌肿引起的疼痛,明确其起因、性质、部位等均有助于临床诊断及鉴别诊断。

(7)腹水:腹水是炎症、肿瘤和某些慢性疾病的共同表现,其诊断需要依据病史及现有症状、体征做出综合判断。

(二)肿瘤的局部症状

包括肿块、梗阻、溢液、皮肤或黏膜糜烂或溃疡久不愈合、疱疹、涕血等,均有重要的临床参考价值。

例如,早期食管癌癌组织仅侵至黏膜下层,且无淋巴结转移。此时均未形成明显肿块。出现症状可能是由于局部病灶刺激食管蠕动异常或痉挛,也有可能因局部炎症、肿瘤浸润、黏膜溃疡糜烂形成所致。大多数食管癌即使部位浅表也会有轻微短暂的症状,如吞咽异常、哽噎、胸骨后不适、食物停滞等感觉,开始是间歇性的,其间歇的时间长短不一,随着病情发展变为经常性,且持续加重,或再伴有其他症状。在早期症状中一大半患者有这种症状,即患者在进食时突然有哽噎的感觉,其感觉部位在咽喉或食管上段多见,与实际发病的部位往往不相一致。有时可伴随病人情绪波动而出现,通常不经治疗可消失,隔一段时间再出现。这一症状与局部病变的炎性水肿、食管痉挛等因素有关。有些患者在吞咽时自觉食管中有异物,吞咽不下又吐之不出,有时不进食时也有这种症状,这可能与食管病变刺激神经有关。约半数患者在咽食时有疼痛感,这种疼痛往往是烧灼样、针刺样或牵拉摩擦样。尤其在进食粗糙硬食、刺激样食物,或过冷过热饮食时更明显。患者疼痛的位置多数较肿瘤位置更高。疼痛可能是由于食管黏膜溃烂造成损伤所致,其性质和程度与病变的范围相关。少数患者进食食物、饮料时,自觉下行速度缓慢或有停滞感,食管进口缩小,形成食物有顿挫样感觉,这种症状可能与食管壁的病变引起食管舒缩功能障碍有关。有些患者自觉咽喉干燥发紧,甚至轻微收缩。晚期食管癌患者有不同程度吞咽进食不顺或困难,呈经常性发作,时轻时重,当病变侵及食管全周时,则表现为进行性吞咽困难甚至滴水不进。此时患者常伴有其他症状出现,甚至有严重并发症。

再如,肝区疼痛是肝癌最为常见的重要症状,为持续性或间歇性,多呈钝痛或胀痛,随着病情发展疼痛加剧而难以忍受。肝区疼痛部位与病变部位密切相关,病变位于肝右叶,表现为右季肋区疼痛,位于肝左叶则表现为剑突下区痛。如肿瘤侵犯膈肌,疼痛可放射至右肩或右背;向右后生长的肿瘤可引起右侧腰部疼痛。疼痛原因为肿瘤生长使肝包膜绷紧所致。突然发生的剧烈腹痛和腹膜刺激征则为肝包膜下癌结节破裂出血、或向腹腔内破溃引起腹腔内出血及腹膜刺激所致。

二、肿瘤的影像学诊断

在肿瘤诊断中,影像学诊断无疑占据着最重要的地位,对肿瘤的早期检出、精确分期、术前可切除性评估、治疗计划的制定以及治疗后随访都发挥着不可或缺的作用。目前,放射诊断技术在现代医学中发挥着越来越重要的作用。放射诊断技术从传统的 X 线诊断扩展到了包括超声、CT、MRI、DSA 以及核医学诊断(包括 SPECT、PET)在内的影像诊断;从单一的影像诊断扩大到介入治疗领域,融诊断与治疗于一体;从基于解剖和病理的形态学诊断发展到器官和组织的功能成像。

(一)X 线检查方法

X 线检查方法多种多样,包括透视、摄片、体层摄影和造影检查等。在具有良好自然对比的呼吸系统和骨骼系统,病变达到一定的大小和形态,尤其对肿瘤引起的一系列骨质异常改变,平片上能清晰显示之,往往可做出定性诊断。透视和摄片操作方便,诊断迅速,是发现胸部病灶、随访观察和普查等最好的方法。在缺乏自然对比的部位,如消化系统、泌尿系统等,可通过造影方法显示肿瘤的部位、大小、形态、轮廓以及与周围组织的关系等。

常规 X 线检查的发展主要是采用了计算机 X 线成像(CT)和数字化 X 线成像(DR)技术。CR 采用影像板技术,它使用影像板取代传统的 X 线胶片接受 X 线照射,影像板感光后,激光扫描感光的影像板即可得到数字化 X 线图像。DR 即电子成像板技术,X 线曝光后直接将 X 线曝光量变为数字化信号,是直接的数字化图像。CR、DR 的使用不仅使图像清晰,而且可进行图像后处理,如调节图像的窗宽、窗位来显示特定的组织,此外,大大减少了病人的 X 线接受量。

(二)肿瘤超声诊断

目前,超声诊断在国内外已广泛应用于眼、腮腺、甲状腺、乳房、肝、胆、胰、脾、肾、肾上腺、腹膜后淋巴结、子宫体、卵巢、浆膜腔等多种脏器疾病和肿瘤的诊断与鉴别诊断,成为临床首选的肝脏影像诊断方法。

1.肝脏肿瘤　超声检查可从各个方向显示肝脏实体结构及肝内管道——肝静脉、门静脉和肝管的走向、粗细、有无狭窄、扭曲、受压、移位、中断等现象,因此,超声对肝癌的早期诊断和定位诊断有很大帮助,对直径<1cm 的微小肝癌基本也能显示,但在鉴别诊断上尚有困难。超声检查也能迅速鉴别肝囊肿、多囊肝、肝血管瘤和继发性肝癌。超声显像在肝脏疾病的诊断和鉴别诊断中,已被认为是一项首选的影像诊断方法。

2.脾肿瘤　脾肿瘤较少见。超声检查可显示脾脏形态、轮廓,测定其厚度,并能明确显示脾内囊性、实质均质性和不均质性及混合性病变,有助于对脾肿大病因的诊断和鉴别诊断。

3.胆系肿瘤　超声检查胆囊的形态、大小及其收缩功能,简便易行。超声能检出仅数毫米直径的胆固醇结晶和胆囊息肉,但必须注意鉴别;对胆囊癌的早期发现和早期诊断具有明显的效果;对肝内、外胆管内肿瘤、结石、蛔虫的检出,对黄疸性质及病因的鉴别诊断具有较大作用,所以,超声对胆囊疾病的检查已成为首选的方法。

4.胰腺肿瘤　由于实时灰阶超声能显示和确认腹内大血管,如腹主动脉、下腔静脉、肠系膜上动静脉、脾动静脉和门静脉,因而也能确定胰腺的位置和病变,超声对胰腺肿瘤的诊断和鉴别诊断率约在 85%~90%,但对直径<2cm 的胰腺癌,经腹壁超声探测,常不能给出正确诊断。超声检查也被确认是胰腺疾患诊断的一项首选的影像诊断方法。

5.胃肠道肿瘤　超声对胃肠道肿瘤的检查效果并不理想,不如钡剂 X 线检查和内镜检查,早期发现较困难,中晚期癌可出现"假肾征",有助诊断。通过饮服胃显影剂后再做超声检查,结果仍不够理想,有待进一步探索。

（三）CT 检查技术及肿瘤诊断的价值和限制

CT 在肿瘤的诊断中占有极其重要的地位。主要应用在肿瘤的诊断、分期、判断预后、治疗后随访以及协助肿瘤放疗计划的制订。在肿瘤的诊断方面，由于 CT 对组织的密度分辨率较高，且为横断面扫描，可直接观察到实质性脏器内部的肿瘤，有时肿瘤与正常组织密度差异较小时还可通过注射造影剂后扫描使肿瘤发生强化，从而提高了肿瘤的发现率和确诊率；在肿瘤的分期方面，主要根据肿瘤大小、范围、侵犯周围组织及动、静脉血管的情况，以及淋巴结和其他转移情况来确定；通过上述情况的分析可帮助判断预后和制订治疗方案；治疗前后多次检查可帮助了解治疗效果。但从另一方面讲，CT 对肿瘤的诊断也存在着不足之处，集中表现在以下几方面：①对空腔脏器的肿瘤，如胃肠系统，由于其肠壁较薄，再加上消化道内气体、消化液和食物残渣的影响，往往给诊断带来困难，尤其对较早期的肿瘤，发现更难；②由于 CT 扫描需要一定时间，常受到某些脏器生理运动的影响，如呼吸运动、心脏搏动、消化道蠕动等，形成伪迹，从而影响观察；③对于较小的病灶，由于存在部分容积效应，亦易漏诊；④对某些与正常组织密度相等（或相近）的偏良性肿瘤，增强扫描强化亦不明显，往往难以诊断；⑤有些部位的肿瘤（如后颅凹）易受周围组织（如颅骨）伪迹影响，有些肿瘤术后常留有金属异物，亦可产生伪迹，影响观察。

腹部肿瘤　腹腔脏器与周围组织缺少天然对比，虽然其空腔脏器可行常规造影检查，但对实质性脏器普通 X 线检查效果不佳。CT 扫描对实质性脏器显示较好，再结合造影增强扫描，常可早期显示病变。此外，CT 为横断面扫描，可在同一层面内显示多个脏器，因而可了解病变与周围组织的关系和腹腔内多发病变。①肝脏肿瘤：CT 是检查肝脏肿瘤最佳的手段之一，据报道对原发性肝癌和肝内继发性肿瘤的诊断准确率高达 90%，可发现直径 1~2cm 大小的肿瘤，如结合使用一些特殊技术，如动态扫描、经门静脉造影和肝动脉造影 CT 扫描，则可发现更小的肿瘤；延迟 CT 扫描对区分肝脏最常见的肝癌和肝血管瘤帮助很大。此外，CT 扫描还可发现肝癌侵犯周围组织及其门静脉转移情况。②胰腺肿瘤：胰腺肿瘤以往是 X 线检查的一大难点，但自 CT 应用于临床以来，在这方面已取得较大进展，据报道，CT 对胰腺癌的确诊率高达 90%。此外，CT 还能判断胰腺癌侵及周围大血管情况，可帮助临床确定能否手术切除。③肾脏肿瘤：CT 在肾脏肿瘤诊断中的主要作用是确定肾脏肿块或肾周围肿块；对于肾脏肿块，CT 可较准确地确定良性肾囊肿和实质性肿块；而对肾实质性肿块的良、恶性鉴别，尤其是较小肿瘤，较为困难；当恶性肿瘤较大，侵及肾周组织或伴肾静脉栓塞及淋巴结转移时，则可明确诊断。CT 还可帮助对肾癌进行分期，为手术方案的选择提供依据。④肾上腺肿瘤：薄层 CT 可清楚地显示大部分病例的肾上腺，对于肾上腺肿瘤诊断的主要价值在于准确定位，明确肿块是来源于肾上腺或邻近器官，但对来源于肾上腺的肿瘤的定性较为困难。⑤腹膜后间隙肿瘤：在 CT 图像上可清楚地看到腹膜后组织，如腰大肌、腹主动脉等，并可显示肿大的腹主动脉旁淋巴结。对于腹膜后肿瘤往往可显示肿瘤部位及其与周围组织关系，并可区分肿瘤为囊性或实质性的。但对肿瘤是来源于后腹膜或转移性的区分较困难。

（四）MRI 检查基本原理及诊断肿瘤的价值和限制

和 CT 相比，MRI 没有 X 射线，对人体无损害。多平面直接成像。对软组织的显示能力为 CT 所不能比拟。MRI 成像参数多，成像方法也多，可供选择的余地大，改变射频脉冲的程序、改变脉冲的重复时间和回波时间等均可改变图像的表现，从而得到不同加权因素的图像，这要比 CT 依靠单一的光子衰减吸收值成像内容要丰富得多。MRI 与 CT 不同，没有骨伪影的干扰，靠近骨骼的病变同样可显示得非常清楚。它也不像 CT 那样需常规使用造影剂，减少了药物不良反应发生的机会。多平面直接成像可直观地了解病变的范围、起源和侵犯的结构，对肿瘤的定位、定性、手术方案的制订及预后的估计都有重要的意义。

和 B 型超声及 SPECT 相比，MRI 优良的密度分辨率和空间分辨率均是这两种方法所不可比拟的。虽然 MRI 成像原理比较复杂，但 MRI 图像的解释比较直观，容易理解。检查操作中人为的影响因素少，可重复性大，便于共同研究、对比和随访。这也是 B 型超声和 SPECT 目前尚不够完善的地方。

MRI 的限制目前阶段主要是成像机成本昂贵、检查费用高，成像时间较长。目前应用最为广泛的自旋回波程序对于肿瘤的定位非常敏感、准确，但对肿瘤的定性并不十分完美。同样的肿瘤可有不同的 MRI 表现，而同一类 MRI 表现又可代表不同的肿瘤，甚至有时良、恶性肿瘤的鉴别也存在困难。在胸腹部检查时呼吸运动和肠蠕动的影响较大，所产生的移动伪影可干扰成像，造成影像模糊，以至于不能得出正确的诊断。另外，佩带心电起搏器者及动脉瘤夹闭术后者、带金属植入物者及其他带有金属物品者，因可干扰磁场和射频的稳定性，均不适合于 MRI 检查。

三、肿瘤的内镜检查

（一）现代内镜应用及常用内镜

结合光学与机械学的内（视）镜，通过细微的操作，促进了内外学科两大范畴精确诊断和微创治疗的飞速发展。近年与光电子技术等的融合，以及高新技术的联合应用，其诊察肿瘤的能力，由局部的肉眼宏观视觉跃升至肉眼难以辨析的光、波探测显像的更微观的境界，从而使肿瘤的早期发现、浸润状况以及癌前状态的检测与逆转研究、手术或非手术临床治愈的可能性等得到实现或指导。某些内镜微创治疗术，可免去创伤性大的经典术式，显示了创伤微小、功能恢复快或保全功能、经济、简便、易耐受等优点，激发了外科领域的革命。

内镜，一可循生理外通腔道深入内脏，如食管、胃、大肠、耳鼻喉、支气管树（肺）、泌尿道及生殖器等；二可微创打孔进入闭合体内，如胸腔、腹腔、关节腔、鼻窦、脑室等。对诸如食管癌、胃癌、肺癌、大肠癌、喉癌、鼻咽癌、子宫或阴道癌、膀胱癌、肉瘤以及腺瘤等各种常见恶性与良性肿瘤均可获得可靠的临床与病理组织学诊断。腹腔镜、胸腔镜、纵隔镜的诊断范围可扩展至相关脏器及胸膜、腹膜肿瘤的组织学诊断等。

内镜应用时效性很强，对于良性肿瘤或病变，可在诊断同时进行治疗（或行诊断性治疗）。对于早期的某些类型恶性肿瘤，如胃或食管癌，国内外大量资料证实内镜下黏膜切除术（EMR）、内镜微波或激光治疗，其根治效果与外科手术等同。大肠癌的局段肠切除已经成功。对于中晚期癌，内镜的局部治疗可实现减瘤术，明显缓和症状，提高生活质量，延长寿命，为其他治疗创造条件。大量资料表明，内镜治疗与放化疗的联合应用，提高了当代治疗癌（化、放、手术）的效果，促进了临床肿瘤治疗的发展。近期资料表明，先行内镜减瘤再行其他治疗非手术手段,疗效和生活质量最佳,因此,内镜先行策略值得在非手术综合疗法中提倡,丰富了综合治疗的内容。肿瘤内镜诊治技术,属于当前国际提倡的"功能保全性"范畴,尤其对于重要的生命脏器,如咽喉要道,既要解除病灶,又要维护诊治后有正常生理功能——发音等。内镜解决肿瘤的最大特点即在于功能保留性。此外,内镜对肿瘤术后的急救有着关键作用,如肺叶切除后的分泌物阻塞、恢复通气、各类术后的吻合部狭窄的扩张或贯通、吻合口或其他瘘孔的封堵等,发挥着起死回生的作用,且日益进步。

(二)内镜诊断新进展

1.放大内镜诊断　应用特制放大倍率(35倍)内镜,对微小、隐藏、阴暗灶放大观察,可达胃小凹形态水平,甚至于70倍达细胞核水平,电子放大内镜可自动调节,普通光镜分辨率为0.1mm,而放大内镜至少可见到0.03mm。适于发现微小胃癌及前期可疑区域。

2.色素荧光内镜诊断　应用染色体如亚甲蓝-刚果红(胃)复方碘-美蓝(食管)等,或荧光剂如荧光染料钠、丫啶橙、血卟啉等,通过色素沉积的对比,吸收的深浅,或观察荧光显示,判断肿瘤性质,指导取材,以筛检和早期发现癌变。食管(正常黏膜着色)早期病变复方碘液不染,胃则美蓝深染,而荧光剂使癌区域显示黄绿色(钠)、绿色(丫啶橙)、橘红色(血卟啉)等。最近,日本与加拿大共同开发的荧光内镜准确率已达90%,癌区显示暗红的自体荧光。

3.激光荧光内镜诊断　氩光经内镜激发自体荧光,正常胃组织光谱为500～600nm,而胃癌则为630/690nm而被检出。用紫或蓝绿色激光照射已接受HPD的组织,从荧光显示中判断肿瘤,称为激光HPD探测,已用于肺癌、膀胱癌及早期胃癌。此外尚有应用相应滤光片而激发自体荧光诊断者。最近,国内学者已研制成功固有荧光早期癌诊断仪,依据组织固有荧光光谱特征自动识别和诊断,并在相应部位行"光活检",临床取得与组织学基本相同的诊断。

4.超声内镜诊断　微型超声探头装在内镜顶端而构成,既可内镜观察又可同时超声扫描管壁各层及近邻脏器。可由亮-暗-亮-暗-亮显示五层结构,即黏膜、黏膜肌层、黏膜下层、固有肌层、浆膜(以胃为例)。现开始应用细径带气囊的探头经内镜钳孔探出电子内镜先端进行超声检查,大大降低了成本,但耐用性差。其价值在于探测肿瘤壁内及腔外情况:①黏膜下肿瘤的质地与占据层次及来源,鉴别性质;②肿瘤侵犯深部组织层次,利用分期,预先策划手术等治疗方案;③淋巴结转移情况;④壶腹、胆总管末端肿块;⑤胰腺癌(头、体、尾)较ERCP优越;⑥胆囊癌;⑦贲门胃底隐藏型癌;⑧肿瘤与邻近结构或脏器的关系状况以减少或避免无效开关术(如大血管的黏连)。

5.内镜下放射性核素探测　协助肿瘤定位和鉴别良恶性质。内镜置入放射性核素,通过对肿瘤及其周围脉冲测核素分布剂量以达上述目的,如^{32}P的β射线用于食管癌的诊断。

6.功能性内镜诊断项目　功能性变化对鉴别诊断肿瘤有辅助作用,尤其隐性或微小癌。如动态喉镜观察,内镜下活动电位、肌电位检测,电位差测定,内镜下温度测定,内镜下内压测定,内镜下pH测定等。

7.腹腔镜下对腹腔脏器的探查　如胰腺、肝、网膜、卵巢等,以鉴别和判断性质、转移及分期。同样,胸腔镜或纵隔镜亦可直接进行胸膜或邻近胸膜之肺病灶的活检或探查、对纵隔肿块的探查等。

8.其他最新进展　电子分光内镜诊断及电子分子生物学内镜等。

（三）适应证及禁忌证

适应证广泛，凡有可疑肿瘤相关症状及因素，或需鉴别或筛选的患者，或高危人群，均可行相关内镜检查。肿瘤患者治疗前了解相关状况，制定治疗方案，治疗后观察疗效，或复查，均为内镜检查适应证；随着内镜技术的提高，禁忌证在相对缩小。禁忌证仍应坚持为：①明显精神障碍不能合作者；②严重的心肺脑功能低下；③体质极度衰弱，垂危患者不能接受；④主动脉瘤；⑤大咯血活动期未控制；⑥急性感染期；⑦支气管痉挛或哮喘史难以控制者（支气管镜）；⑧严重脊柱畸形影响上消化道内镜操作者；治疗性内镜必须从严掌握，气管镜应配备心电监护及急救用品。

（四）肿瘤内镜诊断操作要点

熟悉检查脏器正常解剖、正常的生理狭窄区、正常的局部结构与毗邻关系、正常的生理运动特性，应作为术者操作的前提。诊断不明肿瘤形态、大小、范围、位置与解剖标志的距离。

1.诊断要素

（1）观察三要素：病灶形态、运动态或僵硬与否、色泽改变相结合综合诊断。有些肿瘤灶表面无典型形态改变而表现僵感，丧失生理运动，如贲门隐匿型仅呈现褪色僵硬而外观光滑，食管、胃亦仅有局限褪色区而活检出早期癌或微小胃癌者。病灶区域僵硬提示肌层已受浸润，故应重视此三要素。

（2）内镜所见与病理学密切协同：应尽量详尽地为病理医师提供内镜所见病灶区相关临床资料，病理医师必要时可参考内镜录像资料，有助确诊。

（3）内镜活检技术要点：内镜活检或刷片应遵循病理医师要求处理或反馈。如调整固定液浓度、刷片的制作以及薄厚等，有助于提高标本的质量。活检取材应选择肿瘤组织增殖浸润性生长的活跃区，隆起顶部，凹之内侧缘，糜烂区粗糙不平处，平坦僵硬区的粗糙易渗血区且同位点深挖重复取材，缩窄区域或闭塞之前方取材，阳性率较高。活检钳应选锐利者，在不能获得满意取材角度者可选用可旋式活检钳。刷检取材应使毛刷与病灶平行取材为优，密切接触，选用带鞘毛刷以避免脏器其他部位及内镜腔内的交互污染。毛刷抵达靶灶再行出鞘，刷检后退回鞘内。活检部位顺序应自低位始，以防血性污染。坏死物稠厚区应清除之，若难以清除则深层活检，毛刷穿越刷检，以提高质量。

2.内镜操作要领

（1）自然状态诊察：利多卡因局麻满意后一般不用镇静解痉剂，以有利于观察脏器生理动态的异常而不受掩盖。

（2）医患配合，进镜轻柔：忌粗暴而造成反射性干扰或意外并发症。

（3）入路＋退路观察相结合：入路第一眼发现很重要，退路观察全貌，重点是各解剖区域，弥补第一眼的形态变化误差。因此，麻醉满意，医患结合，循腔轻进，动态诊察，重点取材，稳妥善后，为一般操作要领。特别操作要领如下。

（4）恢复进镜：如进镜后患者一过性胃扭转而胃腔角度改变不能进镜，应柔和退镜，安抚病人去除紧张，轻变体位结合扭转身片刻，顺畅即可复常进入胃窦。

（5）跨瘤挤进：消化道肿瘤不全阻塞管腔时，内镜常不能通过而失于诊察全貌。此时应努力寻隙，利用镜身扩张挤压，灵巧操作旋钮越过灶区，以便了解全貌，每有新收获，为手术提供精确依据。

(6)潜越进镜:恶性肿瘤伴完全梗阻时,应事先洗胃,紧急胃镜不及时洗胃时应由高年医师操作进行,使用 Y 形管抽取潴留物并可同时注入冷盐水,力求暴露病灶。满罐(腔)潴留物难以清除时,持内镜潜入污秽物暗区沿小弯侧穿越液性暗区直至胃窦,切忌吸引,则即可摆脱污秽物及污液的干扰。

(7)反转观察:由于解剖和动力学关系,贲门肿瘤生长易向贲门下及穹隆部潜伏蔓延,而从贲门口直视则不能发现,必须行反转 U 形观察方能检出。方法,自胃体退镜至穹隆,向上扭动大螺旋,同时小螺旋配合并锁定,推镜转身然后旋转镜身可遍览贲门、贲门下、穹隆、胃底。

(8)触压推移探测:脏器管壁蠕动缺乏,皱襞光滑,为鉴别黏膜下肿块浸润或革袋胃,必须以活检钳触压黏膜以柔韧度作初步估测,若隆起而推之移动则与肌层无关,若推之固定而表面皱襞移动则为黏膜下肿瘤。

(9)邻界脏器部位参照:管腔挤压变形来自腔外,参照相邻脏器提出诊断,如有条件应用超声内镜可明确诊断。

(10)闭气鼓腮法:咽部诊断中梨状窝深面与食管入口可移行区为诊断难点,X 线造影及 CT、内镜检查均为盲区,内镜检查时嘱患者闭口鼓腮有助于该区微小肿块的发现,当梨状窝受挤压不张时很有帮助。

(11)食管入口肿块诊断法:双人操作,进镜至梨状窝深面暗区时由助手持镜身,操作者旋动螺旋循腔给气,如龙蛇状滑进,充分扩张,发现肿块时立即选取最佳画面摄片或录像并取材。若肿块微小,则入路不受阻碍,自当常规处置。此法可弥补 X 线造影之憾,但须小心避免暴力穿孔隐患。

(12)大肠镜(纤支镜):一般循腔进镜,进多退少,即勾拉法;配合旋转镜身或体位以解绊。重点腹外加压于乙状结肠横结肠结襻区,滑进可解。检查亦同前所述入路+退路,跨瘤前进方法处置。肿瘤位置标记应配合镜下所在肠段及腹外加压动度较大区域而定。注意,因进镜勾拉,所以距离是不准确的,腹壁透光及肝区、脾区解剖标志可参照。

(五)肿瘤内镜诊断常规程序及并发症

1.肿瘤内镜诊断常规程序

(1)肉眼直接镜下观察:对"肿瘤"的各种性状表现做出判断,称为第一形态诊断。

(2)放大观察:应用放大内镜对可疑微小隐蔽阴暗病灶放大观察。

(3)染色对比观察:应用染色剂或荧光剂增加辨别力或寻找可疑癌灶。尤宜于早期发现。

(4)超声内镜:对黏膜下肿块的鉴别诊断,肿瘤的浸润层次及淋巴结转移情况,邻近脏器情况,提示手术的切除可能性。如在胃的不同部位、十二指肠等探测胰腺头体尾肿瘤情况,优于 CT 及 ERCP。

(5)内镜下逆行造影:如 ERCP、CEPP,可协诊肝胆胰系肿瘤。

(6)内镜检查动态资料存档:录像以备观察、鉴别、会诊。

(7)病理组织学及细胞学取材:进行肿瘤病理分型,指导治疗。

(8)其他:功能性检查及高新技术检查。

2.肿瘤内镜并发症 主要有出血,穿孔,心脑血管意外、休克、麻醉意外、感染、心脏骤停;

呼吸系统检查尚可能有喉痉挛、支气管痉挛、呼吸抑制、窒息、气胸等。

(六)恶性肿瘤内镜形态所见分型

1.食管癌　进展期主要表现为肿块型、溃疡型、狭窄型、浸润型。肿块呈结节或菜花状,向腔内突起,暗或灰红,质多脆。溃疡型边缘围堤状翻起生长,暗红,中间凹陷污秽苔,脆易出血。狭窄型为癌浸润型形成,常呈不规则环状,有灰红结节形成,质脆易渗血。浸润型可为肿块或溃疡浸润,边界欠清。早期食管癌主要表现为隆起型,呈息肉样或斑块状;平坦型,仅呈黏膜褪色或发红区;凹陷型多为糜烂或溃疡。此外,少见有多灶癌变跳跃分布,而静脉曲张样癌常难与之辨别,特点为灰红色,压之不变,活检可证实。

2.胃癌　进展期为 Borrmann Ⅰ～Ⅳ型,即肿块型、溃疡型、溃疡浸润型、弥漫浸润型。后者含皮革胃,其特点为广为浸润而皱襞多无破坏,色灰淡,僵直,胃腔狭窄且充气不扩展,蠕动消失,胃腔缩短。早期癌分为Ⅰ隆起型、Ⅱ表浅型,可分Ⅱa浅隆型、Ⅱb浅表平坦型、Ⅱc浅凹型;Ⅲ凹陷型。Ⅰ型指隆起高度<0.5mm,部分呈白色。镜下早期癌多为混合型,特点为灶性粗糙,红斑或褪色,或糜烂及浅溃疡。Ⅱc或Ⅲ型可与良性溃疡混淆,前者边缘往往不规则,或皱襞变形突然中断,染色可协诊。注意肉眼良性光整外观亦存在早期癌的可能,必须活检确认。我国临床Ⅲ型基本已非早期,多浸及黏膜下甚至肌层,Ⅱc多为早期癌。其他有重复癌、多类癌、残胃癌等。

3.大肠癌　进展期为肿块型、溃疡型、浸润型及混合型,浸润严重,增厚,甚至形成环状狭窄,多色污秽、粗糙、质脆。早期可分三型;Ⅰ型隆起型,可分Ⅰp有蒂、Ⅰs无蒂两亚型,此型多为黏膜内癌;Ⅱ型扁平隆起型,Ⅲ型扁平隆起溃疡型,即边缘耸起中央凹溃,本型为黏膜下层癌。

四、肿瘤病理诊断

肿瘤病理学是外科病理学的分支,是一门研究肿瘤病因、发病机制、病理变化和转归的科学。肿瘤病理学是临床医师对疾病明确诊断及实施治疗的主要根据。肿瘤病理学的首要任务是对肿瘤进行正确的病理学诊断,包括确定肿瘤的性质以及进一步确定肿瘤的类型。到目前为止,病理诊断仍是肿瘤诊断中最有效、最可靠的方法,因此,病理学诊断在肿瘤学中的地位至关重要。诊断病理学可分为组织病理学和细胞病理学两大类。

(一)组织病理学诊断

组织病理学是目前为止最为准确的诊断。

1.方法

(1)常规石蜡切片:是病理学中最常用的制片方法。各种病理标本固定后,经取材、脱水、浸蜡、包埋、切片、染色和封片后,光镜下观察。石蜡切片的优点是取材广泛而全面,制片质量稳定,组织学形态清晰,适用于钳取、切取和切除等各种标本的组织学检查。

(2)快速石蜡切片:该方法是在加温条件下,将石蜡切片的过程简化。整个制片过程仅20min,约半小时可做出病理诊断。此法的优点为设备简单,制片快速,但耗费人力,制片质量不易掌握。现已基本被冰冻切片所取代。

（3）冰冻切片：冰冻切片是手术中病理诊断的常用方法。主要是为了在手术过程中明确病变性质，并确定手术范围和进一步的手术方案。外科医生应该严格掌握送冰冻诊断的指征。为了做好冰冻报告这一工作，病理医生应该简要了解病人的病史，对疑难病例，术前外科医师和病理医师最好能事先进行讨论。冰冻切片是病理医师日常工作中最困难的项目之一，病理医生需在收到手术标本后约 20～30min 之内做出诊断，这不但需要病理医生有丰富的经验及临床病理知识，还需要一定的快速决断能力，因为该诊断的正确与否直接关系到手术台上病人的进一步处理。因此，手术医生一定需要掌握送冰冻切片诊断的指征，决不能为了满足好奇心或让病人及其家属早日知道诊断结果而送冰冻检查。相比较常规石蜡切片诊断，冰冻切片质量不如石蜡切片高，取材也有局限性。

（4）印片：将检查所见可疑组织与玻片接触后制成印片后观察，做出快速诊断。此法可与冰冻切片同时应用，以提高确诊率，也可作为无法进行冰冻切片时的应急措施。印片具有操作简便、制片迅速、取材范围广、不易漏诊等优点。但是，如果送检组织中含纤维成分太多，则会出现印片内细胞成分过少而没有诊断意义；或者一些间质性肿瘤需要鉴别良恶性时，印片上往往无法显示出核分裂的情况，这是实际工作中需要注意的。

2.病理检验的一般程序

（1）标本的验收：接受标本时应首先核对送检标本与病理申请单是否相符，检查固定液是否足够。如标本过大应先观察，切开后进行固定。有教学和科研需要时可先彩色照相，选取新鲜组织做电镜、免疫组织化学或其他实验研究。检查前应将标本编号并进行登记。

（2）肉眼观察：检查前应先核对标本号、姓名、标本名称等与申请单是否相符，再详细阅读病理申请单上的病史和临床诊断。观察活检组织时，一般应注意其大小、形状、颜色、质地和块数，大小用尺测量后按厘米、毫米记录；如系切除标本，应先描述整体情况，测量其体积（长×宽×高），必要时还要称重量，然后沿长径切开，记录切面情况，必要时用简图说明。

（3）选取组织块：在肉眼观察的同时，应选择合适的部位取组织块，以便包埋制片后做镜下观察。选材必须以有代表性与有诊断价值为原则，一般最好选病变与正常交界处。各种脏器应做多切面检查，特别是甲状腺、前列腺等，有时需要做间隔 2mm 平行切面，以免漏掉微小癌灶。拒检结束后，应尽可能对切除标本做出肉眼诊断，以便与镜下所见对照。

（4）显微镜检查：镜检前应先核对病理号与切片数，包埋块数与记录单是否相符，详细阅读申请单上所列各项，然后再观察切片。先用低倍镜观察一般结构，再用高倍镜进一步详察细微结构，做到全面细致。根据镜下所见，结合肉眼诊断和临床情况，考虑各种可能的诊断，通过互相鉴别，排除其他病变，做出诊断。如果患者以前曾在本院做过病理检查，应一并复查对照。对不能确诊或疑难的病例，应送上级医师进行复查。有些病例须反复取材、特殊染色和免疫组织化学检查时，应先根据光镜所见发出初步报告。

（5）病理诊断报告：病理检验医师应实事求是，根据病理材料客观地做出诊断，做到既不诊断过头，也不诊断不足，并且避免漏诊。一般采用以下 5 种级别：①明确的诊断：对有把握者，可直接做出诊断，如食管鳞状细胞癌；②有保留的诊断：无十分把握，可在诊断病名前冠以考虑或可能，如胃黏膜活检见高度异型增生的腺管，考虑为管状腺癌；亦用于肯定性质而难以确定类型时，如小细胞恶性肿瘤，可能为恶性淋巴瘤；③可疑的诊断：多数由于取材不足，难以肯定诊断,应根据实际情况写明"疑为"或"高度疑为"字样;④送检标本缺乏典型的特异性病变者,可写"符合"临床诊断,如肉牙肿性淋巴结炎,可符合结核;⑤根据送检材料,既不能肯定,也不能否定临床诊断时,则可写明"不能排除",例如增生的淋巴组织,不能排除恶性淋巴瘤。对非明确的诊断,一般常须进一步检查确诊。

3.组织病理学的局限性　肿瘤病理学诊断从某种意义上讲是一门依赖经验积累的诊断科学,随着不断的实践和总结经验才能逐步提高。其次,活检标本、巨检取材和切片检查均属抽样检查,有时不能代表整个病变。因此,诊断的准确性有赖于临床医师切除的组织和病理医师取材是否具有代表性。临床医师应认识到病理学诊断的局限性,若发现病理学诊断与临床不符,应主动及时与病理医师联系,复查是否有误。应用常规病理学检查方法,大多数肿瘤能获得明确诊断,但尚有 8%～10% 的患者,尤其是分化较差的肿瘤,难以确诊。冰冻切片诊断由于取材的局限性、时间紧迫、技术要求高,因此确诊率要比常规石蜡切片低,并且有一定的误诊率和延迟诊断率。

(二)细胞病理学诊断

包括各种脱落细胞学或穿刺细胞学检查。细胞病理诊断具有简便、安全、准确、快速和经济等特点。细胞诊断学还被广泛运用在肿瘤普查领域,如应用最广泛的妇科 Papanicoloau 细胞学染色涂片检查使得大量的宫颈癌得以早期发现。通过肿瘤普查,提高了癌前病变及早期癌的诊断率,从而提高了肿瘤病人的存活率。

1.方法

(1)脱落细胞学检查:对体表、体腔或与体表相通的管道内的肿瘤,利用肿瘤细胞容易脱落的特点,取其自然脱落或分泌排出物,或用特殊器具吸取、刮取、刷取表面细胞进行涂片检查,也可在冲洗后取冲洗液或抽取胸腹水涂片检查。适用于脱落细胞学检查的标本有痰液、乳头排液、阴道涂片、宫颈刮片、鼻咽涂片、食管与贲门拉网涂片、尿液、胸腹水;支气管冲洗液沉淀涂片等。近年来,各种内镜检查时用微型尼龙刷在病变处直接刷取细胞,或采用细微塑料管冲洗后吸取液涂片使脱落细胞学检查的范围进一步扩大。

(2)穿刺细胞学检查:穿刺细胞学检查是通过穿刺吸取组织液进行切片或涂片检查,以达到初步诊断的方法。它适用于具有一定体积,表面有正常组织覆盖的实性肿块。穿刺细胞学检查因操作简单、快速、成功率高,尤其适用于基层医院病理科。细针吸取技术(FNA)是细胞病理学中采集细胞的常用方法,是诊断囊性病变、炎性包块和可触及肿块的常用方法,已经被越来越多地运用在乳腺、甲状腺、涎腺等肿瘤以及浅表淋巴结的诊断。近年来,随着影像学技术的不断提高,目前已可在 CT、B 超和 X 线等影像技术引导下对深部器官如肝、胆、胰、脾、肾等进行细针穿刺病理学检查。细针穿刺细胞学检查一般不会引起癌肿的种植与转移,有关文献报道也证实了这一点。由于穿刺部位的局限性和针吸获取的细胞数较少,有时穿刺细胞学检查不能完全概括肿瘤的全貌,故可出现假阴性,而且对分辨恶性肿瘤的确切类型有一定限制,故对于临床及其他辅助检查高度可疑的病例应尽可能进行切除活检或术中冰冻切片检查,以免误诊。

2.诊断和分级

(1)细胞学诊断内容:细胞学诊断一般包括 3 方面内容:①采集或送检标本所见。体内收集的标本,如食管拉网,应说明工具的大小、型号、进入长度和网套上有无血丝;细针穿刺应注明操作是否顺利,抽出物的性状及数量。送检的体液标本,如痰液、尿液和胸、腹水等应记录色泽、性状和数量。②镜下所见。如有恶性瘤细胞,应尽可能分清癌或肉瘤,并进一步确定类型。对可疑细胞,要千方百计通过会诊或复查后定性,尽量减少发"可疑癌"的报告。③备注。对无法确诊的病例。必要时可建议定期复查或再重复检查,也可提供进一步诊治的参考意见。

(2)细胞学诊断的分级:由于细胞学工作者诊断标准不同和各系统、部位细胞的特殊性,常用的分级法有以下 3 种:

1)三级法:分为①阳性:找出肯定的癌细胞;②可疑:为难以确诊的异型细胞,但不能肯定为高度异型细胞或癌细胞;③阴性:为正常或炎症变性细胞。

2)四级法:分为①阳性或阴性:标准同三级法;②癌疑:涂片内异型细胞的形态基本上符合癌细胞的标准,但由于数量过少或形态不十分典型,还难以完全排除重度间变细;③间变:涂片中找到间变细胞。间变也称异型增生、非典型增生或核异质。根据严格的含义,间变是指正常细胞发展成癌细胞的中间阶段,属于狭义的"癌前期病变"。但在细胞学诊断中的间变细胞,除"癌前期"细胞外,还可能是异型较明显的炎症变性上皮细胞,甚至属数量很少、形态又不典型的癌细胞。对间变病例均应考虑做进一步检查或定期随访复查。

3)五级法:国内外广泛应用,为 Papanicolaou 所创用。Ⅰ级:无异型或不正常细胞;Ⅱ级:细胞学有异形,但无恶性证据;Ⅲ级:细胞学疑为恶性,但不能确定;Ⅳ级:细胞学高度怀疑为恶性;Ⅴ级:细胞学确定为恶性。

世界卫生组织国际肿瘤组织学分类细胞学协作中心的成员,一致认为细胞学报告应采用诊断性名称而不要用数字式分级诊断,如有可能,还应说明类型。由于治疗肿瘤的措施是剧烈的,因此,缺乏足以做出结论的依据时不应诊断过头。对任何有争议的病例,应设法采用组织学确诊。不完善的标本应如实加以说明。如前所述,阴性结果决不能解释为没有肿瘤。

(3)细胞病理学的局限性:细胞病理学诊断有一定的局限性和误诊率,其确诊率低于组织病理学。细胞病理学的阴性结果并不能否定肿瘤的存在,因为深部肿瘤如肝癌、肺癌、胰腺癌和肾癌等,常难取得理想的标本;早期食管癌、贲门癌和肺癌,尽管拉网或痰液细胞学检查为阳性,因影像学检查不能显示出肿瘤的部位,难以精确定位而影响治疗,还常需进一步做内镜检查确定肿瘤的部位。因此,细胞病理学诊断应密切结合影像诊断和临床检查,必要时仍需组织病理学证实。

应该认识到,虽然传统的细胞病理学至今仍是筛选和诊断肿瘤的一种重要手段,但是当前临床对肿瘤细胞学诊断的要求已经不局限于对病变良恶性的判断。如对肿瘤细胞的来源、细胞学分型、分化程度及治疗效果的判断等,都要求细胞病理学家能做出准确的判断。要满足这些要求,单凭一般的常规工作是难以达到的。充分利用新仪器、新技术提高细胞学诊断的准确性和应用范围很有必要。

(三)肿瘤病理学新进展

1.新技术在肿瘤病理诊断学中的应用　在肿瘤的病理诊断工作中,常遇到一些应用常规光镜组织病理学检查难以诊断的肿瘤,这些肿瘤缺乏特有的形态学特征。同时,形态结构相似的肿瘤并非同一组织发生,而同一组织发生的肿瘤形态结构也不尽相同,给病理诊断带来了困难。例如,形态上表现为小圆细胞的肿瘤多种多样,可以是恶性肿瘤、原始神经外胚叶肿瘤、神经母细胞瘤等,必须借助免疫组织化学或电镜技术才能最终确立诊断。各种软组织肿瘤均可表现为梭形细胞形态,具体分型也必须依赖免疫组化技术。恶性淋巴瘤与淋巴组织的反应性增生有时非常难鉴别,即使用了免疫组化技术也难以解决问题,免疫球蛋白基因和 T 细胞受体基因的重排检测可在一定程度上解决这个难题。由于病理形态学是一门经验学科,有时还带有一定的主观性,在不同的病理医生之间对同一病变可能会有不同的诊断。因此,借助于新技术,使病理诊断有除形态学诊断以外的客观依据是当前病理学领域迫在眉睫的需求。

此外,近年来细胞分子生物学基础理论和技术方法出现的革命性创新并日臻完善成熟,使人类生物医学进入了分子水平时代。细胞分子生物学的新技术、新方法,将病理学这门有着悠久历史的学科推进到分子水平,病理学也迎来了新发展的大好时机。病理学与其他学科的相互渗透逐步形成了分子病理学,病理学诊断也由以形态学观察为基础逐步进入到分子水平,即分子诊断。例如世界卫生组织(WHO)新的淋巴系统、女生殖系统疾病分类中,每种类型的肿瘤都列举了其形态特点、免疫表型和分子生物学或细胞遗传学特点,其意义在于证实每种类型的肿瘤均是具有特殊形态改变、免疫表型和遗传特征的独立病种。新技术的出现使病理学的可靠性与准确性有了显著提高,并为鉴别诊断、预后判断及肿瘤治疗奠定了坚实基础。

2.免疫病理学 近年来,随着免疫组织化学技术的进展和各种特异性抗体的发现,使许多疑难肿瘤得到了明确诊断。免疫组织化学技术是一门利用抗原和抗体间特异性结合的原理和特殊标记技术,对组织和细胞内相应的抗原或抗体进行定位、定性或定量检测的技术。常用的免疫组织化学方法有卵白素-生物素法(ABC)、Envision 二步法等。目前免疫组织化学技术已经成为病理诊断和研究中必不可少的方法,其在病理诊断中的应用主要包括以下几方面:

①恶性肿瘤的诊断与鉴别诊断;如角蛋白阳性倾向于上皮源性肿瘤,而波形蛋白阳性倾向于间叶来源的肿瘤。

②确定转移性恶性肿瘤的原发部位,如前列腺特异性抗原(PSA)阳性倾向于前列腺原发,甲状腺球蛋白(TG)倾向于甲状腺原发等。

③对某类肿瘤进行进一步的病理分型,利用 CD30、CD15、LCA 等抗体将恶性淋巴瘤进一步分为霍奇金淋巴瘤和非霍奇金淋巴瘤,利用 CK7、Vim、AFP、HCG 等将卵巢恶性肿瘤进一步分为上皮来源或生殖细胞源性等。

④发现微小转移灶,如对淋巴结内极少转移性瘤细胞的寻找,对骨髓内个别转移性瘤细胞的认定等。

免疫组化技术在肿瘤研究中的作用也日益广泛。近 10 年来,免疫组化技术取得了飞速发展,从多克隆抗体到单克隆抗体、从冰冻切片到石蜡切片等一系列技术上均有改进,该技术在病理诊断中发挥着日益重要的作用。而且,随着免疫组化技术的广泛开展,人们也发现了免疫组化技术中存在的问题。如某些最初被认为非常特异的抗体逐渐被发现并不那么特异,这并不意味着这些抗体失去用途,而是提醒我们在鉴别诊断中需用一系列的抗体提高诊断的可靠性,而且必须认识到免疫组化技术只是对形态学具有极具价值的补充,但并不能取代形态学。

3.电子显微镜技术　电子显微镜是应用高速运动的电子束代替光波的一种显微镜,具有强大的分辨能力,可以观察极微细的结构形态,使人们对超微观世界认识提高到一个崭新的水平。电子显微镜技术已成为研究细胞超微结构的形态、功能及疾病的发病原理和病理诊断的重要手段。例如不同组织起源或分化的肿瘤在超微结构上各有其特点,电镜检查可对光镜下难以鉴别的病例做出鉴别诊断。如电镜下找到张力原纤维和桥粒应考虑鳞状细胞癌、细胞胞质内找到神经内分泌颗粒应考虑神经内分泌肿瘤、胞质内发现 Birbeck 颗粒应考虑朗格汉斯细胞增生症、胞质内找到黏液可用于区分恶性间皮瘤和癌等。近年来,电子显微镜技术还与免疫技术相结合(即免疫电镜技术),为病理学诊断与研究带来了更为丰富的技术手段。

4.染色体核型分析　几乎所有肿瘤细胞都有染色体异常,包括易位、基因重排、缺失和复制等,其数目增减和结构变化并不是随机的,因此,肿瘤细胞遗传学可作为病理诊断的一种辅助手段。G 显带技术仍然是细胞遗传学分析中较常用的技术。在细胞有丝分裂中期制备染色体,可以在 23 对正常染色体中确定大约 300 条不同的带。如果使用比较松弛的染色体,如分裂前期的细胞核,则可以显示约 2000 条带。染色体显带技术可发现肿瘤细胞中染色体数目和结构的变化,在恶性淋巴瘤、骨和软组织肿瘤的病理诊断和研究中具有重要价值。染色体显带技术的不足之处在于费时、费钱,且需用新鲜组织进行培养,给其应用带来了一定的局限性。

5.原位杂交和荧光原位杂交技术　原位杂交技术(ISH)是在保持组织细胞原有形态结构不变的前提下进行的杂交技术,具有定位性好的特点。该技术以放射性同位素或非放射性同位素标记的 DNA 或 RNA 为探针,在原位检测组织细胞内特定的 DNA 或 RNA 序列。原位杂交技术包括 mRNA 和 DNA 的检出,用于探求恶性肿瘤细胞的分化方向、基因表达、突变、丢失与插入以及病毒对癌细胞分化、分裂、受体特性的影响,以及这些变化与肿瘤生长和转移的关系。目前原位杂交中应用最为广泛的是非放射性同位素标记探针,这种探针的应用更为简单、安全且定位准确,主要有生物素、地高辛、荧光素等。核酸原位分子杂交灵敏度高,所需标本量少,活检穿刺标本均可应用,而且可对石蜡包埋组织进行回顾性研究,尤其是随着肿瘤基因探针的不断开发,它对肿瘤疾病的早期诊断具有极大的应用潜能。

在病理诊断工作中,原位杂交常被用来检测病原体(如病毒核酸)癌基因或抑癌基因等,如在鼻咽癌、霍奇金淋巴瘤、涎腺恶性淋巴上皮病中能检测到 EB 病毒,在宫颈癌中经常能检测到人乳头状瘤病毒(HPV)等等。荧光原位杂交(FISH)是指以荧光素标记的探针与组织切片或细胞涂片上的肿瘤组织进行原位杂交,是 20 世纪 80 年代建立的检测染色体异常的一种方法,近年来在病理诊断和研究中得到了广泛的应用,既可用于新鲜组织,也可用于石蜡组织。FISH 具有敏感、快速、能同时显示多种颜色的优点,可有效地检测染色体数目和结构的异常。其局限性为 FISH 只能同时检测一个或少数几个染色体异常,且对染色体的增加比较敏感,而对染色体的缺失不甚敏感。目前 FISH 技术被广泛地运用于乳腺癌 HER2/neu 基因扩增的检测。

6.图像分析技术　20 世纪末病理图像分析系统的出现,使病理学诊断由定性逐步走向定量,在近 10 年的应用中,病理图像分析系统为病理学的发展开创了更广阔的空间。近年来出现的自动图像分析仪能更精确地计量和分析各种图像参数。用 Feulgen 染色后,还可用于测定瘤细胞中 DNA 含量和染色体倍体分析。目前,显微病理图像分析系统已日益广泛地应用于病理部门。显微病理图像分析系统涵盖的定量分析内容很多，包括 DNA 定量分析、细胞形态测量、组织形态测量、免疫组织化学定量分析、AgNOR(核仁组成区)测量分析、细胞凋亡定量检测、分子生物学定量分析(如分子杂交标记和 DNA 片段定量分析)等。近年来，图像分析技术还被运用于远程病理会诊、病理信息和档案管理等领域。

7.比较基因组杂交技术　比较基因组杂交技术(CGH)是在 FISH 基础上结合消减杂交技术发展起来的一种新的分子细胞遗传学技术，可用于检测肿瘤组织 DNA 异常(缺失、扩增、复制)，并在染色体上定位。该技术以被检组织的基因组 DNA 为杂交检测样本，正常组织的 DNA 样本为参照，分别用不同颜色的荧光标记，两者按 1∶1 混合，与正常淋巴细胞中期染色体进行杂交，再通过检测两种颜色的荧光强度，根据颜色的比例来显示基因组的结构状况。CGH 能全面观察染色体获得缺失情况，还能确定一些原已发现的细胞遗传学异常的染色体定位，其优点是所需待测 DNA 极少，石蜡包埋的肿瘤标本可以直接使用，而不用进行细胞培养。其缺点为只能检测肿瘤基因组中相对于正常基因组平均拷贝数的变化，而不能检测易位、倒位及其他拷贝数没有变化的染色体畸变、基因重排和点突变，其精度也有限，对微小的扩增和缺失检测不出。

CGH 技术已被广泛运用于血液及实体性肿瘤的 DNA 拷贝数的分析。应用 CGH 已发现了乳腺癌、小细胞性肺癌、卵巢癌、胶质瘤及骨肉瘤等的一些新的染色体畸变，揭示了肿瘤病理机制的基因基础。CGH 还能用于辅助肿瘤的诊断和鉴别诊断，如 Petersen 等报道应用 CGH 研究发现肺腺癌和鳞癌两种组织学类型之间存在明显差异，染色体带 1q23 的过度表达和 9q22 的丢失与腺癌密切相关，而染色体带 2q36～37 的 DNA 丢失及 3q21～22 和 3q21-qter 的过度表达是鳞状细胞癌的重要标记。随着 CGH 技术在肿瘤遗传学及分子诊断学中的广泛应用，CGH 模板制备及荧光标记技术方法的改进，分辨率不断提高，该技术在病理领域中将会有越来越重要的使用价值。

8.光谱核型分析　光谱核型分析(SKY)是一种崭新的细胞遗传学研究技术，1996 年由 Schroch 等首次描述。该技术可在一次杂交中用不同的颜色分辨全部 24 种人类染色体。其原理为制备带有荧光染料标记的 DNA 探针，与中期染色体杂交，而后通过荧光显微成像，应用 SKY 分析软件获得结果。SKY 技术的特异性和分辨率比传统的显带技术要高许多，可以检测到 1.5mb 碱基的转位。SKY 技术提高了核型分析的准确性，显示了其鉴定肿瘤所有染色体异常方面的能力。该技术作为传统细胞遗传学方法的补充，为肿瘤细胞遗传学资料的积累、发病机制探讨提供了新的手段。越来越多的证据表明，肿瘤的细胞遗传学特征可对病理分类及预后的判断提供帮助。我们相信，SKY 结合染色体显带技术及其他分子细胞遗传学技术，将会在肿瘤的研究和临床病理诊断工作中发挥更大的作用。

9.聚合酶链反应技术　聚合酶链反应技术(PCR)是 20 世纪 80 年代中期发展起来的一种体外核酸扩增技术，具有特异、敏感、产率高、快速、简便、重复性好等突出优点，能将所要研究的目的基因或某一 DNA 片段于数小时内扩增至十万乃至百万倍，可从一根毛发、一滴血、甚至一个细胞中扩增出足量的 DNA 供分析研究和检测鉴定。PCR 技术的基本原理是用两段人工合成的寡核苷酸片段为引物，以双链或单链 DNA 模板，在 DNA 聚合酶的作用下经过反复多个循环的变性、复性、延伸等对特定的核酸片段进行扩增。PCR 是一种极为有效地获得或放大特异基因信号的重要手段。PCR技术有很多种类,包括逆转录PCR(RT-PCR)技术、实时荧光定量PCR技术、巢式PCR技术、原位PCR等。

目前,PCR技术已经和其他技术紧密结合,如SSCP(单链构象多态性分析)、DNA测序技术等。DNA测序技术能可靠地检测出各个DNA核苷酸是否发生点突变,并确定突变的类型和突变位置。在病理诊断的辅助检测中,PCR也是运用较为广泛的一种技术。利用病理组织进行PCR反应,既可以采用新鲜组织,也可以采用经各种不同方法固定、包埋的组织。新鲜组织中DNA和RNA均保存较好,扩增效果佳。固定组织中,扩增效率相对差一些,但随着方法的改进,目前对中性甲醛和丙酮固定的组织也可达到较好的扩增效果。

10.Southern印迹杂交法　本法系从组织或培养细胞中获得基因组DNA,以一种或多种限制性核酸内切酶消化,通过琼脂糖胶电泳按分子量大小分离酶切片段,再使其变性,并转移至固相支持物(如硝酸纤维素膜或尼龙膜)上,再用已标记的(通常为放射性标记,也可用非放射性标记)DNA或RNA探针与固着于滤膜上的DNA杂交,经放射自显影或化学显色的方法确定与探针互补的电泳条带的位置,从而达到检测和分析的目的。Southern印迹杂交可用于:①基因组中是否含有与探针互补的DNA片段;②目的基因是否具有多形态性;③比较不同样品中目的基因拷贝数的高低;④目的基因的分子量大小;⑤检测是否存在目的基因的重排。

11.Northern印迹杂交法　该法系从组织或细胞抽提RNA,进行RNA凝胶电泳后直接转移到滤膜上与探针进行杂交,根据杂交带的大小和显影强度可推算出该癌基因的表达程度。Northern印迹杂交法可用于检测目标mRNA分子的大小,但目前更多的是检测目的基因在细胞内有无表达及表达水平如何。对一定量的总RNA进行目的mRNA的Northern杂交,对杂交结果进行扫描,即可完成对目的mRNA的相对定量分析。

12.Western蛋白印迹　可检测肿瘤细胞或血清中的蛋白产物,是特异性检测蛋白表达的最常用方法。随着生物学研究的进展,发现有越来越多的蛋白质,包括各种癌基因和抑癌基因产物、细胞因子、受体及生长因子等在细胞调控中担负重要的功能,不少蛋白质已被纯化,大量的单、多克隆抗体被制备,目前几乎所有被克隆的癌基因、抑癌基因都有其相应的抗体问世,为这些蛋白质产物的测定提供了十分有利的条件。Western蛋白印迹技术可结合凝胶电泳的高分辨率和固相免疫测定的特异敏感性的优点。目前,ECL(电化学发光法)检测已完全替代了前几年复杂而烦琐的同位素方法,可检出1～5ng的靶蛋白。

13.组织芯片技术　生物芯片技术是20世纪90年代末期发展起来的一种高通量研究基因的新型技术,它以玻片、硅、硝酸纤维膜、尼龙膜等为载体,在单位面积上高密度地排列大量的生物材料,从而达到一次实验同时检测多种疾病或分析多种生物样品的目的。生物芯片又分为许多不同种类,如组织芯片、细胞芯片、基因芯片、蛋白芯片等。其中,组织芯片是病理学中运用最为广泛的一种生物芯片技术。长期以来,免疫组织化学、原位杂交、特殊染色等研究方法都是建立在常规病理组织切片基础上。即一张玻片上只能对有限的组织做一种测试。这对大规模、多样本的科研来说,费时、费力,工作效率较低。组织芯片为病理学研究提供了一种高通量、大样本以及快速的分子水平的新型分析工具。

组织芯片能将多个(病例)小组织片高密度地整齐排列固定在某一固相载体上(载玻片、硅片、聚丙烯或尼龙膜等)而制成微缩的组织切片。然后可以用各种酶、核素或荧光标记的不同基因、寡核苷酸、抗体在组织切片上进行杂交和标记染色,最后在显微镜下获取图像信息(或通过计算机所获的信息),以研究目的基因或基因产物在不同组织之间的表达差异。简单来说,这项技术包括将常规处理的"供体"蜡快的一个个组织核心加工成为一个"受体"蜡块。典型的组织核心直径为 0.6mm,因此,可以在一张载玻片上排列数百个组织标本。组织芯片将高通量技术带到病理实验室,适用于免疫组织化学和原位杂交研究。组织的应用范围很广,如研究目的基因在不同病变(肿瘤)间的表达差异、寻找疾病新基因、药物和抗体的筛选、疾病的病理诊断及质量控制、缩微组织学和病理学图谱等等。目前,组织芯片使用中的不足之处是取样点太小,由于肿瘤细胞的异质性,所取位点不一定能反映肿瘤的全貌,给结果判定带来一些不可避免的误差。

14.显微切割技术 是一种从组织切片中分离、纯化单一类型细胞或单个细胞的技术。肿瘤组织由不同种类细胞所组成的复合体,能够研究从整块组织中分离的单个细胞的基因顺序或基因表达是一个显著的进步。显微切割有各种方法,如手工操作或液压控制显微切割等,但近年来出现的激光捕获显微切割(LCM)具有更高的精确度,且操作更为简便和高效。同时LCM 避免了无关细胞和碎片的污染。LCM 系统主要由显微镜、激光器、转运膜、组织切片及控制切割过程与储存数据的电脑及相应软件等组成。在显微镜下,操作者观察组织切片并选择所需组织或细胞,然后激活激光,激光束在靶细胞上方转运膜的一个精确点立即被吸收,热塑性膜局部温度迅速升高至 90℃左右并融化,流到靶组织空隙,并在激光脉冲结束 200ms 内即冷却,与靶细胞结合,其结合力比靶细胞与载玻片间结合力更强,此时移动转运臂,即可使靶细胞从组织切片中分离出来。简而言之,LCM 具有以下优点:①方法快速、简便、易行,避免了烦琐的操作;②准确度高,激光定位的准确度可以达到 $1\mu m$,捕获点范围达到 $3\sim5\mu m$,因而足以捕获单个细胞,避免了邻近无关细胞和组织的污染;③细胞形态保持完好;④细胞内分子结构保持完整;⑤特异性强。LCM 技术可以和 HE 染色、特殊染色或免疫组化染色联合使用,大大增加了取材的目的性和特异性。LCM 技术与各种分子生物学研究方法联合应用,使人们对肿瘤演进过程分子水平的定性、定量分析更加准确。其在肿瘤研究领域中的应用非常广泛,如比较分析肿瘤发生、进展过程中各阶段细胞基因的改变,了解某肿瘤是否为单克隆起源、癌前病变组织细胞与癌细胞是否为同一克隆起源、免疫组化中某肿瘤细胞免疫状况与酶活性的定量测定以及癌旁组织的改变等。

五、肿瘤生化诊断

所谓肿瘤标志物(TM),指在肿瘤发生和增殖过程中,由肿瘤细胞生物合成、释放或者是宿主对癌类反应性产生的一类物质。这类物质可能是循环物质,可在细胞、组织或体液中出现,人们能利用化学、免疫和分子生物学等技术对血液或分泌物进行定性或定量地检测。通过对这类物质的分析,能帮助人们从正常组织中区别肿瘤或测定肿瘤细胞核、细胞质以及对细胞膜的特异性进行分析,以此作为辨认肿瘤细胞的标志。在世界上首先报告肿瘤标志物的是Bence-Jones,1846 年他发现在尿中有一种随温度变化而改变成凝溶状态的蛋白质,后经证实这是患有多发性骨髓瘤病人的浆细胞所产生,由尿液排泄的蛋白质,并被命名为凝溶蛋白(本-周蛋白)。近二十多年来,为了提高对肿瘤的早期检测、鉴别诊断、疗效观察以及预后判断,人们从肿瘤细胞的化学特性、细胞病理、免疫反应和基因表达产物等诸多方面寻找各种特异性强、灵敏度高的肿瘤标志物,并取得了较快的进展。肿瘤标志物的研究对肿瘤的诊断有极其重要的意义,推动了临床实验室检测水平的提高和发展。

(一)肿瘤标志物的分类

由于医学检测水平的提高,与肿瘤相关的标志性物质不断地被发现。但是肿瘤标志物的来源和性质非常复杂,所以至今还未有一个统一的肿瘤标志物的分类方法,本节按肿瘤标志物本身的化学特性分类进行介绍,主要包括:①肿瘤胚胎性抗原标志物;②糖类标志物;③酶类标志物;④激素类标志物;⑤蛋白质类标志物;⑥基因类标志物。

(二)常见肿瘤标志物的临床应用及评价

近年来,肿瘤标志物在临床上已得到较广泛的应用,作为一种良好的肿瘤标志物应该具有下列条件:标志物的含量变化应与肿瘤的生长、消退、转移有直接的定性或定量的比例关系;标志物应具有较高的特异性,能比较明显地区别于正常人群和良性肿瘤,但一般的情况下,酶的活性在普通疾病及良性肿瘤状态也会变化,易对肿瘤诊断造成混淆;检测这类标志物的方法简便,易推广,而且成本较低。尽管目前的标志物或多或少存在一些遗憾,但是随着检测技术的发展,方法学的改进,特别是标志物项目的增加,结合各种项目检测的微量变化,经综合评价,为人群的筛选、临床诊断、预后观察以及肿瘤复发、转移评价带来较为有力的证据。这些年来,随着肿瘤标志物与临床诊断的符合率的增加,不少标志物已逐渐成为肿瘤检测中可依赖的指标。

1.肿瘤胚胎性抗原标志物　在人类发育过程中,许多原本只在胎盘期才具有的蛋白类物质,应随胎儿的出生而逐渐停止合成和分泌,但因某种因素的影响,特别是肿瘤状态时,会使得机体一些"关闭"的基因激活,出现返祖现象,而重新开启并重新生成和分泌这些胚胎、胎儿期的蛋白(表 2-1)。这类蛋白虽然与肿瘤组织不一定都具有特定的相关性,但与肿瘤的发生存在着内在的联系,故被作为一种较为常见的肿瘤标志物。

(1)甲胎蛋白:甲胎蛋白(AFP)是在人胎儿血清中发现的一种专一性的甲种球蛋白。1964年 Tatarinov 从肝细胞癌患者血清中检测到 AFP。妊娠妇女的血和尿中的 AFP 含量会持续增高,从妊娠 6 周开始合成,至 12～15 周达高峰。胎儿血浆中的 AFP 值可达到 3mg/ml,随后即逐渐降低,出生后,AFP 合成很快受抑制,其含量降至 $50\mu g/L$,周岁末婴儿的浓度接近成人水平,一般健康成人血浆 AFP 浓度低于 $25\mu g/L$。

表 2-1　胚胎类肿瘤标志物

名称	性质	相关肿瘤
甲胎蛋白	糖蛋白	肝细胞、胚细胞(非精原细胞瘤)
β-癌胚抗原	糖蛋白	结肠
癌胚铁蛋白	糖蛋白	肝
癌胚抗原	糖蛋白	结肠、直肠、胰腺、肺、乳腺

名称	性质	相关肿瘤
胰癌胚抗原	糖蛋白	胰腺
鳞状细胞抗原	糖蛋白	肺、皮肤、头和颈部

AFP 是原发性肝癌最灵敏、最特异的肿瘤标志物,血清 AFP 测定结果大于 $500\mu g/L$ 以上,或含量有不断增高者,更应高度警惕。肝癌患者血清 AFP 含量变化的速率和程度与肿瘤组织分化程度高低有一定相关性,分化程度较高的肿瘤 AFP 含量常大于 $200\mu g/L$。

血清 AFP 含量的检测对其他肿瘤的监测亦有重要临床价值。如睾丸癌、畸胎瘤、胃癌、胰腺癌等患者血清 AFP 含量可以升高。某些非恶性肝脏病变,如病毒性肝炎、肝硬化,AFP 水平亦可升高,故必须通过动态观察 AFP 含量和 ALT 酶活性的变化予以鉴别诊断。

(2)癌胚抗原:癌胚抗原(CEA)是由胎儿胃肠道上皮组织、胰和肝的细胞所合成,通常在妊娠前 6 个月内 CEA 含量增高,出生后血清中含量已很低下,健康成年人血清中 CEA 浓度小于 $2.5\mu g/L$。

CEA 属于非器官特异性肿瘤相关抗原,分泌 CEA 的肿瘤大多位于空腔脏器,如胃肠道、呼吸道、泌尿道等。正常情况下,CEA 经胃肠道代谢,而肿瘤状态时的 CEA 则进入血和淋巴循环,引起血清 CEA 异常增高,使上述各种肿瘤患者的血清 CEA 均有增高。在临床上,当 CEA 大于 $60\mu g/L$ 时,可见于结肠癌、直肠癌、胃癌和肺癌。CEA 值升高,表明有病变残存或进展。如肺癌、乳腺癌、膀胱癌和卵巢癌患者血清 CEA 含量会明显升高,大多显示为肿瘤浸润,其中约 70% 为转移性癌。一般来说,手术切除后 6 周,CEA 水平恢复正常,否则提示有残存肿瘤,若 CEA 浓度持续不断升高,或其数值超过正常 5～6 倍者均提示预后不良。连续随访定量检测血清 CEA 含量,对肿瘤病情判断更具有意义。

除血液之外,其他生物液体,如胰液和胆汁内 CEA 定量可用于诊断胰腺或胆管癌;浆液性渗出液的 CEA 定量可作为细胞学检查的辅助手段;尿液 CEA 定量可作为判断膀胱癌预后的参考。血清 CEA 定量结合甲状腺降钙素测定,有助于甲状腺髓样癌的诊断和复发的估计。

2.糖类抗原标志物 肿瘤标志物相关物质是指由肿瘤细胞表面抗原或肿瘤细胞所分泌的物质,这类物质是单克隆抗体,故又称为糖链抗原(CA)或称癌抗原(CA)。这类标志物出现为临床肿瘤的诊断带来方便,糖类抗原标志物又可分为两大类,即高分子黏蛋白类和血型类抗原。这类抗原标志物的命名是没有规律的,有些是肿瘤细胞株的编号,有些是抗体的物质编号,常用检测方法是单克隆抗体法,有的还同时用两种不同位点的单抗做成双位点固相酶免疫法,此法比一般化学法测定的特异性有很大的提高。而对一些糖链抗原的异质体,则通常用不同的植物凝集素来进行分离检测。

(1)CA125:CA125 是一种从上皮性卵巢癌抗原检测出的可被单克隆抗体 125 结合的一种糖蛋白。正常人血清 CA125 中的(RIA)阳性临界值为 35000U/L。

CA125 是上皮性卵巢癌和子宫内膜癌的标志物,浆液性子宫内膜样癌、透明细胞癌、输卵管癌及未分化卵巢癌患者的 CA125 含量可明显升高。当卵巢癌复发时,在临床确诊前几个月便可呈现 CA125 增高,尤其卵巢癌转移患者的血清 CA125 更明显高于正常参考值。CA125

测定和盆腔检查的结合可提高试验的特异性。动态观察血清 CA125 浓度有助于卵巢癌的预后评价和治疗控制,经治疗后,CA125 含量可明显下降,若不能恢复至正常范围,应考虑有残存肿瘤的可能。95％的残存肿瘤患者的血清 CA125 浓度大于 35000U/L。CA125 血清浓度轻微上升还见于 1％健康妇女,3％～6％良性卵巢疾患或非肿瘤患者,包括孕期起始 3 个月、行经期、子宫内膜异位、子宫纤维变性、急性输卵管炎、肝病、胸腹膜和心包感染等。

(2)CA15-3：CA15-3 是从人乳脂肪球膜上糖蛋白 MAM-6 制成的小鼠单克隆抗体 (115-DB)。1984 年 Kufu 等自肝转移乳腺癌细胞膜制成单克隆抗体(DF-3),故被命名为 CA15-3。正常健康者血清 CA15-3 含量(RIA)小于 28000U/L。

30％～50％的乳腺癌患者 CA15-3 明显升高,它也是监测乳腺癌患者术后复发的最佳指标,当 CA15-3 含量大于 100000U/L 时,可认为有转移性病变,其含量的变化与治疗结果密切相关。肺癌、胃肠癌、卵巢癌及宫颈癌患者的血清 CA15-3 也可升高,应予以鉴别,特别要排除部分妊娠引起的含量升高。

(3)CA19-9：CA19-9 是用结肠癌细胞免疫小鼠,并与骨髓瘤杂交所得 116NS19-9 单克隆抗体,正常人群的 CA19-9 血清含量为(RIA 法)2～16000U/L。

CA19-9 是胰腺癌和结、直肠癌的标志物。血清 CA19-9 阳性临界值为 37000U/L。胰腺癌患者 85％～95％为阳性。当 CA19-9 小于 1000000U/L 时,有一定的手术意义,肿瘤切除后 CA19-9 浓度会下降,如再上升,则可表示复发。结直肠癌、胆囊癌、胆管癌、肝癌和胃癌的阳性率也会很高,若同时检测 CEA 和 AFP 可进一步提高阳性检测率。良性疾患时如胰腺炎和黄疸,CA19-9 浓度也可增高,但往往呈"一过性",而且其浓度多低于 120000U/L。

(4)CA50：CA50 是从抗人结、直肠癌 Colo-205 细胞株的一系列单克隆抗体中筛选出的一株对结、直肠癌有强烈反应,但不与骨髓瘤细胞及血淋巴细胞反应的单克隆抗体,所能识别的抗原称 CA50。在正常人群,CA50 血清浓度(RIA 法)小于 20000U/L。

CA50 一般认为是胰腺和结、直肠癌的标志物,但因 CA50 广泛存在胰腺、胆囊、肝、胃、结直肠、膀胱、子宫,当细胞恶变时,由于糖基转化酶的失活或胚胎期才能活跃的某些转化酶被激活,造成细胞表面糖类结构性质改变而形成 CA50,因此,它又是一种普遍的肿瘤标志相关抗原,而不是特指某个器官的肿瘤标志物。所以,在多种恶性肿瘤中可检出不同的阳性率。1983 年,建立了放射免疫分析法,1987 年应用 CA50 单抗,在国内建立了 IRMA 技术用于肿瘤的早期诊断,胰腺癌、胆囊癌的阳性检测率达 90％,对肝癌、胃癌、结直癌及卵巢肿瘤诊断亦有较高价值,在胰腺炎、结肠炎和肺炎发病时,CA50 也会升高,但随病症消除而下降。

3.酶类标志物　酶及同工酶是最早出现和使用的肿瘤标志物之一(表 2-2)。在肿瘤标志酶中根据来源可将其分为两类:①组织特异性酶,因组织损伤或变化而使储存在细胞中的酶释放,如前列腺特异性抗原等;②非组织特异性酶,主要是肿瘤细胞代谢加强,特别是无氧酵解增强,大量酶释放到血液中,如已糖激酶等。在酶标志物分析中,同工酶的分辨和检出是提高标志物临床应用的重要的环节。目前所知的肿瘤标志物同工酶可分为三大类型:①异位型同工酶:指某种瘤组织改变了自己的分泌特性,而去分泌表达其他成年组织的同工酶的类型;②胚胎型同工酶,某些组织在肿瘤状态时,使酶的同工酶谱退化到胚胎时未分化状态,而分泌出大量的胚胎期的同工酶,这种变化往往与肿瘤的恶性程度呈正比;③胎盘型同工酶,有些肿瘤组织会分泌出某些原属胎盘阶段的同工酶谱。从目前的资料分析,这类胎盘型同工酶已达 20 余种。酶的活性变化常常与组织器官的损伤有密切关系。在机体中,能造成酶活性变化的因素太复杂,从而使其在诊断肿瘤时特异性受到很大影响。

表 2-2　两类肿瘤标志物

名称	同工酶	相关肿瘤
醛缩酶	3 个	肝
碱性磷酸酶	7 个	骨、肝、白血病、肉瘤、卵巢等
淀粉酶		胰腺等
谷胱甘肽转移酶	种	肝、胃、结肠
肌酸激酶	4 个	前列腺、肺、结肠、卵巢等
λ-谷氨酰转移酶	2 个	肝
乳酸脱氢酶	5 个	肝、淋巴瘤、白血病
神经元特异性烯醇化酶	2 个	肺(小细胞)、神经母细胞瘤、类癌、黑色素瘤、嗜铬细胞瘤
5'-核苷酸酶	6 区带	肝
α-L 岩藻糖苷酶	8 个	肝
核糖核酸酶	2 个	卵巢、肺、大肠等
前列腺特异性抗原		前列腺

(1)前列腺特异性抗原:前列腺特异性抗原(PSA)由前列腺上皮细胞合成分泌至精液中,是精浆的主要成分之一。PSA 仅存在于前列腺上皮细胞的胞质、导管上皮和黏液内,具有糜蛋白酶和胰蛋白酶的活性,PSA 正常(RIA 法、EIA 法)含量小于 $2.5\mu g/L$。

PSA 是前列腺癌的特异性标志物,也是目前少数器官特异性肿瘤标志物之一。前列腺癌是男性泌尿系统的主要囊性肿瘤,血清 PSA 定量的阳性临界值为大于 $10\mu g/L$,前列腺癌的诊断特异性达 90%～97%。

血清 PSA 除了作为检测和早期发现前列腺癌,还可用于治疗后的监控,如 90% 术后患者的血清 PSA 值可降至不能检出的含量水平,若术后血清 PSA 值升高,提示有残存肿瘤。放疗后疗效显著者,50% 以上患者在 2 个月内血清 PSA 降至正常。

(2)神经元特异性烯醇化酶:神经元特异性烯醇化酶(NSE)是催化糖原酵解途径中甘油分解的最后的酶。α 亚基同工酶定位于胶质细胞,称为非神经元特异性烯醇化酶(YE)。NSE 和 NNE 的分子量分别为 78000 和 87000,正常含量参考范围为 $0.6～5.4\mu g/L$

NSE 是神经母细胞瘤和小细胞肺癌的标志物。神经母细胞瘤是常见的儿童肿瘤,占 1～14 岁儿童肿瘤的 8%～10%。NSE 作为神经母细胞瘤的标志物,对该病的早期诊断具有较高的临床应用价值。神经母细胞瘤患者尿中的 NSE 水平也有一定升高,治疗后血清 NSE 水平降至正常。血清 NSE 水平的测定对于监测疗效和预测复发均具有重要参考价值,比测定尿液中儿茶酚胺的代谢物更有意义。小细胞肺癌(SCLC)是一种恶性程度较高的神经内分泌系统肿瘤,约占肺癌的 25%～30%,它可表现神经内分泌细胞的特性,有过量的 NSE 表达,比其他肺癌和正常对照高 5～10 倍以上。SCLC 患者血清 NSE 检出的阳性率可高达 65％～100％，目前已公认 NSE 可作为 SCLC 高特异性、高灵敏性的肿瘤标志物。

4.激素类标志物　激素是一类由特异的内分泌腺体或散在体内的分泌细胞所产生的生物活性物质，当这类具有分泌激素功能的细胞癌变时，就会使所分泌的激素量发生异常。常称这类激素为正位激素异常。而异位激素则是指在正常情况下不能生成激素的细胞转化为肿瘤细胞后所产生的激素，或者是能产出激素的细胞癌变后，分泌出的是其他激素细胞所产生的激素。异位激素的化学本质与正位激素相似，不同类型的恶性肿瘤可分泌不同种类的异生性激素或分泌出同一种类的激素，而同一种肿瘤细胞可分泌一种或多种不同的异生性激素，这给检查带来了难度，常见的可分泌异位性激素的恶性肿瘤是肺未分化小细胞癌、神经外胚层肿瘤及类癌等。根据肿瘤状态、机体内激素含量的变化，观察这些激素动态变化，无疑会给临床诊断带来标志性的依据。

5.其他蛋白质类标志物　蛋白质肿瘤标志是最早发现的标志物。一般来讲，现有的标志物如 β_2-微球蛋白、免疫球蛋白、特异性稍差，但检测方法相对比较容易，常作为常规检测项目。

(1)β_2-微球蛋白：β_2-微球蛋白(β_2-mg)是由 Berg gard 和 Beam 于 1996 年从肾病患者尿中分离出的一种蛋白质。β_2-mg 血中含量(RIA、EIA 法)正常参考范围为 3.1 ± 0.96mg/L，尿 β_2-mg 为 0.31 ± 0.34mg/L；脑脊液 β_2-mg 为 1.27 ± 0.11mg/L。

β_2-mg 是恶性肿瘤的辅助标志物，也是一些肿瘤细胞上的肿瘤相关抗原。一般认为除成熟红细胞和胎盘滋养层细胞外，其他细胞均含有 β_2-mg。因此，起源于人体间质细胞上皮和造血系统的正常细胞和恶性细胞均能合成 β_2-mg。它可从有核细胞中脱落进入血循环，使血液中的 β_2-mg 升高。血清 β_2-mg 不但可以在肾功能衰竭、多种血液系统疾病及炎症时升高，而且在多种疾病中均可增高，故应排除由于某些炎症性疾病或肾小球滤过功能减低所致的血清 β_2-mg 增高。肿瘤患者血清 β_2-mg 含量异常增高，在淋巴系统肿瘤如慢性淋巴细胞白血病、淋巴细胞肉瘤、多发性骨髓瘤等中尤为明显，在肺癌、乳腺癌、胃肠道癌及子宫颈癌等中也可见增高。由于在肿瘤早期血清 β_2-mg 可明显高于正常值，故有助于鉴别良、恶性口腔肿瘤。脑脊液中 β_2-mg 的检测对脑膜白血病的诊断有特别的意义。

(2)铁蛋白：铁蛋白是一种脱铁蛋白组成的具有大分子结构的糖蛋白，1965 年 Richter 等从恶性肿瘤细胞株中分离出铁蛋白，并发现铁蛋白存在于各种组织和体液中。正常血清中含量(RIA 法、EIA 法)男性为 20～250μg/L，女性为 10～120μg/L。

铁蛋白具有两个亚基，为肝脏型(L 型)和心脏型(H 型)，不同比例的亚基聚合而成纯聚体和杂合体，可得到不同的同工铁蛋白图谱。在肿瘤状态时，酸性同分异构体铁蛋白增高，一般情况下与白血病、肺癌、乳腺癌有关，当肝癌时，AFP 测定值较低的情况下，可用铁蛋白测定值补充，以提高诊断率。在色素沉着、炎症、肝炎时铁蛋白也会升高。

6.肿瘤标志物的联合应用　用肿瘤标志物测定肿瘤在临床上已应用了许多年，为临床的诊断和疗效观察起了很多的作用，但在应用过程中，确实也存在着特异性不强、阳性率不高等不足。为了提高诊断的阳性率，临床上常将几项相关的标志物组成联合标志物组，同时对某一肿瘤进行检测，应用多变量分析的方法，提高临床诊断的准确性。

(1)肝癌：到目前为止，AFP 仍然是肝癌诊断的最佳标志物，除此之外，还有 λ-GT、AFU、

GGT-Ⅱ、RNAase 同工酶、AKP 同工酶、醛缩酶同工酶、β_2-微球蛋白相关抗原等。在肝癌的检测中，几项标志物协同使用，能提高诊断阳性率。

（2）胰腺癌诊断的标志物：胰腺癌的早期诊断比较困难，手术切除率低，从目前胰腺癌的诊断标志物来看，CA19-9 是比较好的诊断标志物，其阳性值与肿瘤大小有一定的相关性。CA19-9 又可与 CA50 或与胰腺癌组织抗原一起，作为胰腺癌诊断的联合指标。

（三）基因类肿瘤标志物的进展及其临床应用

随着分子生物学的理论和技术的发展，癌基因和抑癌基因的检测已成为肿瘤临床诊断的新一代标志物。

正常细胞的生长与增殖由两大类基因调控，一类是正向调控信号，主要是起促进细胞生长和增殖，并且阻止其发生终末分化倾向，癌的基因起着这一方面的作用；另一类为负向调控信号，主要是使细胞成熟，促进终末分化，最后是细胞凋亡，抑癌基因则在这方面起作用。正常情况下这两类信号保持着动态平衡，十分精确地调控细胞增殖和成熟。一旦这两类信号中有一类信号过强或过弱，均会使细胞生长失控而恶变。

1.癌基因　　癌基因或肿瘤基因是指在自然或实验条件下，具有潜在诱导细胞恶性转化功能的基因。在研究逆转录病毒时发现，将某些逆转录病毒的基因片段嵌入细胞基因中，并使这些基因迅速地表达，结果是被嵌入的细胞呈恶性转变，特别是如果将这些逆转录病毒进入正常细胞染色体 DNA 的特定部位，就能很快地改变这些连接部位的基因表达，而使细胞癌变。从目前的资料分析（表 2-3），引起细胞恶变功能的基因已达 30 余种。

表 2-3　常见癌基因类肿瘤标志物

	细胞株或原发肿瘤	相关肿瘤
N-myc	细胞株	神经母细胞瘤、视网膜母细胞瘤、肺癌（小细胞）
	原发肿瘤	神经母细胞瘤、视网膜母细胞瘤、横纹肌肉瘤
rerb-2	原发肿瘤	胃腺癌、肾腺癌、乳腺癌
N-ras	细胞株	胃腺癌
G-myc	细胞株	乳腺癌、胃腺癌、肺癌（巨细胞）
	原发肿瘤	急性粒细胞白血病、结肠腺癌
H-ras	细胞株	黑色素瘤
	原发肿瘤	膀胱癌、皮肤鳞癌
K-ras	细胞株	结肠癌、骨肉瘤
	原发肿瘤	膀胱癌、胰腺癌、卵巢癌

（1）ras 基因家族及其表达产物：1980 年 Langbcheim 等通过基因转染实验发现了与 Hawery 及 Kristein 小鼠肉瘤病毒相似的细胞癌基因，即 c-Ha-ras(1)基因，定位于第 11 号染色体的 11p15 区；c-Ha-ras(2)基因为伪基因，定位于 x 染色体上；Lki-ra5(1)基因为伪基因，定位于第 6pll 染色体 6911-p12 区。RM 基因编码产物为 p21ras 蛋白，其本质为膜相关的 G 蛋白，具有 GTP 酶的活化性，参与信号转导。

当机体发生肿瘤时,编码 p21rM 蛋白的第 12、13 及 61 位氨基酸的核苷酸可以发生点突变,突变型的 p21ras 蛋白不具有 GTP 酶活性,无法使 GTP 水解为 GoP。另外,尚可在肿瘤中发现 p21ras 蛋白表达过度。

(2)myc 基因家族及其表达产物:1997 年 Duesberg 等发现 myc 癌基因与禽类 MC2g 病毒具有相似性。Myc 基因家族共有 6 个成员:c-myc、N-myc、L-myc、P-myc、R-myc 及 B-myc。其中 c-myc、N-myc 及 L-myc 与一些人类肿瘤相关。当机体发生肿瘤时,myc 基因家族成员可以发生染色体基因易位、扩增以及表达过度。

(3)表皮生长因子受体:1984 年 Downward 研究发现表皮生长因子受体与 G-erb-B 具有相似顺序,首先提出具有致癌潜能。

当机体发生肿瘤时,往往发现 EGFR 的过度表达。EGFR 的过度表达与许多临床肿瘤密切相关,尚有研究表明与一些肿瘤的预后也有一定相关性。

2.抑癌基因　机体中有一类对正常细胞增殖起负调节作用的基因称为抑癌基因。当这类基因丢失、失活或变异时,往往会促使细胞失控而呈恶性生长。

(1)p53 基因及其产物:1981 年 Crawford 等发现了 p53 基因,并认为其为癌基因。以后 Hinds、Finlay 等通过研究发现传染了 myc 或 ras 癌基因的细胞中,若存在野生型 p53 基因,Ag 出现生长抑制。因此,提出 p53 基因属于抑癌基因。

(2)RB 基因及其表达产物:1986 年 Friend 等成功地克隆了 RB 基因,定位于第 13 号染色体的 13q14 区,共有 27 个外显子,26 个内含子,DNA 长度约 200kb。其编码的蛋白质产物为 p110。

RB 基因突变约见于 40％的视网膜母细胞瘤,RB 基因还与成骨细胞肉瘤、软组织肉瘤、小细胞肺癌、乳腺癌、前列腺癌、食管癌及膀胱癌有关。

(胡冬鑫)

第三章　肿瘤治疗学

第一节　肿瘤的外科治疗

一、肿瘤外科的作用

（一）预防作用

一些疾病或先天性病变在发展到一定程度时，可引起恶变；有些先天性或遗传性疾病有发展成恶性肿瘤的危险性。及时手术可防止和预防肿瘤发生。

如先天性多发性结肠息肉病，40岁以后有50％的病人可发展成癌，70岁以后儿乎所有病人均发生恶变，因而患此病的病人最好在20～30岁之前做全结肠切除术。

溃疡性结肠炎有较高的癌变机会，有40％的溃疡性结肠炎最终可发展成结肠癌。儿童的溃疡性结肠炎在10岁时有3％可发展成癌，到20岁时则有20％可发展成癌，因而应及早手术，防止癌变。

（二）诊断作用

肿瘤治疗前必须有明确的诊断，应该有组织学或细胞学诊断。组织和细胞的获得须通过外科手段。常用的方法有细针吸取、针吸活组织检查、切取活检及切除活检。

（三）治疗作用

外科手术是肿瘤治疗最重要的手段之一，也是最古老最有效的方法之一。早期的肿瘤，如Ⅰ期乳腺癌、喉癌、食管癌、子宫颈癌等，根治性切除的5年生存率超过90％。

（四）重建及康复

外科手术亦可用于肿瘤病人手术后的重建及康复治疗。肿瘤外科不仅要根治性切除肿瘤，还要重视病人的生存质量。外科医师应设法为病人进行功能重建或康复，使病人的外形及功能有改善。如喉癌根治术后的喉重建术。

二、肿瘤外科的治疗原则

（一）综合治疗原则

肿瘤治疗失败原因主要在于治疗后肿瘤细胞的远处转移及局部复发。很多肿瘤在诊治时已存在亚临床的微小转移,手术时可能有癌细胞残留或显微镜下的残留,还有些可能因手术操作不当而造成播散。目前的各种治疗方法均有一定的局限性,如手术和放射是局部治疗的方法,不能防止癌细胞的远处转移。药物治疗是全身性的,但其选择性抑制作用不强,且常有一定的不良反应。中医中药可以调整机体的免疫功能,但对杀灭癌细胞的作用不大。免疫治疗及生物反应修饰剂是通过提高机体的免疫功能来抑制癌细胞的生长,但只有在用其他方法治疗后残存癌细胞量很少时才有效。因而只有将各种治疗方法有机地结合起来,发挥各自的特长,建立有效的综合治疗措施,才是提高疗效的关键。临床上以外科为主的综合治疗方法包括外科与放疗、外科与化疗的综合治疗。

肿瘤外科的一般原则是:早期肿瘤行根治术或广泛切除术;局部晚期肿瘤估计难以切除的应先术前化疗或放疗,肿瘤缩小后再手术;术后病理证实有残存者应考虑行术后辅助治疗。

恶性肿瘤治疗原则上应为多学科参与、应用多种手段的综合治疗。外科不是唯一的手段。外科医生应该运用自己掌握的综合治疗知识,考虑如何给予患者最佳治疗,而不是先考虑如何手术。

肿瘤外科医师不同于一般外科医师,除了掌握肿瘤外科的理论及操作外,还应熟悉其他的肿瘤治疗方法如放射治疗、化学治疗及内分泌治疗等方法,综合设计每个病人的具体治疗方案,以达到最佳效果。单靠手术治愈肿瘤的观点已经过时。

(二)防止医源性播散

恶性肿瘤手术不同于一般手术。恶性肿瘤可以有局部播散及远处转移。任何检查或手术的操作不当,都可以造成肿瘤的播散。术前皮肤准备时的摩擦、手术时的挤压、触摸肿瘤等均可使肿瘤细胞转移或污染手术创面。因而在肿瘤的诊治过程中,要防止癌细胞的播散。

1.防止肿瘤细胞的播散　检查肿瘤和手术操作时应轻巧,以防止瘤细胞的播散。应注意以下几项:①术前检查应轻柔,防止粗暴的检查。亦应减少检查次数。②术前皮肤准备时应轻巧,减少局部摩擦,防止癌细胞进入血管。③尽量不用局部麻醉,因为局部麻醉后可使组织水肿,造成解剖困难。同时局部麻醉使得局部压力增高,容易造成肿瘤细胞播散。如乳房肿块的活检可以在肋间神经的阻滞下进行。此外,除了抗癌药物以外,不应在肿瘤内注射任何药物。④外科手术尽可能不见瘤体,不进入肿瘤。手术时的切口要充分,暴露要清楚,以便于操作。⑤应用锐性分离,少用钝性分离。手术时采用电刀切割,不仅可以减少出血,同时,由于小血管及淋巴管被封闭,且高频电刀有杀灭癌细胞的功能,因而可减少血道播散及局部种植。⑥先结扎静脉,再结扎动脉,可以减少癌细胞的播散。⑦先处理手术切除的周围部分,再处理肿瘤邻近部位,一般与原发灶一起整块清除。

2.防止癌细胞的局部种植　脱落的肿瘤组织易在有外伤的组织创面上种植,手术时应采用以下措施:①创面及切缘应用纱布垫保护。②肿瘤如果有溃疡或菜花样外翻时,用手术巾保护,或用塑料布或纱布将其包扎,使其与正常组织及创面隔离。③切除的范围要充分,包括病变周围一定的正常组织。④勤更换手术器械,用过的器械应用蒸馏水或 1:1000 氯化汞溶液冲洗后再用。⑤手术者的手套不直接接触肿瘤。⑥结、直肠癌术后局部复发,常在吻合口部及切口附近。因而,手术时在搬动肿瘤前先用纱布条结扎肿瘤的上、下端肠管,防止瘤细胞种植于创面及沿结肠管播散。在吻合前先用 1:500 二氯化汞溶液冲洗两端肠腔。⑦切除肿瘤后可用抗癌药物如氮芥（HN_2）、顺铂（DDP）等冲洗创面，然后逐层缝合。

（三）原发灶的处理

恶性肿瘤可自局部向周围组织浸润及扩散，因此，手术治疗的原则是切除原发灶及其周围可能累及的组织。位于某一器官或组织的肿瘤要将该器官全部或大部切除，如肺癌、胃癌、肾癌、食管癌等肿瘤的切除。如果原发灶与邻近脏器有黏连或侵犯时，必要时可将邻近脏器一并切除，如胃癌侵犯肝左叶时可连同肝左叶一并切除。当然，手术切除的范围还应根据不同肿瘤的生物学特性而定，同时也需要熟悉肿瘤病理知识。如皮肤的基底细胞癌为局部浸润性生长，很少有淋巴道的转移，因而其手术的切除范围较一般鳞状细胞癌小，也不必做区域淋巴结的清除。对皮肤的恶性黑色素瘤则需要做局部的广泛切除，要连同周围淋巴结一并清除，以免引起局部的播散。为防止手术中切除不够广泛，常用冰冻病理切片来判断是否有肿瘤残存。但应注意并非所有切缘阴性的病例均不复发。然而如果病情已发展到超越根治性手术的范围，或有严重的脏器功能障碍，或年老体弱不能耐受根治性手术时，则不要勉强行手术，可根据病情采用姑息性手术或用其他治疗方法。

手术中应注意的问题如下。①要重视恶性肿瘤的生物学特性和扩散、转移规律。如对未分化癌不宜手术，对低分化癌、近期生长迅速的肿瘤不宜立即手术。②要根据具体情况及病变进行手术。如有的肿瘤需要大面积切除，有的肿瘤需要"量体裁衣"，应区别对待，不应一律扩大切除范围。③要有无瘤操作观念。任何手术的操作不当，都可造成肿瘤的播散。如瘤体暴露在术野，应先用纱布覆盖；先结扎静脉以避免瘤拴进入血液循环；结肠癌手术时应先结扎肠管等。④手术安全切缘问题。在肿瘤外切除多少周围组织才能基本将肿瘤细胞切除。

（四）区域性转移淋巴结的处理

根治性手术中要求对区域淋巴结连同原发肿块整块切除或分段切除。处理区域性淋巴结应注意以下几方面的问题：

1.临床未触及肿大淋巴结（N_0）的处理　对临床淋巴结未有明确转移时是否需要做清除，应根据原发肿瘤的生物学特性、肿瘤部位和肿瘤的扩展情况而定。如一般面部的高分化鳞状细胞癌、基底细胞癌等不必要行预防性淋巴结的清除。但部分 N_0 淋巴结内有微小转移，而整个区域性淋巴结清扫创伤太大，所以，目前有两种处理方法：一个是分区性淋巴结清扫，另一个处理方法为应用放射治疗。

2.区域性淋巴结手术切除范围　一个器官的淋巴引流方向及区域有一个范围。该器官患肿瘤后的转移多按这一范围进行。肿瘤科医生应掌握每一器官肿瘤区域性淋巴结转移的外科解剖特点，采取合理的淋巴结清扫术，保证手术的彻底性。

3.淋巴结有包膜受侵时的处理　当淋巴结内肿瘤侵犯包膜时，单纯手术清扫淋巴结已不能完全控制肿瘤，应考虑手术后行辅助治疗如放疗和化疗。

4."哨兵"淋巴结问题　近年来通过对黑色素瘤淋巴结转移规律的研究，发现不同部位的原发肿瘤向区域淋巴结转移时总有第一个受累的淋巴结，以后在乳腺癌及胃癌的研究中亦发现原发灶的淋巴引流必经第一个淋巴结，再转向其他淋巴结，这个淋巴结被称为"哨兵"淋巴结。Krag 等应用放射性核素或染料在手术前或手术中注射于肿瘤周围，以后应用放射性核素探测器或肉眼观察染料的淋巴引流方向，找到哨兵淋巴结。将哨兵淋巴结做活检，如果证实有转移再做淋巴结清除,如哨兵淋巴结无转移则可不必做淋巴结的清除。这样可避免不必要的淋巴结清除及由此引起的一些后遗症。在乳腺癌中哨兵淋巴结活检的准确率可达 92%～100%,假阴性率在 5% 以下。

三、肿瘤外科手术的应用方式

（一）诊断性手术

1.细针吸取　细针吸取即通过用细针头,对怀疑的肿块进行穿刺做细胞学检查。该方法简便,准确率在 85% 以上,有一定的假阳性及假阴性率。

2.针吸活组织　即应用针吸取得到组织做组织学检查。通常用一些特殊的针头如 Core-cut、True-cut、Vim-silverman 针头等。一般在局部麻醉下操作,刺入可疑肿块内,吸得组织送病理检查。有时可在手术时应用,如探查胰腺有肿块,在不能明确性质时可用此法取得组织做病理检查。有时针吸的组织较少,诊断较困难;穿刺活检有可能促进肿瘤细胞的播散,因此,一定要严格掌握适应证。

3.切取活检　常在局部麻醉下,切取一小块肿瘤组织做组织学检查以明确诊断。有些内脏肿瘤在治疗前也必须有病理组织学的证实。如果肿瘤较大不能做全部切除时,可以采用切取活检。做切取活检时必须注意手术的切口及进入途径,要考虑到活检切口及进入的间隙能在以后手术时一并切除,不要造成肿瘤的播散。活组织检查与第 2 次手术间隔的时间应越短越好,最好是在有冰冻切片的条件下进行手术,以防止肿瘤的播散。

4.切除活检　指切除整个肿瘤送病理检查以明确诊断。常需要在麻醉下进行。切除肿块的边界必须有一些正常的组织。其优点是可以做正确的组织学诊断,如果是良性肿瘤时也不必再做进一步的处理。而恶性肿瘤在切除活检后所引起的损伤较少,从而可减少医源性播散,因而是一般肿瘤活检的首选方式。常用于较小的肿瘤。当然,和切取活检一样,手术时必须注意适当的手术切口,以免再次手术时发生困难,同时也要注意手术时不要污染手术创面。

切除活检如证实为恶性肿瘤,与第 2 次手术间隔的时间原则上也应是越短越好。如果临床考虑为黑色素瘤时,则不应做针穿、咬取或切取活检,应该做切除活检。

（二）探查性手术

目的一是明确诊断;二是了解肿瘤范围并争取肿瘤切除;三是早期发现复发及时切除。探查性手术前已做好大手术的准备,一旦探查明确诊断而又能彻底切除时,可转为根治性手术,所以术前准备要充分。

（三）根治性手术

只要肿瘤局限于原发部位和邻近区域淋巴结,或肿瘤侵及邻近脏器但能与原发灶一起切除者,均应行根治性手术。根治性手术的最低要求是切缘肉眼和显微镜下未见肿瘤。根治性手术对肉瘤而言为广泛切除术,即指广泛整块切除肉瘤所在组织大部分或部分邻近深层软组织。

（四）姑息性手术

姑息性手术是指对原发病灶或其转移性病灶的切除达不到根治的目的，切除肿瘤的目的是防止肿瘤危害生命及其对机体功能的影响，消除某些不能耐受的症状；或用一些简单的手术，防止和解除一些可能发生的症状，目的是提高生存的质量。如消化道肿瘤的姑息性切除或改道手术，可以解除肿瘤出血，防止空腔脏器穿孔，防止消化道梗阻及以后肿瘤引起的疼痛。

有时肿瘤的体积较大，手术治疗不能达到根治的目的，但将原发病灶大部分切除便于用其他治疗方法控制手术后所残存的肿瘤细胞，称为减积手术。这种减积手术仅适合于原发病灶的大部用手术切除后，残留的肿瘤能用其他治疗方法较有效地控制者。因而如果对残留的肿瘤组织无特殊有效的治疗方法者，一般不适合做减积手术。临床上适合于做减积手术的肿瘤有卵巢肿瘤、软组织肉瘤及 Burkitt 淋巴瘤等。卵巢肿瘤及 Burkitt 淋巴瘤在巨大的肿瘤切除后，残存的肿瘤应用放疗或化疗等能有效地达到治疗的目的。

（五）转移性肿瘤手术

转移灶的外科切除取决于原发肿瘤的基本生物学特性及原发肿瘤应用手术或其他治疗方法的效果。一般讲，转移性肿瘤的手术切除适合于原发灶已得到较好地控制而有单个转移性病灶，而无其他远处转移者；同时考虑手术切除无严重并发症者。对肺孤立性转移病灶应用手术治疗的效果是可以肯定的。对肺部多发性转移性病灶经严格选择的病例也有一定的效果。当然，在选择病例时，从手术到复发间隔时间长者效果好，一般以间隔时间在 1 年以上者的效果最好。其次，肿瘤生长越缓慢疗效亦越好。

肝脏转移性癌对生命有较大的威胁。常见转移到肝脏的恶性肿瘤以消化道肿瘤为最多。原发性结肠癌、直肠癌病人在最初诊治时 10% 已有肝脏转移。如果肝脏有小而孤立性转移病灶，则在原发灶手术的同时做肝脏局部或楔形切除。如手术探查两叶均有病变而不宜手术切除者，做肝动脉插管注射抗癌药物，有一定的缓解作用。

脑转移癌亦可严重威胁生命。脑的单个性转移病灶常是手术的指征。常见脑转移的原发癌为肺癌、结肠癌、黑色素瘤、乳腺癌等。术前经 CT 等方法明确除脑有单个转移外，其他部位无转移时，可以考虑做手术切除，术后常需配合放疗或化疗；不过转移性肿瘤手术的效果比较差，需要与其他治疗手段配合进行。

（六）重建和康复手术

肿瘤外科是组织破坏性手术，创伤较大，需要外科手术对肿瘤病人手术后进行重建及康复治疗。肿瘤病人的生存质量，是非常重要的，外科医师应设法为病人进行功能重建或康复，使病人的外形及功能有改善。如乳腺癌根治术后应用腹直肌皮瓣重建乳房，或用硅胶人工乳房填充于胸大肌后，使胸部的外形趋向完美。近年来多应用游离肌皮瓣、微血管吻合技术进行缺损部位的修补，如对肢体软组织肿瘤或腹壁肿瘤广泛切除术后的修补。外科手术亦用于康复，有些由于以往手术或放疗后所致的功能丧失，尤其是肢体部位，常可通过骨或肌肉的移位来改善功能。

四、肿瘤外科的进展

近年来,随着生物学、遗传学、免疫学、分子生物学等学科的发展,人类对肿瘤的发生、发展有了更深入的认识,从细胞水平过渡到分子水平,认识到基因的改变是肿瘤发生、恶性变的分子学基础;而新的治疗设备、技术、药物的不断问世使肿瘤治疗的概念不断更新。因此,肿瘤外科的治疗应从肿瘤生物学角度考虑,增强整体治疗观念,重视综合治疗,兼顾根治和功能等方面。

(一)肿瘤的生物学观念

恶性肿瘤的重要标志为侵袭性和转移性,侵袭和转移密切相关,是一个过程的两个阶段,即侵袭是转移的前奏,转移是侵袭的延续。手术时发现肿瘤已侵袭周围组织,就意味着术后有可能发生远处转移。这是强调多学科综合治疗的生物学基础。

人体自身存在抗击肿瘤侵袭的免疫防御机制,即细胞免疫系统和体液免疫系统。在肿瘤的发生、发展过程中,机体的免疫反应起了很大的作用,正常免疫机制的破坏可能是肿瘤发生的一个重要因素。免疫功能一方面能抵御病原的侵袭,同时可防止因基因改变而突变的细胞向恶性转化。据估计,正常人 DNA 复制过程中每天有 107～109 个细胞发生突变,在机体免疫功能正常时,具有免疫活性的细胞能识别和消灭这些突变细胞以防止肿瘤的发生。机体免疫功能有缺陷或减弱时,免疫监视系统即不再发挥作用。如先天性免疫缺陷的病人易发生恶性淋巴瘤,脏器移植后用免疫抑制剂者恶性肿瘤发病率增高。肿瘤的逐步发展亦使机体的免疫功能降低。目前肿瘤治疗的三个重要手段:手术、放疗、化疗,对机体免疫功能都是重大打击。所以,用手术去除肿瘤的同时,应注意保护机体的免疫功能,以达到满意的治疗效果。

(二)肿瘤外科向细胞分子水平发展

近年来外科细胞分子生物学兴起,人们可以用分子手段去诊断、预测、治疗肿瘤,出现了分子分期、分子定界、分子预后等概念。

分子分期:用分子生物学的技术如 RT-PCR 确定用常规方法不能发现的淋巴结转移、血行转移、骨髓转移,从而进行精确的肿瘤分期的方法称为分子分期。

分子定界:用分子生物学方法如 PCR 技术检测 p53 突变,发现隐匿癌灶,准确判断肿瘤浸润的边界称为分子定界。如经病理组织学证实切缘无肿瘤残存 25 例头颈鳞癌标本用 PCR 技术检测切缘组织 p53 情况,随访 8～27 个月,发现 p53 阳性的 13 例病人有 5 例复发,而 p53 阴性的 12 例无 1 例复发。

分子预后:用分子生物学的技术如 PCR、基因序列分析、免疫组化等方法来估计肿瘤的恶性程度、转移复发的危险称为分子预后。

肿瘤外科医生应注意应用现代分子生物学的研究成果,使肿瘤外科手术更精确,病灶切除更彻底,从而进一步提高生存率。

(三)注重综合治疗

肿瘤外科医生应知道"一把刀"不能治好癌症,必须联合使用其他疗法,才能获得更好的疗效。如保乳术近年来已成为早期乳腺癌主导治疗模式,手术后必须对整个乳腺放疗,这是典型的外科与放疗的综合应用方式。而目前乳腺癌根治术后的辅助化疗已经成为常规,这是手术与化疗的综合。综合治疗不是各种治疗手段的简单相加,而是有机的结合,需要各科专家参与讨论。

(四)重视提高生活质量

既往肿瘤外科手术范围大,导致病人器官功能丧失,生活质量下降。肿瘤外科医生应注意既要提高患者的生存率,又要保证患者治疗后的生活质量,不要术后不管功能恢复,使患者陷入无助状况。外科医生应尽早利用科学发展带来的新技术用于病人的治疗。

总之,肿瘤外科手术在肿瘤治疗中占有极其重要的地位,但单靠手术治愈肿瘤的观点已经过时。肿瘤外科医生应掌握更多的肿瘤生物学知识,熟悉机体免疫防御机制,了解其他学科的进展,制订合理的综合治疗方案,更好地发挥外科手术的作用。

第二节　肿瘤的放射治疗

放射治疗自 1895 年伦琴发现 X 射线至今已有一百多年的历史。目前,放射治疗已成为恶性肿瘤的主要治疗手段之一。据文献报道,约 80% 的恶性肿瘤病人在病程不同的时期需要放射治疗。放射治疗已发展成以放射物理、放射生物和临床肿瘤学为基础的一门独立的临床学科——放射肿瘤学。放射治疗对提高肿瘤治疗的疗效具有重要的意义。

一、放射物理学

(一)电离辐射

1.粒子辐射　包括中子射线、电子线、质子线、负 π 介子及其他氦、碳等重粒子。除了中子不带电外,其他粒子都带电。中子线由原子裂变产生,其他都由加速器产生。除中子外,它们的物理特性之一是在组织中有一定的射程,这一特点在临床上有重要意义,可使射程以外的组织免受照射。如电子线在组织内达到最高剂量后,剂量迅速下降。这样临床可按肿瘤深度选择不同能量电子线,以保护肿瘤后面的正常组织。电子线在不同密度组织中吸收差异明显。临床常用单野照射,肿瘤应包括在 80% 或 90% 等剂量曲线范围内。质子射线和其他粒子射线进入一定深度组织后,由于其能量骤然传递给所在物质而致深部剂量突然上升,形成 Bragg峰。临床可按病灶深度选用这些射线,或加补偿物调节 Bragg 峰宽度。

2.电磁辐射　主要是 X 线和 γ 线,前者由 X 线治疗机和各类加速器产生,后者在放射性同位素蜕变过程中产生。X 线是光子线,为阴极灯丝发出电子流,在高压电场中与阳极金属靶(钨、金)发生碰撞而产生,与此同时产生大量热量。如果电子流在通过加速管时获得不断加速,能量获得提高,与金属靶碰撞后即会产生由不同能量的连续波组成的高能量 X 线。如果电子流经加速后直接引出,则为高能量电子线,或称 β 线。

临床中应用的 X 线按其能量高低分为:①接触 X 线:能量为 10～125kV,适用于皮肤表面或皮下 1cm 以内的病变。也被称为浅层 X 线。②深部 X 线：能量为 125～400kV，适用于治疗体内浅部病变。③高压 X 线：能量为 400kV～1MV。④高能 X 线：能量为 2～50MV，主要由直线加速器产生，可治疗体内各个部位的肿瘤。深部 X 线的质与电压有关，用半价层（HVL）表示，其穿透力低，最高剂量在表面，进入组织后剂量下降较快，骨吸收也较多。高能 X 线的穿透力随能量升高而加强，深部剂量下降慢，其最高剂量（电子平衡建成区）在皮肤表面以下，表面剂量低，对皮肤有保护作用。X 线能量越高，表面剂量越低，最高剂量处亦越深。不同密度组织对 1～22MV 的 X 线吸收差异很少。因此，高能 X 线适用于治疗较深部位的病灶。近年直线加速器可产生 2 种或 3 种能量的 X 线和几种不同能量的电子线，以供临床选用。

有些放射性核素衰变时释放出 γ 线。γ 线和 X 线不同，有固定的能量和波长，并因放射性核素的不同而不同。临床常用的人工放射性核素 ^{60}Co 在衰变时可放出两种 γ 线，能量分别为 1.17MeV 和 1.34MeV（平均 1.25MeV）。γ 线的穿透力大于深部 X 线，最高剂量在表面下 0.5cm 处，但半影较大。^{60}Co 半衰期是 5.3 年，需要定时更换放射源。用于近距离放射治疗的 ^{125}I（＜0.0355MeV）^{192}Ir（0.38MeV）等能量都较低，穿透力弱，剂量随距离下降快，这有利于保护正常组织，防护也较简单。

3.电离辐射　传能线密度有高低之分。在单位长度轨迹上能量丢失密度称为传能线密度（LET），以 keV/μm 表示。不论能量高低，X 线和 γ 线都为低 LET 射线，^{60}Co 的 LET 为 0.3keV/μm，高能 X 线为 3keV/μm，中子（10keV/μm）和 a 粒子（＞100keV/μm）都为高 LET 射线。高、低两种 LET 射线产生的生物效应有所不同。为比较两种射线生物效应，采用"相对生物效应"的概念。相对生物效应（RBE）：指要达到同样生物效应时标准射线（250kVX 线或 γ 线）和某种射线剂量的比值。影响 RBE 值的因素很多，包括组织类型、射线能量、LET 值的高低等，其中最重要的是与分次剂量大小有关。当分次剂量降低时，RBE 逐渐增大；反之，分次剂量增大时，RBE 逐渐变小。

（二）放射治疗中的剂量单位

辐射的基本电离单位是伦琴（R），$1R＝2.58\times10^{-14}$C/kg 空气。临床上用"吸收剂量"表示放疗的剂量，即单位质量组织所吸收的电离辐射能量，按照 SI 单位制吸收剂量单位为戈瑞（Gray），用符号 Gy 表示，$1Gy＝1J/kg$，$1Gy＝100cGy$。组织吸收放射线不是单纯的能量吸收，而是放射引起的生物学效应。如全身放射 5Gy 可因骨髓抑制而致死（约 50% 的人在 15d 内死亡）。如从能量吸收而言，同样 5Gy 的吸收剂量只能使 1L 水升温 0.0018℃，所以射线的作用主要是生物学效应。放射性核素的放射性活度用贝克勒尔（Bq）表示，放射防护剂量当量单位用希沃特（Sv）表示。

（三）临床放射治疗常用的照射方式

临床上常用的照射方式有两大类：远距离放射和近距离放射。远距离放射是指放射源离开人体一定距离，也称为外照射。这是目前放疗中应用最多的照射方式。如 ^{60}Co、直线加速器距离人体 80～100cm，深部 X 线机距离人体 30～40cm。近距离放射是指放射源在组织、器官内或人体表面，其与放射性核素治疗的不同之处是放射源不直接和组织接触，而由金属外壳包住，可制成针、管或粒状。常用的放射源有 ^{60}Co、^{137}Cs、^{192}Ir、^{125}I 等。按"吸收剂量与距离平方呈反比"规律，近距离放射可以使靶区达到较高的放射量.而周围正常组织受量很低。近年来，随着电子技术和计算机系统的发展,可以对剂量分布进行优化,使布源更精确合理,也可应用遥控系统而大大减少工作人员所受辐射量。近距离治疗的优点是可在肿瘤组织中给予高剂量照射。缺点是靶区剂量分布不均匀,也受肿瘤位置的限制。因此,近距离治疗主要用于对肿瘤局部的加量照射,多数情况下要与外照射配合使用。

(四)电离辐射的作用机制和剂量学要求

射线进入人体后被组织吸收,电磁辐射按其能量的大小可有三种不同的吸收机制:光电吸收、康普顿吸收和电子对效应 3 种,临床应用中以康普顿吸收最为重要。放射线的吸收程度呈指数吸收关系衰减,与组织厚度和不同组织的密度及其组成有关。

放射治疗时必须保证靶区剂量准确。放射线对肿瘤的杀伤作用与剂量有关,只有达到一定的剂量后才能有效,因此,必须采用各种相应的措施确保靶区剂量准确无误。外照射的临床剂量学四大原则:①靶区的剂量要求准确;②靶区内剂量分布要均匀,最高剂量与最低剂量的差异不能超过 10%;③尽量提高治疗区内剂量,降低周围正常组织剂量;④尽可能不照射或少照射肿瘤周围的重要器官,使其照射剂量不超过其耐受量。

放射线对肿瘤有杀伤作用,对正常组织也有损伤,如治疗不当,使正常组织受到超量照射后会产生严重的放射损伤。而这些损伤大多数无根治的方法,给患者带来很大的痛苦,甚至危及生命。因此,一些重要器官尽可能不照射,一定要照射时照射剂量不能超过其可耐受的剂量,防止严重并发症的发生。

二、放射生物学

(一)放射线与生物体作用

放射线作用生物体细胞最关键的靶是 DNA。放射线与生物体作用可分为直接作用和间接作用。直接作用是指射线直接对 DNA 分子链的作用,可引起 DNA 分子单链断裂或双链断裂。高 LET 射线如快中子主要以直接作用为主。间接作用是放射线与生物体内的主要组分的水分子作用,产生 H_2O^+ 和 OH^- 等自由基,后者可对 DNA 造成损伤。自由基(OH^-)原子外层有不成对的电子,其高度活泼,寿命只有 10^{-5} s。自由基先与生物大分子(RH)相互作用,然后再作用于 DNA 链。低 LET 射线 γ 线和 X 线对生物体的作用以间接作用为主。

(二)放射线的生物效应

细胞受到照射后,增殖能力受到损伤,在以后的分裂过程中逐渐丧失增殖能力。因此,放射线引起细胞死亡是在其分裂增殖的过程中体现出来的。损伤出现的快慢与组织的增殖快慢有关。如皮肤表皮增殖活跃损伤呈现早,神经系统增殖缓慢则呈现损伤晚。

照射后细胞生存的情况可用细胞生存曲线来描述。细胞存活曲线是用来描述照射剂量与相应细胞存活率关系的曲线。根据"靶学说",可把存活曲线分成两部分:低剂量照射时(相当于临床应用的分次剂量)呈一肩区,在高剂量照射时剂量和细胞存活率呈线性关系。目前,常应用线性—平方模式(L-Q 模式)定量说明细胞存活曲线。L-Q 模式的数学关系为:$S = e^{-(\alpha d + \beta d)}$,其中 d 代表分次剂量或单次照射剂量;α 和 β 分别代表单靶和多靶击中引起的细胞死亡,当它们所产生的生物效应相等时,即可以用 α/β 的比值来表示不同类型组织修复能力的大小。

(三)放射治疗采用分次照射的生物学基础

放射治疗一开始就是一种分次治疗的模式。单次和分次照射的生物效应是不一样的。放射治疗的设计必须遵循两个重要的放射生物学原则,即每次照射剂量要低及总的治疗时间要短。这样既有利于保护正常组织又能增加肿瘤局部控制率。所以采用分次照射有其生物学原因。

1.放射损伤的修复　当细胞受到非致死放射剂量照射后,细胞能通过自身修复机制来修复放射损伤,这样不会引起正常组织细胞死亡。这些非致死性放射损伤包括两种:潜在致死性损伤(PLD)和亚致死性放射损伤(SLD)。潜在致死性损伤是指在某些情况下导致细胞死亡的损伤,如果照射后条件改变,潜在致死性损伤可得到修复,原本要死亡的细胞可得到挽救。潜在致死性损伤修复对临床放疗是重要的。研究提示,某些放射耐受的肿瘤可能与它们的潜在致死性损伤修复能力有关,即放射敏感的肿瘤潜在致死性损伤修复不充分,而放射耐受的肿瘤具有较充分的潜在致死性损伤修复机制。潜在致死性损伤修复和许多因素有关。高 LET 射线照射时没有潜在致死性损伤修复。

亚致死性损伤的修复指将某一既定单次照射剂量分成间隔一定时间的两次时所观察到的存活细胞增加的现象。亚致死性损伤的修复受许多因素影响:射线的性质如高 LET 射线照射后没有亚致死性损伤的修复、细胞的氧合状态、细胞群的增殖状态。由于存在亚致死性损伤的修复,分次照射会导致生物效应的下降,故为了保持相同的生物效应,必须增加总剂量。细胞的修复过程呈指数性。目前,我们可以定量地测定细胞的修复速度($T_{1/2}$,半修复时间,即完成50%细胞损伤修复所需要的时间)和修复能力(α/β 比值)来表示整个修复过程。根据照射后正常组织损伤出现的早或晚,可把正常组织分成两大类:细胞更新速度快的,在照射开始后不久即出现反应的称为早或急性反应组织,如黏膜、上皮组织等;细胞更新速度慢的,在照射结束后经过一段时间才出现反应的称为晚反应组织,如脊髓、肾脏等组织。早反应组织的 $T_{1/2}$ 大约为 0.5h;而晚反应组织的 $T_{1/2}$ 为 1.5～2.5h。然而,晚反应组织的 α/β 值一般在 2～3Gy,而早反应组织的 α/β 一般在 10Gy 左右。说明增殖慢的组织修复能力较强,而增殖快的组织修复能力较弱。大部分肿瘤组织的修复速度和能力相似于急性反应组织,极小部分与晚反应组织相仿。

2.细胞增殖周期的再分布　细胞周期中每个时相的放射敏感性是不一样的。处于 G_2 和 M 期的细胞放射最敏感,S 期细胞则对放射抗拒。在常规放射治疗中,每次照射 2Gy 主要是杀灭处于细胞周期中敏感时相的细胞。在两次照射之间,不敏感的存活细胞群可以进入到对射线敏感的时相,此时,再次照射会有助于更多地杀灭细胞。这种细胞增殖周期的再分布产生了"自身增敏作用"。这个过程对不增殖或增殖较慢的正常细胞影响很小。所以低剂量分次照射主要影响增殖快的肿瘤,而对属于晚反应的正常组织影响不大。

3.乏氧细胞的再氧合　由于肿瘤生长常快于新生血管的生长,使肿瘤内远离血管的部位成为乏氧区。肿瘤内乏氧区的存在不但与其单位容积内毛细血管网的总表面积比率低有关,也与血流淤滞和分流有关。乏氧细胞对射线的抵抗性高于富氧细胞 2.5～3.0 倍。在大剂量照射时,由于富氧细胞在照射的很早期即死亡,只留下对射线有抵抗性的乏氧细胞,因而从总体看,降低了照射的生物效应。然而在多次小剂量(如每次 2Gy)照射时,每次照射后,由于乏氧细胞具有对射线的抵抗性而难于被杀灭,因而在余下的存活细胞中占据了很大的比例。照射后,血供不变时血管密度相应增加,缩短了血管与原来乏氧细胞之间的距离,使原来乏氧细胞较易得到营养供应而成为富氧细胞。这个过程被称为肿瘤细胞的再氧合。由于在整个治疗过程中,均存在肿瘤细胞再氧合,使得乏氧细胞在整个肿瘤中所占比例降到很低的水平。正常组织内基本不存在乏氧细胞,所以,再氧合过程主要产生在肿瘤组织内。

4.再群体化 损伤后组织细胞及子代细胞在机体调节机制作用下,增殖、分化、恢复组织原来形态的过程称为再群体化,亦有人称之为再增殖。两次分割照射间歇期可有细胞再群体化出现。细胞增殖不同于细胞的修复,它意味着细胞的分裂及细胞数的增加。大部分肿瘤组织照射后也会促使细胞增殖加快,如头颈部肿瘤平均倍增时间由治疗前的 45～60 天,缩短到 3～4 天。因此,从生物学角度看,根据头颈部肿瘤在疗程后期(4 周左右)出现加速再群体化,对治疗方案进行时间—剂量的必要调整是可行的。一般地讲,由于肿瘤组织开始细胞再增殖的潜伏期较长及增殖速度较慢,因而与正常组织相比,肿瘤组织再群体化在影响放射治疗疗效中的作用低于正常组织。

(四)放射敏感性和放射治愈性

放射敏感性是指放射效应,是用来衡量细胞是否容易产生放射性损伤程度的。按放射治疗肿瘤的效应把不同肿瘤分为放射敏感、中等敏感及放射抗拒类肿瘤。在临床上,常错误地用肿瘤退缩快慢来判断放射敏感性和放射抵抗性。实际上,肿瘤经照射后的改变不仅决定于肿瘤细胞的死亡,而且决定于肿瘤细胞死亡的速度及丢失的状况。细胞死亡的速度主要决定于细胞周期的特点:增殖快的正常组织出现反应较早,而增殖慢的组织要在几个月甚至几年后才出现变化。而肿瘤照射后,生物效应表达的时间长短范围较大。大部分肿瘤要在照射开始后几周才会退缩。部分细胞周期较长的肿瘤要在数月以后才产生退缩。所以过早地取活检并不能真正反应肿瘤细胞存活与否。临床上,放射治愈性是指治愈原发及区域内转移的肿瘤。主要决定于肿瘤的部位、大小、组织学特点等,还有细胞内在放射敏感性差异、乏氧状况及细胞的加速增殖等有关。然而,照射期间肿瘤退缩的速度与放射治愈性的关系并不大。

(五)放射生物在临床肿瘤放疗中的应用及前景

放射治疗的最终目的是消灭肿瘤,但不对周围正常组织造成严重并发症。通过放射生物的研究可发现或发展更有效的放疗方法,以改善肿瘤局部控制率,减少正常组织损伤。①在放疗前预测肿瘤的放射敏感性,制订个体化的放疗方法是目前的研究方向之一。如将肿瘤组织体外培养,照射 2Gy 后检测细胞生存率,预测肿瘤的放射敏感性。②为克服肿瘤乏氧细胞的放射抗拒性,发现了乏氧细胞增敏剂,目前部分已应用临床。③加热和放疗有很好的互补作用,目前已明确其作用机制。二者的合用在表浅肿瘤中显示出良好的疗效。④放疗过程中肿瘤细胞出现加速再增殖现象,临床采用加速超分割放疗,在食管癌的治疗中显示出其优势。

目前,放射生物学研究的方向包括:第一,在分子水平研究放射对肿瘤和正常组织的效应。第二,把已获得的放射生物学知识用于临床,进一步提高治疗的疗效。

三、放射治疗学及其进展

（一）放射治疗计划的制定和实施

1.确定治疗方针　经过临床、影像学等各种检查确定肿瘤大小及其存在部位后,放射肿瘤学医师必须确定治疗的方针,即决定是否放疗,放疗的目的是根治性放疗、姑息性放疗还是综合治疗。

2.确定靶区　即确定照射的部位和范围。体表肿瘤往往通过体格检查就能确定靶区。但体内的肿瘤需要放射肿瘤学医师在 CT、MRI、X 线片上画出需要照射的范围和要保护的正常组织,并决定有关放射剂量。根据国际放射委员会(ICRU)规定,临床医师根据临床、影像学检查等定出肉眼肿瘤区(GTV),然后根据该肿瘤生物学行为扩大照射内径,以包括可能的浸润和亚临床病灶,称之为临床靶区(CTV)。然而考虑到每天放疗摆位时可能发生的差异,再扩大照射内径,以适应如呼吸时器官的可能移动,称为计划靶区(PTV)。靶区的确定是放疗过程中最重要的一个环节,是放疗成败的关键。放疗医生必须充分给予重视,尽一切可能做到精确无误。

3.制定治疗计划　根据靶区的部位、大小、与周围重要器官的关系,利用计算机计划系统制定治疗计划,确定照射野、放射源、照射方式等。放射物理学人员将有关图像资料输入治疗计划系统(TPS),通过计算机系统对照射野布置、射线选择、各照射野剂量分配、不同密度组织校正等进行优化,获得剂量分布图。此图可以是二维,也可以是三维。通常以 95％～100％ 等量线范围计算靶区剂量。

4.治疗计划的验证和定位　放疗计划设计后,需要在模拟机上进行定位,这对深部肿瘤尤为重要。模拟机是能模拟直线加速器各种功能的 X 线透视系统,可以按治疗计划确定的照射野位置、大小、入射角、照射距离等逐一核对以验证治疗计划的准确性和可行性,并对治疗计划做出必要的修整。通过模拟机可确定重要组织、器官是否避开,并决定挡铅部位、大小是否准确。

5.治疗计划的执行　即正式开始治疗。第 1 次照射时应在治疗机上拍摄射野验证片,并和模拟定位片相对比。疗程期间和结束时最好也拍片复核。必须注意:保证病人每次治疗的重复一致性是放疗取得成功的重要因素之一,而确保病人的体位一致是重要的一环。

（二）根治性放射治疗

放射治疗作为根治性的方法已在一些肿瘤治疗中获得较为满意疗效,如对皮肤癌、鼻咽癌、头颈部肿瘤、乳腺癌、前列腺癌、宫颈癌、视网膜母细胞瘤、精原细胞瘤、Hodgkin病等。恶性淋巴瘤和精原细胞瘤都是放射敏感性肿瘤,给予 35～40Gy 的剂量就可达到 90％ 的局部控制,而不引起显著的晚期反应组织损伤。如鼻咽癌放射治疗是首选方法,鼻咽癌放射治疗的 5 年生存率达 50％～70％(其中Ⅰ期达 95％),10 年生存率达 40％ 左右。

（三）姑息性放射治疗

对不能根治的肿瘤病人,治疗目的是解除症状、改善生活质量。放射治疗可解除肿瘤压迫、止痛、止血等,具有较好的姑息作用。由于患者为晚期,治疗目的不是消灭肿瘤,因而常在较短时间内给数次放射,总剂量不一定要求达到肿瘤完全控制水平。

在进行姑息治疗的同时,必须加强全身支持治疗。局部姑息治疗的效果及预后和原发灶有关,也和距离首次治疗的时间有关。因此,对每一位晚期病人都不要轻易放弃治疗。

(四)提高放射治疗疗效的途径和方法

放射线对肿瘤组织和正常组织均有杀伤作用,做放射治疗时,正常组织产生一定的并发症是不可避免的,但不应有严重的并发症。提高放射治疗疗效的途径是在不增加正常组织损伤的前提下,增加放射线对肿瘤的杀伤作用。临床上有四个方面的措施。

1.新放疗技术

(1)适形调强放射治疗:是近年来放射治疗中的一个热点,是放射物理对放射治疗的一大贡献。3D-CRT即三维适形放射治疗,IMRT即调强适形放射治疗。它们的出现与影像学、计算机技术、放射物理及放射治疗设备的发展密切相关。与常规放疗相比,3D-CRT和IMRT具有下列优点:

①最大限度地减少肿瘤周围正常组织和器官的照射,可明显地提高靶区剂量,降低正常组织并发症。如多年来的临床研究证明,3D-CRT和IMRT的应用使前列腺癌的放射治疗取得明显的进展。明显提高了前列腺癌的照射剂量,从而提高了前列腺癌的局部控制率;同时,直肠和膀胱的放疗反应比常规放疗轻。3D-CRT和IMRT已成为前列腺癌放疗的主要形式。②IMRT解决了一些常规放疗难以解决的问题,使一些紧邻靶区的正常组织得到很好的保护,在提高疗效的同时,极大地改善了病人的生活质量。③可望改变传统的治疗模式:3D-CRT和IMRT对正常组织的照射剂量低,使单次大剂量、分割少的照射方式成为可能。

总之,3D-CRT和IMRT使放射治疗进入一个全新的阶段。但也存在一些问题,其中靶区不确定性是关注的热点。

(2)图像引导的放射治疗(IGRT):体内器官的运动是影响靶区精确性的重要因素,在直线加速器上安装锥形束CT扫描机获得每次照射时的肿瘤和邻近重要器官的三维图像,与带时序控制的CT模拟定位机获得的三维图像进行比较后的结果进行实时照射,这样,可有效地减少因器官运动造成的靶区不确定性,使调强适形放疗进入一个更高水平的阶段。IGRT是将来放射治疗发展的一个方向。放疗医生必须注意对IGRT的学习。

2.不同分割照射方式 每天放射治疗1次,剂量1.8~2.0Gy,每周5次的常规放射治疗方案,是数十年的经验方案,但对某些肿瘤可能并不合适。因此,改变放射剂量、时间等因素也成为提高放射治疗疗效的一条重要途径。其目的是在提高肿瘤控制率的同时,不增加正常组织的损伤。目前,临床研究中关注的分割照射方式有超分割照射、加速超分割照射。

(1)超分割照射:即减少每次分割剂量,每日放射治疗1次以上(间隔4~6h),总疗程不变或略延长,总剂量增加。这种方案旨在提高肿瘤控制率,又不增加晚反应组织损伤。但由于每周剂量有增加,急性反应会增加。它的理论基础是:早反应组织和晚反应组织对分次剂量照射的反应是有差异的,大分次剂量照射对晚反应组织的损伤大,较低的分次剂量照射可使晚反应组织的放射损伤降低,从而使其耐受量比在标准治疗方案时为大。目前多采用每次1.1~1.2Gy,总剂量和每日剂量都比常规方案增加10%~20%。在不增加晚反应组织损伤的情况下,超分割可使肿瘤效应提高14%。超分割放射适用于增殖快、α/β 值较大的肿瘤,且照射靶区内存在重要的晚反应组织如脊髓等。有报道此法可使头颈部肿瘤和膀胱癌疗效提高,虽急性反应增加,但患者都能耐受。

(2)加速超分割放射治疗:缩短治疗总时间的分割照射为加速超分割放射治疗。每次分割剂量与常规照射相仿或略少,每天照射2～3次,相隔6h。总次数增加,总疗程缩短,总剂量减少或不变。此法适用于治疗增殖很快的肿瘤,但会使急性反应和晚期反应都增加。其理论基础为:治疗总时间的缩短减少了治疗期间肿瘤细胞再增殖的机会,增加了肿瘤局部控制率的可能性。Saunder等用连续超分割加速放射治疗(CHART)方案:每次1.5Gy,共36次,连续用12天,每天3次,间隔6h。虽急性反应增加,但大多可耐受。

3.利用粒子射线进行放射治疗　粒子射线物理特性是在生物体中有一定的射程,在其大部分射程内近似恒定剂量,其射程末端出现Bragg峰,峰值剂量约为恒定剂量的3～4倍,峰值后剂量迅速减少并剧降为零。常用的是质子治疗。质子为带电的粒子。应用质子治疗的最大优点是它在体内剂量分布特点可使靶区获得高剂量照射,而周围正常组织可得到很好的保护,大大提高了放射治疗的精确性。如质子治疗在脉络膜黑色素瘤、恶性胶质瘤、前列腺癌、肝癌等治疗中有一定的优越性。质子治疗设备昂贵,但作为一种提高放疗疗效的新途径具有很好的治疗效果,值得有条件的单位进行临床应用。

另一种粒子射线治疗是快中子治疗。快中子属于高线性能量传递射线。英国Hamme Smith医院较早使用中子线治疗晚期肿瘤。美国放射治疗组(RTOG)对300余例不能手术的鳞状细胞癌用中子线和X线联合治疗,并和单用X线组比较,原发灶控制率和生存率两组相仿;但单用中子线治疗CR为52%,而单用X线的仅17%($P=0.035$),并发症分别为18%和33%。目前对快中子治疗的生物效应有了相当深入的了解,但中子治疗的结果不如预期的那么理想,临床应用的价值不高。

4.药物改变放射效应

(1)放射增敏剂:肿瘤中存在不同比例的乏氧细胞,这些细胞具有放射抵抗性,杀灭乏氧细胞所需放射剂量是杀灭富氧细胞的3倍。使用放射增敏剂的目的是提高肿瘤中乏氧细胞放射敏感性以增加对肿瘤的杀灭。在用药物提高乏氧细胞放射敏感性的研究中,最有代表性的是硝基咪唑(MISO)类高电子亲和力的药物系列。体内外大量实验资料证实MISO为乏氧细胞增敏剂,但其脂溶性所致的中枢神经系统毒性限制了其临床上的应用剂量。而且大量临床资料结果都看不出MISO能提高放疗疗效。在这基础上,第2代乏氧细胞增敏剂相继产生,其中以SR-2508和RSU-1069为代表。SR-2508呈中性,其电子亲和力及脂溶性都比MISO小,但其增敏效果和MISO相仿,然而其有外周神经毒性作用。RSU-1069具有双重功效,即具乏氧增敏作用和烷化作用(结构中有氮丙啶),在放射前或后应用都有增敏效果。目前这两种化合物均已进入临床Ⅱ或Ⅲ期肿瘤治疗实验。第3代乏氧细胞增敏剂SR-4233为生物还原剂,对乏氧细胞有特异杀伤作用,且在有氧时有效浓度1%～3%即对低氧细胞有杀伤作用。本药在低氧和足氧时都有放射增敏作用,对放射后DNA修复有抑制作用。目前已进入临床试验。

(2)放射保护剂:至今仍未找到高效、低毒的放射增敏剂。人们试图用放射保护剂来提高放疗疗效。理想的放射保护剂能有效地保护肿瘤周围的正常组织,减少放射损伤,同时不减少放射对肿瘤的杀伤效应。以 WR2721 较为有前途。此药为水溶性,进入体内能很快进入肿瘤内,但不进入中枢神经系统。上海医科大学肿瘤医院和美国宾西法尼亚大学医学院合作进行了中晚期不能手术切除或术后复发直肠癌放疗中 WR2721 放射保护作用的临床Ⅲ期试验,于放疗前 15min 静脉注射 $340/m^2$ WR2721,结果与单纯放射组比较,皮肤、黏膜和血象变化都比较轻,且不保护肿瘤。同时有临床报道 WR2721 可减轻 DDP、环磷酰胺(CTX)的不良反应。缺点是此药本身可引起皮疹、恶心、呕吐和血压下降等不良反应。研究表明 WR2721 对正常组织有保护作用,但对肿瘤无明显保护效应。至今未见任何其他化学、血液的后期不良反应。

(五)放疗和化疗的综合应用

放疗和化疗联合应用的目的是提高肿瘤的局部控制率,减少远处转移率。放疗和化疗联合治疗主要用于中晚期恶性肿瘤。化疗的形式有三种:①诱导化疗,又称新辅助化疗,即放疗前用化疗;②同时使用;③放疗后使用,又称辅助化疗。临床研究已显示放疗和化疗的联合应用比两者单独使用疗效改善,表现为局部控制率提高,生存期延长。

在恶性淋巴瘤、肾母细胞瘤等肿瘤治疗中,放射治疗和化学治疗两者联合应用的疗效提高都已得到公认。在一些头颈部肿瘤用顺铂(DDP)和连续灌注 5-氟尿嘧啶(5-Fu)可提高放疗疗效。

在局部晚期非小细胞肺癌的治疗中,放疗和化疗是基本治疗手段,单纯放疗的 5 年生存率为 5%,而序贯放化疗的 5 年生存率为 8%。序贯放化疗的临床研究显示,放疗合并化疗与单纯放疗比较,提高了生存率,降低了远处转移率。尽管如此,序贯放化疗的治疗失败原因仍为局部复发和远处转移。因此,为提高局部控制率和降低远处微小转移的发生,利用放疗和化疗空间协作作用,放疗和化疗的不良反应各自独立,化疗药物可增强放疗效果等几种优势,提出了同步放化疗的治疗模式。目前同步放化疗是综合治疗临床研究的热点。在美国和欧洲同步放化疗已作为局部晚期非小细胞肺癌的标准治疗方案。

对一些放疗不敏感的骨肉瘤、软组织肉瘤应用手术、放疗和药物综合治疗可以提高疗效,并因缩小了手术范围而提高了生存质量。Regine 等(1995)报道对儿童局部晚期的横纹肌肉瘤进行强烈诱导化疗后做局部肿瘤切除和术后放射治疗,局控率高达 96%,无瘤生存率为68%,明显优于单纯手术效果。

要注意加化学治疗时放疗效应可能加强,但亦会导致正常组织(如黏膜、骨髓)损伤增加,病人耐受性降低,严重时还可能影响放射治疗的进行。

第三节　肿瘤的化学治疗

化学治疗是恶性肿瘤治疗的三大主要方法之一,其有别于外科手术和放射治疗之处在于强调全身性治疗,而外科手术和放射治疗均为局部治疗方法。化学治疗(化疗)始于 20 世纪40 年代,70 年代初随顺铂和阿霉素进入临床,有少数肿瘤可经化疗治愈,如急性淋巴细胞白血病、何杰金淋巴瘤、睾丸肿瘤等;80 年代以后,人们开始进一步研究如何以生物反应修饰剂等药物来提高化疗药物疗效,并探索肿瘤对化疗药产生抗药性而使化疗药失效的原因。近年来,第三代化疗药物的出现以及随对影响疗效的内在因素——肿瘤细胞免疫和抑癌基因认识的逐步深入,使化疗疗效进一步提高,治疗更趋于合理。De Vita(1993 年)复习近半个世纪肿瘤治疗的发展,认为化学治疗在肿瘤治愈率的提高中占有一定的地位。目前,人们已经不再把化学治疗看作是只起姑息性作用的一种手段,而是正在向根治过度,化学治疗在肿瘤治疗中的地位越来越重要。

一、化疗药物的作用机制和分类

(一)根据化疗药物性质和来源可分为六类

1.烷化剂 烷化剂是第一类用于肿瘤治疗的化疗药物。烷化剂的细胞毒作用主要通过直接与 DNA 分子内鸟嘌呤的 N-7 和腺嘌呤的 N-3 位形成联结,或在 DNA 和蛋白质之间形成交联,这些均影响 DNA 的修复和转录,导致细胞结构破坏而死亡。烷化剂是细胞周期非特异性药物,对非增殖期即 G_0 期细胞也敏感,因而对那些生长缓慢的肿瘤如多发性骨髓瘤也有效。烷化剂主要包括氮芥类的氮芥、环磷酰胺、异环磷酰胺等;亚硝脲类的卡氮芥、环己亚硝脲、甲环亚硝脲;三嗪类的氮烯咪胺;磺酸酯类的马利兰和乙烯亚胺类的噻替哌。

2.抗代谢类药物 抗代谢类药物的化学结构与体内的某些代谢物相似,但不具有它们的功能,以此而干扰核酸、蛋白质的生物合成和利用,导致肿瘤细胞的死亡。主要包括甲氨蝶呤、5-氟尿嘧啶、阿糖胞苷。

3.抗肿瘤抗生素类药物 抗肿瘤抗生素类包括多种药物,蒽环类药物、放线菌素 D、博莱霉素、丝裂霉素等。其中蒽环类药物包括阿霉素、柔红霉素、表阿霉素、去甲柔红霉素、米托蒽醌等。抗肿瘤抗生素作用机制多样化,蒽环类药物和放线菌素 D 的作用机制相似,与 DNA 结合后发生嵌入作用,而抑制依赖于 DNA 的 RNA 合成;博莱霉素直接损害 DNA 模板,使 DNA 单链断裂;丝裂霉素能与 DNA 的双螺旋形成交联,抑制 DNA 的复制。

4.抗肿瘤的植物类药物 抗肿瘤的植物类药物包括长春碱类、紫杉醇类、喜树碱类以及鬼臼毒素类。长春碱类包括长春新碱、长春花碱、长春碱酰胺等,它们与管蛋白二聚体结合,抑制微管的聚合,使分裂的细胞不能形成纺锤体,核分裂停止于中期。紫杉醇类有紫杉醇和泰素帝,能促进微管聚合,抑制微管解聚,使有丝分裂停止。喜树碱类包括羟基喜树碱等,通过抑制拓扑异构酶Ⅰ的活性而阻止 DNA 的复制。鬼臼毒素类包括鬼臼乙叉苷和鬼臼噻吩苷等,主要抑制拓扑异构酶Ⅱ的作用,阻止 DNA 的复制。

5.铂类 主要包括顺铂、卡铂和草酸铂等。其作用机制主要是与 DNA 双链形成交联,而呈现细胞毒作用。

6.其他 甲基苄肼通过形成活性甲基与 DNA 起烷化作用;左旋门冬酰胺酶使肿瘤细胞缺乏合成蛋白质必需的门冬酰胺,从而使蛋白质的合成受阻。

(二)按作用机制及与细胞周期的关系分为两大类

1.细胞周期非特异性药物 直接破坏 DNA 或影响它们的复制与功能,杀死处于增殖周期各期的细胞,甚至包括 G_0 期细胞,称为细胞周期非特异性药物。其作用强度随药物剂量增加而增加,一次给药剂量的大小与临床疗效成正比,故以一次静脉注射为宜。这类药物包括烷化剂和大部分抗肿瘤抗生素。

2.细胞周期特异性药物 化疗药物仅对增殖周期的某些期敏感,对 G_0 期不敏感,称细胞周期特异性药物。如作用于 M 期的各种植物类药物,作用于 S 期的一些抗代谢类药物。这些药物的作用受到处于周期或其中某一阶段的细胞数目限制,药量过分增大并不能呈正比地增加对细胞的杀伤能力,故一次大剂量给药,临床不会有较好的疗效,若能使有效血药浓度维持一定时间,则疗效更好。

在细胞周期非特异性药物和细胞周期特异性药物,或几种细胞周期特异性药物间的配合应用方面,一般有两种方法:一是"募集作用",即先用细胞周期非特异性药物大量消灭肿瘤细胞,肿瘤细胞总数减少后,更多肿瘤细胞进入增殖周期而被后用的细胞周期特异性药物杀死。另一是"同步化作用",即先用一种细胞周期特异性药物将肿瘤细胞阻滞于某一周期,待药物作用消失后,肿瘤细胞即同步进入下一周期,再用作用于后一周期的药物,即可较多杀死肿瘤细胞而较少损伤正常细胞。但临床上由于实体瘤与白血病不同,只有一小部分肿瘤细胞处于增殖周期,目前还缺少能使所有肿瘤细胞都同步化的药物。

(三)按在分子水平的作用不同分成四类

1.干扰 DNA 合成的药物 这类药物分别在不同环节阻止 DNA 的合成,抑制细胞分裂增殖。主要有:5-Fu 可与胸腺嘧啶核苷酸合成酶结合,妨碍 2-脱氧尿嘧啶核苷酸与酶结合,使前者不能甲基化,影响 DNA 合成。MTX 与二氢叶酸合成酶及二氢叶酸还原酶结合,使叶酸不能形成甲基四氢叶酸,导致脱氧尿苷酸不能形成脱氧胸苷酸,DNA 生物合成受阻。羟基脲(HU)与铁离子螯合,抑制核苷二磷酸还原酶,核苷酸不能还原为脱氧核苷酸,DNA 合成受阻。

2.直接破坏 DNA 的结构或与 DNA 结合影响其功能的药物 这类药物包括 CTX、苯丁酸氮芥(CB1348)等烷化剂,BCNU、司莫司汀等亚硝脲类药物,以及丝裂霉素(MMC)、BLM 等抗生素类与 DDP 等铂类药物。烷化剂对 DNA 的主要作用可引起 DNA 分子内鸟嘌呤碱基 N_7 或腺嘌呤 N_3 分子的交联。亚硝脲类药物的氯乙氨基部分也可起烷化作用。MMC 发生交叉连结的两个活性烷化基团可能是乙撑亚胺与氨甲酰酯基团。$1/10 \sim 1/5$ 的抗生素分子与 DNA 形成交联,其余仅起单臂烷化作用。

3.影响转录过程的药物 如 ACTD 等抗生素类药物可嵌入 DNA 双螺旋内,阻断 RNA 聚合酶的作用,抑制 RNA 的合成。

4.影响蛋白质或肿瘤细胞其他成分合成的药物 某些肿瘤细胞,如急性淋巴细胞白血病细胞,不能自行合成门冬酰胺,必须从细胞外摄取。化疗药门冬酰胺酶可将血清中门冬酰胺分解,使肿瘤细胞缺乏门冬酰胺,从而使其蛋白质合成发生障碍,而正常细胞可自己合成门冬酰胺,受影响较小。植物药长春花碱类和紫杉醇类可作用于肿瘤细胞微管蛋白,前者使微管不能聚合,后者使微管过分聚合,均妨碍纺锤丝形成,使细胞不能分裂。

二、化疗药物的合理使用

肿瘤化疗在肿瘤治疗中的作用越来越受到重视。化疗要取得良好的疗效,必须有合理的治疗方案,这涉及药物的药理作用及其药代动力学、用药的剂量、配伍、预防和克服耐药等诸多问题。

(一)细胞增殖动力学

了解肿瘤细胞的增殖动力学,对指导肿瘤化学治疗有很大的帮助。肿瘤细胞一次分裂结束后到下一次分裂结束的时间称细胞周期(Tc)。细胞周期分为:合成前期(G_1)、DNA合成期(S)、合成后期(G_2)、有丝分裂期(M)等4期,每期有不同的生化活动。不同增殖期肿瘤细胞对化疗和放疗的敏感性不同,S期细胞对细胞周期特异性药物敏感性较强,而M、G_1、G_2期细胞对细胞周期非特异性药物及放疗较敏感。若因缺少营养或受机体免疫抑制,肿瘤细胞可暂时停留于延长的G_1期,即静止状态的G_0期,除细胞周期非特异性药物外,其他化疗药物对G_0期细胞杀伤作用不大。

由于肿瘤细胞的增殖并不同步,因此,在一个肿瘤群体内有着不同增殖期的肿瘤细胞。肿瘤的生长曲线类似Gompertzian曲线,开始时肿瘤增殖细胞多,肿瘤呈指数生长;肿瘤达到一定体积后,引起缺氧、出血、坏死,增殖细胞数减少,倍增时间延长,曲线趋向平坦。当肿瘤呈指数生长时,较多肿瘤细胞处于S期;生长缓慢后,较多细胞处于G_1期甚或G_0期,对化疗更不敏感。一个肿瘤群体内,既然包括不同增殖期的肿瘤细胞,就为作用于不同增殖期化疗药物的联合治疗提供了理论根据。细胞增殖动力学对肿瘤的治疗具有重要的指导意义,为制订合理的治疗方案提供了理论基础,而且在治疗策略方面已有较大的更新。

(二)剂量强度

多数化疗药物的剂量与肿瘤细胞的存活呈线性关系。化疗药物杀灭肿瘤细胞遵循“一级动力学”的规律,即一定量的化疗药物杀灭一定比率的肿瘤细胞,因此,肿瘤化疗需要多疗程的反复治疗。同时,化疗药物的剂量是限制化疗疗效的主要因素,化疗药物剂量的高低与肿瘤细胞残存的数目密切相关。

剂量强度的定义:不计较给药的途径,单位时间内每平方米体表面积的药物剂量,以每周mg/m^2表示。化疗药物的剂量疗效曲线多数呈线性关系,即剂量愈高疗效愈大。动物实验证实,按常规剂量的80%给药,完全缓解率明显下降。剂量疗效呈线性关系是临床应用高剂量化疗的基础,这种线性关系只见于淋巴瘤、睾丸肿瘤、乳腺癌和小细胞肺癌等几种对药物敏感的肿瘤。对一些不敏感的肿瘤如大肠癌、非小细胞肺癌、软组织肉瘤等剂量强度与疗效并无线性关系,提高剂量强度不能提高疗效。

在临床上,对有治愈可能的患者,应尽可能使用可耐受的最大剂量强度的化疗以保证疗效。近年来,随集落刺激因子、自身骨髓移植等的应用,使高剂量化疗更易进行。但是,必须注意剂量强度的增加,必然带来更大的不良反应,在没有合适的预防治疗措施的情况下,不应盲目提高强度。

(三)多药联合化疗

肿瘤由许多肿瘤细胞构成。通常情况下,只有部分细胞处于增殖活跃状态,其他细胞则处于相对静止的非增殖状态。如将作用于不同时相的药物联合使用,则有望达到一次大量杀灭肿瘤细胞的目的。

目前除个别肿瘤如慢性白血病和低度恶性淋巴瘤外,已很少单药治疗。联合化疗方案中一般应包括两类作用机制不同的药物,而且常常应用周期非特异性药物与作用于不同时相的周期特异性药物配合。选择药物时也应尽可能使各药的毒性不相重复,以提高正常细胞的耐受性。药物数量目前一般多主张 2~4 个药物最好,太多了并不一定能提高疗效。最重要的是,所选择的化疗方案应经严格的临床试验证明其有确切的实用价值。

(四)克服耐药

临床上经常观察到化疗使肿瘤缩小后,继续原方案治疗肿瘤反而增大的现象。这表明肿瘤细胞对化疗药物产生了耐药。近年来人们亦发现一旦肿瘤细胞对某一药物耐药时,对其他一些结构不同、作用机制也不同的药物也具有耐药性,即多药耐药现象。

1979 年 Goldie 及 Coldman 提出抗药性学说,认为这是由于某些肿瘤细胞基因产生了变异而对化疗药物产生抗药性。肿瘤细胞在增殖过程中,以其本身固定的频率产生基因突变,每次突变均可导致抗药瘤株的出现。因此,肿瘤越大,突变细胞数越多,产生抗药细胞数也越多。

多药耐药性往往出现于天然来源的化疗药物,如植物类及抗生素类。1986 年,美国国立癌症研究院的 Ira、Pastan 等发现了多药耐药性基因(MDR-1)。MDR-1 可引起细胞膜蛋白、P 糖蛋白扩增,后者相对分子量是 170000,因此又称 P_{170} 糖蛋白。P_{170} 糖蛋白是一种膜转运蛋白,既可与抗癌药结合,又可与 ATP 结合。通过 ATP 提供能量,将抗癌药从肿瘤细胞内排出。近年又发现拓扑异构酶 II 减少也是造成耐药的重要原因。有些肿瘤细胞发生耐药时,药物的摄入及细胞内药物浓度和敏感细胞株并无差别,而拓扑异构酶 II 的活性却有明显变化。正常情况下,拓扑异构酶 II 与 DNA 连结,控制 DNA 复制。此外,近年来发现,肿瘤抑制基因 p53 突变后,不能抑制凋亡抑制基因 Bcl_2 表达,使肿瘤细胞凋亡减少也是一个原因。因此,多药耐药性是一个复杂的问题,只解决细胞膜 P_{170} 糖蛋白等运输方面问题,可能还不能恢复肿瘤细胞敏感性。

总之,肿瘤数量越多,出现变异、耐药的机会也越大。针对这些问题,应注意:①最大限度地消除巨大肿块,降低肿瘤负荷逐渐成为肿瘤治疗中的原则之一;②选择有利的治疗时机是能否取得良好疗效的关键之一;③选择新作用机制的化疗药物在一定程度上对耐药肿瘤有一定疗效;④新的联合化疗方案对耐药肿瘤也有相当疗效;⑤安全的可逆转多药耐药性的药物正在研究中。

三、化疗药物的不良反应及处理

目前化疗药物对肿瘤细胞和正常细胞缺乏理想的选择作用,即药物在杀伤肿瘤细胞的同时,对正常组织也有一定的损害。所以,化疗药物的不良反应成为化学治疗限制性因素之一。

(一)不良反应的分类

1.近期不良反应

(1)骨髓抑制:大多数化疗药物有不同程度的骨髓抑制。骨髓各种造血细胞经化疗后细胞数减少的机会决定于其生命半衰期的长短,血小板及白细胞的半衰期较短,分别为 5~7 天及 6h,因此容易发生减少;红细胞的半衰期为 120 天,因此红细胞系干细胞数减少,不易从外周红细胞计数中反映出来。通常先出现白细胞减少,然后出现血小板减少,一般不会引起严重贫血。间歇地给予化疗,因有较长的休息期,干细胞受打击后有足够恢复时间,骨髓抑制较持续化疗要轻。一般化疗药物引起的骨髓抑制并不严重,但少数抗癌药如烷化剂、亚硝脲类药物对增殖及不增殖的造血细胞均有影响,容易引起严重而不易恢复的骨髓抑制。

(2)胃肠道反应:恶心、呕吐是化疗药物引起的最常见不良反应。恶心、呕吐本是人体的一种保护反应,人体误服了有毒物质后,恶心、呕吐可以帮助排出毒物。化疗药对人体来说也是一种有毒物质。也可以引起恶心、呕吐。引起恶心、呕吐较严重的化疗药有 HN_2、DDP、亚硝脲类等;化疗药物会影响增殖活跃的黏膜细胞,易引起口腔炎、舌炎、食管炎和口腔溃疡;化疗药物还可以引起腹泻和便秘。

(3)脱发:多数抗癌药都能引起程度不等的脱发,其中以 ADM、依托泊苷(鬼臼乙叉苷-VP-16)等最严重。但停止化疗后,头发仍可再生长。

(4)局部刺激:有些化疗药如 5-Fu 静脉注射时会刺激局部静脉产生静脉炎。由于化疗药大多需长期反复注射,因此,宜及早保护好静脉。长春碱类等刺激性强的化疗药物若外溢至皮下会引起红肿、溃烂或组织坏死。万一药液漏至血管外,可用生理氯化钠溶液注射于局部皮下,并用冰袋冷敷。严重而产生溃疡者,按皮肤溃疡处理。

(5)过敏反应:博莱霉素、紫杉醇有时可引起过敏反应,引起患者寒战、高热、休克,甚至死亡。第 1 次注射时可先用小剂量做试验性注射,严密观察体温、血压,如有反应,及时用退热剂、升压药及激素,以避免严重后果。紫杉醇应用前一定进行预处理,给予皮质类固醇和抗组胺药物。

(6)神经系统反应:VCR 最易引起外周神经变性,主要表现为肢体远端麻木,常以对称性为特点,而严重感觉减退不常见。也可出现肌无力、腱反射抑制,停药后恢复较慢。若影响自主神经系统,可引起便秘、腹胀甚至麻痹性肠梗阻、膀胱无力等。5-Fu 及其衍生物大量冲击时也可发生可逆性小脑共济失调、发音困难、无力。DDP 可引起耳鸣、听力减退,特别是高频失听。神经系统反应往往与一次剂量或总剂量较大有关。有些化疗药如 MTX、Ara-C 等做鞘内注射时,也可引起脑组织损伤,产生化学性脑膜炎,出现恶心、呕吐、发热、偏瘫、截瘫或局限性神经症状,但并不多见。部分患者是由于针剂内含有的苯甲酸盐或苯甲醇所致。

(7)呼吸系统反应:呼吸系统反应可分为过敏性及肺纤维化两类。MTX 常引起过敏性肺炎,其发生与剂量无关,多急性起病,大剂量长期应用 BLM 后可引起肺纤维化。肺内皮细胞内药物浓度过高可引起化学性肺炎。此外,用 BLM 后约 10% 患者出现急性致死性肺炎,是否属过敏反应尚不清楚。其他可引起肺毒性的抗癌药有烷化剂、白消安(马利兰)、亚硝脲类,但起病多缓慢,症状常不明显。

(8)心脏反应:以 ADM 最常见。ADM 可引起心肌退行性变和间质水肿,但炎性改变常不明显。常见的临床表现有房室心律紊乱、心力衰竭等。ADM 的剂量低于 $450\sim550\text{mg/m}^2$ 体表面积时,心脏并发症的发病率为 $1\%\sim2\%$。大于此剂量,心肌损害逐渐积累,心脏不能代偿,发病率即明显增加,如剂量为 600mg/m^2 体表面积时其发病率即达 30%。故 ADM 总剂量一般应小于 550mg/m^2 体表面积。但对原有心脏病的患者、曾经纵隔放射治疗的患者、合用其他抗癌药的患者,ADM 剂量不宜超过 450mg/m^2 体表面积。应用 ADM 的患者中,1/3

的心电图可出现变化,包括心律失常、ST-T 段改变等,但大多有自限性,不影响继续用药;10%～40%患者可出现肢体导联 QRS 电压降低,若下降超过 1/3,应考虑有产生心脏毒性可能,但此表现亦可见于心肌表面病变或心包病变,不一定反映心肌收缩力减退,心射血量减少。检侧心脏毒性以心肌活检最可靠,其次可测左心室射血时间(LV)。此外,5-Fu 可使冠状血管痉挛收缩,引起心肌缺血,尤其是持续静脉滴注的患者,冠状血管长时间收缩,心肌缺血更严重。

(9)肝脏反应:化疗药物引起的肝脏反应可以是急性而短暂的肝损害,包括坏死、炎症,也可以是由于长期用药引起的肝慢性损伤如纤维化、脂肪性变、肉芽肿形成、嗜酸性粒细胞浸润(是药物引起肝损害的特异性表现)等。Ara-C、亚硝脲类药可引起短暂转氨酶升高。6-MP 可引起肝坏死、胆汁郁积。长期应用 MTX 可引起肝纤维化、肝硬化。肝动脉注射化疗药物后,亦可引起化学性肝炎、肝功能改变,使外周血内药物半衰期延长。

(10)泌尿系统反应:泌尿系统损害主要包括引起尿道内刺激反应和肾实质损害两类。对化疗药物敏感的肿瘤如恶性淋巴瘤和白细胞计数很高的白血病,接受大剂量抗癌药治疗后,由于大量肿瘤细胞在短期内崩解,核酸分解代谢增加,产生大量尿酸,在输尿管内形成结晶,引起尿闭、肾功能损害。大剂量 CTX 或异环磷酰胺(IFO)治疗后,大量代谢物丙烯醛经泌尿道排泄,可产生出血性膀胱炎。

2.远期不良反应

(1)致癌作用:现已证实,很多化疗药物特别是烷化剂和亚硝脲类药物,有明显的致癌作用。用此类药物而获得长期生存的患者中,部分可能发生与化疗相关的第二原发肿瘤。第二原发肿瘤中以恶性淋巴瘤及白血病较常见。白血病常发生在化疗后 2 年左右,实体癌则可在化疗 10 年后发生。

(2)不育和致畸:许多化疗药可影响生殖细胞的产生和内分泌功能,产生不育及致畸胎作用。环磷酰胺、瘤可宁、氮芥、甲基苄肼和亚硝脲类药物可明显减少睾丸生殖细胞的数量.导致男性不育。特别是联合化疗对精子的影响更显著,如治疗何杰金淋巴瘤的 MOPP 方案可使近80%的患者发生性腺功能障碍,甚至是不可逆的。很多烷化剂也可使女性病人产生永久性卵巢功能障碍和闭经。化疗药物对胎儿的影响与妊娠期早晚有关,对妊娠早期影响比后期大。妊娠早期应用化疗可能引起早产,后期则可能使新生儿体重不足,但对以后的生长发育并无影响,也很少产生先天畸形。

(二)不良反应的处理

1.化疗药物剂量的调整 化疗时,必须对可能出现的不良反应有高度的警惕,否则有可能造成不可挽回的后果。治疗中出现骨髓抑制与肝肾功能损害时,应根据药物的急性与亚急性反应的分度进行调整。由于各种药物的代谢不同,调整的幅度亦不同。在以下几方面应考虑停药:①呕吐频繁影响病人进食或电解质不平衡时;②腹泻超过每日 5 次,或有血性腹泻时;③血象下降如白细胞低于 2000～3000/mm^3,血小板低于 5～8 万/mm^3 时;有时发现血象锐减虽未达到此水平也应及时停药,以免发生严重骨髓抑制;④病人感染发热,体温超过 38℃ 者,由肿瘤引起的发热除外;⑤出现心肌损害、中毒性肝炎、中毒性肾炎及膀胱炎、化学性肺炎等不良反应时;⑥用药时间超过一般显效时间或累积剂量超过可能显效剂量,继续用药有效的机会不大者。发现上述情况,应及时停药并密切观察,根据情况给予处理。

2.常见不良反应的处理

(1)骨髓抑制:近年来发现,粒细胞-巨噬细胞集落刺激因子(GM-CSF)或粒细胞集落刺激因子(G-CSF)可刺激多能造血干细胞向粒、巨噬系祖细胞分化,从而提高外周血中粒细胞数。为避免化疗对不成熟白细胞的打击,一般在化疗后48h开始给集落刺激因子,此时大部分化疗药已过血液半衰期。集落刺激因子的每日治疗剂量为75~250μg不等。粒细胞数回升远较骨髓移植快,一般在5~6天。化疗剂量更高的患者,还可配合外周血干细胞移植或自身骨髓移植,即在化疗前先抽出患者骨髓,待大剂量化疗作用高峰期过后,再将骨髓输回患者。骨髓抑制的病人若有出血倾向,应及时输新鲜血。对血红蛋白低下患者,可应用重组红细胞生成素等。

(2)胃肠道反应:现有报道,GM-CSF或G-CSF能减少口腔黏膜反应的产生;恶心、呕吐也是化疗药物常见的不良反应,抗多巴胺类药物甲氧氯普胺和抗5-羟色胺类药物昂丹司琼、托烷司琼、格拉司琼等均可用于抑制化疗药物引起的呕吐。但对一些长期化疗的患者,由于产生了条件反射,见到化疗药物即会恶心、呕吐,这些精神因素引起的大脑性呕吐,可用地西泮等镇静药治疗;化疗药引起的腹泻反应,目前认为较好的保护剂是奥曲肽,这是一种生长激素释放抑制因子。其作用机制尚不清楚,可能与减慢肠蠕动有关。剂量为500mg,每8h缓慢静脉滴注。

(3)泌尿系统反应:异环磷酰胺(IFO)引起的出血性膀胱炎主要由其代谢物丙烯醛造成,现通过合用巯乙磺酸钠,可在泌尿系中转化成游离的巯基与丙烯醛结合成无毒物排出。但巯乙磺酸钠不能解决IFO其他代谢物引起的肾毒性。DDP由肾小管分泌,肾功能损害的原因与其他重金属导致的肾毒性机制相似,近年来采用水化及合用利尿剂甘露醇后,肾功能损害已大大减轻,二代、三代铂类药物如卡铂、草酸铂的肾毒性较轻。

(4)心脏反应:最常见的是ADM引起的心肌变性、心力衰竭、心律紊乱等,是由于ADM形成氧自由基引起心脏损伤。最近发现右雷佐生(ICRF-187)可通过与铁螯合,减少ADM与铁形成复合物,减少ADM产生氧自由基,产生心脏保护作用。应用右雷佐生后,ADM总剂量可提高,心力衰竭者减少。由于右雷佐生会引起血粒细胞减少,与ADM合用时的剂量以1/10 ADM为宜。

四、肿瘤化疗的形式

并非每一例肿瘤病人均有治愈的机会,在治疗前应根据当前的治疗可能达到的疗效确定治疗目的,制定治疗策略。因此,根据治疗目的不同,肿瘤化疗可分成以下几种形式。

(一)根治性化疗

对化学治疗可能治愈的部分肿瘤,如急性淋巴性白血病、恶性淋巴瘤、睾丸癌和绒癌等,进行积极的全身治疗。此类癌症患者,除化疗外,通常缺乏其他有效治疗方法,应该一开始就采用化学治疗。根治性化疗最重要的观察指标是无复发生存率,表示患者取得治愈的潜在可能性。按照化疗药物杀灭肿瘤细胞遵循的"一级动力学"原理,根治性化疗必须由作用机制不同、不良反应各异而且单药使用有效的药物所组成的联合化疗方案,运用足够的剂量及疗程,间隙期尽量缩短,以求完全杀灭体内的癌细胞。但是,应该注意的是,即使是化疗效果很好的恶性肿瘤,经常也需要综合治疗。如睾丸肿瘤需要将睾丸原发病灶切除,小细胞肺癌需加用放疗甚至手术等,均是综合治疗的很好例子。

(二)辅助化疗

部分肿瘤在采取局部治疗后使用化疗的主要目的是针对可能存在的微转移病灶,防止恶性肿瘤的复发和转移。事实上,许多肿瘤在手术前已经存在超出手术范围外的微小病灶。原发肿瘤切除后,残留的肿瘤生长加速,生长比率增高,对药物的敏感性增加,且肿瘤体积小,更易杀灭。例如,骨肉瘤手术后用辅助化疗已被证明能明显改善疗效。在高危乳腺癌病人,多中心随机研究的结果也证明辅助化疗能改善生存率及无病生存率。目前辅助化疗多用于头颈癌、乳腺癌、胃癌、大肠癌、骨肉瘤和软组织肉瘤的综合治疗。但是,并不是所有这类肿瘤均需要辅助性化疗,每种肿瘤按病期的不同、高危因素各异决定其合适的治疗方案。完全缓解率在评价辅助性治疗的疗效意义不大,主要的观察指标也是无复发生存率。

因近年对肿瘤开始转移时间的看法与过去有显著不同,所以辅助化疗受到重视。过去认为肿瘤开始时仅是局部疾病,以后才向周围侵犯,并由淋巴道转移,最后经血液循环向全身转移。因此,治疗肿瘤的关键是早期将肿瘤彻底切除,手术范围力求广泛,如乳腺癌的根治术、扩大根治术等。但近年已认识到肿瘤发生后,肿瘤细胞即不断自瘤体脱落并进入血液循环,其中的大部分虽能被身体的免疫防御机制所消灭,但少数未被消灭的肿瘤细胞会成为复发转移的根源,因此,当临床发现肿瘤并进行手术时,大部分患者事实上已有远处转移。仅以手术或放疗消灭局部病变不可能根治肿瘤。以乳腺癌为例,当乳腺原发灶直径为 1cm 大小时,25% 患者已有腋窝淋巴结转移,因此,手术后应当早期配合全身化疗,抓住大部分肿瘤已被切除的机会,及时消灭已转移的微小病灶。辅助化疗最成功的例子是乳腺癌。自 20 世纪 70 年代初期开展乳腺癌辅助化疗以来,经过 20 多年的经验积累,现在认为乳腺癌手术后,无论以联合化疗或内分泌药物三苯氧胺作为辅助治疗,10 年无复发生存率和 10 年生存率都可以提高,但提高的程度均在 10% 以下。

(三)新辅助化疗

新辅助化疗是在手术前给予辅助化疗。希望通过化疗使局部肿瘤缩小,减少手术或放疗造成的损伤,或使部分局部晚期的患者也可以手术切除。另外,化疗可清除或抑制可能存在的微小转移灶从而改善预后。现已证实新辅助化疗能减少如肛管癌、膀胱癌、乳腺癌、喉癌、骨肉瘤、软组织肉瘤等外科治疗引起的损伤,并在多种肿瘤包括非小细胞肺癌、食管癌、胃癌、宫颈癌、卵巢癌、鼻咽癌及其他头颈肿瘤的综合治疗中产生很大的作用。

手术前给予辅助化疗的时间不可能太长,一般给 3 个疗程左右,它的作用机制可能不同于手术后 6～12 个疗程的辅助化疗,因此,不称为术前辅助化疗,而称为新辅助化疗或诱导化疗。由于化疗开始越早,产生抗药性的机会越少,近年不少肿瘤均采用新辅助化疗。新辅助化疗还有下列优点:①可避免体内潜伏的继发灶在原发灶切除后 1～7d 内由于体内肿瘤总量减少而加速生长;②可避免体内残留的肿瘤在手术后因血凝机制加强及免疫抑制而容易转移;③使手术时肿瘤细胞活性降低,不易播散入血;④可从切除肿瘤标本了解化疗敏感性;⑤早期消灭肿瘤可避免抗药性;⑥肿瘤缩小有利手术切除;⑦化疗若能消灭免疫抑制细胞,反可加强机体免疫功能,即使化疗使身体免疫机制受抑制,手术两周后仍可因反跳现象而恢复;⑧早期化疗可防止远处转移。

判断新辅助化疗疗效可观察手术切除标本内肿瘤坏死程度,如肿瘤坏死大于60%面积可认为有效。或在手术后观察20张病理切片,将切片内肿瘤减少程度分为4级:Ⅰ:无变化;Ⅱ:仍有大片肿瘤灶;Ⅲ:仅有散在肿瘤灶;Ⅳ:肿瘤全消。其中Ⅲ、Ⅳ级可认为有效。

在大多数肿瘤,由于新辅助化疗往往只用3个疗程,而不同肿瘤患者的化疗敏感性不同,因此,手术后仍需给予辅助化疗。至今尚不能肯定新辅助化疗能否替代辅助化疗。行新辅助化疗后,69%~78%的患者肿瘤缩小,其中12%~30%达到完全缓解。

(四)姑息性化疗

目前,临床最常见的恶性肿瘤,如非小细胞肺癌、肝癌、胃癌、大肠癌、胰腺癌、食管癌、头颈癌的化疗疗效仍不满意。对此类癌症的晚期病例,已失去手术治疗的价值,化疗也仅为姑息性。主要目的是减轻患者的痛苦,提高生活质量,延长病人的寿命。应避免因治疗过分而使患者的生活质量下降。姑息性化疗除全身性化疗的途径外,经常还使用其他特殊途径的化疗,如胸腔内、腹腔内、心包内给药治疗癌性积液,肝动脉介入化疗治疗晚期肝癌等。

五、化学治疗的发展

近半个世纪来,肿瘤内科治疗已取得很多重大成果,在常见肿瘤的综合治疗中,以肿瘤化疗为主的肿瘤内科治疗已是不可缺少的重要手段。随着肿瘤研究各个领域如肿瘤生物学、新抗肿瘤药物和新机制、化学预防、分子生物学研究和基因治疗等所取得的进展,必然会促进肿瘤化疗的进展。

(一)新靶点和新作用机制的抗肿瘤药物、高效低毒的已知抗癌药衍生物的研发

化疗药物的不良反应成为化学治疗限制剂量使用的阻碍。近年来,分子肿瘤学的研究所取得的进展为肿瘤治疗提供了许多新的途径。人们不断开辟新靶点,发展新型抗肿瘤药物。发展针对新靶点和新作用机制的抗肿瘤药物,将有助于发现一些选择性高而不良反应低的新型抗癌药物。目前许多实验室都致力于拓扑异构酶抑制剂和干扰微管蛋白聚合或解聚的药物的设计与研究。近年问世的紫杉醇对乳腺癌、卵巢癌及非小细胞肺癌疗效显著;Topotecan和CPT-11等对结肠癌疗效突出。而从已知抗癌药中发展高效低毒的衍生物亦是发展抗癌药物和改善疗效的重要途径。自70年代以来,广谱高效的抗癌药及其他抗癌药的衍生物不断问世,为扩大抗瘤谱、进一步改进疗效及生存期发挥重要作用,如亲脂性碘阿霉素和吗啉蒽环类化合物(MX-2)是目前临床实验中很有希望的蒽环类抗癌药物。

(二)肿瘤多药耐药性逆转剂的开发和临床应用

肿瘤细胞产生耐药性,尤其是多药耐药性是肿瘤化疗失败的主要原因之一,也是肿瘤化疗急需解决的难题。寻找低毒、有效的多药耐药性(MDR)的逆转剂是肿瘤化疗急需解决的问

题。部分钙离子通道阻断剂如维拉帕米(VRP)钙调素拮抗剂、环孢霉素及多种多样的亲脂性阳离子化合物在体外均具有部分或完全的逆转 MDR 的作用。但许多都不能用于临床,这是由于其不良反应使逆转剂在病人体内达不到有效的血药浓度。因此,作为 MDR 逆转剂的药物,至今尚未开发成功并用于临床。理想的 MDR 逆转剂应具备下列特征:①对正常的组织细胞无毒性;②体内能获得的药物浓度在体外有逆转 MDR 的活性;③单药应用本身具有抗肿瘤作用;④稳定且半衰期长;⑤代谢物仍有活性。

(三)造血干细胞移植和提高化疗剂量强度

造血干细胞移植支持下的超大剂量化疗已成为一种较为成熟的肿瘤治疗手段。近10年来,自体造血干细胞移植合并大剂量联合化疗,使何杰金淋巴瘤、非霍奇金淋巴瘤、多发性骨髓瘤和白血病等疾病的5年生存率显著提高,成为治疗这些疾病的常规手段之一;对常见化疗敏感的实体瘤如乳腺癌、睾丸肿瘤、卵巢癌和儿童实体瘤等亦有较好的疗效。采用大剂量化疗合并异基因骨髓移植使难治性急性粒细胞性白血病5年无病生存率高达50%左右,而近期造血生长因子如粒细胞-巨噬细胞集落刺激因子(GM-CSF)及粒细胞集落刺激因子(G-CSF)的问世,为增加细胞毒药物剂量强度提供了保证。

单次的超大剂量化疗对恶性肿瘤的杀灭仍有一定的局限性。多程超大剂量化疗的相关死亡率增高,花费亦巨大,同时其时机亦不易掌握。所以简化这一治疗手段,比如直接进行全血干细胞回输支持、体外扩增造血干细胞等方法将会有临床的应用前景,尤其是体外扩增造血干细胞对造血干细胞移植的广泛应用有非常深远的意义。但是怎样减少体外扩增中造血干细胞过于分化成熟的问题,以及如何掌握回输的时机等方面仍有待进一步研究。

(四)抗癌药物的敏感实验和化疗药物个体化应用

由于病人的机体状况不同及肿瘤的不均质性,个别对待成为临床肿瘤治疗的基本原则之一。为了实现对肿瘤病人的合理用药和化疗药物个体化应用,应进行个体肿瘤的体内外药敏实验。体外药敏试验常用的有集落法、同位素法、荧光法和 MTT 法等,各有千秋,体内药敏实验主要为以裸鼠肾包膜下移植瘤模型进行体内抗肿瘤实验,能较准确地反映肿瘤对药物的敏感情况,是指导临床选择有效抗癌药物的一种方法,可减少治疗盲目性,但有花费昂贵、所需时间较长、不易开展等缺点。近来根据药物代谢曲线的曲线下面积(AUC)具体计算病人应用卡铂的合适剂量,从而达到最大耐受剂量、取得最大疗效,并避免了不可耐受的毒性。

(五)化学预防

肿瘤发生是一个多因素、多阶段逐渐发展过程,抑制其中一个或多个环节可能阻断或延缓肿瘤的发生发展,此为肿瘤化学预防的理论基础。所谓"化学预防"是指应用自然的、合成的或生物化学物质逆转、抑制或阻止肿瘤的发生。因其在肿瘤预防中占主导地位而倍受重视。目前已证实应用于临床的预防药物包括三苯氧胺、维甲酸类、COX-2抑制剂、无环维甲酸,分别预防乳腺癌、头颈部肿瘤、结直肠癌及肝癌。尽管肿瘤化学预防已初见成效,但临床可选择药物并不多见。对基础和肿瘤学家来说这其中蕴含了极大的机遇和挑战。寻找针对更多肿瘤的有效的预防药物,对降低肿瘤发生率及死亡率具有举足轻重的作用。

第四节　肿瘤的生物治疗

肿瘤治疗的三大手段手术、放疗、化疗均直接杀伤肿瘤细胞,但它们同时也损伤正常组织,影响和伤害免疫系统,尤其是细胞免疫。其结果有可能导致机体防御和肿瘤之间动态平衡的失调,进而造成肿瘤的增殖和播散。随着现代生物技术的发展,在免疫治疗的基础上发展而来的生物治疗日趋重要,已经逐渐成为治疗肿瘤的第四手段。肿瘤的生物治疗主要是通过调动宿主的天然防御机制或给予机体某些生物制剂来取得抗肿瘤的效应。生物治疗需要通过生物反应调节剂(BRM)完成。广泛的 BRM 的定义为一种物质或方法,能通过调整宿主对肿瘤的反应使二者之间的相互作用向有利于治疗肿瘤的方向发展,均可叫 BRM。根据这个定义,除某些药物、细胞因子外,凡是借助于生物学技术的一些新的方法和手段,如某些基因治疗等,均可列入这个范畴。其作用机制可分两大方面:一是通过干扰细胞生长、转化或转移直接抗瘤作用;二是通过激活免疫系统的效应细胞及其所分泌的因子来达到对肿瘤进行杀伤或抑制的目的。这是当前发展最快、最富有挑战性的一个领域。

生物反应调节剂包括的种类有:①天然或基因重组细胞因子:包括白细胞介素(IL)、干扰素(IFN)、肿瘤坏死因子(TNF)、集落刺激因子(CSF)等;②抗肿瘤的各类体细胞和辅助性的造血干细胞,如 LAK 细胞、TIL 细胞、TAK 细胞;骨髓干细胞、外周血和脐带血干细胞等;③抗体:包括各类抗肿瘤单克隆抗体、抗细胞表面标记抗体等;④某些菌类及其有效成分:如卡介苗(BCG)、短小棒状杆菌(CP)、链球菌(OK432)、假单胞菌等;⑤基因治疗;⑥肿瘤疫苗;⑦细胞分化诱导剂;⑧酶制剂及酶抑制剂;⑨抗血管生成素类;⑩植物药包括中药及其有效成分:如香菇多糖、灵芝多糖、黄芪多糖、刺五加多糖、扶正女贞素、人参皂苷、冬虫夏草等。各类 BRM 在抗肿瘤作用中虽然机制有所不同,但不是孤立行动的。它们相互间有一定的关系和影响,它们与免疫系统、内分泌系统、神经系统等相互影响与协调,共同维持生命机制的稳定与平衡。

一、肿瘤生物治疗的分类概况

生物治疗的领域涉及面极广,仅就细胞因子、过继性细胞免疫治疗、肿瘤疫苗、单克隆抗体和基因治疗等方面的进展和问题作一简略的介绍。

(一)细胞因子

细胞因子由免疫细胞及其相关细胞产生的调节其他免疫细胞或靶细胞功能的可溶性蛋白,主要包括淋巴因子和单核因子,不包括免疫球蛋白、补体等。细胞因子的抗肿瘤机制包括以下几个方面:①控制肿瘤细胞的生长和促进分化;②调节宿主的免疫应答;③对肿瘤细胞的直接毒性作用;④破坏肿瘤细胞的血管和营养供应;⑤刺激造血功能,促进骨髓恢复。与肿瘤生物治疗有关的细胞因子有白介素、干扰素、肿瘤坏死因子、集落刺激因子和转化生长因子。

1.白介素　白介素是免疫系统分泌的主要起免疫调节作用的任何可溶性蛋白或糖蛋白物

质。作为免疫反应的激素,白介素是通过内分泌、自分泌和旁分泌等的相互作用来实现的。这种白介素连锁反应的发生首先是由病原性接触和特异性抗原性反应在局部开始的,由于分泌的白介素有所不同,各类效应细胞表面所分布白介素受体种类和数量的不同而引发了各自不同功能的表达。这些细胞包括造血细胞、免疫细胞、内皮细胞和某些非免疫系统的细胞。而白介素的旁分泌作用包括引发、放大、维持和终结不同阶段的免疫反应等。此外,白介素也通过对血管内皮细胞、成纤维细胞、角化细胞、脂肪细胞等的作用发挥全身调节作用。目前,以白介素命名的细胞因子已达 18 种。其中,以白介素-2(IL-2)的研究最为深入,应用最为广泛。

IL-2 又名 T 细胞生长因子,是一种含 133 个氨基酸的糖蛋白,分子量 15000,是单核细胞或 T 细胞系在致分裂原或同种抗原刺激下产生。IL-2 通过 T 细胞、B 细胞、NK 细胞、巨噬细胞表面的受体而起作用。IL-2 通过激活 CTL 细胞、NK 细胞、巨噬细胞、LAK 细胞的细胞毒作用及诱导效应细胞分泌 TNF 的细胞因子而杀伤肿瘤细胞,也可能通过刺激抗体的生成而发挥抗肿瘤作用。

IL-2 对肿瘤细胞无直接的抗肿瘤作用。目前多主张局部应用 IL-2,不仅疗效显著,而且所需剂量降低。此外,IL-2 与 LAK 联合过继免疫治疗,或与化疗药物联合应用,可进一步提高抗肿瘤疗效。

2.干扰素(IFN)　IFN 是一种糖蛋白,是由细胞对病毒感染或双链 RNA、抗原的刺激起反应而诱导产生的。IFN 有三种,即 IFN-α、IFN-β 和 IFN-γ。IFN 的主要作用有直接抗病毒作用、增强主要组织相溶性抗原(MHC)和肿瘤相关抗原(TAA)的表达、增强自然杀伤细胞(NK)的细胞毒作用、增强抗体依赖性细胞的细胞毒(ADCC)作用、直接的抗细胞增殖作用和抗血管生成作用等。

IFN 是最早用于肿瘤治疗的细胞因子。IFN 的抗肿瘤疗效与 IFN 和肿瘤类型有关。三种 IFN 中,以 IFN-α 使用最多。IFN-α 是第一个用于临床的基因重组细胞因子,可皮下或肌内给药,血浆半衰期为 4～6h,生物活性持续 2～3 天。于 1981 年开始临床试用,1986 年被FDA 正式批准。

3.集落刺激因子　集落刺激因子(CSF)是一类调节血细胞生成的高度特异蛋白质,包括粒细胞集落刺激因子(G-CSF)、巨噬细胞集落刺激因子(M-CSF),粒细胞-巨噬细胞集落刺激因子(GM-CSF)和多功能集落刺激因子(IL-3)以及红细胞生成素(EPO)和血小板生成素(TPO)等。

集落刺激因子(CSF)具有多方面的功能:诱生 TNF-α、IFN-α 及其他 CSF 的分泌,协同其他细胞因子的作用,但其主要功能是对造血细胞的作用。CSF 对造血细胞具有刺激增殖、诱导分化、增强成熟细胞功能和维持成活等作用,但不同的 CSF 作用的细胞不同。G-CSF 主要刺激中性粒细胞的增殖和成熟,M-CSF 主要刺激巨噬细胞。

根据 CSF 的功能,主要用于抗肿瘤治疗中的减轻肿瘤化疗和放疗的不良反应。临床应用表明,G-CSF 或 GM-CSF 能迅速提高粒细胞数,帮助骨髓从放疗、化疗引起的抑制状态中得到恢复并增加抗感染能力。

（二）过继性细胞免疫治疗

过继性细胞免疫治疗（ACI）是通过输注免疫性细胞增强肿瘤病人的免疫功能达到抗肿瘤效果的一种免疫治疗方法。具有直接杀伤肿瘤细胞作用的免疫活性细胞主要包括自然杀伤细胞、杀伤性 T 细胞和巨噬细胞三类细胞。过继性细胞免疫治疗不仅使患者被动接受自身或同种特异性或非特异性肿瘤杀伤细胞，补充体内细胞免疫功能，而且直接或间接调动患者本身的特异性或非特异性抗肿瘤机制。目前用于肿瘤过继性细胞免疫治疗的主要是淋巴因子激活的杀伤细胞和肿瘤浸润淋巴细胞。

目前已证实，自然杀伤细胞在 IL-2 的维持下具有肯定的抗肿瘤作用。自然杀伤细胞 IL-2 疗法对肾癌、恶性黑色素瘤、结直肠癌等免疫原性强的肿瘤有显著的疗效。但仍有一些问题需要解决，如患者自体自然杀伤细胞前体细胞数少，扩增能力较低，杀伤能力有限；肿瘤过继性细胞免疫治疗疗效不稳定。因此，寻找高效、低毒的新型抗肿瘤免疫活性细胞是生物治疗的新方向，如何使过继性细胞免疫治疗更好地运用于临床实践还需深入研究。

（三）肿瘤疫苗

肿瘤疫苗原理是利用肿瘤细胞或肿瘤抗原物质诱导机体的特异性细胞免疫和体液免疫反应，增强机体的抗瘤能力，阻止肿瘤的生长、扩散和复发。肿瘤疫苗是以特异性杀伤 T 细胞免疫为主的肿瘤免疫疗法。肿瘤疫苗具有以下特点：①针对性强；②免疫反应产物能激活非特异性免疫，起增强、放大、协同作用；③细胞免疫具有记忆作用，在体内不断增值，并可生存较长时间。

肿瘤疫苗在 21 世纪初开始应用于临床。使用的是减毒的全细胞、细胞壁、特异性抗原或非致病性的活微生物来刺激病人的免疫系统。用肿瘤疫苗进行主动免疫治疗的目的是克服因肿瘤产物造成的免疫抑制状态，刺激特异性免疫来攻击肿瘤细胞，增强肿瘤相关抗原（TAA）的免疫原性。近年来，有关肿瘤疫苗的研究主要集中解决以下几方面：①TAA 在肿瘤宿主对抗中是靶目标；②脱落 TAA 造成的宿主免疫抑制；③抗原调变和免疫的异质性；④增加疫苗免疫原性的策略。

当前，尚无任何一种肿瘤具有疫苗治疗的标准方案。从许多临床Ⅰ、Ⅱ期研究的报告中看到这一疗法确实使一部分病人获得 PR、CR，而且基本无不良反应。值得注意的是有些病例持续时间相当长，可达数年之久。因此，肿瘤疫苗的临床使用价值不再是个问题。疫苗的研究再次成为热点，有些已进入临床Ⅲ期研究。希望在不久的将来，能看到某些肿瘤疫苗的标准治疗方案问世。

肿瘤疫苗面对的问题：①肿瘤病人中存在抗原特异性的免疫缺陷，对肿瘤抗原的免疫效应难以诱导；②肿瘤疫苗尚不足以产生足够的免疫效应导致肿瘤缩小；③肿瘤在抗原表达上存在异质性，需要针对多种抗原的肿瘤疫苗。

（四）单克隆抗体

杂交瘤技术问世后，单克隆抗体在肿瘤的诊断中取得了极大的进展，但在肿瘤的治疗上刚刚处于起步阶段。其机制主要是通过活化补体，构成复合物与细胞膜接触产生补体依赖性细胞毒作用,引起靶细胞的溶解和破坏,或通过封闭肿瘤细胞表面的受体,从而阻断细胞生长因子与受体结合诱发的促细胞增殖作用。

1.诊断上的用途　单抗用于诊断目的发展较快,产品也趋于多样化。①放射免疫成像:1993 年 FDA 批准了^{111}In 放射标记的鼠单抗 CyT103,可用于对结肠癌和卵巢肿瘤的体外影像检查。临床研究证明,在原发和复发性结肠癌中 CyT103 有 92％的高度敏感性,但特异性略低,为 67％。虽诊断肝脏病灶不如 CT 敏感,但对腹腔盆腔内的复发灶更敏感。缺点为尚不能精确定位。②放射免疫导向手术:术前给病人注射^{125}I 标记的单抗 B72.3,在术中用手提 γ 射线探测仪探测放射标记的肿瘤组织,从而有效地进行切除。这样就有可能使本来可以治愈的肿瘤得到更彻底的切除和在晚期病人中避免切除不必要的组织器官。

2.治疗上的用途　长期以来,发展抗肿瘤的单抗在临床上一直未获成功。直至 1997 年底,FDA 批准了 Rituxan 用于抗肿瘤的临床治疗。Rituxan 是一种抗 B 细胞表面标记 CD20 的单克隆抗体。对复发性和化疗抗拒性的非霍奇金淋巴瘤有 48％的有效率。1998 年 9 月 FDA 批准了又一个用于肿瘤治疗的单抗 Herceptin,它作用的靶目标是具有 HER2 基因过度表达的肿瘤细胞。已观察到在约三分之一的乳腺癌妇女中由于 Herceptin 的使用而增加了化疗的敏感性,提高了有效率并延长了生存期。

3.单克隆抗体存在的问题　单克隆抗体的特异性;鼠源单克隆抗体产生的抗体;抗体转运的生理屏障及网状内皮系统对单克隆抗体的非特异性吸附;肿瘤抗原的异质性。

（五）基因治疗

基因治疗是指将外源功能基因转移到靶细胞中以扰乱或纠正某些病理生理过程。肿瘤的基因治疗是应用基因转移技术将外源基因导入人体,直接修复和纠正肿瘤相关基因的结构和功能缺陷,或间接通过增强宿主的防御机制和杀伤肿瘤的能力,从而达到抑制和杀伤肿瘤细胞的治疗目的。

基因治疗的成功需要两个条件:①具备将目的基因充分有效地导入细胞的方法;②导入的基因必须由导入细胞充分表达。基因转导大致可分二大类,体外和体内基因治疗。体外基因治疗是基因在离体培养情况下被转移或转导到靶细胞中后再放回到动物或人体中。体内基因治疗是基因在体内直接被转导到靶细胞中。要完成这一任务,涉及两个相互独立而又有关联的因素,即治疗性的基因及其运载系统。基因的作用机制、大小、表达的稳定性、预期的效果等均是选择的重要因素。第二个因素决定了能否把一个治疗性的基因有效地运载到靶细胞并进行表达。运载系统也叫载体,是一个微基因盒。由一段能启动靶基因转录的核苷酸或叫启动子的成分和一个多聚腺苷酸信号组成。后者能稳定转录了的 mRNA。这个微基因盒通常位于一大段核苷酸的主链骨架里。这一骨架的序列可以简单到如在噬菌体里的一样,因此,可使载体在体外随细菌而增殖。也可复杂到如大 DNA 病毒一样。此外,这个微基因盒通常由其他一些大分子所包绕,如蛋白和碳水化合物等。它们在转基因的稳定性、靶向性和表达上执行某些特异性功能。

受体细胞是肿瘤基因治疗的靶细胞。人类基因治疗的受体仅限于体细胞。目前用于肿瘤基因治疗的受体细胞有淋巴细胞、造血干细胞、成纤维细胞、肝细胞和肿瘤细胞。

到目前为止,已鉴定的认为可能有治疗价值的基因数量迅速增加。美国 FDA 批准的治疗肿瘤的临床试验项目已有103项。然而,能否真正将治疗性基因成功地运用到人体的特定部位中还取决于一个有效的高度选择性的转运系统和高效的基因表达。因此,目前在基因治疗的基础科学研究上更多的精力还是强调发展更好的载体。

二、生物治疗在肿瘤治疗中的原则和作用

肿瘤的生物治疗起到了帮助机体恢复与肿瘤做斗争的能力的作用。只要用各种手段将肿瘤负荷降至109以下而同时恢复机体与之抗衡的能力,就有望使人体与肿瘤长期和平共处,达到治愈肿瘤的目的。临床上可以看到经细胞免疫治疗如IL-2治疗后,虽然总有效率不高,但有效者的缓解期远远超过同类病种的化疗、放疗效果,个别病例好到令人吃惊的程度。这些都说明了机体是有能力与肿瘤做斗争的。因此,生物治疗的原则是大多数情况下治疗宜在小肿瘤负荷的情况下使用。随着现代生物技术日新月异地高速发展,生物治疗在肿瘤综合治疗中的作用和地位也越来越重要。生物治疗不应看作是常规治疗手段失败后的补救手段,而应和各种常规手段有机配合,完成综合治疗的总体任务。

综上所述,肿瘤生物治疗已成为肿瘤综合治疗的一个重要组成部分,其对提高化疗、放疗的敏感性以及减少肿瘤的复发和转移具有重要的作用。

第五节　肿瘤的综合治疗

综合治疗也称为肿瘤多学科综合治疗或多手段治疗。其定义为根据病人的身心状况,肿瘤的病理类型、侵犯范围(病期)和发展趋向,结合细胞分子生物学的改变,有计划地、合理地应用现有的各种有效的治疗手段,以最适当的费用取得最好的治疗效果,同时最大限度地改善病人的生活质量。

该定义重视病人机体和疾病两个方面,并且不排斥任何有效方法,强调了成本效益的社会医学观点,而且目的明确,对我们的临床实践有重要指导意义。当然,随着时代的发展还需要不断补充新的内容,但就目前的认识水平,这一定义是较为全面的。

一、综合治疗方案的选择原则和安排

肿瘤的综合治疗不是将几种治疗手段简单的相加,而是将各种手段有机地结合起来,发挥各自的特长。综合治疗方案的选择有其判定指标和基本原则。注意:综合治疗的目的不是在于减少各种手段的治疗强度来达到同样的效果,而在于充分利用各种手段的不同机制来提高治疗疗效。

(一)判定指标

作为一种治疗手段的综合治疗合理与否有其最终的判定指标,即此方案能否延长病人的无病生存期和总生存期;是否有少的近期和远期不良反应;能否提高病人的生存质量;是否符

合成本效益的原则。

（二）基本原则

1.分期决定治疗的原则　恶性肿瘤 TNM 分期在预后的估计上已证明有巨大的价值,同时也直接影响肿瘤的治疗决策。因此,TNM 分类法是恶性肿瘤综合治疗方案设计的基础。TNM 的不同组合形成肿瘤的不同临床分期,同一恶性肿瘤不同 TNM 分期其综合治疗方案是不同的。如非小细胞肺癌Ⅰ、Ⅱ期以手术为主,ⅢA 期以化疗＋手术或放疗为主,ⅢB、Ⅳ期以放化疗为主。

2.个体化治疗的原则　所谓个体化治疗是指根据病人的预期寿命、治疗耐受性、期望的生活质量和病人的愿望以及肿瘤的异质性来设计综合治疗方案。我国中医理论主张"辨证论治"及因人、因地、因时制宜,分别采用不同的治疗方法,这是个体化治疗的最好体现。同种类型恶性肿瘤的异质性会导致同一分期的病人治疗结果明显不同。每一例病人的具体情况如功能状态、心理状况的不同也会导致治疗效果的不同。伴随病如冠心病、高血压病、糖尿病是影响肿瘤病人治疗耐受性的独立因素。有伴随病的病人难以耐受综合治疗。年龄是影响综合治疗方案选择的另一因素,人的生理年龄和心理年龄的改变多数在 70～75 岁,因此,年龄超过 70 岁的病人综合治疗应慎重。

3.生存率与生活质量兼顾的原则　提高病人的生活质量已成为恶性肿瘤治疗方案设计中日益重视的问题。对于根治性治疗,目前明显的趋向是应考虑对病人的机体和精神上的影响,从而要求尽可能保留病人的器官。例如在很多肿瘤研究中心已愈来愈少做乳腺癌根治术,有很多单位已经选用在保证根治乳腺癌的同时重建乳腺,以保留好的外观;头颈部毁容的手术也逐渐为小手术加放疗取代。骨肉瘤也很少做截肢术而用植入义骨以保留功能。在姑息治疗时,充分权衡给病人带来的得失更为重要。有时大面积照射和高剂量化疗会给病人带来相反的效果,使病人肿瘤播散更快。生存率与生活质量兼顾的原则要求选择的综合治疗方案:一是病人的生存因治疗得到延长;二是病人的生活质量因治疗而改善。不顾病人生活质量的治疗应该被淘汰。

4.中西医结合的原则　中医对肿瘤病人的治疗强调整体治疗,它的着眼点不在于肿瘤局部,而在于针对病人患癌后整体改变的调整和恢复。现代的手术、放疗、化疗及生物治疗在治疗的同时均会损害机体的正常功能,中医正可弥补西医的不足。在充分认识中西医抗癌方法优缺点的基础上,有计划地将两者综合应用,发挥各自的优点,并避免或减少不良反应,可使患者得到更好的生存质量和更长的生存时间。

5.重视成本效益的原则　肿瘤综合治疗的经济花费要比单一手段高。有多种综合治疗模式可选择时,如临床效果一样应选择费用最低的;如以货币为单位,效益大者为首选。成本效益的原则既照顾病人的经济利益,也最大限度地节省了有限的卫生资源。这也是肿瘤科医生在确定治疗方案时不得不考虑的问题。

（三）安排

1.综合治疗方案安排要符合肿瘤的生物学规律　病人的免疫功能低下时肿瘤会发展,而肿瘤发展又会进一步抑制机体的免疫功能。肿瘤病人尤其是晚期病人免疫功能的缺损通常是明显的。在这种情况下,单靠扶正通常不能很好地控制肿瘤,必须采取一些祛除肿瘤的措施。

所以,尽可能除去肿瘤后,重点放在恢复或改善病人的免疫和骨髓功能;以后根据情况再进行强化治疗。治疗后同样还是需要不断提高病人的机体免疫状况。而在治疗肿瘤的同时,也应注意保护病人的免疫和骨髓功能、肝肾功能等。

很多肿瘤播散概率很小,如皮肤癌,但也有很多肿瘤播散概率大,如小细胞肺癌、骨肉瘤和睾丸肿瘤等。因此,在确定治疗方案时,一般应根据病人的病期即侵犯范围决定首先采取哪一种治疗手段。但是,对于同一种或同一病期的病人也应具体分析局部与播散的问题,有些病人虽然表面上病灶较局限,但潜在播散的可能性很大,如年轻的和妊娠哺乳期的乳腺癌,不能贸然先行手术,应考虑先给予化疗或放疗对全身和局部有所控制后再手术,术后再采取相应的辅助化疗和预防性照射。

有些年迈或虚弱病人以及肝肾等主要脏器功能不全的病人很难承受手术、大面积放疗及高剂量化疗。所以,要充分衡量增加一种治疗可能给病人带来的得失。肿瘤科医生应避免不顾病人的身体状况而一厢情愿地采取积极的多种手段的综合治疗措施。其结果很可能是事与愿违。

2.综合治疗方案安排要合理 制定合理、有计划的综合治疗方案很重要。这需要多学科的医生充分讨论协商。对于某些肿瘤,局部控制相对是主要问题,例如皮肤癌局部治疗可将其治愈,没有必要再加用其他治疗,如扩大切除或预防照射都是不必要的。在另一些情况下,如骨肉瘤、小细胞肺癌等,虽尽量扩大切除或照射,都不能消除远处播散的可能。因此,必须采取必要的全身治疗措施才能达到根治的目的。

二、综合治疗的模式

综合治疗根据治疗手段的不同组合,分为非手术的综合治疗和包括手术的综合治疗

(一)包括手术的综合治疗

1.术后辅助放化疗 对于比较局限的肿瘤,这是最为常用的一种模式。乳腺癌就是成功的例子,有淋巴结转移的病人,应进行术后放疗(如锁骨上和内乳区)。而自70年代开始的术后辅助性化疗的研究,其取得的结果已证明综合治疗模式的价值。正是由于综合治疗,Ⅱ、Ⅲ期乳腺癌的治愈率不但有了提高,而且术后病人的生活质量也有改善。

2.术前放化疗 对于局部肿块较大或已有区域性转移的病人可先做化疗或放疗,以后再行手术。所谓的新辅助化疗即术前诱导化疗,在大部分的实体肿瘤中均可见到成功的报道。如对骨肉瘤的治疗,先术前化疗,以后再手术,可使治愈率明显提高。不能手术,甚至已有转移的睾丸和卵巢肿瘤,在化疗和(或)放疗后手术业已证明可以提高治愈率。在头颈部恶性肿瘤中,尤其是Ⅲ～Ⅳ期的病人,大部分需要综合治疗,应用最多的是放疗和手术的配合。目前术前辅助放化疗已成为热门课题之一,在一定程度上代表了一种新的趋向。

但有不少报道指出,术前的辅助放化疗会增加手术的难度和围手术期的并发症,特别是在肺癌中致死性的肺部并发症可达8%。通过化疗或放疗使不能手术的病人变为可以手术,比较突出的例子是小细胞肺癌,国内外众多的经验表明在放疗后手术能够提高治愈率。

（二）非手术的综合治疗

1.放疗结合化疗 放疗和化疗的结合是应用最广泛的一种综合治疗模式。放疗和化疗的组合模式有序贯放化疗、同步放化疗和交替放化疗。序贯放化疗避免了两种方法的直接毒性相加,多数学者主张最好先做化疗,或化疗与放疗同时进行。因放疗后的纤维化引起血管闭塞使化疗药物很难进入。但应区别对待,一般来说,以远处转移倾向为主或相对晚期的肿瘤应先行化疗,而以局部浸润为主或相对早期的肿瘤宜先行放射治疗。但在有些情况下如上腔静脉压迫综合征、颅内转移和骨转移等,为了尽快缓解病情可先做放疗。同步放化疗是近年研究的热点,放疗同时给予化疗目的:一是应用化疗药物的放射增敏作用,增加对局部肿瘤的控制作用,同时化疗对远地转移病灶亦有杀伤作用。二是放化疗的同时应用,提高了治疗强度。三是同时给予放化疗对局部病变和远地转移灶均不存在治疗延迟。但放疗和化疗各自剂量的选择、时间的选择等,目前仍不肯定,是需要深入研究的课题。交替放化疗也称三文治疗法,即化疗-放疗-化疗。与序贯放化疗相比,疗效相对较好;与同步放化疗相比,不良反应较轻。

2.生物治疗的应用 目前,除个别病例外,尚无资料证明单用生物疗法可以治愈晚期癌症,所以多作为辅助应用,这一方面近年来已经有了一定成果。日本应用香菇多糖配合化疗治疗晚期胃癌,美国应用干扰素配合化疗治疗淋巴瘤,可以提高远期结果。

3.基因治疗的应用 目前,基因治疗受到广泛的重视。基因治疗已有很大的发展,而且逐步深入。目前的基因治疗是利用一种病毒同时携带肿瘤抗体、细胞激活素与胸苷激酶3种基因,试图同时在多方面加强免疫抗肿瘤的作用,效果尚不明朗,并且在临床上使用还存在很多问题,其实用价值还存在一段距离。

4.中西医结合 我国的中医中药在调理和减少西医治疗上的不良反应方面具有不可代替的作用。活血化瘀中药可提高放疗疗效,扶正中药可提高细胞免疫功能,这些观点已为越来越多的肿瘤学家所接受。怎样将中西医结合起来,发挥各自的优势是有志于在肿瘤治疗方面有所作为的医生的努力方向。

三、食管癌综合治疗的进展

手术治疗是食管癌的标准治疗手段,但即使是早期病变,术后复发率仍然较高,多数临床随机研究证实食管癌术后5年总生存率在20%左右,因此,食管癌的综合治疗已引起临床重视,新辅助化疗是临床研究的一大热点。很多学者最近发表了术前化疗的结果,其目的是降低肿瘤期别或缩小原发肿瘤以确保手术切除的完整性和尽早消灭微小的远处转移灶。对食管鳞癌常用的药物有顺铂、博莱霉素、长春酰胺、氟尿嘧啶等,腺癌则为阿霉素、顺铂及氟尿嘧啶等。目前总的观点是对新辅助化疗有完全或部分缓解的病人,进一步进行手术治疗对提高远期生存率有益。对新辅助化疗无反应的病人,术前化疗可能延误手术时机,并可能诱导耐药癌细胞的生长。荟萃分析的结果更倾向于食管癌应给予术前化疗。

术前放疗已开展很久,早年报告多认为远期生存率差异不大。国内黄国俊、谷铣之等通过360例随机对比研究,观察了食管中段癌术前放疗的结果。两组切除率分别为93%和85%,5

年生存率综合组为 35％，单纯手术组为 30％。因此，认为术前放疗可在一定程度上防止手术引起的医源性癌细胞扩散、种植和转移。有些学者认为对能手术的病人进行术前放化疗优于术前放疗的结果，但目前仍存在争论。

四、综合治疗存在的问题和发展趋势

目前许多情况下是主诊医生认识到综合治疗的作用，本着宁滥勿缺的主观愿望，简单地将多种治疗手段相加，这往往造成了过度治疗的后果。综合治疗中各种手段的合理应用尚有很大的困难，现在缺乏有意义的预测因子指导制订前瞻性的有效综合治疗方案。综合治疗中的某些方法尚不够成熟，如高温疗法、电化学疗法等。对新技术新方法的过"热"，既对病人不利，也对新技术新方法的自身研究不利。这是肿瘤治疗学认识上需要注意的一个问题。

恶性肿瘤综合治疗研究，目前呈现几个趋向：①加强了有关细胞分子生物学预测和预后因素的研究；②各学科自身研究的深化为综合治疗方案的制订增添了更多的选择。如外科手术的精细化和微创化、内科化疗新的和更好的药物的不断出现、新的放射治疗技术在综合治疗中的使用研究等。

（胡冬鑫）

第四章　食管肿瘤

第一节　食管癌的诊断与分期

一、食管癌的诊断

(一)食管气钡双重造影

食管气钡双重造影是一项简便易用的食管癌诊断方法,临床应用广泛。对于中晚期食管癌有较高的诊断价值,对于肿瘤的定位也较为准确。食管气钡双重造影可直观地显示肿物位置、外形、长度、管腔大小、食管蠕动等特征。早期食管癌(局限于黏膜及黏膜下层)可表现为黏膜皱襞增粗、迂曲、中断等,然而部分早期病变造影可无特异性表现或呈阴性。中晚期食管癌除了有上述特征外常表现为:软组织肿物影,管腔狭窄及充盈缺损,管壁僵硬,蠕动减低,钡剂通过受阻及排空障碍等。但食管气钡双重造影对于肿瘤的外侵程度及淋巴结转移情况难判定,所以对于分期的价值有限,在 NCCN 食管癌临床治疗指南(V.1.2010 版)已不把它作为一项必备检查。但是食管气钡双重造影对于术后并发症的鉴别诊断(如食管气管瘘,吻合口瘘及吻合口狭窄等)更有不可替代的作用,另外对于新辅助治疗疗效的判断也有一定的提示作用。另外有研究认为食管气钡双重造影显示的病变长度与在体肿瘤的实际长度最接近,较 CT 显示的病变长度和内镜显示的病变长度更为准确,而食管癌病灶长度是一项独立的预后影响因素,目前并未纳入 TNM 分期系统中,因此可否将病变长度纳入到食管癌临床分期中,同时以哪种检测手段测得的病变长度为标准均有待于进一步研究。

(二)内镜及超声内镜

内镜下染色辅助多点活检可完成早期病理诊断,是目前公认的最为准确的诊断早期食管癌方法,广泛应用于诊断及治疗各种食管疾病。

食管染色常有以下几种方法:①Lugol 碘液染色:正常食管鳞状扁平上皮细胞富含糖原,糖原遇碘后呈棕色,而癌变组织、异型增生上皮细胞因糖原明显减少或消失而呈染色不良的淡染状态或不染状态,Lugol 碘液染色利用这一原理,广泛应用于食管癌的早期筛查。②甲苯胺蓝染色:恶性细胞 DNA 含量比正常细胞丰富,而其细胞间隙和膜间小管比正常细胞大,所以染料易渗入肿瘤细胞,使细胞核染色。甲苯胺蓝被细胞吸收后呈变色反应性蓝色色素。甲苯胺蓝主要用于诊断食管异型增生、Barrett 食管以及食管癌。③亚甲蓝染色:亚甲蓝又称美蓝,是一种吸收性染料,它可使肠上皮化生组织、坏死组织以及白苔着色,但正常胃黏膜不染色,此方法不易发现异型增生及癌变,因此亚甲蓝染色主要用于诊断 Barrett 食管及胃部的肠上皮化生。

食管超声内镜主要用于判断食管癌的浸润深度及周围转移,为分期和治疗方案提供依据。内镜超声(EUS)目前被认为是 T 分期及局部 N 分期较好的方法。正常食管在超声内镜扫描时管壁从内向外显示为高低回声 5 层结构,第 1 层高回声代表黏膜与气囊分界面;第 2 层低回声代表黏膜固有层和黏膜基层;第 3 层高回声代表黏膜下层;第 4 层低回声代表固有肌层;第 5 层高回声代表浆膜层与周围组织分界面。超声内镜可精确分辨 T_1、T_2、T_3,高频超声还可有助于分辨黏膜和黏膜下层。一项 meta 分析提示超声内镜对 T 分期的敏感性约为 81%～90%,晚期患者较早期对于 T 分期判断的敏感性更高,而超声内镜对 T 分期诊断的特异性高达 99%。另外超声内镜可以明显提高 N 分期的准确性,淋巴结常表现为:短径＞10mm,圆形,呈相同的低回声特征且有明显的边界,文献报道超声内镜诊断 N 分期的准确性达 72%～80%,而且对食管黏膜下病灶、食管邻近淋巴结、胃肠道紧邻结构进行超声内镜引导下细针穿刺(EUS-FNA),不仅可以取得病理诊断,而且可以明显提高超声内镜对 N 分期的准确性,EUS-FNA 可将 N 分期的敏感性从 84.7% 提高到 96.7%,特异性从 84.6% 提高到 95.5%。

(三)平扫及增强扫描

CT 对于早期食管癌的诊断有限,CT 对 T 分期诊断的精确度低于食管内镜,尤其对于 T_1、T_2、T_3 的判别较困难,但对中晚期食管癌诊断价值较高,尤其可显示肿物的浸润深度、与周围组织(大血管、气管等)的关系,纵隔及腹腔淋巴结转移等,对于术前分期及选择治疗方案具有指导意义。CT 主要观察食管壁增厚、腔外低密度脂肪层消失及与主动脉、奇静脉、肺动脉分界及接触面角度的改变,一般认为食管壁厚度大于 0.5cm,食管壁不均匀增厚,局部软组织肿块是异常表现。根据食管周围脂肪间隙是否消失是判断 T_4 分期的最主要的指征之一。CT 判断局部受侵的主要表现有:食管和周围纵隔组织的脂肪层的消失,纵隔结构的受压移位或缺损,如果胸主动脉与肿瘤的接触角大于 90°,或者原发肿瘤旁由食管、胸主动脉和脊柱围成的脂肪三角区被肿物所取代,则胸主动脉受侵可能性大,文献报道 CT 诊断纵隔肿瘤侵犯的准确性为 59%～82%。一般认为胸部及腹部淋巴结最大短径大于 1.0cm 可考虑为转移,以此为标准的研究结果报道 CT 对转移淋巴结诊断敏感性为 30%～60%,特异性为 60%～80%。CT 诊断淋巴结转移的最大缺陷在于敏感性太低,即使正常大小的淋巴结也可能含微转移灶,据报道胃周＜7mm 的转移淋巴结与非转移淋巴结通过 CT 难以鉴别,而且良性的增大淋巴结也降低了诊断的特异性。

(四)PET/CT

PET 和 PET/CT 作为一种以显示器官功能和代谢状态为特征的技术,在鉴别肿瘤性质、发现潜在转移灶等方面具有无创性、高敏感性、高准确性等优点,在食管癌的术前分期、预测新辅助治疗疗效、诊断复发转移灶等具有重要价值,尤其对于 M 分期的诊断比 CT 更加准确,可作为首选检查。一般病变部位 SUV≥2.5 视为肿瘤灶或转移瘤。meta 分析显示 PET/CT 诊断食管癌区域转移淋巴结的敏感性为 51%,特异性为 84%;对于诊断远处转移淋巴结的敏感性为 67%,特异性为 97%。由于常规 CT 以淋巴结直径>1cm 作为诊断淋巴结转移的标准,诊断准确性较低,CT 所示正常大小的淋巴结有 15%~20% 存在转移癌细胞,因此 CT 扫描对淋巴结的诊断有一定的缺陷,而 PET/CT 从分子代谢的角度结合影像学判断淋巴结的转移情况,对淋巴结转移的诊断更加准确。另外 PET/CT 可进行放疗模拟定位,判断放化疗疗效等。因此 PET-CT 有助于提高对食管癌分期的准确性,为选择最佳治疗方案、手术路径的选择提供客观依据。但 PET/CT 仍有其局限性,它对 T 分期的诊断仍不如超声胃镜准确,当转移的淋巴结较小时(小于 0.6cm 的淋巴结),淋巴结的肿瘤负荷低,难以检测到放射性浓集区,或易被高度浓集的原发灶所掩盖,而对于炎症肿大的淋巴结,亦可高摄取,出现假阳性。

综上所述,依据 NCCN 食管癌临床治疗指南(Version 2.2011 版)首诊时可根据以下思路进行,首先详细询问病史及体格检查,早期食管癌常无特异性表现,有的患者可有吞咽不适等症状,中晚期患者常以进行性吞咽梗阻为主诉而就诊,此时患者伴有进食后胸部隐痛,恶心呕吐等伴随症状,体重明显减轻及营养不良。查体应注意锁骨上淋巴结有无肿大,必要时可行超声引导下穿刺活检,以明确病理。此外,应行上消化道内镜及超声内镜检查以明确食管黏膜受侵及纵隔淋巴结转移的情况,并活检明确病理诊断,通常需活检 6~8 块组织,以获得足够诊断的标本,而细胞学刷检或灌洗所得的标本对于首次诊断通常是不足够的,但可用于确认治疗后的肿瘤残留;对于管腔狭窄内镜无法通过的患者可选择行双重气钡造影评估肿瘤大小及侵犯程度;胸部及腹部增强 CT 扫描可以评估原发灶的外侵及转移淋巴结或者其他远处转移灶;如有指征可行骨盆 CT 检查;如果肿瘤位于隆突或隆突以上,可行支气管镜检查以评估气管受侵情况,必要时可行活检或刷检;如果肿物位于食管胃交界处,必要时可选择腹腔镜检查;对于可疑的转移灶可行活检证实;如已经证实转移或者可疑转移的晚期患者建议检测 HER2-neu;PET/CT 在判断远处转移灶时比 CT 更加精确,必要时应行 PET/CT 以准确分期。

二、食管癌分期

食管癌的病理分期是影响预后的主要因素,也是选择治疗方案的主要依据。由美国癌症联合委员会(AJCC)和国际抗癌联盟(UICC)联合制定的恶性肿瘤 TNM 分期标准,将恶性肿瘤按肿瘤大小/浸润深度(T)、区域淋巴结转移(N)和远处转移(M)情况进行分期,是目前国际通用的决定癌症分期、选择治疗方案、判断预后、比较疗效的"金标准"。AJCC 于 2002 年在 1997 版分期基础上制定了第六版食管癌 TNM 分期,但二者并无明显不同,在 2009 年 AJCC 发布了第七版分期系统,对第六版分期做了较大的改进,主要包括以下几点:①T 期进一步细分,T_1 细分为 T_{1a} 和 T_{1b},T_4 细分为 T_{4a} 和 T_{4b}。②基于转移淋巴结数目将 N 分期划分为 N_1、N_2、N_3。③M 分期重新定义为远处转移,删除了非区域淋巴结转移。④细胞分化程度和肿瘤部位成为分期因素。⑤依据病理类型对鳞癌和腺癌分别应用 TNM 分期。

2009 第 7 版中将 T_1 分为 T_{1a} 和 T_{1b},研究显示黏膜内癌较黏膜下癌的预后好,研究报道 T_{1a} 期淋巴结转移几率<10%,而 T_{1b} 期患者约有 30% 发生淋巴结转移。对于黏膜内癌可行内镜下黏膜切除治疗,而一旦肿瘤侵犯黏膜下层时,淋巴结转移率可高达 20%~30%,则需手术根治。依据 2002 版分期肿物突破外膜层侵犯邻近器官则为 T_4,而 2009 对于 T_4 进一步分为

T_{4a}和T_{4b},对于侵犯可切除器官的情况(如肿物侵犯胸膜,心包和膈肌)归于T_{4a},TNM分期为Ⅲ期,而如果肿物侵及其他不可切除的器官(如气管,支气管,主动脉等)则归于T_{4b},其TNM分期升为Ⅳ期,已无手术指征。这些分级界限主要是基于既往研究结果显示两者的生存期存在着显著性差异。

第7版分期系统强调阳性淋巴结的意义,将N分期分为N_0、N_1(1～2枚)、N_2(3～6枚)、N_3(≥7枚),因此制定淋巴结清扫范围及病理检测的标准才可以避免因淋巴结数不足产生的偏倚,但是目前常规三野清扫尚需证据,淋巴结清扫范围对于食管癌分期仍是一个重要的问题。根据第七版分期来判断临床N分期可能会更加困难,因为淋巴结阳性数是通过术后病理检测得出的。术前各项影像学检查及超声内镜检查各有其优缺点,超声内镜虽然对于淋巴结检测具有较好的准确性,但对于腹腔干淋巴结及远处淋巴结的显示不佳。CT对于转移淋巴结的诊断敏感性较低,结合PET可结合细胞功能代谢和解剖学鉴别良恶性淋巴结,具有较高的准确性,但其由于检查价格较高,限制了在临床的推广应用。另外新分期中M分期删除了旧版淋巴结转移因素,只定义为血行远处转移。但是临床发现伴有锁骨上淋巴结转移或者腹腔干旁淋巴结转移的患者可手术切除,且生存率明显好于实质脏器转移(肝、肺、骨等)的患者。

第七版分期根据病理分化程度和肿瘤位置将T_2～$T_3N_0M_0$分为$Ⅰ_B$、$Ⅱ_A$和$Ⅱ_B$,但是病理分化程度和肿瘤部位对于生存的影响尚存争议,病理学分化程度和肿瘤部位对于胃食管交界癌是一个显著的生存预测因素,但多数研究中腺癌占较大比例,对于食管鳞癌的临床意义结果尚不一致,需进一步研究。有报道指出癌组织类型(H)和分化程度(G)只对Ⅰ期患者有影响,而肿瘤部位仅对$Ⅱ_A$期患者有影响,对$Ⅱ_B$期及以后的患者,上述三个因素失去预后意义。新分期中鳞癌和腺癌分别有各自的分期系统,在多数研究中已证实腺癌患者的预后较鳞癌好。

总的来说,第七版食管癌分期在第六版基础上做了较大改进,但仍存在诸多不足,如对于术前分期或不能手术患者如何分期无明确说明,对于新辅助治疗后的患者应用AJCC分期是否合适,淋巴结转移度及其转移范围对分期的影响,新分期的远处转移的定义是否准确,病灶长度可否纳入分期系统,等等。肿瘤分期系统是个发展的过程,随着对食管癌的深入研究和理解,分期系统将会不断修正,更加客观地反映患者预后,更加科学地指导临床实践。

附:食管癌TNM分期第六版(2002版)分期标准

T 原发肿瘤

T_x:原发肿瘤不能测定

T_0:无原发肿瘤的证据

Tis:黏膜内癌

T_1:肿瘤侵及黏膜固有层或黏膜下层

T_2:肿瘤侵及肌层

T_3:肿瘤侵及食管纤维膜

T_4:肿瘤侵及邻近器官

N 淋巴结转移

N_x:区域内淋巴结不能测定

N_0:无远处转移

N_1：区域淋巴结转移

M 远处转移

Mx：远处转移不能测定

M_0：无远处转移

M_1：有远处转移

胸上段食管癌：M_{1a}颈淋巴结转移，M_{1b}其他远处转移；

胸中段食管癌：M_{1a}没有应用，M_{1b}非区域淋巴结发生转移，和（或）其他远处转移；

胸下段食管癌：M_{1a}腹腔动脉淋巴结转移，M_{1b}其他远处转移。

食管癌 TNM 分期第七版（2009 版）分期标准

T 原发肿瘤

Tx 原发肿瘤不能确定

T_0 无原发肿瘤证据

Tis 原位癌或高度不典型增生

T_1 肿瘤侵及黏膜固有层及黏膜下层

T_{1a} 肿瘤侵及黏膜固有层或黏膜肌层

T_{1b} 肿瘤侵及黏膜下层

T_2 肿瘤侵及固有肌层

T_3 肿瘤侵及纤维膜

T_4 肿瘤侵及邻近结构

T_{4a} 肿瘤侵及胸膜、心包、膈肌、邻近腹膜

T_{4b} 肿瘤侵及其他邻近器官，如：主动脉、椎体、气管

N 淋巴结转移

Nx 区域淋巴结无法确定

N_0 无区域淋巴结转移

N_1 1～2 个区域淋巴结转移

N_2 3～6 个区域淋巴结转移

N_3 ≥7 个区域淋巴结转移

M 远处转移[#]

Mx 远处转移无法确定

M_0 无远处转移

M_1 有远处转移

[#]锁骨上淋巴结和腹腔动脉干淋巴结不属于区域淋巴结，而为远处转移。

第二节　食管癌内镜诊断与治疗

一、内镜诊断

（一）常规消化内镜

常规消化内镜诊断的任务在于发现病灶。检查时充分冲洗,除去黏膜表面多余的黏液,仔细观察,注意轻度发红、凹陷的部分,注意黏膜光泽的变化。早期食管癌指仅累及黏膜及黏膜下层,又称为浅表癌。根据内镜下形态,日本食管疾病学会将早期食管癌分为:0-Ⅰ浅表隆起型,占15%;0-Ⅱ浅表平坦型,分为0-Ⅱa、0-Ⅱb、0-Ⅱc,其中0ⅠⅡa轻度隆起型,占9%;0-Ⅱb平坦型,占16%;0-Ⅱc轻度凹陷型,占55%;0-Ⅲ浅表凹陷型,占5%。

进展期食管癌指癌已浸润至肌层,内镜下又分为:隆起型(Ⅰ型,20%)、局限溃疡型(Ⅱ型,10%)、溃疡浸润型(Ⅲ型,40%)、弥漫浸润型(Ⅳ型,20%)及混合型(不能明确分型,Ⅴ型,10%)。国内传统的根据大体形态的分类为髓质型、蕈伞型、溃疡型、缩窄型和黏膜下型。Dittler等比较内镜分型与TNM分期,二者有良好的相关性,内镜诊断的准确率达86.4%,说明此分型能正确反映病期的等级,预测手术切除的可能性,较符合临床实际情况。

（二）染色内镜

在内镜下用喷洒导管将特定色素喷洒在病变局部,增加病变处与周围黏膜的对比度,从而提高对病变的检测精度,这种技术称为染色内镜。内镜用色素分为两类:可吸收色素染料与不可吸收色素染料。

两类色素的比较如下:

(1)可吸收染料:亚甲蓝、Lugol碘、甲苯胺蓝、结晶紫。优点:易获得,廉价,无毒;缺点:附着力强,不易冲去。

(2)不可吸收染料:靛胭脂。优点:着色鲜艳,易冲去,可反复染色;缺点:不易保存。

针对食管黏膜的染色常用碘染色与甲苯胺蓝染色。

碘染色(1%~1.5%)食管黏膜后,黏膜不染区可能为早期癌变,也可能是高级别上皮内瘤变。

碘染色的原理:正常黏膜上皮中的糖原颗粒＋碘——茶褐色,癌变或异型增生的黏膜上皮内糖原下降——不染或淡染。(图4-1、图4-2)

使用碘染色时的注意事项:碘染色后,食管癌的表层上皮会脱落,再生时会被非癌上皮覆盖,使其后的治疗或观察无法进行。

甲苯胺蓝染色:甲苯胺蓝将癌变或异型增生的上皮染成蓝色。

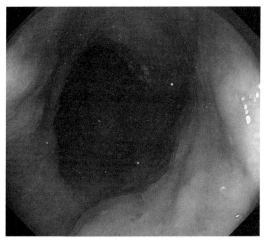

图 4-1 白光内镜下显示食管局部粘膜粗糙不平

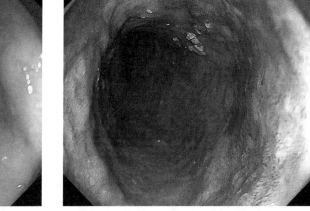

图 4-2 NBI 可见褐染区

（三）放大内镜

将黏膜表面放大数十倍，更清晰地观察表面结构，区分正常上皮与早期癌变上皮。

（四）NBI

观察黏膜表面及血管的结构。将内镜照明光源由红、蓝、绿三色宽幅光变为 540nm 绿光、415nm 蓝光的窄带光，将上皮表面显示为褐色，而黏膜下血管为青色。

415nm 蓝光：在黏膜表面产生强反射形成的鲜明对比，强调黏膜微细结构。

消化道黏膜中血管内的血红蛋白对 540nm 绿光有很强的吸收，凸显黏膜下血管，强调血管。

早期及微小病变多数存在血管改变，如毛细血管密度、毛细血管形态、腺管开口形态、细胞形态等。

NBI 成像可以更好地强调黏膜表层毛细血管或细微结构形态，更利于发现早期癌变。（图 4-3、图 4-4）

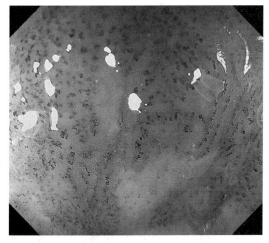

图 4-3 放大内镜观察可见 IPCL 异常（1）

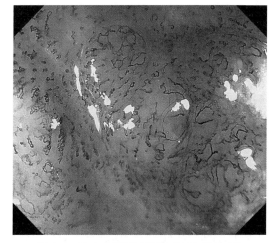

图 4-4 放大内镜观察可见 IPCL 异常（2）

（五）自体荧光内镜

癌变组织的自体荧光较正常黏膜会有所变化，为诊断提供参考。自体荧光内镜应用于临床已十余年，但其对良恶性病变的鉴别仍存在争议。

Haringsma 等应用 LIFT·GI 成像系统和普通内镜对 111 例 Barrett 食管作了前瞻性对照研究，在 24 例重度异型增生和 17 例早期食管腺癌病灶中，荧光内镜准确检出了 20 例重度异型增生和全部 17 例早期食管腺癌（诊断敏感度为 90％，特异度为 89％），而普通内镜仅发现了 11 例重度异型增生和 16 例早期食管腺癌，统计显示两种内镜系统还难以显示低度异型增生病灶，该影像系统仍需改进，以利于更早发现食管癌前病变。Niepsuj 等对 34 例 Barrett 食管的对照研究同样发现，荧光内镜对活检标本中重度异型增生病灶的检出率（8.3％）显著高于普通内镜（0.7％），而两者对低度异型增生病灶的检出率无明显差异（分别为 26.6％ 和 19.1％）。认为荧光内镜对检测食管异型增生和早期癌肿有重要价值。

国内有学者对 110 例确诊或疑诊消化道恶性肿瘤并接受手术治疗者的手术切除标本行自体荧光内镜检查，得出自体荧光内镜对早期癌的检出率为 86.7％，对进展期癌的检出率为 95.5％，诊断消化道恶性肿瘤的总体敏感性、特异度、阳性预测值、阴性预测值和诊断准确率分别为 94.2％、94.0％、93.3％、94.8％ 和 94.1％，诊断特异度略高于国外学者，可能与荧光图像早期癌症诊断仪所采用的荧光强度与荧光光谱双特征判别技术有关。

自体荧光内镜对消化道恶性肿瘤的诊断具有高敏感性。文献报道，自体荧光内镜成像技术对消化道早期肿瘤和异型增生的检测具有良好的临床应用价值，其对消化道总的检测敏感度和特异度分别可达 91％～93％ 和 83％～87％，其对胃食管病变的诊断敏感度和特异度分别为 84％～93％ 和 80％～87％，对检出形态特征不明显的病变较普通内镜有更大优势，易于发现肉眼难以识别的可疑病灶并确定其发生部位和范围，可精确指导活检，对提高早期癌的检出率具有重要意义。

（六）激光共聚焦内镜

这是近些年发展起来的新型内镜技术，它在传统的电子内镜基础上整合了共聚焦激光显微镜技术，大大提高对黏膜观察的放大倍率（5000～10000 倍）和精细程度，使得对黏膜的观察达到接近组织学水平，有人称之为"光学活检"。

为适应临床需要而设计的微型化的共聚焦显微镜，应用单根光纤同时充当照明点光源和观察针孔，并安装在传统内镜的远端组成共聚焦激光显微内镜。它除可以进行标准的电子内镜检查外，还能进行共聚焦显微镜检查。观察时，光源聚焦点与被观察点在同一平面，且光源针孔与观察针孔同步运动，故名共聚焦。共聚焦显微镜捕获的反射光经数字化处理并重建后得到反映被检测黏膜某一层面的灰阶图像，此点不同于传统的电子内镜成像。

共聚焦激光显微内镜分为两种，一种为使用专用的耦合激光共聚焦镜头的电子内镜，另一种为使用探头式激光共聚焦镜头。后者可经内镜活检孔道插入，适应性更好。

使用激光共聚焦内镜时，必须首先注射荧光素，然后通过激光照射黏膜表面，才能捕捉黏膜表面发出的荧光（可见光）成像。目前可供使用的荧光剂包括荧光素钠（廉价无致突变性）、盐酸丫啶橙、四环素和甲酚紫等。荧光素钠和四环素通过静脉注射可全身使用，而盐酸丫啶橙与甲酚紫可喷洒于黏膜上局部使用，目前应用最广泛的是荧光素钠与盐酸丫啶橙。

共聚焦内镜不仅可以观察到食管鳞状上皮的形态和排列,而且可以清晰地观察到食管鳞状上皮内的微血管,即上皮乳头内毛细血管祥(IPCL)的分布、形态等,此点类似于 NBI 加放大内镜技术,但共聚焦内镜的放大倍率更高,并且可以精确地测量出微血管的直径,故观察更为精细。而 NBI 技术无法对上皮细胞作出形态学观察。共聚焦内镜可观察到浅表鳞状细胞癌的 IPCL 延长、血管增粗,直径可达 30~42mm,形态和结构也发生变化,甚至正常上皮特征性的 IPCL 完全消失,代之以充满红细胞的肿瘤血管。

由此可见,共聚焦内镜非常有利于浅表鳞状细胞癌的诊断,不过临床尚需大样本前瞻性研究进一步证实。

(七)光学成像的综合应用

主要是染色+放大内镜,以及 NBI+放大内镜。实际上,无论是染色内镜抑或 NBI 观察,如果不结合放大内镜,都很难取得满意的观察效果,无法真正准确地判断黏膜表面的精细结构。

(八)超声内镜

超声内镜(EUS)可用于观察食管癌病灶累及层次,以及纵隔有无淋巴结转移,在术前建立肿瘤分期。对肿瘤进行分期的意义在于:帮助制定、选择有利于患者的个体化、最佳治疗方案;判断预后;协助对内镜治疗、手术治疗、放疗、化疗、联合治疗等的评价:有利于患者资料的共享、分析。

EUS 对食管癌 T 分期的准确率较高,由于 CT 检查,但 EUS 不能完全替代 CT 检查。原因如下:①初学者应用 EUS 对肿瘤分期的准确率有一个逐渐提高的过程:②EUS 显示不同 T 分期的准确率不同,准确率最低的是 T2 肿瘤,由于炎症和纤维化等原因易将其诊断为 T3 肿瘤;③体重减轻和肿瘤大小与 EUS 分期判断错误有相关性。通常体重下降者 EUS 分期错误率低,较大肿瘤的准确率低。HeerenPA 等发现,病变长度大于 5cm 的食管癌分期准确率低于小于 5cm 者。

相对于 CT 检查,EUS 显示病变累及血管更敏感可靠,但判断进展期食管是否失去手术机会,不同操作者的观察结果有一定差异。

EUS 对肿瘤淋巴结转移的诊断远优于 CT 检查。CT 固然可以发现肿大淋巴结并测量其大小,但 EUS 还可以提供形状、边缘、内部回声等信息,而且可以发现仅 2~3cm 大小的淋巴结。区分一个肿大的淋巴结是良性还是恶性是影像学的难点,Catalano 等研究得出一个 EUS 判断淋巴结良恶性的 4 项指标:大小、形状、边缘和内部回声。恶性淋巴结的特点为:直径>10mm,类圆形,边缘锐利,低回声。认为这个体系判断淋巴结良恶性的敏感性和特异性分别高达 89.1％和 91.7％。但是,能否根据形态学来区分良恶性淋巴结至今仍无定论。

肿瘤的 T 分期与 N 分期是明显相关的,肿瘤侵犯越深,淋巴结转移的发生率就越高。所以 T 分期可能对 N 分期有一定的提示作用。

对淋巴结行 EUS 引导下吸取细胞学检查(EUS-FNA)是术前判断淋巴结良恶性的最佳方法。不仅可以区分良恶性,而且对无明显原发灶的淋巴结转移性肿瘤,可以帮助发现原发肿瘤的来源。当然,EUS 有穿透深度的限制,对远处转移(M)无法得出结论性判断,这方面要与 CT 联合应用。

食管癌分期标准中,腹腔干旁淋巴结转移被定义为 M1,提示较高分期,直接影响预后。但有学者对此有争议,认为腹腔干淋巴结转移与区域性淋巴结转移(N1)的预后无明显差别。

进行 EUS 确定肿瘤侵犯范围对确定治疗方案有重要意义。许多已经确诊为食管癌的患者,行 EUS 可以帮助判断能否行内镜治疗、手术治疗,或选择放疗、化疗、支持治疗(如放置支架)。

对于无转移的浅表病变如原位癌和黏膜内癌,经内镜黏膜切除术(EMR)治疗的 5 年生存率与手术切除无显著差别,但前者的生活质量明显高于手术治疗。若肿瘤侵犯大血管、心脏或有远处转移(T4 或 M1),则手术治疗意义不大,可以考虑置入支架及化疗、放疗等。

当食管癌伴有食管的严重变形狭窄时,EUS 操作较为困难。如果为插入超声内镜而行扩张,非常容易造成穿孔,尤其是斜视的线阵超声内镜,插入风险更大。应用小探头可以解决这个问题,但观察远离病灶的淋巴结也不十分满意。采用线阵超声对食管良恶性狭窄的判断有一定优势,线阵超声内镜可以在狭窄的一侧扫查肿瘤的大部分,或者当狭窄光滑、性质难以确定时,对病变穿刺取材,帮助鉴别。但线阵超声检查狭窄远端的周边淋巴结也很不理想。

二、内镜治疗

(一)内镜下黏膜切除术

内镜下黏膜切除术简称 EMR,是从大块活检的概念发展而来,在世界上被广泛应用于消化道浅表、局限病变的治疗,其治疗效果与外科手术相近,又具有创伤小、保持器官原有结构和功能的优点,且恢复快。

1.适应证　消化道癌前病变:包括腺瘤和异型增生,或者低级别、高级别的上皮内瘤变。

消化道早癌:病理类型为分化型癌,内镜和超声内镜判断癌浸润深度限于黏膜层;病灶大小,隆起型和平坦型应小于 2cm,凹陷型小于 1cm,病变局部不合并溃疡,在食管,病灶范围小于周径的 1/3。

随着技术的提高,EMR 的适应证可适当放宽,癌组织侵犯到黏膜下浅层,并且超声内镜或 CT 未发现淋巴结肿大,也可行 EMR。病灶大于 3cm,可在内镜下分片行 EMR,称为 pEMR。

2.禁忌证　内镜提示有明显的黏膜下浸润,如组织僵硬,充气不能变形,有溃疡,凹陷周边不规则,注射后病变不能抬举黏膜等,需结合超声胃镜、NBI 等观察,准确判定是否属于黏膜下癌变,考虑外科手术治疗。还有肝硬化、血液病等有出血倾向者亦为禁忌。

3.操作方法　首先是明确病灶边界,必要时可用 Lugol 液/甲苯胺蓝染色或 NBI 观察加以明确。然后在病灶边缘黏膜注射生理盐水＋1:10000 肾上腺素,或者甘油果糖,可以加靛胭脂作为标记。注意调整病灶至镜头视野 6 点方向,可以多点注射,直至病灶有效隆起,总量2～30ml。隆起要充分,又不可过度。不充分或过度都难以用圈套器套住病变,一般越是平坦的病变、直径小的,越要注意控制注射量。病灶经注射隆起后,用圈套器抓住病变,通电用混合电流套切,回收标本,然后观察创面,是否有剩余病变需要处理,是否需要止血。病变大者,可考虑用金属夹子封闭创面,以利更快愈合。

如果病灶过于平坦,可以采用透明帽辅助切除法,或称为透明帽技术。操作时,将与内镜匹配的透明帽套于内镜端部,将高频电圈套器安装在帽槽内。将内镜插至病变处,调节操作部,使用注射针进行黏膜下注射使黏膜隆起。将透明帽在正常黏膜处吸引黏膜,对圈套器进行塑型,然后再对准病灶吸引将病灶吸入透明帽内,随后将圈套器套住吸入帽内的病灶,完整切下病灶。最后检查病灶创面,有无残留、出血、穿孔等并发症。可以用 APC 处理创面的裸露血管及残留组织,必要时可用金属夹子封闭创面。(图 4-5、图 4-6、图 4-7)

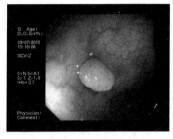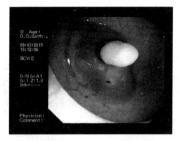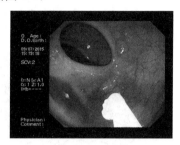

图 4-5　息肉　　　　　　　　图 4-6　注射隆起　　　　　　　图 4-7　圈套切除

EMR 术后禁食 24h,如无并发症,24h 后开始尝试进流质,术后 3 天至 1 周只能进软食,并避免刺激性食物。如患者疼痛明显,可适当延长禁食时间。术后可给予黏膜保护剂如硫糖铝、铝镁合剂等,不必常规使用抗生素。

(二)内镜下黏膜剥离术

对于 EMR 无法一次完整切除的病变适于用内镜黏膜下剥离术(ESD)治疗。1996 年,日本研制出末端绝缘体电刀、钩刀等专用器械,可将大块黏膜病变完整地切除下来,用于治疗早期消化道肿瘤,标志着 ESD 技术的诞生。此后以至近年,ESD 技术方兴未艾,发展到可以将累及全壁层的病变切除,意味着 ESD 已发展到相当高的水平。

1.适应证

(1)巨大平坦型息肉:直径,尤其指侧向直径大于 2cm 的平坦息肉建议 ESD 治疗,可以一次性完整、大块地切除病灶,降低病灶的复发率。

(2)早期消化道肿瘤:包括重度异型增生、原位癌、腺瘤伴有重度异型增生、各种分化类型的黏膜内癌、有溃疡病灶的黏膜内癌直径<3cm。轻度异型增生者可以随访,也可以考虑 ESD 治疗。

(3)黏膜下肿瘤:超声内镜确定来源于黏膜肌层或位于黏膜下层的肿瘤,通过 ESD 治疗可以完整剥离病灶。来源于固有肌层的肿瘤,ESD 切除病灶的同时往往伴有消化道穿孔,不主张勉强剥离,但可通过内镜下修补术成功缝合创面,使患者避免接受更大的手术。

(4)EMR 术后复发及其他:ESD 可以自病灶下方的黏膜下层剥离病灶,从而做到完整、大块地切除肿瘤、手术瘢痕、残留及溃疡等病灶。

2.ESD 基本步骤

(1)染色:同 EMR。

(2)标记:用针刀或氩气刀在病灶周围进行电凝标记,标记点至少离开病灶边缘 0.5cm。

(3)黏膜下注射:在标记点外侧进行多点黏膜下注射肾上腺素盐水,可以加或不加靛胭脂做标记,每点注射 2ml 左右,至病灶明显隆起。

(4)环形切开:用各种合适的 ESD 专用切开刀,如 IT 刀、钩刀、Flex 刀、DualKnife 等,沿病灶边缘外侧 0.5cm 处环形切开病灶外侧黏膜,注意完整充分地切开病灶,保证没有病变遗漏。

(5)黏膜下注射:借助透明帽,通过反复黏膜下注射,使用各种合适的切开刀,从黏膜下层逐步剥离病灶,将其完整地切除。注意随时止血。

(6)创面处理:处理创面裸露的血管,检查病灶边缘有无残留。必要时可用金属夹子封闭创面。(图 4-8、图 4-9、图 4-10、图 4-11)

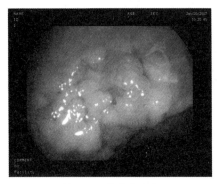

图 4-8   胃早癌病变

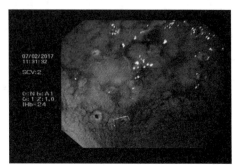

图 4-9   对病变进行标记

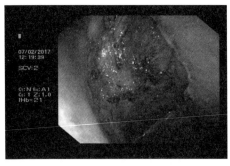

图 4-10   先环周预切开,后对病变进行剥离

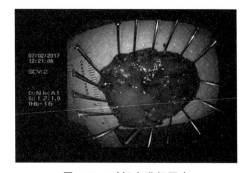

图 4-11   对标本进行固定

ESD 术后处理同样很重要。术后要将切除标本按原来形态展开,测量大小,标记方位,固定后送检。病理学检查可以进一步确定病变的性质、病灶边缘和基底有无累及。术后第 1 天禁食,创面大者可能要禁食 48h,常规静脉营养支持,并给予质子泵抑制剂抑制胃酸,黏膜保护剂保护创面,半卧位减少胃酸反流对创面的刺激。密切观察生命体征及颈部有无皮下气肿,有无呕血或黑便。2~3 天后,病情平稳者可考虑开放流质饮食。出现迟发性出血者可在内镜下紧急止血。

根据对切除标本的病理检查结果,以下情况需追加治疗:

(1)深部切缘癌细胞阳性,必须行胃切除加淋巴结清扫。

(2)水平切缘癌细胞阳性,癌细胞浸润深度仅限于黏膜层者,可以选择:①追加施行扩大范围的 ESD;②APC 烧灼治疗,并向患者明确交代病情,密切随访;③追加手术。

(3)水平切缘癌细胞阴性,但浸润深度已达黏膜下层,如果仅为黏膜下层浅层,可在向患者明确交代病情后密切随访;如果脉管侵袭阳性,则必须追加手术治疗。

ESD术后3个月、6个月内镜随访,了解医源性人工溃疡是否愈合,金属夹是否脱落,并在术后瘢痕处活检以了解病灶有无复发。

出血和穿孔是 ESD 的主要并发症,尤其术中出血,需要及时有效地处理,否则会导致严重后果:因为盲目止血容易造成术中穿孔,出血量较多时必须终止操作,止血失败则必须行外科手术。对于起源于固有肌层的病变行全壁层切除时,有可能会出现穿孔处出血的情况,处理有较大的难度。

(三)内镜下食管狭窄扩张术

食管癌造成患者吞咽困难,常由于管腔狭窄或梗阻所致,根据治疗方法的不同,将狭窄分为三种类型:

Ⅰ型:局限性环形狭窄,狭窄长度<2cm;

Ⅱ型:腔内突出性梗阻,息肉样梗阻;

Ⅲ型:管腔广泛浸润性狭窄,狭窄长度>2cm。

食管狭窄分度见表 4-1。

表 4-1　食管狭窄分度

分度	可进饮食	内镜通过性	管腔直径(mm)
0	普通食物	普通胃镜	>11
1	固体食物	XQ 型镜	9~11
2	糊状食物	XP 型镜	6~9
3	流质食物	无	<6
4	水;无	导丝	<1

内镜下扩张术可分为探条扩张术与气囊扩张术。

探条扩张术广泛使用的是 Savary-Gilliard 扩张器。此扩张器由前端部与体部组成,前端部呈锥形,向前端逐渐变细,其尖端以及与体部交界处分别有金属标记,X线透视下可观察到。此扩张器有 70cm 与 100cm 两种规格,常用 70cm 型号。有 16 种不同直径,常用者为:15F,5mm(对应直径,下同);21F,7mm;27F,9mm;33F,11mm;38F,12.8mm;42F,14mm;45F,15mm。

扩张导丝分为两种:一种为 Savary-Gilliard 导丝,由不锈钢丝制成,长度为 200cm,前端长5cm,为弹性头部,遇阻力可发生弹性弯曲,尖端圆钝。无 X 线透视食管扩张时,在内镜能通过狭窄段时使用此导丝。另一种为 ERCP 用导丝,由前段光滑部和后段标准部两部分,前段有特殊外涂层(通常为 Teflon 涂层),且遇水特别光滑,适用于通过特别狭窄处。前端有直头和弯头两种,弯头可更好地通过迂曲的狭窄段。

内镜下探条扩张术包括导丝置入和探条扩张两个步骤。导丝置入可在内镜直视下进行,也可在 X 线透视下完成,对于重度狭窄,超细内镜难以通过的,扩张宜在 X 线透视下进行。扩张导丝顺利通过食管狭窄段进入胃腔是决定能否进一步行食管扩张的关键。食管腔完全阻塞,ERCP 导丝也无法通过时,则不能实行扩张。

扩张时,首先选择直径 15F(5mm)带刻度扩张器,前端润滑,然后左手固定导丝末端,右手持扩张器,循导丝的自然弧度逐渐插入,通过感知的阻力判断是否进入狭窄段和已通过狭窄段。扩张器插入深度应为狭窄段长度加上狭窄上口距门齿的距离,最大插入深度为再增加5～10cm,以减少患者的不适感觉。狭窄段一次扩张后,保留导丝位置,推出扩张器,宜左手推进导丝,右手推扩张器,两者同步进行,以保持导丝位置相对不动。推出扩张器后可凭导丝上的刻度判断是否未移动。若有助手,可请助手协助控制导丝,两人协调配合。一次扩张后,可更换更粗的扩张器再次扩张,直至27F扩张器通过后,同时推出扩张器与导丝,完成第一次扩张,然后插入内镜观察能否通过狭窄段,以及狭窄段的出血与穿孔情况。

后续扩张的程序,有人提倡10天内3次扩张的疗法:首次扩张,15F-21F-27F;术后第4天,第二次扩张,21F-27F-33F,或者27F-33F-38F;术后第10天行第三次扩张,33F-38F-42F。扩张时,需注意遵循扩张器直径从小到大的原则逐步升级,严禁越级扩张;此外,每次扩张治疗不宜超过3根扩张器。对于3～4度狭窄的患者,扩张到38F的扩张器容易通过,则患者大多可以经口进接近正常的饮食,基本达到治疗目的。

内镜下气囊扩张也可以用于治疗食管癌引起的狭窄,不过还有其他适应证:食管炎性狭窄;食管术后吻合口狭窄;先天性食管狭窄;功能性食管狭窄、贲门失弛缓;瘢痕性食管狭窄。禁忌证为食管化学烧灼伤后2周内,以及食管病变疑有穿孔者。

气囊扩张分两种方法:

(1)经内镜技术:常规插入胃镜至狭窄段上方,从内镜活检孔道插入扩张气囊,内镜直视下气囊进入狭窄段,最好使气囊中部位于狭窄段的中部,然后气囊充气,通过外接的压力泵控制压力从而控制气囊的直径,根据患者耐受情况持续30～60s,然后放气,休息数分钟后再次扩张,直至注气时阻力明显减小为止。

(2)经导丝技术:插入内镜至狭窄段上方,在内镜监视下将导丝通过狭窄段,然后退出内镜,以X线指示,沿导丝将气囊插入狭窄段中部,然后同上法扩张。

气囊扩张并发穿孔者比探条扩张多,尤其是经导丝扩张时,应根据狭窄程度选择合适的气囊,扩张气囊外径通常小于35mm。

(四)内镜下食管支架置入术

置入食管支架是治疗食管狭窄的常用方法,自膨式金属支架是最常用的食管支架,常用于食管中段、下段恶性狭窄,以及部分上段食管狭窄。金属支架分为裸支架和覆膜支架,裸支架置入后,由于肿瘤组织通过丝网向内生长,20%～30%的患者再发吞咽困难。覆膜支架的出现,能有效地避免肿瘤组织向内生长,还能有效封堵瘘口、穿孔。因此,现在多数学者认为覆膜支架具备更长期缓解食管恶性狭窄的疗效,并且可用于治疗食管-气管瘘或食管-纵隔瘘。

然而覆膜支架也有其缺陷,即容易移位。对于贲门或食管胃连接处的恶性狭窄来说,覆膜支架比裸支架更容易发生移位。部分覆膜支架,即支架两端各约1cm范围内不覆膜,在一定程度上减少全覆膜支架移位发生的概率。对于将要用于食管胃连接附近的支架而言,防移位的功能要比其他位置加强,并且还需要考虑抗反流功能。于是出现远端为喇叭口,并有抗反流瓣的部分覆膜支架,能较好地满足临床的需求。

食管上段恶性狭窄是治疗的一大难点。上段食管癌占7%～10%。过去认为上段食管癌很难通过置入支架解除吞咽困难,因为此处置入支架后容易发生穿孔、吸入性肺炎、支架向近端移位以及难以忍受的疼痛、异物感、咳嗽等并发症。但是,最近一项大宗病例的临床研究改变了认识,其中更有 44 例患者在高于食管上括约肌的位置发生恶性狭窄。通过内镜或 X 线透视置入支架,大多数患者吞咽困难症状缓解,其并发症发生率与支架治疗中下段食管恶性狭窄相比,并无显著差异。尽管如此,支架置入治疗高位狭窄及高位食管瘘,仍然需要准确控制支架上缘的位置,并个体化设计及定制支架,同时需要与患者及家属充分沟通,必要时可能需要取出支架、放弃此种治疗。

食管内支架置入,不仅可以治疗食管癌引起的狭窄,也可以治疗食管腔外肿瘤如肺癌、纵隔转移淋巴结等压迫食管导致的狭窄。治疗此种腔外压迫采用何种金属支架,尚无定论。

(五)激光动力学治疗

激光动力治疗(PDT)治疗食管癌的基础研究多以人食管癌细胞系 QBC939 为研究对象,研究发现:①PDT 对人食管癌细胞 Eca109 和 Ec9706 具有明确的杀伤作用,其对细胞的抑制率具有显著的剂量效应关系。光敏剂浓度和光照强度间存在交互关系,从临床角度考虑,采用较低的光敏剂浓度经较大的光照强度照射是理想的 PDT 治疗方案。②改变功率时间的组合不会影响光动力对食管癌细胞杀伤作用,采用在光纤承受范围内的大功率短时间的照射方式可达到安全快捷的目的。

PDT 对食管细胞的抑制效应主要是通过激光特异性激发癌细胞产生单线态氧,诱导食管癌细胞线粒体凋亡达到的,在凋亡过程中,出现了细胞色素 c 释放,caspase-9 和 3 的活化。VEGF、COX-2 从基因到蛋白水平低表达,以及 NF-KB 的灭活,可能是促进食管癌细胞早期凋亡的途径。在体实验也表明 PDT 对人食管癌荷瘤裸鼠的肿瘤组织有杀伤作用,肿瘤生长减慢,并可能促进机体免疫功能。腹腔注射和瘤内注射光敏剂两种不同给药途径均有效。PDT 杀伤食管癌移植瘤的深度可达 0.8cm,动物实验表明 PDT 安全。在以上基础研究的支持下,临床近来已有利用 PDT 治疗不可切除食管癌的尝试。初步的经验表明,PDT 能有效缓解食管闭塞,治疗顽固性肿瘤坏死导致出血,延长生存期,改善生活质量。

总之,PDT 不仅可以抑制肿瘤生长,延长生存时间,改善生存质量,同时其并发症发生率较低,患者耐受性较好,对机体损害较小。随着毒性更低、疗效更好的新型光敏剂的开发和新型激活方式的采用,加之与手术治疗、放化疗等治疗方法的联合,PDT 无疑会在不可切除食管癌的综合治疗中发挥更重要的作用。

(六)腔内放疗

腔内短距离放射治疗,辅以体外线照射,主要在欧美经济发达国家应用。通过内镜或 X 线透视监测,将 10mm 大小的辐射器通过导丝进入食管,对癌性狭窄部位进行照射,操作简便快捷,可在门诊进行。

腔内放疗常用放射源为铱-192(^{192}Ir),照射剂量从 7.5Gy 到 20Gy 不等,都收到缓解吞咽困难的疗效,而且据文献报道,对食管腺癌和鳞状细胞癌的治疗没有差别。

腔内放疗的并发症很少,主要是瘘的形成、轻度胸骨后疼痛、放射性食管炎。放疗后再发吞咽困难占所有患者的 10%～40%,主要原因是肿瘤持续存在或是放疗引起的狭窄。

第三节　食管癌的外科治疗

一、外科治疗适应证与禁忌证

1.适应证

(1)病变未侵及重要器官,肿瘤侵犯胸膜、心包或膈肌仍可手术切除;淋巴结无转移或转移不多,不超过3~6枚区域淋巴结转移;身体其他器官无转移者。

(2)放射治疗未控制病情或复发病例,无局部明显外侵或远处转移征象。

(3)少数高龄患者(>80岁)但身体强健无伴随疾病者也可慎重考虑。

(4)无严重心、脑、肝、肺、肾等重要器官功能障碍,无严重伴随疾病,身体状况可耐受开胸手术者。

2.禁忌证

(1)一般状况和营养状况很差,呈恶病质状态。

(2)病变严重外侵,侵犯邻近结构如主动脉、椎体、气管等,不能手术切除;多野(两野以上)和7枚以上区域淋巴结转移;全身其他器官转移。

(3)心肺脑肝肾重要脏器有严重功能不全者。

二、常用手术方式

(一)常规开放手术

1.左后外侧一切口(Sweet手术)　右侧卧位,左胸后外侧切口游离胸腔段食管并清扫胸腔野淋巴结(食管旁、隆突下、肺门、主动脉窗、下肺韧带),切除食管旁淋巴结及其邻近脂肪组织。切开膈肌游离胃并清扫腹腔野淋巴结(贲门上下、胃左、腹腔干、胃小弯)。经第6肋间或第7肋间进胸,行主动脉弓上或弓下吻合。适合于主动脉弓以下(或气管分叉以下)的胸中下段病灶,且不伴有右上纵隔淋巴结转移的患者。切口少、创伤相对较小和围术期并发症相对少是其主要优点,可以为胸中下段食管癌手术提供良好暴露,不易误伤主动脉;主要缺点清扫胸腔上纵隔淋巴结、腹腔部分淋巴结困难,切开膈肌可能对呼吸功能产生一定影响。

2.左后外侧+左颈两切口　左后外侧一切口行食管胃胸顶吻合仍不能切除干净时,加做左颈切口。适用于病变较早期但发生部位在食管胸上段者,术前检查未发现右上纵隔淋巴结转移;或者胸中下段病变术中探查发现食管上段可疑新发现病灶,需吻合在颈部。

3.左侧胸腹联合切口　左后外侧切口行食管癌根治手术时,经第7肋间进入胸腔。探查后认为有必要切开腹腔时,延长胸部切口到脐与剑突连线的中点,切断肋弓,从肋弓向食管裂孔方向剪开膈肌,即可显露胸腔和腹腔脏器,以进行较广泛的手术。包括肥胖腹腔脂肪多、严重黏连;需要行脾、胰尾和肝左叶切除手术等。

4.左后外侧＋腹正中两切口 先行腹部正中切口,后改变体位加做左后外侧切口。适合较晚期的贲门癌累及胸下段食管,经腹手术发现食管切缘不净,需选择开腹后再加左后外侧开胸切口行吻合;或者需要用结肠间置代替中下段食管癌。食管下段癌先选择右后外侧＋腹正中两切口手术,开腹游离胃时发现病变侵及膈肌脚或可疑侵犯降主动脉,宜改行左后外侧切口以保障手术安全。

5.右后外侧＋腹正中两切口 患者先取平卧位,行上腹正中切口游离胃。保留胃网膜右血管弓及胃右血管近端,解离结肠.大网膜及小网膜,结扎切断胃网膜左、胃短及胃左血管,并同时清扫肝总动脉旁、胃左动脉旁、脾动脉旁及腹腔干动脉旁脂肪淋巴组织。腹部手术结束后,患者改左侧卧位,根据食管癌部位经右侧第 5 或第 6 肋间切口进胸,结扎切断奇静脉弓,自横膈起至隆嵴水平沿心包后方,脊柱主动脉前方,两侧胸膜间游离食管,分别暴露胸段喉返神经全程,清扫双侧气管食管沟淋巴结。扩充膈肌裂孔,将游离完毕的胃提至胸腔,以机械性切割缝合器切除病灶并制作管状胃,然后行胃-食管胸顶吻合。Ivor-Lewis 手术右侧开胸途径由于没有主动脉弓的遮挡,在直视下更容易解剖和处理气管膜部、隆嵴、奇静脉、左右两侧喉返神经和胸导管。易于解剖左右两侧气管食管沟的淋巴结,对于清扫上纵隔的淋巴结比左侧要容易得多,但无法清扫主动脉窗淋巴结。开腹游离胃时,对胃左动脉区域淋巴结清扫要比左侧开胸时容易、彻底和安全。不切开膈肌,对术后咳嗽和呼吸功能的影响也要比左侧轻。游离食管时不过主动脉弓,对心血管系统的影响要少。Ivor-Lewis 手术的缺点是需要翻身和重新消毒,因此较左后外侧一切口费时费力;食管病变侵及主动脉时,右侧开胸处理更加困难;此外,右胸路径食管癌切除术后胃排空障碍发生率较左胸路径高。其原因可能为右胸路径手术完全破坏了右侧纵隔胸膜的完整性造成胸胃,加上胸腔的负压作用,容易引起胸胃扩张、胃潴留等胃排空障碍,而膈食管裂孔扩大不足和幽门成角畸形也可能是术后胃排空障碍的重要因素。

6.右后外侧＋上腹正中＋左(右)颈切口(三切口) 先在左侧卧位下经右胸后外侧切口完成食管游离和胸部淋巴结清扫;变换平卧位后,重新消毒铺巾,经腹部正中切口游离胃、清扫腹部淋巴结;制作管状胃后经食管床或胸骨后径路拉至颈部行食管、胃吻合,颈部淋巴结清扫,完成完全三野淋巴结清扫,如颈部未发现可疑肿大淋巴结也可只行胸腹部完全二野淋巴结清扫。适合于胸上段病变食管癌,虽手术时间长、创伤大、围术期并发症比例高,但清扫淋巴结彻底,提高了根治性。

7.右前外侧＋腹正中切口(改良 Ivor-Lewis) 经典 Ivor-Lewis 术中需由仰卧位变换为左侧卧位并需要重新消毒,费时较长,因此出现了改良 Ivor-Lewis 术式,该术式要求左侧卧位30°,腹部正中切口加右胸前外切口,术中可通过调整手术床位置来满足手术操作要求,不需重新消毒。缺点是显露不及后外侧切口,对肺的牵拉较大;解剖食管时术野显露不良;清扫淋巴结时不彻底,尤其是对隆突下及左、右喉返神经链等重点部位淋巴清扫,5 年生存率不及经典 Ivor-Lewis 手术。曾经亦被国内外学者广泛采用,目前有可能被逐渐摒弃。

8.右前外侧＋上腹正中＋右颈切口(改良三切口) 适合于胸上段食管癌,优点和缺点与改良 Ivor-Lewis 相似,目前也逐渐被摒弃。

9.不开胸经颈腹两切口食管内翻剥脱术或经膈肌裂孔食管剥脱术＋食管胃颈部吻合术适用于心肺功能低下不能耐受开胸的早期食管癌患者,优点在于手术对患者呼吸功能影响较小,恢复快。不符合外科手术需要良好显露和肿瘤外科需要根治性切除的基本原则,常常也会发生一些严重并发症,加之近年来腔镜微创手术的逐步开展,这种术式并不值得推崇。

目前食管癌外科手术治疗形成的共识包括,经典 Ivor-Lewis 手术方式应该成为大多数食管癌外科治疗的首选,其根治性和安全性是最大优点:左后外侧一切口仍然保留重要的地位,尤其是食管下段癌,无右上纵隔淋巴结转移,或者食管癌侵犯膈肌脚及与主动脉关系密切;右后外侧＋上腹正中＋左(右)颈(三切口)手术方式适用于高位食管癌,可以行完全三野淋巴结清扫;其余手术方式可作为上述三种方式的有益补充。

(二)腔镜辅助手术

传统胸外科手术切口长、创伤大、恢复慢、术后生活质量差,而腔镜辅助手术具有微创、恢复快等优点,同时又具有与传统开胸食管癌根治术相同的治疗效果,发展前景良好。腔镜辅助的食管癌根治术,目前方法较多,手术方法尚在规范和探索过程中。

1.单纯胸腔镜辅助的食管癌根治手术 ①主要利用胸腔镜经右侧胸腔来游离胃及清扫纵隔淋巴结,手术方式采取经右胸(胸腔镜)、腹部正中切口、左(右)颈(三切口)食管次全切除、胃代食管、胃食管颈部吻合。胸腔镜组先完成胸腔镜下(经右胸)食管的游离和纵隔区的淋巴结清扫;完成后关胸改平卧位,在开腹下完成胃游离和腹区淋巴结清扫;然后在颈部做切口游离并离断颈段食管,从腹部切口拉出食管和胃,切除肿瘤,制作管状胃并上提至颈部行胃—食管吻合。②胸腔镜体位采用的有左侧卧位和俯卧位两种,采用单肺通气,右肺萎陷后胸腔镜打孔,部位由于术者的习惯而会略有差异。如可在第 7 肋间腋中线做 1cm 长的切口观察孔,注入 CO_2 制作人工气胸,便于肺的萎陷;第 4 肋间腋中线做 0.5cm 长的切口主操作孔置入超声刀,第 9 或 10 肋间肩胛下角线做 1.2cm 长的切口协助操作孔,第 7 肋间肩胛下角线做 0.5cm 长的切口协助操作孔。俯卧位术者位于患者右侧,可选择于右肩胛下角线第 7 肋间置入胸腔镜,右肩胛下角线第 5 肋间和第 9 肋间为主要操作孔,必要时在右腋中线第 3 肋间线再做 0.5cm切口协助操作。③俯卧位与左侧卧位相比,由于重力作用,肺组织下垂,因而能更好地暴露纵隔间隙,更有利于游离食管及清扫淋巴结;但不方便麻醉医生对呼吸道的管理和术中需要中转开胸不能迅速改变体位等缺点,而术中大出血时不能及时中转开胸有可能是致命性的。

2.微创 McKeown 术 ①胸腔镜组先完成胸腔镜下(经右胸)食管的游离和纵隔区的淋巴结清扫;完成后改平卧位,重新消毒铺巾,腹腔镜完成胃游离和腹区淋巴结清扫,然后在颈部做切口游离并离断颈段食管;腹腔镜组需在剑突下加做 3～5cm 的正中小切口,拉出食管和胃,切除肿瘤,制作管状胃并上提至颈部行胃食管吻合。②腹腔镜采用头高仰卧位,通常采用 4～5 个切口在完全腹腔镜下游离胃,切口目前尚无统一标准,文献描述有一定差异,如可在脐上 2cm 水平左、右旁开 1～2cm 各做一约 5mm 切口,右侧为观察孔放置胸腔镜,左侧为操作孔放置超声刀以游离胃,腹正中线剑突下 2～3cm 做一 5～10mm 切口置入五抓拉钩阻挡肝脏,在右侧锁骨中线下肋弓下 1～2cm 做一约 5mm 切口放置抓钳,在左髂前上棘与脐连线中线平脐上 3～4cm 处做一长约 5mm 的切口放置另一抓钳进行组织牵拉。

3.纵隔镜腹腔镜联合辅助颈腹两切口治疗食管癌 与不开胸经颈腹两切口食管内翻剥脱术或经膈肌裂孔食管剥脱术＋食管胃颈部吻合术类似,利用纵隔镜结合腹腔镜来游离食管和胃,然后将胃拉至颈部进行重建。电视纵隔镜辅助颈腹两切口食管癌切除术的适应证选择极为重要,因为其缺点是手术安全性和根治性不够,不利于解剖食管周围结构和清扫纵隔内淋巴,故多选择早期中上段食管癌;术中因不破坏胸膜腔,无须肺萎陷,对心肺功能影响较小,故以往有肺部病变、胸膜黏连、年龄大、肺功能较差、不能耐受开胸手术者均是纵隔镜腹腔镜联合辅助食管癌切除术的适应证。

与常规手术相比,腔镜微创食管手术避免了传统开放手术的大切口、肋骨撑开、胸腹壁完整性破坏等缺点,而且将局部视野放大,可清晰暴露食管及周围组织结构,有助于术者完成准确精细的操作,减少出血及误伤喉返神经、胸导管等正常结构。理论上可以减轻手术创伤,降低手术并发症发生率,有助于加快患者术后的恢复。但是,由于胸腔镜食管癌根治术刚刚兴起,且技术难度较大,因此其安全性仍然存在一定的争议;胸腹腔镜辅助食管癌根治手术,还需腹部 5cm 左右小切口,食管中下段癌也需要将胃拉至颈部吻合,增加了手术创伤和术后并发症的发生,无法将 Ivor-Lewis 手术的优势完全展示。

（三）完全腔镜手术

完全腔镜手术不仅通过在全腹腔镜下游离胃和清扫腹腔淋巴结,而且在全腹腔镜条件下制作管状胃和空肠造瘘;然后在全胸腔镜下游离胸段食管管,切除肿瘤,清扫纵隔和食管周围淋巴结,行全胸腔镜下食管胃胸顶吻合。它实际上是微创化的 Ivor-Lewis 手术,手术适应证与 Ivor-Lewis 手术相似,适合于更早期的患者。在完全胸腹腔镜下进行,将微创最大化,不仅避免在腹部开 5cm 左右切口,同时避免了胸腹腔镜辅助下的中下段食管癌根治手术需行胃食管颈部吻合的缺点,但操作复杂,手术方法尚在探讨研究中,尤其是胸腔内吻合方法,尚缺乏明确的规范化方法。目前采用尝试的胸腔内吻合方法有:①OrVil 钉砧系统,患者完成腹腔操作后,换左侧卧位,近右胸顶以切割缝合器离断食管,经口置入 OrVil 钉砧系统,球形钉砧面朝上腭,自食管闭合端戳孔处拉出直至暴露钉砧头。将管状胃拉至胸腔,经主操作孔于胸胃顶部切口置入圆形吻合器机身穿出胃壁,与钉砧对接,旋紧击发完成胃食管胸顶机械吻合,切割闭合器闭合胃壁切口。②镜下荷包缝合技术行胸腹腔镜联合食管癌切除胸内吻合,将开放手术中荷包缝合理念转化为胸腔镜下手工缝合荷包固定钉砧技术,使用常规圆形吻合器,将操作孔扩大后置入完成胸腔内吻合。相对于 OrVil 钉砧系统,更加经济,但操作的难度大,安全性不能保证。

总之,食管癌治疗方法的演变过程中,根治和微创一直是人们所追求的目标,经右胸行食管癌根治手术更合乎肿瘤根治原则,在此基础上,以右胸为基础的胸腔镜食管切除术将成为符合肿瘤学根治与微创原则的食管癌主流手术。

三、术前评估

食管癌患者术前检查包括:实验室常规检查和血液检查;影像学检查;内镜检查;心肺功能

检查等。其主要目的是了解患者食管癌的病情和心、肺、肝、脑、肾等器官的功能状态,对患者的食管癌病变进行手术风险、分期及治疗方式选择的评估。

(一)术前风险评估

主要是全方位对患者的心、肺、肝、脑、肾等重要器官功能状态、营养状态和出凝血功能状况进行评估。

(二)术前分期评估

①食管癌术后 pTMN 分期是根据手术切除标本确定的病理分期,是肿瘤分期的"金标准"。而食管癌治疗前的临床分期(cTNM),是在治疗前通过有创或无创的方法获取的所有临床信息进行的分期,主要是确定病变范围、有无远处脏器转移、淋巴结受累及周围组织局部侵犯,准确的术前分期将有助于选择合理的治疗方案。②主要方法包括食管钡餐检查、食管镜胃镜检查、对食管癌患者做出初步大体形态学描述及准确的病理学诊断;而了解肿瘤的浸润深度、区域淋巴结的转移情况及可能的远处转移,就必须借助于计算机断层(CT)、磁共振(MRI)、食管内镜超声(EUS)和正电子发射断层/X线计算机断层成像(PET/CT)等非侵入性影像学手段。③食管内镜超声(EUS)是评价食管癌临床分期最重要的检查手段,对 T 和 N 分期的准确性优于 CT 检查;PET/CT 对于 N、M 的分期准确率高,在评价食管癌远处转移、发现早期食管癌和评估放化疗的效果方面优于普通 CT;EUS 和 PET/CT 的联合使用,综合了目前对局部病灶、区域淋巴结、远处转移诊断的解剖成像及分子影像最先进的方法,理论上是对食管癌治疗前临床分期(cTNM)最准确的。但两项检查费用高昂,限制了临床的广泛应用。

(三)治疗方式的评估和选择

1.不可切除和不适合手术的两类食管癌患者　①不可切除食管癌包括第 7 版食管癌 TNM 分期中 T_{4b}、N_3 和Ⅳ期患者,即肿瘤侵犯邻近结构如主动脉、椎体、气管等(不能手术切除)或 7 枚及 7 枚以上区域淋巴结转移;不适合手术患者是指因严重心、肺、肝、肾功能不良等而不能耐受手术的患者。②这两类患者治疗方法包括:以放疗和化疗为主的综合治疗、姑息治疗和支持治疗。③对于 T_{4b} 或 N_3 患者同期放化疗后可重新检查确定分期,若降低肿瘤 T 及 N 分期后仍可手术治疗。

2.以手术为主的食管癌综合治疗方法　①对于可切除且适合手术的食管癌患者,外科手术仍然为首选手段,但中晚期患者远期疗效一直未得到明显提高,尤其是 5 年生存率,其主要原因为局部复发和转移。②术前辅助放化疗又称为新辅助放化疗,控制局部及全身微小转移灶,对于中晚期食管癌患者,可显著提高 3～5 年生存率,因此中晚期食管癌患者术前联合放化疗越来越多地被采用。一般建议 2 个疗程,2 周后即行手术治疗较为适宜。相当多的学者认为凡超过 T_2 期及有任何淋巴结阳性的食管癌患者给予新辅助化疗都可能受益,而术前放疗适用于Ⅱb 期以上的可手术食管癌患者。③但对于新辅助治疗无效的食管癌患者,则会影响手术切除的时机,甚至出现病情进展;还可能由于放化疗后局部解剖的异常而增加手术的难度及围术期并发症;也可能导致放化疗毒性相关性死亡,如肺部、骨髓造血系统的异常。目前还缺乏新辅助放化疗有效性检测方法,有待于分子生物学或相关基因的研究。

3.具体手术方式的选择　包括手术入路选择、淋巴结清扫方式和是否选择微创食管癌切除术(MIE)。①根据术前食管钡餐检查、食管镜胃镜检查及胸部增强 CT 检查,可明确病灶的大小、部位及明显异常的淋巴结,从而确定手术入路选择。目前手术入路选择方式已逐步规范化,右胸两切口或三切口手术所占比例逐步增加,而左胸入路手术所占比例已降低。②淋巴结清扫方式也由左胸不完全二野淋巴结清扫逐步过渡到经右胸完全二野淋巴结清扫或选择性三野淋巴结清扫。完全性颈部三野淋巴结清扫的使用仍有争议,由于完全性三野淋巴结清扫创伤大、手术时间长、并发症多,且对较早期和较晚期的食管癌患者并无益处,因此,只适用于那些伴有淋巴结转移,但仍局限于颈胸腹三野内且转移数目不多(<4 枚)的食管癌患者。术前颈部超声或 EUS 检查,若发现颈部可疑转移淋巴结,应选择右后外侧开胸+腹正中+下颈 U 形切口,行完全性三野淋巴结清扫。右胸切口完全性二野淋巴结清扫术中冰冻病理结果或术后病理显示右胸顶喉返神经旁淋巴结转移,可以在术中加做或 3 周后择期加做颈部淋巴结清扫。③腔镜下食管切除术统称为微创食管癌切除术,包括仅采用胸腔镜或腹腔镜的混合手术及同时应用胸腹腔镜的全腔镜手术,对于可切除的各期食管癌胸腔镜手术多数情况下可替代传统开胸手术。一般情况下,食管癌胸腔镜手术的适应证包括食管钡餐造影显示肿瘤长度<5.0cm及无软组织阴影者;CT+颈部超声或食管内镜超声(EUS)提示食管肿瘤未侵犯食管壁全层或无明显外侵、无明显肿大转移淋巴结的早中期食管癌;估计不能耐受开胸手术的早中期食管癌;无严重胸腹腔疾病或心肺脏病或既往开胸腹手术史。除此外,还要考虑外科医生学习和适应的过程,防止由于经验不足和手术技巧不熟练对手术效果的影响。

四、术中重要操作

食管癌手术主要目的是病灶的切除和消化道的重建,因此游离胃和食管、切除病灶及食管胃吻合为其主要操作,除此外,另外一些操作对手术的成功及患者的顺利恢复也起重要作用。

(一)食管癌淋巴结的术中清扫

对于食管癌的外科治疗,其手术切除的彻底程度和淋巴结清扫的质量是影响患者术后生存的关键因素,因此规范化的淋巴结清扫具有重要的意义。

1.淋巴结清扫的入路和适用范围　　对食管癌行系统性的纵隔淋巴结清扫,必须经右胸切口,只有通过右胸切口才能充分显露自胸顶至膈肌裂孔的食管全长,清扫胸段食管左右两侧所有淋巴结,近年来胸腔镜下食管癌切除等微创手术也是基于右胸途径。除少数下段且无右上纵隔淋巴结可疑的食管癌,大部分胸段食管癌应该完成通过右胸-上腹二切口的胸腹完全两野淋巴结清扫,而完全颈胸腹三野淋巴结清扫由于手术范围大、并发症多而始终存在争议,需要根据术前颈部淋巴结的检查状况及术中右喉返神经旁淋巴结的探查结果决定是否行完全或选择性的三野淋巴结清扫术。

2.淋巴结清扫的数量　　原则上要求清扫尽可能多的区域淋巴结,但必须控制手术并发症。因此,新版 TNM 分期标准除了要求至少清扫 12 枚淋巴结外,同时指出:应当尽可能彻底地清扫食管的区域淋巴结,但必须兼顾控制由此而来的手术并发症。统计淋巴结数目必须注意方法,破碎的淋巴结应单独装袋并标注,以免重复计数;而融合肿大的淋巴结只能按一枚计数。

3.喉返神经旁淋巴结的清扫　　双侧喉返神经旁淋巴结的清扫,尤其是右侧喉返神经旁淋巴巴结的清扫,在胸段食管癌淋巴结清扫中处于非常重要的位置,是淋巴结清扫的重点。右侧喉返神经旁淋巴结最初被称为右侧最上纵隔淋巴结,位于上纵隔胸膜顶下方,毗邻右侧喉返神经起始部。右侧喉返神经旁淋巴结收集食管黏膜下的淋巴引流及隆突下的淋巴引流,淋巴液直接或通过右淋巴导管或其他淋巴管引流至右颈静脉三角,同时又与颈部淋巴结有大量的交通。喉返神经旁淋巴结可以认为是颈部淋巴结的前哨淋巴结,此处转移预示着可能有颈部及远处转移,对于是否行三野淋巴结清扫起指导作用。肿瘤分级、淋巴结转移数、脉管瘤栓、胸部淋巴结转移数、腹部淋巴结转移数、隆崤下淋巴结转移及食管周围淋巴结转移均是影响右侧喉返神经旁淋巴结转移的独立因素。但此组淋巴结清扫有导致声带麻痹的可能,尤其是双侧喉返神经旁淋巴结清扫,双侧损伤需终身气管切开,风险较大。因此,右侧喉返神经旁淋巴结清扫是十分必要的,而双侧喉返旁淋巴结的清扫要更为慎重,除非有明显左喉返神经旁淋巴结转移。左右喉返神经旁淋巴结清扫时则无须骨骼化,但暴露神经后需给予保护,操作时宜使用尖端较细的无损伤神经镊提夹组织,并避免使用电刀、超声刀等。

(二)术中管状胃制作

术中管状胸腔胃的制作已成为食管癌根治手术中的常规步骤,尤其是经右胸切口的食管癌根治术,可有效地改善胃食管反流、胸胃综合征及吻合口瘘的发生,使患者术后总体生活质量更佳。方法为游离胃大小弯及贲门,保护网膜右血管,保留胃网膜右及胃右血管,清扫胃小弯侧淋巴;在胃底最高处附近,距胃大弯边缘4～5cm处,至幽门1/3近侧(保留胃右动脉最后两个分支),用直线切割缝合器沿大弯弧度平行切除贲门、胃小弯、胃右血管及其周围淋巴结脂肪组织将胃塑形成内径约4cm的管形,将胃小弯及胃断端行浆肌层缩胃包埋,与食管行端侧吻合。管状胃制作的缺点是增加了手术时间和费用,创面大、渗血多,出现胸-胃瘘的概率增加。

(三)术中胸导管结扎预防乳糜胸

食管癌手术尤其是经右胸径路的食管癌手术或左胸径路的主动脉弓上吻合,吻合位置较高,游离食管时由于胸导管上、下段与纵隔胸膜相贴,尤其在主动脉弓平面下,胸导管在食管后方,位于奇静脉和主动脉的中间,其损伤可能性也随之增高。胸导管是全身最大的淋巴管,长30～40cm,直径约3mm,通过6条淋巴干和其他散在的淋巴管收集全身3/4的淋巴。胸导管损伤伴纵隔胸膜破损时可引起左侧或右侧乳糜胸,因此在术中结扎胸导管可一定程度上预防乳糜胸的发生。方法是在充分游离胃及食管后,显露后纵隔,在下肺静脉水平(第8胸椎)至膈上5cm左右、胸主动脉右侧缘剪开纵隔胸膜约1cm;紧贴胸椎,将主动脉与奇静脉之间的组织成束分离;用10号线(或双粗线)将包括胸导管在内的束状组织一并结扎,力度勿过紧或过松,可双重结扎。胸导管的结扎同时会引发肝淋巴回流受阻出现淤滞,导致肝组织间隙内的游离脂肪酸增多,可影响食管癌患者术后肝功能,对患者免疫功能和营养状况也有不利影响,是否影响患者远期预后、生存质量及肿瘤进展等,目前尚无明确结论。因此,胸部手术中出现胸导管损伤,乳糜液漏出,或高度怀疑胸导管损伤(肿瘤外侵明显或清扫淋巴结范围较大),可低位结扎胸导管;若无明显胸导管损伤迹象,是否可术中常规结扎胸导管预防术后乳糜胸,有待进一步探讨。

（四）放置胃管、空肠营养管、胸腔引流管和纵隔引流管

放置胃管和胸腔引流管的方法无特殊变化。由于右胸切口和微创手术逐渐占据主流,空肠造瘘管目前被较多地使用,相比经鼻放置的营养管,两者都是安全和有效的,但空肠造瘘在术中置管时间(3～6个月)、术后预防鼻咽炎和肺炎等并发症方面更具优势,也更易为患者所接受。方法为开腹或腹腔镜下经皮穿刺置造瘘管于 Treitz 韧带远端 20cm 以外。食管手术结束时,不但放置常规的胸腔引流管,还另外放置一根纵隔引流管。纵隔引流管通常沿游离的食管床放置到吻合口附近,末端距食管胃吻合口下方 1～2cm,从普通胸腔引流管后方同一肋间引出,引流管为 F14～16 多孔负压引流管,呈圆形或椭圆形,接负压吸引球,患者术后恢复进食后无异常时予以拔除。纵隔引流管的目的在于发生吻合口瘘时可以起到充分引流的作用,虽然不能对吻合口瘘的发生起预防作用,但在治疗吻合口瘘引发的胸腔感染、呼吸困难及休克等全身中毒症状上起到关键作用;同时便于携带,可早期拔出胸腔闭式引流管,让患者下床活动,有利于术后康复。

五、术后处理

（一）术后一般处理

手术后禁食,保证胃管、胸腔引流管和纵隔引流管的通畅,观察引流液的色泽、量及性质,及时处理可能的并发症。鼓励患者翻身、拍背、咳嗽及活动,如果纵隔引流管通畅且引流效果好,则早期拔除胸腔引流管,便于患者下床活动。手术后 1 周左右患者体温、血常规正常,胸片等检查无异常,关闭胃管嘱患者喝水,次日无异常(如发热、胸痛),则拔除胃管及纵隔引流管,进半流食 2～3 日并逐渐停肠内营养。如患者为糖尿病患者,手术中食管胃吻合困难,术后有低氧血症、低蛋白血症等异常情况,应先行上消化道造影(口服泛影葡胺),观察有无吻合口异常。

（二）术后营养支持

食管癌手术后营养支持的使用原则包括肠外营养(PN)与肠内营养(EN),两者之间应优先选用 EN;营养支持时间较长应设法应用 EN;EN 不足时可用 PN 加强;营养需要量较高或期望短期内改善营养状况时可用 PN;胃肠完全不能利用的情况下用 PN(如严重腹泻);周围静脉营养与中心静脉营养两者之间应优先选择周围静脉营养;实际应用中,两者是根据临床需要互为补充的。

具体方法为术中经鼻或空肠造瘘将十二指肠营养管置于 Treitz 韧带远端 20～30cm 以外。术后第 1 天给予常规周围静脉输液,并经鼻肠管滴入生理盐水。术后第 2 天半量自营养管恒速灌注肠内营养乳剂,如无不适反应,在 2～3 天内逐渐增加到每日 1500～2000ml,同时减少静脉营养用量。也有研究认为在早期(24h 内)即给予患者肠内营养,更有利于患者术后康复,主张在术后 24h 内给予蛋白剂型的肠内营养。免疫营养作为食管癌营养支持治疗的内容之一,术后早期应用谷氨酰胺(GLN)营养支持方法,即在静脉营养中增加谷氨酰胺成分。谷氨酰胺是小肠和结肠细胞更加重要的能源,还增强淋巴细胞功能,阻止肠道细菌经肠黏膜侵入;谷氨酰胺是免疫细胞增殖的重要能量来源,免疫细胞对谷氨酰胺的利用大于葡萄糖。食管

癌术后 GLN 水平下降非常显著,即使给予了足够的营养,处于高分解和高代谢状态的患者,仍常合并严重的谷氨酰胺缺乏。食管癌患者手术后早期应用谷氨酰胺营养支持方法对术后并发症的防治及患者的预后有良好的作用。

(三)术后辅助放化疗

一般是Ⅱ期以上有高危复发因素的食管癌患者,治疗时机宜在术后 3 周左右。放疗适用于根治性切除并有局部淋巴结转移或局部外侵的食管癌患者;化疗适用于食管腺癌及有脉管内瘤栓和淋巴结转移的食管鳞状细胞癌患者。

六、术后主要并发症

食管癌根治手术包括食管切除及消化道重建,手术时间一般较长,操作多,且手术涉及胸腔、腹腔及颈部等多个部位和器官,加之患者通常年龄较大,术前营养状况、免疫功能较差,且常合并有一些内科慢性疾病,而手术对患者的心、肺和消化系统功能影响严重,术后并发症较多。近几年来随着右胸两切口、三切口和微创食管癌手术的开展,手术的形式有了很大变化,术后并发症的种类虽然并未有新的增加,但比例却有了较大的变化。

(一)术后出血

1.发生的主要原因　早期出血是由于术中处理血管不妥,且未发现而术后出血。最常见的出血部位是发自胸主动脉的食管固有动脉或支气管动脉;吻合口或应激性溃疡出血,管状胃制作由于切割面长,断面出血的风险也大为增加。手术 2 周以后发生的上消化道大出血主要为吻合口大动脉瘘。

2.术后早期出血的主要表现　胸腹腔引流管或胃管出引流出较多量血性液体甚至血块;未留置腹腔引流管的腹腔出血,可出现腹部膨隆。患者出现失血性休克前期症状,严重时出现失血性休克。血常规检查发现血红蛋白呈持续性下降趋势;胸腔大量出血患者床边胸片发现胸部阴影并逐渐增大;胸腹腔穿刺某些患者可抽出不凝固血液。

3.处理　包括使用止血药物、冰盐水＋去甲肾上腺素冲洗胃;急诊胃镜下止血;必要时紧急开胸或开腹止血。开胸止血的指征有:术后胸腹腔引流管或胃管引流超过 200ml/h,持续 3~5h 或以上,或术后早期短时间内引流量达 800~1000ml 或以上;患者出现失血性休克,经积极补液、输血、止血等措施治疗后仍不能好转。主动脉—食管瘘可引起致命性的上消化道大出血,死亡率接近 100%,可能的抢救方法包括主动脉瘘口缝合或修补,人工血管置换,食管外置和胃造瘘。

(二)吻合口瘘

吻合口瘘是食管癌手术后最严重的并发症之一,包括胸内吻合口瘘和颈部吻合口瘘,胸内吻合口瘘是食管癌术后死亡的最主要原因之一。目前微创胸腹腔镜下游离胃和食管技术已经较为成熟,但微创腔内食管胃吻合技术尚待发展,因此颈部吻合数量有所增加,相应的颈部吻合口瘘的发生增加。与胸内吻合口瘘相比,颈部吻合口瘘发生率高,但死亡率明显低于前者。

1.发生的主要原因　吻合口血运受损;吻合口张力过大;吻合操作失误;吻合口局部条件

差;全身条件差,如低蛋白血症、贫血、糖尿病等;术后其他并发症,如脓胸、呼吸系统并发症、上消化道排空障碍等。

2.临床表现 多发生在术后 3～7 天,颈部吻合口瘘表现为颈部切口皮肤红肿、压痛、皮下气肿,并有腐臭脓液流出,切开后可见脓液、食物残渣、口涎、胆汁等,患者伴有或不伴有发热。胸内吻合口瘘发生后,患者多有明显的中毒症状,高热、剧烈胸痛、呼吸困难,术侧液气胸、中毒性休克等,甚至死亡。

3.辅助检查 ①胸部 X 线片可表现为包裹性积液或液气胸,特点是液气胸,基本可以诊断胸腔吻合口瘘,但对于吻合口后壁小的、比较局限或漏入纵隔的病例,可无明显表现。②上消化道造影检查,需在立位和卧位多方细致观察,可见造影剂从瘘口溢出,特别对于小的瘘口有时需反复多次细致观察。造影剂选用碘油或泛影葡胺,以免钡剂呛入气管后沉积于细小支气管深部而难以经咳嗽排出,尤其是目前右胸切口喉返神经损伤及颈部吻合患者,容易误咽入气管。③胃镜检查非常规检查,对于高度怀疑吻合口瘘,经无创检查未能明确者,则可考虑行胃镜检查。可以观察到瘘口位置、大小,鉴别是吻合口瘘还是胸胃坏死穿孔,还可经胃镜放置鼻饲管行肠内营养。④如发现有胸腔包裹性积液或液气胸,应及早行胸腔穿刺或放置胸管引流,必要时在 B 超或 CT 引导下进行,若能抽出脓液,特别是口服亚甲蓝后抽出蓝色胸液即可确诊为吻合口瘘。

4.治疗原则 ①颈部吻合口瘘处理较简单,经积极引流、禁食、营养支持,很快能愈合。②胸部吻合口瘘的处理原则包括早期诊断、早期治疗,根据具体情况选择手术或保守治疗。绝大部分胸部吻合口瘘患者采取保守治疗,方法有禁食;CT 或超声定位下胸腔穿刺置管引流,并应用抗生素和消毒液冲洗;胃镜或介入治疗留置胃管和空肠营养管,持续胃肠减压和营养支持;预防并治疗心肺并发症。胸部吻合口瘘只有极少数患者需要手术治疗,包括单纯开胸清创放置多根胸腔引流管引流;瘘口较大且水肿、坏死、感染严重,行食管拖出外置,二期行结肠代食管,重建消化道;早期吻合口瘘,患者全身状况较好,胸腔感染不重,可积极行二次开胸瘘口修补或行吻合口切除重新吻合。

(三)肺部并发症

肺部并发症是食管癌术后最常见的并发症,也是除吻合口瘘外,导致食管癌术后患者死亡的另一个主要原因,包括肺炎、肺不张及呼吸功能衰竭。目前由于胸腔镜微创技术、管状胃、右胸切口不损伤膈肌等特点及麻醉水平的提高,该项并发症有下降的趋势。

1.主要原因 食管癌患者一般年龄较大、肺功能较差,且多常年吸烟;手术中游离食管和清扫纵隔淋巴结时,常使支气管及肺组织受到不同程度的手术创伤;术中长时间的术侧肺压迫,均可使术侧肺发生广泛的微小肺不张及支气管分泌物增多;同时切开膈肌时膈神经的分支会受到不同程度的损伤而造成膈肌部分麻痹,使患者术后的有效咳嗽功能减弱;术后惧怕疼痛而咳嗽无力及术后胸腔胃的扩张,均增加了肺部并发症的发生可能。

2.临床表现 患者主要为气促或呼吸困难、咳脓痰、心率加快、发热、烦躁不安,严重时出现发绀、昏迷。肺部并发症如果处理不及时,患者可在术后数日内因呼吸循环衰竭而死亡。

3.治疗和预防 术前进行深呼吸、咳痰训练,雾化吸入。术后应密切观察患者生命体征变化,鼓励患者咳嗽排痰。加强超声雾化吸入是预防肺部感染及肺不张的重要措施,并适当应用止痛药物及广谱抗生素控制感染。当出现症状时,应及早复查 X 线胸片、行血气分析等,尤其是氧饱和度持续<90%,呼吸频率>40 次/分,必要时给予转入 ICU 加强监护和呼吸机支持治疗。

（四）吻合口狭窄

术后吻合口狭窄也是食管癌术后较为常见的并发症,有资料显示目前其发生率有上升的趋势,尤其是近年来吻合器的广泛使用。

1.发生原因　包括糖尿病病史、吻合方式（是否使用吻合器）、吻合部位（颈部）、吻合口漏与否、术后化疗及术后放化疗,另有研究认为术后进流质时间过长导致吻合口未得到相应的扩张而挛缩也是发生狭窄的重要原因。

2.临床表现　术后 2～3 个月出现进食不畅,并逐渐加重,出现呕吐、消瘦、贫血等症状,严重时完全不能进食。

3.辅助检查　包括上消化道造影和电子胃镜可明确诊断,胃镜检查还可区别是良性狭窄还是肿瘤复发引起的狭窄。

4.治疗　包括内镜下扩张、支架置入,微波、激光治疗,重度吻合口狭窄保守治疗无效的可再次手术治疗,但很少采用。

（五）喉返神经损伤

双侧喉返神经走行于气管食管沟内,食管癌在其周围淋巴结的转移率较高,近年来随右胸切口注重喉返神经旁淋巴结的清扫及颈部吻合增加,喉返神经损伤的并发症也明显增加。一侧喉返神经损伤患者出现声音嘶哑、进流质时易呛咳,而声门关闭不全难以进行有效咳嗽、咳痰,易出现肺部并发症。若为双侧喉返神经损伤,则可为致命的并发症,易窒息需终身气管切开。间接喉镜或纤维喉镜检查可见损伤侧声带固定。一侧喉返神经损伤无特殊治疗,神经未切断而是由于电刀引起的热损伤或周围组织水肿压迫,声音嘶哑症状多在 3～4 个月恢复;若神经切断,由于健侧声带的代偿作用,半年后症状有所改善。

（六）胃排空障碍

1.分类　食管癌术后胃排空障碍分为功能性和机械性两类,前者指发生于手术后,无明显器质性病变基础,因原发性胃动力不足导致的以排空障碍为特征的一系列胃肠道功能紊乱综合征,称为功能性胃排空障碍综合征,又称术后胃瘫综合征;后者是指由于器质性的原因造成完全性或不完全性胃排空障碍。临床上以功能性胃排空障碍为多见,并且由于近年来管状胃的制作和颈部吻合的增加,其发生有上升的趋势。

2.发生原因　①功能性胃排空障碍发生原因:手术切断双侧迷走神经,术后胃张力和正常生理功能也随之改变;胃大弯上部胃蠕动正常起搏点被切除,胃窦部的异常蠕动起搏点引起胃动过速,扰乱正常胃蠕动;手术时胃上提机械性牵拉,幽门附近游离不充分、吻合口位置高导致机械性牵拉程度增加,胃窦部和幽门呈扁平牵拉状态,结果幽门开启困难并可能处于痉挛状态;胃壁组织挫伤严重,蠕动无力;术后早期胃减压不充分,造成胃过度扩张,减弱了胃的收缩力,又增大了对幽门的牵拉作用;胸腔胃从腹腔正压环境变为胸腔负压环境发生胃扩张;高龄、营养不良、低蛋白血症、贫血糖尿病等。②机械性胃排空障碍发生原因:机械性胃排空障碍的原因主要与手术操作有关。根据近年来的文献报道,造成术后机械性胃排空障碍的原因有胃扭转、幽门受牵拉变扁成角、幽门受纤维黏连带压迫、胃窦部被大网膜缠绕、膈食管裂孔过紧等。

3.临床表现　食管癌术后拔除胃管进食后,出现胸闷、气短、上腹部饱胀不适、呃逆、嗳气,继而出现恶心、呕吐,呕吐物为酸臭胃内容物;胃肠减压后症状消失,夹闭胃管后症状重新出现;X线检查见胸胃扩张明显,胃内有较大液平面,造影可见造影剂停留在胃内。

4.功能性和机械性胃排空障碍鉴别诊断　机械性发病早,症状较重,胃液引流多,少见胆汁;造影见梗阻部位不在幽门,胃蠕动波正常或增强。功能性发病时间不定,症状多数较轻,胃液引流少,可见胆汁;造影见梗阻处造影剂形状比较圆钝,看不到胃蠕动波或只有少量造影剂通过。

5.治疗　机械性排空障碍需手术治疗,功能性胃排空障碍保守治疗即能治愈,一般2～4周均能恢复,也有持续长达数月者。保守治疗主要方法有禁食、持续有效胃肠减压;置入空肠营养管给予营养支持;应用制酸剂、生长抑素等减少消化液分泌;应用促胃肠动力药物;静脉给予红霉素有增强胃收缩的作用;胃镜检查,刺激胃壁及幽门扩张,有些患者可治愈。

(七)膈疝

膈疝主要见于左胸切口,右胸切口包括 Ivor-Lewis 手术膈疝发生率极低,可能与其保持了右侧膈肌的完整性有关。通常在术后早期,也可在术后一年或更长时间以后发生。主要原因包括左侧膈肌打开后修补手术操作不当,术后继发于剧烈咳嗽、呕吐或便秘后胸、腹压的异常,膈肌切口感染致愈合不良等。疝内容物多为小肠,但亦可能为结肠、脾脏等。临床表现为突然出现的胸腹部症状,如胸闷、呼吸困难、胸腹痛,有时伴有肠梗阻症状。辅助检查 X 胸片、胸部 CT 可早期明确诊断。治疗由于膈疝发生后很少自然回复,因积极手术治疗,且以原切口入路为佳。

(八)心血管系统并发症

多发生于老年患者,是老年患者食管癌术后最常见的并发症。术前多有高血压、冠心病等血管系统基础疾病,由于手术、麻醉等因素,加上术后早期血容量不足、疼痛、呼吸功能降低导致低氧血症,继发心血管系统并发症。心律失常最为常见,包括窦性心动过速(缓)、阵发性室上性心动过速、房颤、室性期前收缩,其次为心力衰竭。治疗上应积极去除诱因,纠正缺氧,预防肺部并发症,以减少心血管并发症的发生,并选用有效药物,如维拉帕米、毛花苷 C、普罗帕酮等,纠正心律失常。

(九)胸胃坏死穿孔

1.发生的原因　胃壁血供障碍,包括误扎网膜右血管;高位吻合因胃的松解不够加上胃的重力作用,胃网膜血管弓受到牵拉;胸胃扭转至绞窄;术中、术后低血压或低氧血症,血管的痉挛及血栓形成。胃壁损伤,包括术中对胃壁过度牵拉、捻挫、挤捏或钳夹造成胃壁组织局部严重挫伤及血肿形成;胃壁黏膜应激性溃疡穿孔;术中胸胃悬吊固定或包埋后胃壁牵扯撕裂;管状胃的广泛使用。

2.临床表现　与吻合口瘘的表现相似,常常不易区别,但由于胸胃坏死穿孔多较大,胃内容物溢入胸腔较多,胸内感染严重而不易局限,故症状出现得早且重。

3.诊断　通过上消化道造影可明确,大部分是在第二次剖胸探查时发现。

4.治疗　胸胃发生坏死穿孔,病情凶险,死亡率高,但若及时处理,预后较胸内吻合口瘘要好。因此治疗上主张及时诊断和尽早手术,是降低死亡率的关键。术中对残胃充分松解,坏死范围小者,可剪除坏死边缘单纯缝合修补,并以带蒂组织瓣缝盖;范围大者,切除坏死组织后行更高位的吻合以恢复消化道连续性。也有主张穿孔直径小于 0.5cm 者,可采用保守治疗。

(十)食管(胸胃)气管或支气管瘘

食管(胸胃)气管或支气管瘘是少见但预后极差的并发症。

1.主要的发生原因　有食管癌术后放化疗;术中电刀或超声刀的使用导致气管膜部或胃壁损伤穿孔;管状胃的切缘处理不善等。

2.临床表现　早期症状为吻合口瘘或胸胃穿孔导致吻合口或胸胃与气管或支气管相通,出现呛咳、发热、肺部感染、呼吸困难等。手术 2 周后(晚期)出现食管(胸胃)气管或支气管瘘者,主要表现为长期咳嗽,进食后加重,大量黄色浓痰或痰内带有食物残渣、反复肺部感染,以下叶为主。

3.诊断　上消化道造影可明确诊断;胃镜或纤维支气管镜可以直接观察到瘘口,并能了解瘘口的大小及位置,具有重要的意义;胸部 CT 检查可观察到肺部炎症状况。

4.治疗　①食管(胸胃)气管瘘患者早期多难以耐受手术,且瘘口周围严重感染,修补成功率不高,多采用保守治疗。早期(2 周内)禁食、持续有效的胃肠减压、肠内外营养支持、有效的抗感染及抑制胃酸分泌。如果胸腔、肺感染严重,可考虑先行食管颈部外置,待以后再行Ⅱ期消化道重建。②2 周后可考虑先行内镜及介入治疗,食管或气道内覆膜支架置入治疗。但食管支架在管状胃内完全封闭瘘口有困难,仅适于瘘口距吻合口较近的患者,气管支架可改善生活质量但很难使瘘口愈合。③手术治疗适用于保守治疗和内镜介入治疗无效且患者本身能耐受手术者,方法是修补气管支气管瘘口、关闭食管/胸腔胃瘘口或再行食管重建吻合手术。手术是最有效彻底解决问题的方案,但要严格掌握指征,根据瘘口组织愈合情况及胸内黏连程度相应采取手术方式。

第四节　食管癌的术后辅助化疗

一、概述

食管癌患者仅行手术治疗,5 年生存率为 8%～30%,手术治疗的远期疗效不佳,与许多患者术后 2～3 年内复发有明显的关系,其中食管鳞状细胞癌术后 2 年内复发或转移率可达 70%。研究表明部分患者手术前已发生微小远处转移,需要给予术后辅助化疗。除术前已发生微小远处转移外,可能存在如下因素:手术切除不彻底;淋巴结清扫不完全;术后患者免疫功能下降,残留的肿瘤细胞可能会快速进入增殖周期。

目前,局限性食管癌的首选治疗,是以手术切除治疗为主的综合治疗,其中,化疗起到重要的作用。术后辅助化疗的目的:消灭微小转移灶;杀灭残留的肿瘤细胞;延缓或降低肿瘤的复发和转移;甚至可以根治局部复发和远处转移的发生。因此,术后辅助化疗有利于提高术后患者的生存率、延长患者无病生存期及总生存期等。

二、术后辅助化疗的原则

食管癌术后的辅助化疗,需要结合组织病理类型、手术切缘、淋巴结转移情况及术前是否进行新辅助治疗决定。参照中国食管癌规范化诊治指南(第 2 版)及 2014 年食管癌 NCCN 指南,建议术后辅助化疗适用于如下情况:

(1)侵及食管黏膜下层的 T_1N_0 期的患者,若存在如下条件之一者:食管切除长度不足标准长度;伴有组织学低分化或未分化;年龄<40 岁。

(2)侵及食管肌层的 T_2N_0 期患者,伴有脉管及神经浸润。

(3)侵及食管周围或邻近器官或淋巴结转移的患者,分期为 $T_{3\sim4}N_0$ 或 $T_1\sim4N_1$。

(4)临床怀疑可能有远处转移者的任何 T、任何 N 的患者 M_1,或确诊为 M_1,行手术切除者。

(5)可以根治性手术,而术后切缘为阳性者。

上述第(1)及(2),欧美国家很少给予术后辅助化疗,而对于 Ⅱ 期以上有高危因素的患者,多数欧美国家学者也建议给予术后辅助治疗,但食管鳞状细胞癌患者术后辅助化疗的支持证据不充分;而国内学者在实际工作中,对于存在高危复发因素的食管鳞状细胞癌,多数支持给予术后辅助化疗。另外,食管癌原发灶术后明显残留者(R_2 切除),以及远处转移病灶未能完全切除者,给予的术后辅助化疗,严格来讲,不应称为术后辅助化疗。

另外,术前曾接受化疗或放化疗的食管癌患者,术后根据癌残留程度判断术前化疗或放化疗是否有效,再决定是用原方案或更新治疗方案进行术后辅助化疗。术后辅助化疗一般在术后 3 周左右开始,一般用 4~6 个周期。

三、辅助化疗方案

由于单一药物化疗缓解期较短、疗效较差,目前临床上很少将单药方案用于食管癌的术后辅助化疗,多药联合方案应用已成为辅助化疗的常用方案。治疗食管癌的多药联合化疗方案均是由单药治疗食管癌有效的药物组成的。常用的联合方案有 DDP/5-FU、DDP/5-FU/CF、DDP/PTX(或 TXT)、长春瑞滨/DDP 等。目前,卡培他滨(或 S-1)/顺铂(或奥沙利铂)方案治疗食管鳞状细胞癌的经验还不成熟,对于食管腺癌可以考虑,这基于胃食管结合部癌的临床研究结果。

(一)5-氟尿嘧啶(5-FU)联合铂类

虽然目前尚无公认的标准辅助化疗方案,若患者术前未接受过化疗,推荐以 5-FU 为基础的化疗。多项研究支持,5-FU 联合顺铂/卡铂用于术后辅助化疗对食管鳞状细胞癌有益处,其中氟尿嘧啶与顺铂的联合方案,疗效可靠,简便易行,被推荐为食管癌术后辅助化疗的经典方案。

Ando 等进行的一项随机对照研究——JCOG 9204 试验,242 例食管鳞状细胞癌接受手术切除术并行淋巴结切除的患者,分为单纯手术组 122 例,辅助化疗组 120 例,辅助化疗方案:顺铂 $80mg/m^2$,d1;氟尿嘧啶 $800mg/m^2$,持续静脉滴注 24h(CIV 24h),d1~5,21 天为 1 个周期,共行 2 个周期。结果表明辅助化疗能提高 5 年无病生存率(DFS),两组差别具有统计学差异(55% 比 45%,P=0.037);虽然也可提高 5 年生存率,但两组之间未达到统计学差异(61% 比 52%,P=0.13),仍能提示辅助化疗有延长患者生存时间的趋势。分层分析发现,辅助化疗可以降低淋巴结转移患者的风险。本研究表明术后辅助化疗可以减少肿瘤的复发。同样,Lee 等开展了一项小样本的前瞻性研究,对淋巴结阳性(N_1)的胸段食管鳞状细胞癌患者进行辅助化疗,化疗方案为顺铂联合氟尿嘧啶,顺铂 $60mg/m^2$,d1;氟尿嘧啶 $1000mg/m^2$,CIV 24h,d1~4,21 天为 1 个周期,共行 3 个周期;辅助化疗组 40 例,同期单纯手术组 52 例;结果显示辅助化疗组 3 年 DFS 率高于单纯手术组(47.6% 比 35.6%,P=0.049),估计 5 年的总生存率没有明显差异(50.7% 比 43.7%,P=0.228),研究者认为术后辅助化疗可以延长淋巴结阳性的胸段食管鳞状细胞癌的无病生存率。由于该研究不是随机对照临床试验,故证据级别不高。另外,日本的一项研究结果也显示,5-FU 联合顺铂的辅助化疗方案可以提高淋巴结转移患者的无病生存率(5 年 DFS 52% 比 38%,P=0.049),但总生存率仍无明显改善,支持辅助化疗对原发性可切除食管鳞状细胞癌患者是有益的,尤其是淋巴结阳性患者更容易获益。

亚叶酸钙对 5-FU 具有生化调变作用,在 5-FU+DDP 的基础上,再联合亚叶酸钙,可能会增效。Zhang 等回顾性分析 66 例食管癌术后行辅助化疗患者和 160 例单纯手术患者,方案为氟尿嘧啶+顺铂+亚叶酸钙;结果显示:辅助化疗不能改善整组患者的生存,但对Ⅳ期患者可改善生存。辅助化疗对颈或腹腔淋巴结转移(Ⅳ期亚组)患者最有效,辅助化疗较对照组可以改善患者的 1 年、3 年 DFS 及 OS。

除手术联合辅助化疗对比单纯手术的研究之外,Ando 等开展了一项手术切除的Ⅱ~Ⅲ期食管鳞状细胞癌患者的随机研究,对术后辅助化疗与术前化疗的优劣进行比较,化疗方案为 DDP+5-FU,行 2 个周期化疗。入组 330 例患者,辅助化疗组 166 例,术前化疗组 164 例。进行中期分期时,无进展生存(PFS)无达到,但术前化疗组的总生存优于辅助化疗组(P=0.01)。更新的分析显示 5 年总生存率也存在差异,术前化疗组为 55%,辅助化疗组为 43%(P=0.04);但术前化疗组的手术并发症、肾功能不全稍高于辅助化疗组。结果表明术前化疗优于术后辅助化疗。研究者认为对于Ⅱ~Ⅲ期食管鳞状细胞癌,术前化疗联合手术应该被作为标准治疗方案。

(二)紫杉醇联合铂类

目前认为紫杉醇是治疗食管癌最有效的药物之一,紫杉醇单药用于食管癌的辅助治疗也鲜有报道,较多的是与其他药物的联合。Armanios 等开展了多中心Ⅱ期 ECOG E8296 临床试验,紫杉醇联合顺铂用于完全手术切除的食管远端腺癌、胃食管结合部癌及贲门癌患者的术后辅助化疗,入选 55 例患者,其中 49 例患者为淋巴结转移。化疗方案:紫杉醇 $175mg/m^2$, d1;顺铂75mg/m²,d1,21天为1个周期,共4个周期。结果表明2年生存率为60%,与历史对照比较,紫杉醇联合顺铂用于辅助化疗可以提高患者的生存率。

近期,Lyu等综述52例伴有淋巴结转移的食管鳞状细胞癌,肿瘤位于胸段食管癌的中1/3或下1/3,患者给予以紫杉类为基础的辅助化疗,3年生存率为58.9%,而单独手术组的3年生存率为47.7%,单因素及多因素分析显示术后辅助化疗为生存阳性预测因子,该研究表明以紫杉类为基础术后辅助化疗,与单纯手术组比较,可改善淋巴结转移食管鳞状细胞癌患者生存。

最近,Hashiguchi等在紫杉类联合铂类的基础上,再联合5-FU,组成多西他赛(TXT)+顺铂(CDDP)+5-FU(DCF)方案,用于淋巴结转移食管鳞状细胞癌患者的辅助治疗,回顾性分析139例分期为Ⅱ~Ⅲ(非T₄)期患者,分为两组手术组(S组,88例)、辅助化疗组(DCF组,51例);DCF方案:TXT 60mg/m²,d1+CDDP 60mg/m²,d1+5-FU 500mg/m²,d1~4,每3周重复,化疗2个周期。结果显示S组5年DFS和OS分别为55.8%和57.3%,而DCF组分别为52.8%和63.0%,两组之间没有显著性差异。分层分析,N₁患者,两组之间的DFS和OS没有差异,而N₂患者,DCF在DFS和OS均优于S组,结果表明DCF方案可以改善N₂的食管鳞状细胞癌患者的DFS和OS,认为DCF方案有效,可以作为辅助治疗方案,用于淋巴结转移阳性的食管癌患者。

(三)顺铂联合长春地辛

Ando等采用顺铂(DDP)联合长春地辛(VDS)用于食管鳞状细胞癌的术后辅助化疗,205例患者入组,其中105例患者接受2个周期的辅助化疗,方案:顺铂70mg/m² + VDS 3mg/m²,d1;单纯手术组100例。结果显示辅助化疗组5年生存率48.1%,高于对照组的44.9%,但差异无统计学意义(P=0.26)。研究表明顺铂联合VDS方案用于辅助化疗,无生存获益,甚至淋巴结转移患者,也无生存获益,该研究不支持顺铂联合VDS方案用于食管癌的辅助化疗。然而,Heroor等的研究结果表明顺铂联合VDS对淋巴结转移≥8个的食管癌患者有生存益处。

虽然,较多的临床研究结果支持食管癌术后给予辅助化疗,但食管鳞状细胞癌术后是否常规辅助化疗仍存在争议,这是由于研究结果不一,有的研究术后辅助化疗仅能提高无瘤生存率,有的研究认为术后化疗能提高食管癌患者3年生存率,有的研究认为术后辅助化疗不能提高3年、5年生存率,故有的学者支持食管癌术后进行辅助化疗,有的不支持进行辅助化疗。早期的一项Meta分析表明,与单纯手术组相比,术后辅助化疗的患者无显著生存获益。但最近,Zhang等对食管鳞状细胞癌的辅助化疗进行的一项Meta分析,共2047例患者,辅助化疗组887例,单纯手术组1160例,结果显示3年总生存无显著性差异(P=0.25);在3年生存率上,Ⅲ~Ⅳ期患者较Ⅰ~Ⅱ期患者,可以从辅助化疗中获益;辅助化疗可以显著延长1年DFS,而不延长3年DFS;另外,淋巴结转移阳性患者辅助化疗可使5年DFS获益。结果表明食管鳞状细胞癌患者,应基于病理分期或淋巴结转移,决定是否给予辅助化疗。

从以上研究可知淋巴结转移或Ⅲ~Ⅳ食管癌患者,给予术后辅助化疗的证据最为充分。上述研究采用的辅助化疗方案以5-FU联合顺铂、紫杉类联合顺铂为主,一般不超过3个周期。然而,我们在临床的实际应用中,大多进行4~6个周期的化疗。由于并不是每一位食管癌术后患者均可从辅助化疗中获益,因此,筛选出获益人群,探索更好的综合治疗模式均为以后的发展方向。

第五节　食管癌的术前化疗

一、概述

术前化疗又称为新辅助化疗,因可以降低肿瘤分期、降低远处转移的风险、提高根治性切除率和提高远期生存率的作用逐渐被认可。在食管癌的治疗中,除非特殊说明,新辅助化疗是指食管癌在手术治疗之前给予全身系统性化疗。

新辅助化疗的优势:①肿瘤有完整的血运,有助于保持靶病灶局部药物浓度及氧浓度;②可降低病期,提高 R_0 切除率;③相比于术后治疗,患者一般状况较奵,耐受性也好,有利于顺利而完整地进行术前化疗;④减少术中肿瘤种植转移;⑤早期消灭亚临床转移病灶;⑥可作为肿瘤体内药物敏感性的评价;⑦术前化疗,同期给予放疗,化疗与放疗可相互增敏。

目前,在我国虽然食管癌的发病率、死亡率均很高,但食管癌新辅助化疗没有标准的方案。而在日本,基于 JCOG9907 等一系列研究表明食管癌患者给予术前新辅助化疗,较单纯手术患者具有更高的无病生存率。推荐 FP 方案为治疗食管鳞状细胞癌的标准新辅助化疗方案,用于 Ⅱ/Ⅲ 期食管鳞状细胞癌患者。另外,在欧美对于食管腺癌,推荐术前新辅助放化疗或术前新辅助化疗;食管鳞状细胞癌,则推荐术前新辅助化疗。

结合临床实际,在我国推荐食管癌 Ⅱ 期和 Ⅲ 期(不包括 T_4)进行新辅助化疗。参照相关文献,目前食管癌的新辅助化疗可选择的方案有紫杉醇联合铂类、紫杉醇(或多西他赛)联合5-FU(或卡培他滨)、5-FU(或卡培他滨)联合顺铂、伊立替康联合顺铂、多西他赛联合奥沙利铂及卡培他滨等。其中以 5-FU 联合顺铂方案研究最多,为大家所认可。

二、治疗方案

(一)5-FU 联合顺铂

日本 JCOG9204 研究中,化疗方案为 5-FU 联合顺铂(FP 方案),食管癌患者给予术后辅助化疗,较单纯手术患者,具有更好的无病生存率。采用同样化疗方案,日本学者开展了JCOG9907 临床试验。

日本 JCOG9907 研究是一项随机对照试验研究,在该研究中,Ando 等给予局部晚期食管鳞状细胞癌患者围术期化疗联合手术治疗,330 例 Ⅱ/Ⅲ 期(排除 T_4)鳞状细胞癌患者,随机分为术后化疗组(NC 组,166 例)、术前化疗组(PC 组,164 例),均给予 2 个周期 5-FU＋顺铂联合化疗方案,具体化疗方案:顺铂 $80mg/m^2$ d1,5-FU $800mg/m^2$ d1～5,CIV 24h,每 3 周为 1个周期。结果显示,进行中期分期时,中位无进展生存时间(PFS)无达到;术前化疗组的 2 年总生存率优于术后辅助化疗组,术前化疗组的 5 年生存率明显高于术后化疗组(55％比 43％,

$P=0.04$);结果表明术前给予 2 个周期 5-FU＋顺铂化疗联合手术治疗方案,可作为Ⅱ/Ⅲ期食管鳞状细胞癌的标准治疗方案。

Kelsen 等(1998)开展了一项多中心随机试验研究,比较术前化疗＋手术＋术后化疗(化疗组)与单纯手术治疗(手术组)局部可切除食管癌患者的疗效。化疗方案为 5-FU＋顺铂,具体为顺铂 100mg/m² d1＋5-FU 1000mg/m² CIV 24h d1～5,每 28 天 1 个周期,术前行 3 个周期化疗,术后再行 2 个周期化疗。440 例患者,随机分为化疗组 213 例、手术组 227 例;中位随访 55.4 个月,化疗组与手术组两组之间的 OS 无显著性差异(14.9 个月比 16.1 个月,$P=0.53$),术后 1 年、2 年的生存率均无差异,两组之间的毒性也无差异;腺癌与鳞状细胞癌之间也无差异。结果表明 5-FU＋顺铂联合化疗方案术前给予食管癌或表皮样癌患者,不能改善其总生存率,未使食管腺癌和鳞状细胞癌患者生存获益。术前化疗也不改变局部区域的复发率或远处转移率。但在该研究中,随访时间较短,仅 2 年。

在 RTOG8911 研究中,Kelsen DP 等(2007)比较了化疗＋手术(化疗组)与单纯手术(手术组)治疗局部晚期食管癌疗效的长期结果。化疗方案为顺铂＋5-FU。443 例患者分为化疗组 216 例、单纯手术组 227 例。两组的 R0 切除率 63％比 59％($P=0.5137$);达不到 R_0 切除者,预后较差。R_0 切除的患者 5 年无病生存率为 32％,而 R1 切除者 5 年生存率仅为 5％;R1、R2 及未切除者的中位生存率无显著性差异;术前化疗组和单纯手术组的 OS 无差异,化疗组的中位 OS 为 14.9 个月,手术组的中位 OS 为 16.1 个月,两者差异不显著($P=0.53$),然而对术前化疗有反应的患者生存时间有改善。研究表明,局部晚期食管癌患者,是否给予术前化疗,仅 R_0 切除的患者可以引起相当程度的长期生存。

英国早期的一项随机对照临床试验研究(OEO2 研究),将 802 例可切除的Ⅰ～Ⅲ期食管癌,随机分为两组,一组为术前化疗组(CS 组,400 例),另一组为单纯手术组(S 组,402 例),术前化疗方案为顺铂 80mg/m² d1＋5-FU 1000mg/m² d1～4,连续静脉滴注 96h,每 21 天为 1 个周期,行 2 个周期化疗。结果显示 CS 组的手术 R_0 切除率高于 S 组(60％比 54％,$P<0.0001$);CS 组的中位生存时间(OS)优于 S 组(16.8 个月比 13.3 个月);CS 的 2 年生存率高于 S 组(43％比 34％);两组术后并发症无差别。结果表明 2 个周期的术前顺铂＋5-FU 联合方案的化疗治疗可切除食管癌,可以改善患者的生存,并不增加额外的严重不良反应。上述为 OEO2 研究的中期结果。2009 年,Allum 等报告了 OEO2 研究最新结果,探讨术前化疗对食管癌患者影响的长期随访结果。结果显示 CS 组的 5 年生存率高于 S 组(23.0％比 17.1％),疗效在腺癌与鳞状细胞癌一致.均优于对照组;腺癌,CS 组的 5 年生存率 22.6％,对照组为 17.6％;而鳞状细胞癌,5 年 OS 率 25.5％,对照组为 17.0％。长期随访显示术前化疗可以改善可切除食管癌患者的生存,术前化疗联合手术应该作为一种标准治疗模式。但在 OEO2 研究中,食管鳞状细胞癌(SCC)的疗效仅为 31％,故研究者认为新辅助化疗对食管鳞状细胞癌的疗效仍需要进一步探讨。

(二)紫杉类联合铂类及 5-FU

Hara 等(2013)开展了一项Ⅱ期临床研究,采用多西他赛＋顺铂＋5-FU(DCF)联合方案,给予食管鳞状细胞癌(ESCC)术前化疗,化疗方案为多西他赛 70～75mg/m² d1＋DDP 70～75mg/m² d1＋5-FU 750mg/m²,CIV 24h,d1～5;每 3 周 1 个周期,最大给予 3 个周期化疗。

然后给予手术切除。42 例 Ⅱ/Ⅲ 期 ESCC 患者,有效率为 64.3%,病理学完全缓解率为 17%,估计 2 年 PFS、OS 分别为 74.5%、88.0%,提示术前化疗患者可耐受、疗效令人鼓舞。

Noronha V 等回顾性分析 31 例局部晚期食管癌和胃食管结合部癌,患者术前接受 2～3 个周期的多西他赛＋顺铂＋5-FU(DCF)方案的诱导化疗,入组 31 例患者,94% 为食管鳞状细胞癌,有效率为 81%,其中 CR 为 23%、PR 为 58%。87% 患者行手术切除,67% 为 R_0 切除,pCR 为 26%。中位随访 27 个月,1、2、3 年的总生存率分别为 80%、68%、55%。获得 pCR 患者的 PFS、OS 更长。

(三)5-FU 联合顺铂及多柔比星

Yano M 等研究了 77 例淋巴结阳性食管鳞状细胞癌,给予术前化疗,化疗方案为 5-FU＋顺铂＋多柔比星,具体 5-FU 750mg/m^2 CIV 24h d1～7＋多柔比星 30mg/m^2 d1＋顺铂 70mg/m^2 d1,每 3～4 周为 1 个周期。对新辅助化疗有效患者较无效患者,表现为更早的病理学分期、更少的淋巴结转移率及转移数目、更好的预后。无效者的最常见的失败模式为淋巴结复发,复发率为 47.5%,而有效者仅为 16.7%。

Kosugi S 等应用 5-FU 600mg/m^2,d1～7、d29～35;多柔比星 30mg/m^2、DDP 60mg/m^2 或 NDP 50mg/m^2,d1、29 联合方案,新辅助化疗治疗晚期食管癌患者 26 例,临床反应率 46.2%,21 例接受了手术,R_0 切除率 61.5%,中位 TTP、OS 分别为 6 个月、9 个月,1 年生存率 31.3%,R_0 切除的患者 1 年生存率为 33.3%;26 例患者的中位 TTP 为 6 个月。该方案可耐受,对控制局部原发肿瘤灶有效,但无明显生存优势。该方案治疗晚期食管癌的疗效仍不清楚。

(四)顺铂＋依托泊苷

Boonstra JJ 等开展了一项随机、对照试验,食管鳞状细胞癌(OSCC)患者给予新辅助化疗后手术(CS 组),与单纯手术患者(S 组)对比,评价新辅助化疗对 OSCC 治疗的影响。化疗方案为顺铂 80mg/m^2 d1＋依托泊苷 100mg/m^2 d1～2＋依托泊苷 200mg/m^2 d3、5;第 4 周重复。治疗有效者,第 8、11 周再次给予 2 个周期。169 例患者,CS 组 85 例,C 组 84 例。CS 组和 C 组的中位 OS 分别为 16 个月、12 个月,2 年生存率分别为 42%、30%,5 年生存率分别为 26%、17%。CS 组的 OS、DFS 均优于 C 组,结果表明术前给予顺铂＋依托泊苷方案化疗可以显著地提高 OSCC 患者的总生存时间。

(五)荟萃分析

Sjoquist KM 等进行一项荟萃分析,纳入 9 项随机对照研究共 1981 例食管癌患者,比较食管癌各亚型术前新辅助化疗对食管癌患者治疗的影响,新辅助化疗联合手术较单纯手术可以降低死亡风险,其中食管腺癌较食管鳞状细胞癌更加明显,新辅助化疗可带来生存益处,提高患者的总生存期(OS)、2 年生存率。在该研究中,新辅助化疗的方案为 5-FU 联合顺铂 5-FU 联合 VP-16、5-FU 联合博来霉素等。

Gebski V 等纳入 8 项随机研究,共 1724 例患者,方案以顺铂为基础,联合 5-FU 或长春地辛、博来霉素、依托泊苷等,行 2 个周期化疗。接受新辅助化疗 876 例,与单纯手术 848 例比较,新辅助化疗的 2 年绝对生存益处提高 7%,在食管鳞状细胞癌不明显,而在食管腺癌却很明显。

Speicher PJ 等对临床分期为 T_2N_0 食管癌患者给予新辅助化疗＋手术治疗,并与单纯手术治疗对比。研究发现两种治疗模式的患者长期生存无差别,新辅助化疗＋手术治疗组为41.9 个月,单纯手术组为 41.1 个月,结果表明新辅助化疗不提高 T_2N_0 食管癌患者的生存期。

虽然目前在新辅助化疗方案上未达到一致的方案,但化疗与手术相结合可用于控制食管癌的早期转移,已得到一致的认识,故在临床上,选择合适的患者进行新辅助化疗还是必需的。上述研究似乎提示,新辅助化疗已成为局部晚期食管癌治疗的一种常用的方法。然而,在过去的 15 年,只有少数试验报道以氟尿嘧啶和铂类复合物为基础的新辅助化疗较单纯手术可以使食管癌患者显著受益,故仍有学者认为术前化疗在食管癌治疗中的地位有待确定。

目前,建议新辅助化疗治疗 2~3 个周期,有学者认为新辅助化疗的毒性或肿瘤对新辅助化疗不敏感而发生肿瘤进展,新辅助化疗可能造成手术时机的贻误。目前有关新辅助化疗会造成手术时机贻误的研究不多,另外,这种延迟是否会对患者的生存产生影响,有待于进一步研究。有学者认为,新辅助治疗的 2~3 个月内若出现远处转移,即使首选采取手术治疗,其预后可能也不佳。反而,这些学者认为新辅助治疗过程中可观察出这些患者,可以避免手术创伤。虽然存在争议,但食管癌的新辅助治疗得到越来越多研究者的认同。

第六节 食管癌的同步放化疗

一、概述

肿瘤治疗中,放疗可与化疗联合,若放疗与化疗先后进行,称为序贯放化疗;若放疗与化疗同时进行,称为同步放化疗。同步放化疗已成为无法手术的中晚期食管癌的标准治疗手段之一。在食管癌治疗中,单纯放疗或化疗均存在不足,比如化疗对肿瘤内部乏氧区域的肿瘤细胞杀伤能力较弱,许多肿瘤细胞对化疗不敏感,局部控制率低,而放疗的作用范围较局限,不能控制微小转移灶。放疗与化疗的联合,可以弥补各自的不足。同步放化疗中,化疗使肿瘤病灶缩小,减轻肿瘤负荷,有利于放疗;化疗可改善肿瘤氧和营养供应,对放疗增敏;化疗可杀灭局部肿瘤及微小转移灶,有利于局部控制及降低远处转移率等。因此,化疗有助于提高缓解率,改善无进展生存期,补充放疗在此方面的不足。另外,放疗可导致肿瘤细胞亚致死性和潜在致死性损伤,有利于化疗药物对肿瘤细胞更好地杀伤。

同步放化疗分为术前同步放化疗、术后同步放化疗及围术期同步放化疗。其中,术前同步放化疗的研究最多,临床上应用也较为广泛。文中若没有特殊说明,那么术前、术后放化疗,指的是术前、术后同步放化疗。

术前放化疗,又称为新辅助放化疗,新辅助放化疗最初是用来治疗不能手术的患者,其除了能控制局部肿瘤的生长,还能控制微小转移病灶,并能减少远处复发的风险。在西方国家,新辅助治疗已被视为局部晚期食管癌标准治疗方案之一。由于大多数食管癌患者就诊时已处于中晚期,此时,即使接受手术切除,预后仍很差。因此,对不能手术的中晚期食管癌患者,新辅助放化疗可使肿瘤已外侵或是与邻近器官有癌性黏连者的缩小瘤体、癌性黏连转为纤维性黏连而利于手术的切除,另外,新辅助放化疗能起到降级、降期的作用,从而对患者的生存有利。许多研究表明,术前同步放化疗较单纯手术治疗显示出更好的疗效。

　　术后放化疗,顾名思义,术后给予的放化疗,又称术后辅助放化疗,其目的主要是杀灭手术残留的肿瘤细胞、消灭微小转移灶、消除主病灶外的卫星病灶及切缘阳性残留的病灶。临床上,术后放化疗也多采用术后同步放化疗。而围术期放化疗的概念相对模糊,多指术前新辅助放化疗＋术后辅助化疗。另外,序贯放化疗在临床上也应用,可采用先放疗后化疗或先化疗后放疗模式。另外"夹心法"治疗模式,即化疗-放疗-化疗模式,或放疗-化疗-放疗模式,也在临床上应用,但这些模式,相对而言,用法不太容易规范。术中放化疗,由于食管癌患者很少应用,不包含在本节内容之中。

二、同步放化疗的适应证

　　1.术前同步放化疗的适应证　我国食管癌中鳞状细胞癌高发,参照中国抗癌协会食管癌专业委员会编写的《食管癌规范化诊治指南》,适应证为:①$T_3N_0M_0$;②$T_{1\sim2}$伴淋巴结转移;③$T_{3\sim4}$伴或不伴淋巴结转移的可切除的胸段食管癌患者,尤其是鳞状细胞癌患者。另外,对于胸上段食管癌出现颈部淋巴结癌转移或胸下段食管癌出现腹腔淋巴结癌转移的患者,以及胸上、中、下段食管癌分别长于 4cm、5cm、6cm 者,均建议行术前同步放化疗。

　　2.术后同步放化疗　参见中国抗癌协会食管癌专业委员会编写的《食管癌规范化诊治指南》,适应证为食管癌术后具有复发高危因素者。

三、术前同步放化疗

　　最早于 1992 年由 Nygaard 等首次报道食管癌术前放化疗临床研究,不久后,更多的学者关注食管癌术前放化疗研究。不论单一研究还是 Meta 分析,多项研究结果显示术前同步放化疗联合手术优于单纯手术治疗。术前同步放化疗中方案的选择很重要,研究较多的方案为5-FU 联合顺铂、紫杉类联合铂类、伊立替康联合顺铂等。术前放化疗中,放疗剂量为 41.4～50.4Gy。

　　（一）以顺铂＋5-FU 基础的方案

　　1.顺铂联合 5-FU　早期,Walsh TN 等开展了一项前瞻性、随机试验,术前同步放化疗联合手术治疗可切除的食管腺癌,试验组治疗方案为 5-FU 15mg/(kg·d) d1～5＋顺铂 75mg/m² d7,分别于第 1、第 6 周给药,共 2 个周期;放疗剂量为 40Gy,与第 1 个周期化疗同时进行,然后手术。对照组仅行手术治疗。结果显示术前放化疗能降低淋巴结转移及远处转移,试验组有 25% 患者获得完全缓解。试验组的中位生存时间为 16 个月,而对照组仅为 11个月;前者的 1、2、3 年生存率均高于对照组。结果表明术前放化疗联合手术治疗可切除食管腺癌患者较单纯手术治疗可明显改善患者的生存。

　　Lee JL 等进行的一项前瞻性随机对照的 III 期临床研究,将 101 例 II～III 期手术可切除的食管鳞状细胞癌随机分为同步放化疗(CRT)后手术组(51例)及单纯手术组(50例)。化疗方案为:顺铂 $60mg/m^2$ d1、22＋5-FU $1000mg/m^2$ d2～5;放疗剂量为45.6Gy。放疗完成后3～4周手术。CRT治疗后疾病稳定或有效的患者,手术后再给予4个周期化疗,方案为顺铂 $60mg/m^2$ d1＋5-FU $1000mg/m^2$ d2～5,每4周重复。结果显示:CRT毒性可耐受,不影响术后并发症及住院时间。随访25个月,术前CRT虽可以导致高的临床有效率及病理缓解率,但并不延长患者的中位总生存时间(OS)(28.2个月比27.3个月,P＝0.69)和2年的无事件生存时间(EFS)(49％比51％,P＝0.93)。

一项来自澳大利亚的Ⅲ期临床试验,Burmeister BH等探讨短暂的术前放化疗可以改善可切除食管癌患者的预后,将256例局部晚期的食管癌患者,随机分为术前同步放化疗组(CRT)(128例)和单纯手术组(例),化疗方案为顺铂 $80mg/m^2$ d1＋5-FU $800mg/m^2$ d1～4。结果显示同步放疗剂量为35Gy,两组之间的无进展生存时间(PFS)及中位总生存时间(OS)均无差异;CRT组具有更好的完全切除率、更少的淋巴结阳性率。亚组分析显示,CRT治疗的食管鳞状细胞癌患者较非鳞状细胞癌患者具有更好的无进展生存时间。结果表明术前放化疗不能改善食管癌整组患者的PFS和OS,但可以改善食管鳞状细胞癌的PFS。

Tepper等开展的CALGB 9781研究,比较术前给予顺铂/氟尿嘧啶＋放疗联合手术与单纯手术治疗食管癌的Ⅲ期临床试验。入组56例非转移性食管癌患者,随机分组,单纯手术组(26例):食管切除＋淋巴结清扫术;术前同步放化疗组(30例):顺铂 $100mg/m^2$ d1＋5-FU $1000mg/(m^2 \cdot d)$ (第1周及第5周的前4天)联合同期放疗(总剂量50.4Gy)＋食管切除＋淋巴结清扫术。中位随访时间为6年;ITT显示,同步放化疗组的中位生存期优于单纯手术组(4.48年比1.79年),5年生存率同步放化疗组也优于单纯手术组(39％比16％)。结果提示同步放化疗后联合手术治疗食管癌有长期的生存优势,支持术前同步放化疗＋手术治疗作为非转移性食管癌患者的标准治疗。

Markar等对Ⅱ～Ⅲ期食管癌患者,比较了新辅助放化疗(NCR)与单纯手术效果,其中173例患者中108例接受手术,59例接受NCR。化疗药物为5-FU＋顺铂,放疗剂量为50.4Gy。两者之间的并发症发生率、住院死亡率、ICU住院时间均无差别,但接受NCR治疗的患者表现为住院时间缩短。接受NCR治疗的Ⅲ期食管癌患者淋巴结阳性率和切缘阳性率均减少。虽腺癌患者的生存时间延长,但两组之间无显著性差别,总体上NCR不能使患者受益。Ⅱ～Ⅲ期患者若切缘阴性,则与生存率提高有关。

Fujiwara Y等探讨了新辅助放化疗(CRT)对可切除食管鳞状细胞癌患者行CRT联合手术后的影响,88例患者分为两组,即CRT后手术组(52例)、单纯手术组(36例)。CRT的组成:5-FU $500mg/m^2$ d1～5＋顺铂10～20mg/d d1～5,每3周重复;放疗剂量为40Gy。结果显示,除吻合口瘘之外,两组的术后并发症相似。中位生存时间(MST)在CRT组没有达到,而单纯手术组为27.4个月;估计CRT组的5年总生存率高于单纯手术组(50.3％比31.4％,P＝0.134);而Ⅱ～Ⅲ期食管鳞状细胞癌,CRT组的无病生存(DFS)率高于单纯手术组(57.2％比31.4％,P＝0.025);结果说明5-FU＋顺铂＋放疗的新辅助放化疗对于可切除食管鳞状细胞癌不是一个好的预后因子,然而对于Ⅱ～Ⅲ期食管鳞状细胞癌却是有益处的。

Hurmuzlu M等比较大剂量术前放化疗(CRT,CRT组)联合手术与单纯手术(S组)在食管癌的疗效,107 例 II_A～III 食管癌患者分为 CRT 组(62 例)与 S 组(45 例)。CRT 组为顺铂 100mg/m² d1+5-FU 1000mg/m² CIV 24h d1～5。每 21 天 1 个周期,从第 2 个周期开始同期放疗,放疗剂量为 66Gy。结果显示 CRT 组和 S 组的中位 OS 分别为 31.4 个月、11.1 个月; CRT 组的 1 年、3 年、5 年生存率分别为 68%、44%、29%,而 S 组分别为 44%、24%、16%;多因素分析显示是否给予大剂量术前 CRT 对预后没有影响。结果说明对 II_A-III 食管癌患者术前给予大剂量 CRT 对生存没有益处。

Bass GA 等对食管癌患者给予新辅助化放疗联合手术(MMT)对比单纯手术的长期疗效进行了观察,纳入 2 项同时期的随机对照试验(RCTs),共 211 例患者,其中腺癌(AC)113 例、鳞状细胞癌(SCC)98 例。化疗方案为 5-FU+DDP,第 1 周给药,5-FU 15mg/(kg·d),CIV 16h d1～5+顺铂 75mg/m²,静脉滴注 8h 以上,d7,第 6 周重复,共 2 个周期;放疗剂量为 40Gy。MMT 组 104 例(58 例 AC、46 例 SCC),单纯手术组 107 例。不论是 AC 还是 SCC,MMT 均较单纯手术获益;与单纯手术组比较,MMT 可减少 54% 的淋巴结转移风险;MMT 治疗后 AC 病理完全缓解率(pCR)为 25%,SCC 为 31%,均优于单纯手术。MMT 治疗后伴有局部病灶残留的淋巴结阴性患者,较单纯手术后淋巴结阴性患者的生存时间长,支持 MMT 对微转移病灶的系统性影响。

Hsu PK 等对食管鳞状细胞癌(ESCC)患者术后,给予同步放化疗,并与单纯手术组患者进行了分析。290 例患者分为术后同步放化疗组(CRT 组,104 例)、单纯手术组(S 组,186 例),其中两组有 56 对患者相匹配。术后行 2 个周期同步放化疗,具体为顺铂 80mg/m² d1+ 5-FU 600mg/m² d1～4+亚叶酸钙 90mg/m² d1～4;同期放疗剂量为 45～50.4Gy。结果显示:N0 患者的 OS 和 DFS 在两组之间无显著性差异;而 N+ 患者,CRT 组的中位 OS(31.0 个月比 16.0 个月)及 3 年 OS 率(45.8% 比 14.1%)均优于 S 组,同样中位 DFS 及 3 年 DFS 率,也有类似的结果。相匹配的 56 对患者中 N+ 患者,两组的 OS、3 年 OS 率、DFS、3 年的 DFS 率,均支持 CRT 治疗优于单纯手术治疗。结果表明术后放化疗对淋巴结阳性 ESCC 的生存有益处,支持给予术后放化疗治疗。

2.顺铂联合 5-FU 及长春花碱　Urba SG 等将 100 例食管癌患者随机分为手术组及新辅助放化疗组,放化疗方案为顺铂 20mg/m² d1～5、d17～21+5-FU 300mg/m² d1～21+长春花碱 1mg/m² d1～4、d17～20,放疗剂量为 45Gy,约 42 天行手术治疗。结果显示两组之间无生存差异,手术组为 17.6 个月,新辅助放化疗组为 16.9 个月。3 年生存率分别为 16%、30%,也不存在差异,结果提示新辅助放化疗不增加可切除食管癌患者的生存优势。

3.S-1 联合顺铂　Chang H 等术前给予 S-1+顺铂治疗局部晚期食管癌,化疗方案为 2 个周期的 S-1(d1～14、22～35)+顺铂(d1、22),同期放疗剂量为 50.4Gy,第 12～18 周行手术治疗。60 例 II_A-IV_A 期患者,58 例为鳞状细胞癌,54 例患者完成计划放化疗,化疗后临床肿瘤反应率为 64.4%;60 例患者中仅 25 例患者行手术治疗,15 例获得 pCR,估计 2 年 OS、PFS 分别为 65%、48%。结果表明联合 S-1+顺铂的同步放化疗治疗局部晚期食管癌,产生令人鼓舞的疗效;与 5FU+DDP 的历史资料比较,该方案很有希望。

(二)紫杉醇联合铂类

紫杉醇可联合顺铂、也可联合卡铂,顺铂与卡铂之间的差异主要是不良反应不同。

1.紫杉醇联合卡铂 CROSS 研究为荷兰学者开展了一项随机对照临床试验,该试验纳入 366 例食管癌或胃食管结合部癌患者,75％为腺癌,23％为鳞状细胞癌,2％为大细胞未分化癌;178 例患者术前接受卡铂/紫杉醇联合放疗(放化疗-手术组),188 例患者接受单纯手术治疗(手术组)。放化疗方案为卡铂的 AUC＝2ml/min,紫杉醇 50mg/m² ,每周 1 次,共 5 次,同时放疗剂量为 41.4Gy。结果表明放化疗,手术组的 R₀ 切除率为 92％,而手术组仅为 69％;放化疗-手术组的病理学完全缓解率为 29％。放化疗-手术组的中位生存时间(OS)为 49.4 个月,而手术组仅为 24.0 个月,OS 显著提高。放化疗-手术组的 5 年生存率为 47％,而单纯手术的为 34％。另外,对放化疗-手术组中的鳞状细胞癌和腺癌均有效,但对鳞状细胞癌的疗效优于腺癌。研究者建议卡铂/紫杉醇联合放疗方案可作为新的标准治疗方案,用于潜在可治愈的食管或胃食管结合部癌。

Honing J 等对食管癌患者给予紫杉醇联合卡铂(PC)方案或 5-FU 联合顺铂(FP)方案的疗效进行了比较,对 102 例患者进行了评估,45 例患者给予顺铂 75mg/m² d1＋5-FU 1g/m² d1～4,d1、d5 周;55 位患者给予卡铂(AUC＝2)＋紫杉醇 50mg/m² d1、8、15、22、29、35。两种方案均与放疗同步进行。结果显示 PC 方案的完成率为 82％,FP 方案 55％;PC 方案和 FP 方案患者的中位生存时间分别为 13.8 个月、16.1 个月,二者的差异不显著;PC 方案与 FP 方案的中位无病生存分别为 9.7 个月、11.1 个月。FP 方案较 PC 方案出现更多的 3/4 级不良反应,结果显示 PC 方案患者的不良反应的发生率更低、患者的依从性更好,PC 方案可作为 FP 方案的一种替代方案用于晚期食管癌的治疗。

2.紫杉醇＋顺铂 LVJ 等开展了一项多种模式治疗食管癌的研究,其中对术前同步放化疗与术后同步放化疗进行了比较,将 CT 分期为Ⅱ～Ⅲ期的局部晚期食管鳞状细胞癌(ESCC)患者 238 例,随机分为术前同步放化组(80 例)、术后同步放化组(78 例)与单纯手术组(80 例)。化疗药物为紫杉醇(PTX)＋顺铂(DDP),剂量为 PTX 135mg/m² d1＋DDP20mg/m² CIV 24h d1～3,行 2 个周期化疗;放疗剂量为 40Gy。结果显示,中位随访 45 个月,术前同步放化组与术后同步放化组比较,中位 PFS 和 OS 均无统计学差异;而术前/术后同步放化疗组的中位 PFS(48 个月比 61 个月比 39.5 个月,P＝0.033)和中位 OS(56.5 个月比 72 个月比 41.5 个月,P＝0.015)均高于单纯手术组。三者之间的局部复发率也存在差别,单纯手术组明显高于术前/术后同步放化疗组。结果表明合理应用术前/术后同步放化疗可以提高局部晚期 ESCC 患者的 PFS 和 OS。而新辅助放化疗与辅助放化疗差异则不显著。

Tang HR 等开展了一项Ⅱ期临床研究,探讨紫杉醇(PTX)＋顺铂(DDP)同时联合放疗治疗局部晚期食管鳞状细胞癌。治疗方案 DDP 25mg/m² d1～3＋PTX 175mg/m² d1,每 3 周重复,治疗 4 个周期;同期放疗总剂量 68.4Gy(后程加速放疗)或 61.2Gy(常规放疗)。共入组 76 例Ⅱ～Ⅳ食管癌患者,中位 OS 为 28.5 个月,中位 PFS 为 14.7 个月,1、3 年生存率分别为 75％、41％,然而 3 或 4 级中性粒细胞减少分别为 30.3％、31.6％。结果表明 PTX＋DDP 3 周方案联合同步放疗治疗局部晚期食管鳞状细胞癌,其疗效令人鼓舞,但血液学毒性偏高。

3.多西他赛＋顺铂＋5-FU Pasini F 等开展了一项同步放化疗术前治疗Ⅱ～Ⅲ期中下段胸部食管癌(腺癌和鳞状细胞癌)的Ⅱ研究,方案为多西他赛 35mg/m²＋DDP 25mg/m²,d1、8、15、29、43、50、57 给药,5-FU 180mg/m² CIV 24h d1～21 及 150mg/m² CIV 24h d29～63;

放疗剂量为 50Gy,从第 29 天开始。放化疗后 6～8 周手术。74 例患者,病理学完全缓解(pCR)为 47%,接近 pCR(pnCR)为 15%。中位随访 55 个月,中位 OS 为 55 个月;pCR 亚组患者的 OS 仍未达到。pCR 患者的 3 年、5 年的 OS 分别为 83%、77%,pnCR 患者的 3 年、5 年的 OS 分别为 73%、44%,而肿瘤残留组分别为 21%、14%。结果表明该强化的每周方案获得高病理学有效率,病理学有效者的生存率更高。

　　Zanoni A 等对 155 例局部晚期食管癌患者,其中鳞状细胞癌(SCC)90 例、腺癌(AC)65 例,给予新辅助放化疗,然后给予手术切除。放化疗方案为多西他赛＋顺铂＋5-FU 联合放疗,放疗剂量 50.4Gy。155 例患者中 131 例(84.5%)行手术治疗,121 例为 R₀切除(79.3%),65 例为病理学完全缓解(pCR)。整组 5 年的 OS 和 DFS 分别为 43%、49%,RO 组的 OS 和 DFS 分别为 52%、59%,pCR 患者为 72%、81%。除 pCR 外,SCC 与 AC 之间的生存无显著性差异。研究提示多西他赛＋顺铂＋5-FU 联合放疗作为新辅助放化疗用于局部晚期食管癌的治疗,可使患者生存获益,并取得高的 pCR 率。

　　Boggs DH 等比较 5-FU/顺铂联合同步放疗方案(5-FU 组,129 例)与紫杉醇/铂类联合同步放疗方案(紫杉醇组,30 例)治疗食管癌的差异。两组之间的病理学完全缓解率(pCR)无差异,5-FU 组的 3～4 级血液学毒性高于紫杉醇组。结果提示,含紫杉醇的放化疗方案的 pCR、OS、PFS 并不差于 5-FU,并且血液学毒性更低。

　　4.多西他赛＋顺铂＋帕尼单抗　术前同步放化疗可以改善可切除的局部晚期食管腺癌的预后,但同步放化疗联合靶向治疗的研究报道少见。Lockhart AC 等进行了一项同步放化疗联合靶向治疗药物的 Ⅱ 期临床研究(ACOSOG 24051),作为新辅助治疗手段用于可切除食管腺癌 70 例。治疗方案:多西他赛 40mg/m²＋DDP 40mg/m²＋帕尼单抗 6mg/kg,d1、3、5、7、9 周给药,放疗剂量 50.40Gy,在第 5 周开始;CRT 治疗完成后手术切除。65 例患者可评价,54 例患者行手术治疗,术后 pCR 为 33.3%,接近 pCR 为 20.4%;中位随访 26.3 个月,中位 OS 为 19.4 个月,3 年 OS 为 38.6%,新辅助 CRT 的疾病控制率(DCP)较高,但毒性明显。

　　5.多西他赛＋奥沙利铂＋卡培他滨　Spigel DR 等对 Ⅰ～Ⅲ 期可切除的中下段食管癌或胃食管结合部癌 59 例,给予术前放化疗,治疗方案为奥沙利铂 40mg/m²,每周 1 次,连用 5 周;多西他赛 20mg/m²,每周 1 次,连用 5 周;卡培他滨 1000mg/m²,每日 2 次,d1～7、15～21、29～35;同步放疗剂量为 45Gy。结果显示 pCR 率为 49%,客观有效率为 61%,中位 DFS、OS 分别为 16.3 个月、24.1 个月,2 年 DFS 率及 OS 率分别为 45.1%、52.2%,常见 3/4 级不良反应为厌食(20%)、脱水(16%)、腹泻(8%)、吞咽困难(10%)、食管炎(20%)、乏力(12%)、高血糖(6%)、恶心(16%)、肺部症状(14%)、脓毒症(6%)、呕吐(16%)。

(三)伊立替康联合顺铂

　　Knox JJ 等采用伊立替康/顺铂联合放疗作为新辅助放化疗手段治疗局部晚期食管癌,在此 Ⅱ 期临床研究中,治疗方案为伊立替康 65mg/m²＋顺铂 30mg/m²,每周 1 次,第 1、2、4、5、7、8 周给药,同期放疗剂量为 50Gy,然后手术。入组 52 例患者,完全缓解 2%,部分缓解 30%,疾病稳定为 62%;72%患者的吞咽困难得到改善。中位生存时间为 36 个月,3 年总生存率为 51%。结果表明伊立替康/顺铂联合同步放疗＋手术明显改善患者吞咽困难,与历史对照比较,疗效令人鼓舞。

Nson 等采用同步放化疗治疗可手术切除的 $uT_1N_1M_0$ 或 $uT_{2\sim4}NxM_0$ 食管鳞状细胞癌、食管腺癌及胃食管结合部癌,治疗方案为伊立替康 $65mg/m^2$ ＋顺铂 $30mg/m^2$,每周 1 次,第 1～5 周,第 7～11 周,同期放疗剂量为 50.4Gy,然后手术。55 例可评价的患者中,75％为腺癌。65％为 uT_3N_1。38 例患者行 R_0 切除。病理学完全缓解(pCR)为 16％,中位 OS 为 31.7％。结果表明每周一次伊立替康联合顺铂及同步放疗的疗效,与其他的 II 期新辅助放化疗试验结果相似。

虽然,II 期临床试验结果显示伊立替康/顺铂联合同步放疗方案作为新辅助放化疗方案治疗食管癌的疗效得到肯定。但近来,一小样本报道在此方案的基础上联合西妥昔单抗治疗局部晚期食管癌或胃结合部癌,没有获得更加充分的 pCR,而毒性明显。

(四)依托泊苷＋顺铂

Stahl 等探讨术前同步放化疗后行手术治疗对局部晚期食管鳞状细胞癌(ESCC)患者的影响。共入组 172 例患者,随机分为两组,每组 86 例。A 组采用诱导化疗＋同步放化疗＋手术,放疗剂量 40Gy;B 组采用对比诱导化疗＋同步放化疗,放疗剂量至少 65Gy。具体为先用 FLEP 方案化疗,方案为:静脉推注 5-FU $500mg/m^2$ ＋亚叶酸钙 $300mg/m^2$ ＋依托泊苷(E) $300mg/m^2$ ＋顺铂(P) $30mg/m^2$,均为 d1～3,每 3 周重复,共 3 个周期。然后给予 EP 方案联合放疗,最后手术或者不手术。两组患者的总生存无差异,A 组的 2 年局部无进展生存(PFS)率优于 B 组;A 组的治疗相关性毒性显著高于 B 组。Cox 回归分析显示,肿瘤对诱导化疗有效是唯一的独立预后因子。结果说明局部晚期 ESCC 同步放化疗后加入手术可以改善局部肿瘤控制,延长 2 年 PFS,但不增加生存时间。

(五)雷替曲塞＋奥沙利铂

夏铀铀等初步评价了雷替曲塞＋奥沙利铂联合同步放化疗治疗中晚期食管癌患者的疗效及安全性,具体方案:雷替曲塞 $2.6mg/m^2$ d1、22＋奥沙利铂 $100mg/m^2$ d1、22;放疗剂量 60Gy/30 次。共治疗 54 例 II～III 期食管癌患者,结果显示 CR16.7％、PR68.5％,有效率为 85.2％,1、2 年局部控制率分别为 75.4％和 57.3％,1、2 年生存率分别为 70.4％、46.6％;急性放射性食管炎、白细胞下降、急性腹泻、神经毒性发生率分别为 100％、72.2％、16.7％、44.4％,其中 3/4 级不良反应 7.4％、7.4％、1.9％、0。结果表明雷替曲塞＋奥沙利铂联合同步放疗治疗中晚期食管癌疗效好,且不良反应轻。

(六)奥沙利铂＋顺铂＋5-FU(OCF)方案

Pera M 等采用奥沙利铂＋顺铂＋5-FU(OCF)方案联合放疗,术前治疗 41 例患者,其中食管癌 16 例(腺癌 10 例、鳞状细胞癌 6 例)、胃食管结合部癌(13 例)及胃癌(12 例)。方案为奥沙利铂 $85mg/m^2$ ＋顺铂 $55mg/m^2$ ＋5-FU $3g/m^2$ CIV 96h,进行 2 个周期;同期放疗剂量为 45Gy,6～8 周后手术。41 例患者中,75.6％的患者行手术切除,其中 90％为 R_0 切除;58％患者为病理学完全缓解(pCR);鳞状细胞癌 67％为 pCR;中位 PFS 和 OS 分别为 23.2 个月、28.4 个月。术前同步放化疗有效、毒性可耐受,特别是食管鳞状细胞癌更明显。

Conroy T 等评估 FOLFOX 方案或 5-FU＋顺铂(FP)方案作为同步放化疗的一部分治疗局部晚期食管癌疗效,FOLFOX 方案:奥沙利铂 $85mg/m^2$ ＋亚叶酸钙 $200mg/m^2$ ＋5-FU

400mg/m²IVP+1600mg/m² CIV 46h,每2周1周期,共6个周期,其中3个周期与放疗同步;FP方案:5-FU 1000mg/m²,d1～4+顺铂75mg/m²,d1,每4周1周期,共2个周期,同时联合同步放疗,然后,再给予每3周1周期,共2个周期;放疗的剂量为50Gy。FOLFOX组入组134例、FP组入组133例,其中FOLFOX组131例、FP组128例接受药物治疗;中位无进展生存时间,FOLFOX组为9.7个月、FP组为9.4个月;最常见的3/4级不良反应,两组之间无显著性差异;但所有的不良反应,两组各有不同。虽然与FP方案比较,FOLFOX方案无明显的PFS增加,但给药方便。

(七)单药类

1.顺铂单药　Bosset等进行了一项随机多中心临床试验,比较术前放化疗+手术联合治疗与单纯手术治疗Ⅰ～Ⅱ期食管鳞状细胞癌患者。放化疗方案:顺铂80mg/m²,分配给d0～2给药,顺铂于放疗前1天开始,共282例患者,其中单纯手术组139例,联合治疗组143例。中位随访55.2个月,两组之间未见显著性的生存差异,均为18.6个月。联合治疗组较单纯手术组具有更长的无病生存(DFS)、无局部病灶的间隔时间更长、癌症相关的死亡率更低、治愈性切除率更高。研究表明食Ⅰ～Ⅱ期管鳞状细胞癌患者,术前给予放化疗不能使患者生存获益,但可延长无病生存及无局部疾病生存。

2.多西他赛单药　Kushida T等比较不同的术前同步放化疗(CRT)治疗可切除、局部晚期食管鳞状细胞癌(ESCC)的疗效。放化疗方案以多西他赛联合放疗(DOC组),或5-FU+顺铂联合放疗(FP组)。DOC组为10mg/m²,每周第1天,每4周重复;FP组为5-FU 500mg/m²,CIV 24h d1～5+顺铂10mg/m²,d1～5,每4周重复。两组的放疗剂量为40Gy。FP组40例、DOC组55例。结果表明术前同步放化疗治疗局部晚期食管癌,DOC方案与FP方案的长期疗效相似,甚至DOC方案优于FP方案。DOC联合放疗的CRT为食管癌有前景的治疗选择。

(八)术前放化疗的汇总及Meta分析

Urschel JD等进行的Meta分析纳入9个随机对照试验,共1116例患者,比较新辅助放化疗联合手术与单纯手术治疗可切除食管癌患者,结果显示新辅助放化疗联合手术组的完全病理缓解率为21%。新辅助放化疗联合手术组与单纯手术组的1年、2年、3年的生存率均支持新辅助放化疗联合手术组,但1年、2年生存率的差异不显著,而3年生存率却差异明显。结果说明新辅助放化疗联合手术较单纯手术,可提高患者的3年生存率,减少局部区域复发。Liao Z等评价术前同步放化疗后的手术疗效,汇总分析132例Ⅱ～Ⅲ期食管癌患者,60例行术前同步放化疗后手术治疗;化疗方案以5-FU+顺铂为主,放疗剂量为45Gy。结果显示同步放化疗联合手术治疗患者的5年局部区域控制率、DFS、5年生存率、中位生存时间均显著高于单纯放化疗组。

但Jin等进行了一项Meta分析,共纳入11个随机对照试验的1308例患者,结果显示,与单纯手术比较,新辅助放化疗可以显著地提高OS,新辅助放化疗可降低局部区域肿瘤复发,但新辅助放化疗组的手术死亡率增加。组织学亚组分析食管鳞状细胞癌不能从新辅助放化疗中获益,认为新辅助放化疗可以提高食管腺癌患者的生存,

Gebski 等进行的一项荟萃分析,10 项新辅助放化疗联合手术对比单纯手术的随机研究,共 1209 例患者,新辅助治疗组中放疗剂量为 $20.0 \sim 50.4 Gy$,化疗方案以 5-FU 联合顺铂为主;结果显示术前放化疗可降低食管癌患者的死亡风险,2 年生存率提高 13%,可使食管癌患者获益,以鳞状细胞癌明显。

近来,Sjoquist KM 等进行荟萃分析,纳入 12 项新辅助放化疗联合手术对比单纯手术的随机研究,共 1854 例可手术切除的食管癌患者,结果显示新辅助放化疗可降低患者的死亡率,可使生存获益。

Swisher 等汇总了多个 Ⅱ~Ⅲ 临床试验,对术前给予顺铂/氟尿嘧啶＋放疗联合手术与单纯手术治疗食管癌的比较,化疗方案以顺铂/5-FU、伊立替康/顺铂为主,结果术前放化疗较术前化疗可以提高 OS 和无病生存(DFS)、可以提高病理完全缓解率。

Deng 等进行了一项 Meta 分析,比较同步放化疗后手术(CRTS)与单纯手术(SA)的术后影响,入组 13 项随机对照试验(RCTs)共 1930 例患者。与 SA 组比较,CRTS 可显著性地降低术后死亡率、局部复发率及远处死亡率,而术后并发症的发生率两组之间无显著性差异。

Speicher PJ 等汇总 6103 例潜在可切除的局部晚期、中段或下段食管癌患者($T_{2 \sim 3} N_0$ 和 $T_{1 \sim 3} N+$),这些患者给予术前诱导放化疗,以 1818 例进行手术治疗的食管癌患者作为对照。结果表明,诱导放化疗患者具有更高的阴性切缘率、更短的住院时间;诱导放化疗患者均有更好的长期生存,其 5 年生存率高于仅行手术治疗患者的 5 年生存率(37.9% 比 28.7%,P<0.001),建议可切除的 $T_{2 \sim 3} N_0$ 和 $T_{1 \sim 3} N+$ 食管癌患者术前给予诱导放化疗。

总之,目前对于新辅助放化疗的放疗剂量及化疗方案并未统一,化疗所用的方案多为含铂类的两药或多药方案(如卡铂/紫杉醇、伊立替康/顺铂、多西他赛/顺铂/5-FU 等)化疗 2 个周期,同期接受剂量 $30 \sim 60 Gy$ 的放疗,新辅助放化疗结束后 4~6 周接受手术治疗。

四、术后同步放化疗

对于 $T_{1 \sim 4} N_1$ 期即 Ⅱb~Ⅲb 期患者,应在术后 3~4 周开始同步放化疗。多数研究表明,术前局部晚期食管癌患者,术后放化疗的疗效优于单纯手术或化疗,辅助放化疗多采用 DDP/5-FU 联合放疗。5-FU 联合顺铂,为食管癌术后化疗的经典方案,为进一步提高疗效,与放疗联合,同步放化疗,多项研究对该联合方案进行了探讨。

Rice TW 等开展了一项前瞻性研究,探讨术后辅助放化疗是否可以提高生存率,入组 31 例局部区域晚期食管癌患者(90% pT_3、81% pN_1、13% pM_{1a}),R_0 切除 74%,80% 以上为 $T_3 N_1$ 腺癌;放疗剂量为 $50.4 \sim 59.4 Gy / 1.8 Gy$,化疗方案为 5-FU＋DDP,采用同步放化疗;同期对照组 52 例单纯手术,术后同步放化疗组较单纯手术组的中位疾病无复发时间延长(22 个月比 10 个月,P=0.02),中位疾病复发时间也延长(25 个月比 13 个月,P=0.04),中位总生存时间亦延长(28 个月比 15 个月,P=0.05)。研究表明,食管癌患者术后辅助放化疗可以提高生存时间、延长疾病复发时间和疾病无复发生存时间。建议局部区域晚期食管癌术后应给予辅助放化疗。

Wang ZW 等对伴有淋巴结外侵犯的食管鳞状细胞癌 90 例患者,其中 47 例患者仅接受手术治疗,43 例手术切除后给予术后同步放化疗(CRT),放化疗方案为 5-FU 1000mg/m² d1～4、d29～32＋顺铂 25mg/m² d1～3、d29～31,同期中位放疗剂量为 50Gy。结果显示术后辅助 CRT 可以显著地改善患者的 OS 和 PFS,辅助 CRT 为独立预后因子。另外,辅助 CRT 可以减少区域复发率及总的复发率。

关于食管鳞状细胞癌患者术后同步放化疗疗效的研究不多。Hsu 等探讨了食管鳞状细胞癌术后同步放化疗的疗效,为一回顾性研究,290 例患者分为两组,其中术后放化疗(CRT 组)104例、单纯手术组(S 组)186 例。NO 患者,两组之间的总生存(OS)和无病生存(DFS)没有差别。N＋患者,CRT 组的中位 OS 及 3 年的 OS 率、中位 DFS 及 3 年的 DFS 率均显著高于 S 组,其中 OS 分别为 31 个月、16 个月(P＜0.001)。两组相匹配的患者之间的差异亦很明显。结果显示,淋巴结阳性的食管鳞状细胞癌患者术后给予同步放化疗,患者可以明显生存获益。

五、治疗方法的比较

(一)术后辅助化疗对比辅助同步放化疗

多项研究对局部晚期食管癌患者术后辅助化疗与辅助同步放化疗的优劣进行了比较,2003 年 Tachibana 等进行了一项小型前瞻性的随机对照研究,将 45 例未行术前治疗的晚期食管癌患者 R₀ 术后,随机分为术后辅助化疗组(A 组,23 例)或术后辅助同步放疗/化疗组(B 组,22 例)。化疗方案为 DDP 50mg/m² d1、d15;5-FU 300mg/m²,连续 5 周。放疗剂量为 50Gy。结果显示两组 1、3、5 年生存率无显著性差异。结果表明术后同步放化疗与术后单纯化疗相比,并不能改善患者的生存。

(二)新辅助放化疗与新辅助化疗

而相对新辅助化疗,新辅助放化疗的患者生存率得到了提高,但需注意容易引发较多术后并发症。一项回顾性研究发现,患者 5 年生存率接受新辅助放化疗的为 31%,而接受新辅助化疗的为 21%。新辅助放化疗组患者出现了较多术后并发症及较高的术后死亡率(7% 比 4%),但两者差异不显著。

近来,Sjoquist 等进行了一项 Meta 分析中,纳入 2 项新辅助放化疗联合手术对比新辅助化疗联合手术的研究,共 194 例患者,结果表明新辅助放化疗较新辅助化疗没有具有明显的优势。大量的Ⅲ期临床试验及 Meta 分析显示术前放化疗较新辅助化疗或单纯手术,可以提高食管癌患者的治疗效果。

Luc G 等比较新辅助放化疗(CRT 组)与围术期化疗(PCT 组)治疗 116 例局部晚期食管腺癌的疗效,其中 CRT 组 55 例、PCT 组 61 例。新辅助 CRT 方案为 5-FU＋顺铂＋45Gy 的同步放疗,而 PCT 为多西他赛＋顺铂＋5-FU。无论是 R₀,还是病理学完全缓解(pCR),CRT 组均优于 PCT 组,两组之间的 OS、DFS 均无差异。

(三)术前同步放化疗与术前序贯放化疗

Lv J 等进行了一项 Meta 分析,结果显示术前同步放化疗优于术前序贯放化疗。WangDB

等进行了一项 Meta 分析,探讨与单纯手术比较,新辅助放化疗治疗可切除食管癌患者疗效的影响,共纳入 12 项随机对照试验。新辅助放化疗可以提高患者的 1 年、2 年、3 年的生存时间,亚组分析显示生存改善见于同步放化疗组,而不是序贯放化疗组。新辅助放化疗可以改善食管鳞状细胞癌的 3 年、5 年的生存,而不改善腺癌的 3 年、5 年的生存。新辅助放化疗不增加术后并发症及死亡率。

除同步放化疗外,还有一些研究,改变治疗模式,希望能提高疗效,比如共化疗 4 个周期,前 2 个周期不伴随放疗,从第 3 个周期开始给予放疗。与同步放化疗比较,序贯放化疗作为新辅助治疗方法用于食管癌治疗的研究报道较少,在此不作详细介绍,但 Urschel JD 等进行的 Meta 分析显示,术前同步放化疗比术前序贯放化疗有更明显的获益。

由于食管癌术后无标准的治疗模式,对于局部晚期、淋巴结阳性者可能从辅助放化疗中获益,由于并不是所有的患者均能获益,寻找可能获益的人群是今后食管癌术后辅助治疗研究的方向之一。

第七节　晚期食管癌的化学治疗

食管癌在我国发病率和死亡率均很高,临床确诊时大多数病例已属中晚期,患者失去手术治疗的机会,化学治疗占有重要地位。晚期食管癌尚缺乏有效的药物治疗,化学药物治疗的目的在于改善患者的生活质量,适当延长生存时间。

早期,常将单药用于食管癌的化疗,有效率(RR)为 15%～21%,常用的药物有博来霉素、丝裂霉素、5-氟尿嘧啶(5-FU)、多柔比星(ADM)、顺铂(DDP)等。后采用联合药物化疗,疗效得到适当的提高,其中顺铂与 5-FU 联合研究较多,有效率为 25%～35%。到目前为止,晚期食管癌的化疗仍未能确定标准的治疗方案,DDP＋5-FU 是联合化疗的基石,在此基础上联合新药,如紫杉醇(PTX)、多西他赛(TXT)、伊立替康(CPT-11)、吉西他滨(GEM)等,显示出较好的有效率和生存期。另外,不含 5-FU 的联合化疗方案的研究逐渐增多,多西他赛、紫杉醇、吉西他滨、伊立替康、长春瑞滨、卡培他滨、S-1 等均可与顺铂(或奈达铂)联合,这些联合方案的疗效并不低于或高于 5-FU＋DDP 方案,有效率可达 35%～50%。

局部晚期或转移性食管癌常用的一线化疗方案分为三种情况:

(1)单药方案:有多西他赛、紫杉醇、吉西他滨、伊立替康、长春瑞滨、卡培他滨、S-1 等。

(2)两药联合方案:有 5-FU(或卡培他滨)＋顺铂(或奥沙利铂)、伊立替康＋顺铂(或 5-FU)、紫杉醇＋顺铂或卡铂、紫杉醇(或多西他赛)＋5-FU(或卡培他滨)、多西他赛＋顺铂或伊立替康等

(3)三药联合方案:常用的有 DCF 方案,即多西他赛＋顺铂＋5-FU;DCF 改良方案,即多西他赛＋奥沙利铂＋5-FU(或卡培他滨);ECF 方案,即表柔比星＋顺铂＋5-FU;ECF 改良方案,即表柔比星＋奥沙利铂(或顺铂)＋5-FU 或卡培他滨等。

一、单药化疗

1.5-FU　5-FU 单药的有效率在 15%～38%。

2.紫杉醇(PTX)　PTX 是目前晚期食管癌化疗中最常用和最有效的药物之一,单药有效率为 32%,中位生存为 13.2 个月。Kelsen D 等采用紫杉醇(PTX)单药治疗晚期食管癌,PTX 250mg/m² CIV 24h d1,每 21 天重复。结果显示 PTX 是治疗食管癌的一种有效的药物。

3.多西他赛(DOC)　DOC 的作用机制与 PTX 相同,稳定微管作用是 PTX 的两倍。早期,Heath EI 等报道 DOC 治疗 22 例转移性或局部晚期不可手术的食管腺癌,具体为 DOC75mg/m² d1,每 3 周为 1 个周期,结果 RR 为 18%,均为初治患者,中位 OS 为 3.4 个月,1 年生存率为 21%。但中性粒细胞减少性发热为 32%。Muro K 等采用单用 DOC 70mg/m² d1,每 3 周为 1 个周期,治疗转移性食管癌 49 例,94% 为鳞状食管癌,其中 36 例接受过铂类为基础的化疗,有效率 20%,88% 患者出现 3/4 级中性粒细胞减少,3 级厌食及乏力分比为 18%、12%,中位 OS 为 8.1 个月,1 年生存率为 35%。DOC 单药治疗食管癌有效,但须当心中性粒细胞减少。

二、联合化疗

1.5-FU＋顺铂　5-FU 联合顺铂已成为晚期食管癌最常用的化疗方案之一,早期报道有效率为 15%～45%。Meta 分析显示 5-FU＋DDP 治疗食管鳞状细胞癌的有效率为 42%～62%,治疗食管腺癌的有效率为 27%～48%。

2.紫杉类

(1)紫杉醇＋卡铂:El-Rayes BF 等在一项 Ⅱ 期临床试验中采用紫杉醇(PTX)联合卡铂(CBP)治疗晚期食管癌患者 31 例,具体为 PTX 200mg/m² d1＋卡铂 AUC＝5 d1,每 3 周 1 个周期,结果显示:有效率为 43%,中位有效持续时间为 2.8 个月,中为生存时间为 9 个月,1 年生存率为 43%,主要的 3/4 级毒性为中性粒细胞减少(52%),无治疗相关性死亡。该方案疗效尚可。

(2)紫杉醇＋顺铂:多项 Ⅱ 期临床研究证实,紫杉醇联合顺铂(DDP)进行化疗,有效率可达到 40%～50%。van der Gaast A 等在 Ⅰ 期临床试验证明紫杉醇(PTX)联合顺铂(DDP)双周方案的可行性,具体为 PTX 180mg/m²＋DDP 60mg/m²,每 2 周重复。Polee MB 等开展了一项 Ⅱ 期临床研究,入组 51 例患者,有效率 43%,其中 CR4%、PR39%,疾病稳定率为 43%,中位生存时间为 9 个月,患者耐受可。

(3)紫杉醇＋顺铂＋5-FU:Ilson DH 等探讨紫杉醇(PTX)＋顺铂(DDP)＋氟尿嘧啶(5-FU)联合方案治疗晚期食管癌共 61 例,具体为 PTX 175mg/m² d1＋DDP 20mg/m² d1～5＋5-FU 1000mg/m² d1～5,每 3 周为 1 个周期,结果显示:RR48%,中位 OS 为 10.8 个月,46% 患者需要减量,48% 需要住院来处理不良反应,其中最明显的是发热性粒细胞缺乏,虽然毒性明显,但可处理。

Tu L 等报告的回顾性分析 36 例上段食管癌患者,治疗方案为 TP 方案(紫杉醇＋顺铂)＋放疗,其中 PTX 135mg/m² d1＋DDP 75mg/m² d1,每 3 周为 1 个周期,放疗剂量平均 60Gy。结果显示 1、2 年生存率分别为 83.3％、42.8％,中位 PFS 及 OS 分比为 12.0 个月、18.0 个月;3 级中性粒细胞减少、放疗诱导的食管炎、放射性皮炎分别为 13.9％、8.3％、22.2％。研究表明该方案有效。

3.奈达铂　奈达铂(NDP)是第二代的铂类化合物,顺铂的衍生物,其抗肿瘤的作用类似于 DDP,但其肾毒性、胃肠道毒性均低于 DDP。

(1)奈达铂＋5-FU:Yoshioka T 等采用奈达铂＋5-FU 治疗晚期食管癌。化疗剂量:奈达铂 80 或 100mg/m²＋5-FU 350mg/m² 或 500mg/m² CIV 24h d1～5。治疗 17 例转移、复发或肿块大不能切除的食管癌,15 例患者可评价疗效及不良反应。结果:有效率为 52.9％,获得 PR 患者的中位有效时间为 7 个月,不良反应轻,患者易耐受。

(2)紫杉醇＋奈达铂:Cao 等采用 PTX 175mg/m² d1＋NDP 80mg/m² d1,每 3 周为 1 个周期,共治疗初治的晚期食管癌 48 例。结果:RR 为 41.7％,中位疾病进展时间为 6.1 个月,中位 OS 为 11.5 个月,估计 1 年 OS 率为 43.8％,2 年 OS 率为 10.4％。不良反应以血液学为主,其中 3/4 级贫血为 13.0％,3 级白细胞减少、中性粒细胞减少、血小板减少分别为 17.4％、17.4％、4.3％。Gong Y 等评价了奈达铂联合紫杉醇治疗转移性食管癌 39 例,方案:奈达铂 80mg/m² d1＋PTX 175mg/m² d1,每 21 天为 1 个周期。有效率为 43.6％,其中 CR 为 2.6％、PR 为 41％,中位 PFS 为 6.1 个月,中位 OS 为 10.3 个月,不良反应为 3/4 级中性粒细胞减少为 7.7％、3/4 级恶心/呕吐为 7.7％。该方案很有临床应用前景。

4.多西他赛为主的联合方案

(1)多西他赛联合顺铂:Schull 等报告了一项 Ⅱ 期临床研究的结果,采用 DOC 75mg/m²,联合 DDP 50mg/m² d1、d15,28 天重复,共治疗 37 例晚期食管癌患者,获 RR46％,其中 CR4 例,中位生存时间为 11.5 个月,毒副作用耐受良好。

(2)DCF 方案:DCF 方案用于治疗晚期食管癌的研究报道较多,但样本量均偏小。Fem LE 等开展了一项多中心 Ⅱ 期临床研究,采用 DCF 方案治疗 11 例晚期食管腺癌患者,其中 DOC 75mg/m² d1＋DDP 75mg/m² d1＋5-FU 750mg/m² CIV 24h d1～5,每 3 周为 1 个周期,共行 3 个周期。结果表明,围术期 DCF 对食管腺癌患者是高效、可耐受的治疗方案。Tamura S 等采用 DCF 方案治疗,方案为 DOC 60mg/m² d1＋DDP 70mg/m² d1＋5-FU 600mg/m² CIV 24h d1～5,每 4 周 1 个周期,治疗转移性食管鳞状细胞癌(SCCE)22 例,3 例 CR、7 例 PR,总有效率为 45.4％;3～4 级血液学毒性分别为白细胞减少 52％、中性粒细胞减少 76％,发热性中性粒细胞减少 21％。

(3)多西他赛＋伊立替康:Burtness B 等采用 DOC 联合伊立替康方案治疗 26 例不能手术切除/转移性食管癌,具体方案:DOC 35mg/m² d1、d8＋伊立替康 50mg/m² d1、d8;每 21 天重复,治疗 3 个周期。有效率为 30.7％,中位疾病进展时间为 4.0 个月,中位 OS 为 9.0 个月;主要毒性为腹泻、中性粒细胞减少、高血糖。研究认为 DOC 与伊立替康联合方案在治疗晚期食管癌上具有前景。

5.以伊立替康为主的方案　伊立替康(CPT-11)为半合成水溶性喜树碱衍生物,是 DNA

拓扑异构酶Ⅰ抑制剂。单药周剂量 CPT-11（125mg/m²）治疗晚期食管癌的 ORR 为 15%。CPT-11 与 DDP 联合是最常用的联合化疗方案。

（1）伊立替康联合顺铂：Ilson DH 等用 CPT-11 65mg/m² 联合 DDP 30mg/m²，每周 1 次，连用 4 周，6 周重复，共治疗晚期食管癌 36 例。结果显示有效率（RR）为 57%，中位 OS 为 14.6 个月。在该研究中，由于 CPT-11、DDP 均为周剂量给药方式，故不良反应发生率低，患者的耐受性好。

（2）伊立替康＋S-1：Nakajima Y 等采用伊立替康＋S-1 治疗晚期食管腺癌与胃食管结合部癌共 10 例，方案为伊立替康 80mg/m² d1、d8＋S-1 80mg/m² d1～14。共给予 65 个周期化疗，中位 PFS 为 8.4 个月，中位 OS 为 19.1 个月；仅 20% 的患者为中性粒细胞减少。伊立替康与 S-1 联合方案治疗食管腺癌有效，患者可耐受。

6.吉西他滨为主的方案

（1）吉西他滨联合顺铂方案：Millar J 等采用吉西他滨联合顺铂治疗不能手术或转移性食管癌，具体化疗方案为吉西他滨 1250mg/m² d1、d8＋顺铂 75mg/m² d1，每 21 天为 1 个周期。入组 19 例患者后，吉西他滨下调至 1000mg/m²，共治疗 42 例患者。结果显示：有效率为 45%，中位生存时间为 11 个月，鳞状细胞癌的疗效优于腺癌。另外，37% 出现 3/4 级中性粒细胞减少，非血液学毒性包括乏力、恶心/呕吐，均易处理。

（2）吉西他滨联合伊立替康方案：临床前资料显示吉西他滨与伊立替康具有剂量依赖性的协同作用，Williamson 等用吉西他滨 1000mg/m²，第 1、8 天，CPT-11 100mg/m²，第 1、8 天，每 21 天为 1 个周期。共治疗 57 例晚期食管癌及胃食管结合部癌患者，中位 PFS 和中位 OS 分别为 3.7 个月和 6.3 个月，6 个月无进展生存率估计为 25%。此方案毒副作用较大，限制了进一步的临床研究。

7.以雷替曲塞为主的方案　雷替曲塞（RTX）是一种喹唑啉叶酸盐类似物，为新型水溶性 TS 特异性选择性抑制剂。通过叶酸盐转运载体（RFC）转运至细胞内，被多聚谷氨酰合酶（FPGS）代谢为多聚谷氨酰化合物，选择性抑制 TS，从而产生抗肿瘤作用。由于 5-FU 需要静脉持续输注所带来的心脏毒性以及频繁出入院、使用静脉泵等，对于不适合或不能耐受 5-FU 的晚期肿瘤患者，RTX 作为优先选择的替代治疗药物。

最早，Eatock 等在晚期胃癌、胃食管结合部癌、食管癌患者中进行了Ⅰ期临床研究，选择 RTX 2mg/m²、2.5mg/m² 和 3mg/m² 三个剂量等级，三个剂量等级均与顺铂和表柔比星联合治疗，其中顺铂 60mg/m²、表柔比星 50mg/m²，每 3 周重复。结果：RR 为 38%，中位 OS 为 9.9 个月，研究者建议采用 RTX 2.5mg/m² 作为后续的Ⅱ期临床研究的推荐剂量。

Mackay 等用 ECT 方案治疗 21 例不能手术切除的或转移性胃食管腺癌患者，具体化疗方案为表柔比星 50mg/m²＋顺铂 60mg/m²＋雷替曲塞 2.5mg/m²，每 3 周重复，至少行 3 个周期化疗。结果：RR 为 29%，疾病稳定（SD）为 19%，中位疾病进展时间为 19 周，毒性较明显，但可耐受。

三、晚期食管癌的二线治疗

目前，晚期食管癌一线化疗进展后，缺乏有效的或推荐的二线化疗方案。由于我国的食管癌以鳞状细胞癌为主,一线化疗中多选择以顺铂为主的化疗方案,因此,在晚期食管癌的二线化疗中,一般很少再次选择顺铂。根据患者之前的治疗和身体状况,可供选择的二线治疗方案较多,其中单药有多西他赛(TXT)、紫杉醇、伊立替康、雷替曲塞等;联合方案有 TXT+顺铂+5-FU、TXT+奈达铂、TXT+合伊立替康、伊立替康+顺铂、伊立替康+5-FU,或卡培他滨、雷替曲塞的联合方案等。

(一)以多西他赛为主的方案

无论是多西他赛(TXT)单药,还是 TXT 与其他药物联合,在二线治疗食管癌上,均表现为有效的药物。

1.TXT 单药　Moriwaki T 等比较 TXT 单药与最佳支持治疗(BSC)二线治疗铂类耐药的晚期食管癌的疗效,其中 TXT 组 66 例、BSC 组 45 例。TXT 组的中位 PFS 为 5.4 个月,而 BSC 组为 3.3 个月,TXT 单药治疗为独立的预后因子,结果表明 TXT 单药可以延长铂类耐药的晚期食管癌患者的生存时间。

Ford HE 等在积极控制症状(ASC)的基础上,采用 TXT 单药二线治疗对铂类联合 5-FU 耐药的晚期食管腺癌、胃食管结合部癌及胃癌患者,评价疗效及健康相关的生活质量(HRQoL)。TXT 剂量为 $75mg/m^2$ d1,每 3 周重复,最多为 6 个周期。168 例患者,分为 TXT 组 84 例、积极控制症状(ASC)组 84 例。结果显示 TXT 组的中位 OS 为 5.2 个月,而 ASC 组为 3.6 个月;TXT 组的 3/4 级中性粒细胞减少、感染、发热性中性粒细胞减少均高于 ASC 组;TXT 组的疼痛、恶性/呕吐、便秘等发生率更低;两组的总体 HRQoL 无差别,而疾病特异性 HRQoL 显示 TXT 组可以明显地减少吞咽困难和腹痛。结果表明 TXT 可推荐用于二线治疗对铂类和 5-FU 耐药的食管与胃腺癌患者。

2.TXT+DDP+5-FU　Shim HJ 采用 TXT 联合 DDP 二线治疗对 5-FU 或顺铂耐药的晚期食管癌,化疗方案:TXT $75mg/m^2$ d1+DDP $75mg/m^2$ d1,每 3 周重复。治疗 38 例患者,1 例(2.6%)CR、12 例(31.6%)PR、12 例(31.6%)疾病稳定,有效率为 34.2%,中位 PFS 为 4.5 个月,中位 OS 为 7.4 个月。3/4 级血液学毒性:中性粒细胞减少 52.6%、白细胞减少 47.3%;3/4 级非血液学毒性:乏力 31.6%.恶心 18.4%、外周神经毒性 15.8%。该方案可以作为难治性食管癌的解救方案。

早在 2007 年,Tanaka 等联用 TXT、5-FU 和 DDP 治疗铂类耐药晚期食管癌患者 20 例。其中 TXT $60mg/m^2$ d1+5-FU 500mg/d+DDP 10mg/d d1~5,每 3 周 1 个周期。其中 CR1 例,PR6 例,SD6 例,中位 TTP、OS 分别为 4 个月和 8 个月。不良反应可耐受,其中 3 级或 3 级以上中性粒细胞减少的发生率为 65%。

3.多西他赛+卡培他滨　Li X 等采用多西他赛 $60mg/m^2$ d1+卡培他滨 $825mg/m^2$ d1~14,每 3 周为 1 个周期,二线治疗晚期食管鳞状细胞癌,患者一线治疗方案为 5-FU 联合顺铂,共治疗 30 例患者。有效率为 23.3%,疾病稳定为 43.4%;中位疾病进展时间为 3.0 个月,中位 OS 为 8.3 个月;3/4 级不良反应为 33.3%中性粒细胞减少、16.7%贫血、10%血小板减少、13.3%手足综合征、10%乏力。

4.多西他赛+S-1　Nakamura T 等采用多西他赛联合 S-1 二线治疗转移性/复发食管癌,方案为多西他赛 $30mg/m^2$ d1、15+S-1 $80mg/m^2$ d1~14,每 4 周为 1 个周期,治疗 21 例患者,其中 14 例有治疗反应,分别为 3 例 PR、8 例 SD、3 例 PD;中位 OS 为 10 个月,1 年生存率为 38％。结果显示多西他赛联合 S-1 二线治疗转移性/复发食管癌为一个可行的方案。

5.多西他赛联合奈达铂　Akutsu Y 等采用多西他赛联合奈达铂二线治疗对 5-FU/DDP 方案耐药的手术不可切除的食管鳞状细胞癌,化疗方案为多西他赛 $50mg/m^2$ d1、8＋奈达铂 $50mg/m^2$ d8,治疗 12 例患者。结果:无 CR 或 PR 患者,SD 为 33％,白细胞减少为 67％;1 年生存率为 26.7％.中位生存时间为 7.8 个月,中位疾病进展时间为 2.0 个月。同样,Irino T 等采用多西他赛联合奈达铂二线治疗晚期食管癌,化疗方案为多西他赛 $30mg/m^2$ d1＋奈达铂 $40mg/m^2$ d1,每 2 周重复。治疗 15 例患者,无有效患者,疾病控制率为 6.7％(1 例),中位疾病进展时间为 2.1 个月,中位 OS 为 7.0 个月,3 级的中性粒细胞减少和血小板减少分别为 26.7％(4 例)、6.7％(1 例)。结果显示多西他赛联合奈达铂 2 周方案安全,但疗效一般。另外,Yoshioka T 等采用多西他赛联合奈达铂二线治疗放化疗后的晚期食管鳞状细胞癌,治疗 12 例患者,其中 3 例患者有效,化疗方案为多西他赛 $30mg/m^2$ d1、15＋奈达铂 $30mg/m^2$ d1、15,每 4 周重复。Matsumoto H 等也采用多西他赛联合奈达铂二线治疗放化疗后的晚期食管鳞状细胞癌,治疗 9 例患者,其中 2 例患者有效,化疗方案为多西他赛 $30mg/m^2$ d1、8、15＋奈达铂 $30mg/m^2$ d1、8、15,每 4 周重复,结果显示中位 OS 为 331 天,2 年生存率为 11.1％。

6.多西他赛联合伊立替康　Lordick F 等开展了一项Ⅱ期临床研究,采用伊立替康 $160mg/m^2$ d1＋多西他赛 $65mg/m^2$ d1,每 3 周为 1 个周期的方案来治疗顺铂耐药的食管癌患者。由于入组的 4 例患者出现严重的骨髓抑制,均出现中性粒细胞减少伴发热,调整剂量后入组 24 例患者,调整后为伊立替康 $55mg/m^2$ d1、8、15＋多西他赛 $25mg/m^2$ d1、8、15,每 4 周为 1 个周期。5 例患者出现严重不良反应,9 例患者出现 3/4 级非血液学毒性,中位生存时间为 26 周,有效率为 12.5％。

7.多西他赛单药对比多西他赛联合铂类　Song Z 等采用以多西他赛为基础的化疗方案二线治疗对 5-FU 为基础的一线化疗耐药的晚期食管鳞状细胞癌(ESCC),治疗 85 例患者,44 例为多西他赛联合铂类,41 例为多西他赛单药,全组中位 PFS、OS 分别为 3.5 个月、5.5 个月。多西他赛联合铂类与多西他赛单药之间的 PFS 及 OS 均有差异,其中一线化疗有效的 ESCC 患者,其二线治疗的疗效较好。

(二)伊立替康为主的方案

1.伊立替康单药　Burkart C 等采用单药伊立替康二线治疗转移性食管癌,所有患者对以铂类为基础的化疗耐药,伊立替康为 $100mg/m^2$ d1、8、15,每 4 周为 1 个周期,治疗 14 例患者,其中 13 例可评价疗效,2 例 PR、3 例 SD、8 例 PD,中位疾病进展时间为 2 个月,中位生存时间为 5 个月;3 级不良反应为腹泻 3 例、发热 1 例、疼痛 1 例。单药伊立替康治疗顺铂耐药食管癌的疗效适度。

2.伊立替康联合 5-FU＋亚叶酸钙　伊立替康(CPT-11)联合 5-FU＋CF 方案用于晚期食管癌的二线治疗,小样本结果显示疗效确切,耐受良好。Assersohn L 等采用伊立替康＋5-FU＋亚叶酸钙治疗晚期或转移性食管胃癌,化疗方案为伊立替康 $180mg/m^2$ d1＋亚叶酸钙 $125mg/m^2$ d1＋5-FU $400mg/m^2$ 静脉推注 d1＋5-FU $1200mg/m^2$ CIV 48h,每 2 周重复。治疗 38 例患者,有效率为 29％,疾病稳定为 34％;肿瘤相关症状改善:吞咽困难 78.6％、反流

60.0％、疼痛 4.5％、厌食 64.3％、体重丢失 72.7％；3/4 级毒性分为贫血 13.2％、中性粒细胞减少 26.4％、发热性中性粒细胞减少 5.2％、恶性/呕吐 13.2％，腹泻 7.9％；中位无失败生存时间为 3.7 个月，中位 OS 为 6.4 个月。

（三）其他

1.紫杉醇＋卡培他滨　Yun T 等采用紫杉醇联合卡培他滨二线治疗晚期食管鳞状细胞癌（SCCE），化疗方案：紫杉醇 $80mg/m^2$ d1、8＋卡培他滨 $900mg/m^2$ d1～14，每 3 周重复。治疗 20 例患者，有效率为 45％，中位 OS 为 8.4 个月。结果表明每周紫杉醇联合卡培他滨二线治疗 SCCE 疗效好、患者耐受性好。

2.S-1 单药　Akutsu Y 等采用 S-1 单药二线或三线治疗治疗食管鳞状细胞癌（ESCC）20 例，CR1 例、PR4 例、SD7 例、PD8 例，3 级不良反应：贫血 2 例、白细胞减少 1 例、乏力 3 例、腹泻 3 例，1 年 PFS 为 10.0％，中位 PFS 为 100 天，1 年 OS 为 30.5％，中位 OS 为 330 天。

3.MIC 方案　Park BB 等采用 MIC 方案二线治疗转移性或复发性食管鳞状细胞癌（ESCC）19 例患者。MIC 方案：丝裂霉素 $6mg/m^2$ d1＋异环磷酰胺 $3g/m^2$ d1＋$50mg/m^2$ d1，每 3 周重复。既往治疗方案为 5-FU/顺铂、卡培他滨/顺铂。19 例患者中有效率为 15.8％，疾病控制率为 42.1％，疗效一般。

4.TXT 对比 PTX　Shirakawa T 等比较 TXT 单药与 PTX 单药二线治疗食管鳞状细胞癌（ESCC）的疗效，所有患者为 5-FU/DDP 耐药，TXT 剂量为 $70mg/m^2$ d1，每 3 周重复；PTX 为 $100mg/m^2$，每周 1 次，连用 6 周，休 1 周，每 7 周重复。共 163 例患者，其中 TXT 组 132 例、PTX 组 31 例；PTX 组的中位 PFS、OS 分别为 2.3 个月、6.1 个月，TXT 组分别为 2.3 个月、5.3 个月；TXT 组的 3/4 级中性粒细胞减少为 32.6％，而 PTX 组为 16.1％，TXT 组中有 6.1％为发热性中性粒细胞减少。结果表明 PTX 和 TXT 二线治疗 ESCC 均有效，但毒性不同。

总之，对于晚期、复发、转移性食管癌，应予以姑息性治疗，其目的是提高生活质量、延长生存期。由于在随机临床试验中，部分研究显示对于晚期食管癌患者，化疗较最佳支持治疗没有显示出生存优势，所以不必过度强调化疗，一般 4～6 个周期。然而，化疗有效的患者，可以再维持治疗 4～6 个周期，但务必关注不良反应的发生。化疗无效者建议给予新的药物组成的方案，符合条件者可考虑进行包括靶向治疗在内的临床试验，或予最佳支持治疗。

第八节　食管癌的分子靶向治疗

随着分子生物学研究的不断深入，分子靶向治疗成为食管癌综合治疗的重点和热点。目前研究的靶点主要包括人类表皮生长因子.2 受体（HER-2），表皮生长因子受体（EGFR），以及血管内皮生长因子受体（VEGFR）等。

一、靶向 HER-2 治疗

HER-2 是由原癌基因（HER2/neu）编码的细胞膜表面受体。其在调控正常细胞的生长发育和分化中起重要作用。HER-2 原癌基因的扩增导致 HER-2 受体在细胞表面过度表达。HER-2 最早在乳腺癌中发现,其过表达预示肿瘤细胞的侵袭性增加,预后不佳。与乳腺癌相似,胃、食管腺癌亦存在 HER2 蛋白的过表达。阳性率约为 7%~22%,食管腺癌与胃癌相比,HER-2 阳性表达率无明显差异。曲妥珠单抗是一种靶向 HER-2 的单克隆抗体,最早被批准用于 HER-2 阳性的乳腺癌的治疗。Ⅲ期随机对照的 ToGA 研究首次证实曲妥珠单抗(首剂 8mg/kg 静滴,随之 6mg/kg 静滴,q3w)联合 DDP+5-FU/Xeloda(DDP 80mg/m² 静滴 d1;5-FU 800mg/(m²·d)持续静滴 d1~d5 或 Xeloda 1000mg/m² 口服,1 天 2 次,q21d,与单纯的化疗相比可显著提高 HER-2 阳性的复发和(或)转移性胃食管结合部腺癌和胃腺癌患者的生存。中位 OS 从单纯化疗组的 11.1 个月延长到 13.8 个月(P=0.0048,HR 0.74,95% CI 0.60~0.91),客观有效率也从 34.5%,显著增加至 47.3%(P=0.0017)。在亚组分析显示,对于 HER-2 表达 IHC2+/FISH+ 或 IHC3+ 的患者,曲妥珠单抗可使中位 OS 进一步延长,与单纯化疗组相比分别为 16.0 个月和 11.8 个月(HR=0.65)。基于此项研究结果,曲妥珠单抗成为 NCCN 指南推荐用于晚期胃/胃食管交界处腺癌的第一个靶向药物,并且被美国 FDA 和欧盟委员会批准用于初治的 HER-2 阳性转移性胃癌/胃食管交界腺癌患者。

　　HER-2 在食管鳞癌中的表达率显著低于食管腺癌。Schoppmann 等分别测定了 152 例和 189 例食管鳞癌和腺癌患者 HER-2 基因的扩增及蛋白的表达。结果显示食管鳞癌 HER-2 蛋白阳性率仅为 3.9%,显著低于食管腺癌的患者(15.3%)。提示对食管鳞癌患者尚需探索新的治疗靶点。

二、靶向 EGFR 治疗

　　EGFR 是具有配体依赖性的酪氨酸激酶活性的跨膜糖蛋白家族,在多种肿瘤中都存在过表达。EGFR 与相应配体如表皮生长因子(EGF)、转化生长因子(TGF)等结合后,连接很多参与信号转导的细胞内蛋白质,使不同的信号蛋白被激活,刺激细胞的分裂增殖,并可使正常细胞恶变,影响肿瘤的血管及间质的生长,促进肿瘤的转移和复发。研究显示 EGFR 过表达率在食管腺癌中约为 27%~50%,食管鳞癌中约为 40%~50%,与不良的预后相关。靶向 EGFR 的治疗目前已成为食管癌治疗的一个研究热点。目前以 EGFR 为靶点的药物主要包括单克隆抗体和小分子酪氨酸激酶抑制剂(TKI)。

　　西妥昔单抗是一人鼠嵌合的靶向 EGFR 的单克隆抗体。较多的小样本研究显示西妥昔单抗联合化疗一线治疗晚期食管癌有较好的安全性和较高的有效率。德国进行一项Ⅱ期随机对照研究入组了 66 例既往未治疗的转移性食管鳞癌患者,随机分配至单纯的 PF 方案化疗组,或 PF 方案联合西妥昔单抗治疗组。结果 PF 方案联合西妥昔单抗耐受性较好。在一定程度上增加了客观有效率(19% vs. 13%),PFS(5.7 个月 vs. 3.6 个月)和 OS(9.5 个月 vs. 5.5 个月)也有延长的趋势。另一项多中心的 SAKK75/06 研究,评估西妥昔单抗联合放化疗治疗局部进展期的食管癌患者,在可评价的 20 例中有 13 例达到完全缓解。且耐受良好,显示了西妥昔单抗在食管癌的应用前景。

　　帕尼珠单抗是一全人源化的单克隆抗体。对晚期肠癌的研究显示帕尼单抗与西妥昔单抗疗效相似,但输液反应的发生率更低。最新的Ⅲ期随机对照的 REAL3 研究旨在评价抗体帕尼珠单抗联合化疗对晚期食管腺癌的疗效。该研究共入组了 553 例初治的局部晚期或转移性食管腺癌患者,随机分配至帕尼珠单抗联合 EPI、Oxa 和 Xeloda(EOC)化疗组或单纯化疗组。该研究结果显示联合帕尼珠单抗与单纯化疗组有效率相似,但生存更差。两组客观有效率分别为 42% 和 46%(OR 1.16,95% CI 0.81～1.57,P=0.467);中位 OS 分别为 8.8 个月和 11.3 个月(HR 1.37,95% CI 1.07～1.76,P=0.013)。中位 PFS 分别为 6 个月和 7.4 个月(HR 1.22,95% CI 0.98～1.52,P=0.068)。联合帕尼单抗组 3/4 度腹泻、皮疹及血栓性事件的发生率明显增多。后续探索性亚组分析结果显示帕尼单抗组发生皮疹者较未发生皮疹者的 OS 和 PFS 显著延长。对分子标志物分析结果显示 K-Ras 和 PIK3 CA 的突变率很低,与帕尼珠单抗疗效无关,但与不良预后相关,突变者较野生型者 OS 分别缩短 40% 和 60%,以上的研究结果提示抗 EGFR 单克隆抗体联合化疗对于晚期食管癌的疗效尚不确定,除临床研究外,目前还不推荐用于晚期食管癌的治疗。

三、小分子酪氨酸激酶抑制剂(TKI)

小分子酪氨酸激酶抑制剂的作用机制同单克隆抗体不同,主要通过竞争性结合 EGFR 胞内段酪氨酸激酶的磷酸化位点,阻断其与 ATP 的相互作用,继而抑制 EGFR 信号通路。目前在食管癌中研究较多的主要为吉非替尼(易瑞沙)和厄洛替尼(特罗凯)。

1.吉非替尼　几项小样本的研究探索了吉非替尼对转移性食管癌/胃癌的疗效。一项Ⅱ期的研究采用吉非替尼(500mg 口服,每天 1 次)治疗 36 例晚期食管癌患者。结果显示患者总体耐受良好。在疗效方面有 1 例患者达到部分缓解,10 例(28%)患者稳定超过 8 周。同时该研究发现,疾病控制率在女性患者(55%)显著高于男性(20%),鳞癌患者(55%)高于腺癌患者(20%)。另外,该研究还观察到 9 例肿瘤组织高表达 EGFR 的患者中 6 例肿瘤得到很好的控制。EGFR 高表达组中位疾病至进展时间(TTP)显著长于低至中度表达组,分别为 153 天和 55 天。另一项研究同样采用吉非替尼(500mg 口服,每天 1 次)治疗 27 例不可手术的晚期食管腺癌患者,结果显示有 3 例患者达到部分缓解,7 例患者肿瘤稳定。药物相关毒性反应多数为轻度的,27 例患者中 3 例患者出现了 3 度腹泻反应,5 例患者出现 3 度皮疹反应。类似的结果在另一小样本的研究亦有报道。最新的在英国进行的(COG)试验纳入了英国 51 个中心的 450 例晚期食管或胃食管交界处癌患者,其中 80% 为食管癌,腺癌占 75%,其余为鳞状细胞癌,少数是分化不佳的肿瘤。全部病患都是经过至少 2 次以上一线化疗后进展期的患者,被随机分派接受安慰剂或吉非替尼(500mg 口服,每天 1 次)。结果显示吉非替尼较安慰剂能改善患者的吞咽困难和吞咽痛。两组患者的中位 PFS 分别为 1.6 个月 vs. 1.17 个月(P=0.017)。但 OS 改善不明显,分别为 3.73 个月 vs. 3.60 个月(P=0.285)。

2.厄洛替尼　一项较早期的报道显示厄洛替尼对食管胃交界处腺癌有一定的疗效,而对远端胃腺癌无效。在 SWOG 研究,共入组了 70 例晚期食管/胃交界处或胃腺癌患者。一线接受厄洛替尼治疗。结果有 6 例(9%)客观缓解的患者均为食管/胃交界处腺癌患者。毒性反应主要为轻度的乏力和皮肤反应。该研究未能证实 EGFR 的表达或突变与疗效相关。

四、靶向 VEGF

肿瘤的生长和转移是一个依赖于血管的过程,当肿瘤体积超过 $1\sim2mm^3$ 时,维持其生长靠新生血管的生成。因而以新生血管为靶点对肿瘤进行生物治疗成为近年来的研究热点。目前已发现 20 多种肿瘤血管生成因子和抗肿瘤血管生成因子,研究最多是血管内皮因子受体(VEGF)及其受体 VEGFR。已批准上市的药物主要包括抗 VEGF 单克隆抗体贝伐单抗和小分子的 TKI 抑制剂。

1.贝伐单抗　Ⅱ期临床研究显示贝伐单抗与 DDP、CPT-11 或 DOC 联合显示了较好的疗效和安全性。贝伐单抗联合 mDCF(DOC/DDP/5-FU)化疗方案治疗 39 例胃食管癌患者,6个月无进展生存率为 79%,远远高于 DCF 方案历史对照研究的结果(43%)。OS 长达 18 个月,无严重不良作用。然而Ⅲ期 AVAGAST 研究却未能证实贝伐单抗对晚期食管癌的生存获益。在该试验中,774 例转移性或不可手术的局部晚期胃或胃食管交界处腺癌的患者被随机平均分成两组,XP 方案化疗组(Xeloda $1000mg/m^2$,1 天 2 次,d1~d14;DDP $80mg/m^2$ 静滴d1)加或不加服贝伐单抗(7.5mg/kg 静滴 d1)。化疗最多 6 个周期后给予 Xeloda 和贝伐单抗/安慰剂维持直至出现疾病进展。结果患者总体耐受较好,未观察到与贝伐单抗相关的新毒副反应。在疗效方面,尽管化疗+贝伐单抗组总有效率(46% vs. 37%,P=0.031)和中位 PFS 也显著优于化疗+安慰剂组(6.7 个月 vs.5.3 个月;HR,0.80,P=0.0037)。但 OS 的改善没有达到统计学意义,12.1 个月 vs. 10.1 个月(HR 0.87,P=0.10)。因此该研究的结果并不支持将贝伐单抗用于晚期食管胃腺癌的常规治疗。亚组分析的结果显示贝伐单抗的疗效有明显的地区差异。美国入组患者生存最差但从贝伐单抗获得的总生存益处最大(HR 0.63),其次为欧洲入组患者(HR 0.85),在亚洲入组患者尽管生存时间最长,但几乎未观察到贝伐单抗的获益(HR 0.97)。导致这种地域差异的原因可能与亚洲患者胃、食管交界处癌比率较低,肝转移的发生率低以及较多的接受二线治疗有关。另外一项由国内发起的多中心Ⅲ期 AVATAR 研究入组 202 例,局部进展或转移性胃或胃食管交界处癌,随机分配至 XP 方案化疗联合贝伐单抗或安慰剂组。结果在 2012 年 ASCO 会议上报告,显示同 AVATAR 研究结果相同,与单纯化疗相比 OS 无显著差异(11.4 个月 vs. 10.5 个月),贝伐单抗联合 XP 方案未能改善中国胃/胃食管交界处腺癌的生存。

2.舒尼替尼、索拉非尼　舒尼替尼和索拉非尼均为多靶点的小分子酪氨酸激酶抑制剂,主要的靶点之一是 VEGF。一些小样本的Ⅱ期临床研究探索了舒尼替尼和索拉非尼对晚期食管癌的疗效,结果显示了较弱的抗肿瘤效应。一项单臂的Ⅱ期研究纳入了 78 例既往治疗失败的晚期胃/胃食管交界处腺癌患者,予二线舒尼替尼治疗(37.5mg 口服,每天 1 次)。有效率仅为2.6%,中位 PFS 和 OS 仅为 2.3 个月和 6.8 个月。另一项最新的研究探索了舒尼替尼(37.5mg口服,每天 1 次)联合每周紫杉醇($90mg/m^2$ 静滴 d1,d8,d15,q28d)对晚期食管或胃食管交界处癌的疗效和安全性。结果显示 23 例患者中 3 例(11%)达到了客观缓解,包括 1 例完全缓解的患者。中位 OS 为 228 天。但 3~4 度的毒性反应的发生率较高,主要包括粒细胞下降(25%),贫血(18%),乏力(11%)。另外有 4 例患者发生了严重的毒性反应,包括 2 例患者出现消化道出血,1 例患者出现食管瘘,1 例患者出现了原因不明的死亡。一项 Ⅱ 期的临床研究探索了索拉非尼(400mg 口服,1 天 2 次)联合 DDP(75mg/m² 静滴 d1)、DOC(75mg/m² 静滴 d1)治疗 44 例既往未接受化疗的局部晚期/转移性胃/胃食管交界处腺癌的疗效和安全性。结果显示客观有效率为 41%,中位 OS 为 13.6 个月。主要的毒性反应是 3～4 度的中性粒细胞下降,达 64%。

综上所述,虽然分子靶向治疗已在食管癌治疗中取得一定的疗效,但如何选择合适的靶点及筛选获益人群仍是目前治疗的瓶颈,仍有待于大型的随机对照临床研究结果证实。

第九节　食管癌的介入治疗

介入治疗食管癌主要为解决患者的进食困难问题。进食困难可以由食管癌肿瘤生长导致食管狭窄所致,也可以由于治疗原因引起,如放疗导致的放射性食管炎。而通过介入治疗,如食管支架置入术或球囊扩张术,可以改善患者进食困难症状,进而可纠正患者的营养不良症状,以利于患者接受放化疗或改善晚期不能手术患者的生存质量。有荟萃分析认为,对于局灶性的晚期食管癌患者,支架置入能够明显改善进食困难症状并且使患者能够在新辅助放化疗治疗期间经口获得营养。

当然,对于完全性的食管梗阻,如导丝也不能通过则可以考虑采用经皮胃造瘘或空肠造瘘术作为姑息性的支持治疗。

一、食管支架置入术

(一)适应证
(1)不能手术切除的晚期食管癌患者。
(2)食管癌合并食管-气管瘘或食管-纵隔瘘。
(3)食管癌治疗后复发所致的食管狭窄。
(4)外科手术或行放化疗前需营养支持的患者。
(5)虽可手术切除,但拒绝外科治疗的患者。

(二)禁忌证
(1)不能纠正的凝血功能障碍。
(2)严重恶病质的重症患者。
(3)存在小肠梗阻(例如:腹膜种植转移)。
(4)肿瘤侵犯食管上端括约肌。

(三)术前准备
(1)签订手术同意书,获取患者知情同意权。

（2）行食管造影和/或内镜检查，了解病变的部位、长度和狭窄程度。

（3）术前禁食、禁饮 4h。

（4）血常规检查（了解血细胞容积、血小板计数）和凝血功能检查（了解 PT 和 APTT），必要时予以纠正。术前肌内注射地西泮 10mg 和 65～220mg。

（四）器械准备

（1）准备的基本材料包括牙托、猎人头导管、导丝、支架释放系统、吸痰器。

（2）必要时需准备球囊导管。

（五）操作方法

（1）采用 1% 的利多卡因以雾化吸入方式进行咽部局麻。

（2）患者取右侧卧位，经口含入约 10ml 造影剂吞咽后确认狭窄的部位和长度，并透视下在患者体表进行定位。

（3）经口送入 0.035in(1in＝2.54cm)的交换导丝通过狭窄部位至食管远端或胃腔内（可采用导管配合）。

（4）经导丝送入标记导管，经导管注入造影剂，测量狭窄段的长度；若不用标记导管，也可依据椎体高度进行长度判断。

（5）固定导丝，退出标记导管。

（6）先将支架释放系统头端涂抹液状石蜡以便于推送；再经导丝送入食管，并跨过狭窄段（如果支架释放系统无法通过狭窄，可先用球囊导管在狭窄处进行预扩张）。

（7）可经释放系统注入造影剂，明确支架和狭窄段的关系，支架长度需超出狭窄两端各 1～2cm。

（8）在精确定位后，固定释放系统的内芯，后撤外鞘，释放支架。

（9）撤出支架释放系统和导丝，并即刻行食管造影，评估支架的位置和通畅性及有无并发症。

（六）术后处理

（1）患者术后观察 4～6h，若无特殊情况可进食流质；食管气管瘘患者术后 1 天行随访食管造影复查后，方可决定是否进食。

（2）支架置入术后 1～3 天行食管造影复查，了解支架的扩张程度、位置和通畅性。

（3）若支架已完全扩张且位置良好，则可进食半流质、软食再过渡至普食。

（4）若支架远端跨过食管远端括约肌处，建议患者睡觉时头部抬高 30°、睡前避免进食过多，以减少胃内容物的反流和误吸。可用制酸剂预防和改善症状。

（5）为避免食物堵住支架，建议进食时充分咀嚼食物和避免纤维素过多的食物，并在用餐时和用餐后建议饮用碳酸饮料。对于镍钛合金支架，则避免进食过冷的食物，以防支架移位。

（6）部分患者在支架置入后有胸骨后不适或疼痛，可自行消失，一般不需处理；必要时予以止痛药。

（七）疗效评价

据报道手术成功率可达 96%～100%。

临床评价指标包括：

1.主观指标 采用五级评分法：0,正常进食；1,能进食半固体食物；2,能进食软食；3,只能进食流质；4,不能进食。

2.客观指标 食管造影显示支架通畅性和患者体重有无增加。

文献报道术后进食困难症状迅速改善者达到96%,且评分均改善1～2分。

有报道采用覆膜支架治疗食管,气管瘘患者,80%的瘘口被完全封堵住,但是有35%的患者瘘口再次出现。

（八）并发症及其处理

1.支架移位 文献报道不同的支架移位发生率在4%～36%。当支架释放跨过食管胃连接处时,支架发生移位的概率较高,可能是由于支架远端游离于胃腔而不能固定在胃壁。此外,由于放化疗导致肿瘤体积的缩小,也是支架发生移位的原因。总体而言,全覆膜支架的移位率要高于部分覆膜支架和裸支架。支架部分移位可考虑在同轴放置一枚新支架,若完全移位应考虑取出。但是若支架脱落至胃腔或肠道,是否取出存在一定争议,有学者建议可不急于取出支架,因为支架可从肛门排出,且位于胃腔的支架,在较长时间内也不引起症状。但是,也有学者建议通过内镜取出,有报道移位的支架可引起诸如小肠梗阻、溃疡或穿孔等并发症。

2.肿瘤或非肿瘤组织支架内生长或外生长 采用裸支架组织支架内生长和外生长的发生率在5%～31%；而采用部分覆膜支架其发生率在10%～14%。采用全覆膜支架能有效防止肿瘤支架内生长,也能降低外生长的发生率。解决方法为再次放置支架或采用内镜下激光等治疗。

3.食物嵌顿 由于支架的改进,现发生率较低,在5%～7%。一般为患者未咀嚼或咀嚼不全食物所致。可用球囊导管或内镜将食物推至胃腔。

4.胃内容物反流 当支架放置位置跨过食管胃连接处时,由于支架影响了食管下端括约肌的功能,部分患者可能会出现胃内容物反流的症状。鉴于防反流支架技术并不很成熟,目前最好的治疗方法为采用口服较大剂量的质子泵抑制剂；对部分效果不好的患者,可考虑采用防反流支架。

5.气管压迫和食管穿孔 少见(0～7%)。主要发生在支架放置在食管上1/3段时,可能与食管气管并列走行的解剖结构有关。出现气管压迫的患者,可予以置入气管支架或取出食管支架。对于出现食管穿孔者,可再次置入新的支架。

6.其他并发症 颈段食管狭窄患者置入支架后可引起喉部异物感。其他如出血、败血症等发生率极低。

（九）可回收覆膜支架的取出

食管癌患者行支架置入后需取出的适应证包括单纯的外科术前或放、化疗前需要予以食物营养支持的患者。

支架置入后发生并发症,如支架移位或变形、气管压迫或剧烈疼痛不能耐受。

操作方法：

(1)咽部雾化吸入局部麻醉后,经口将0.035in硬导丝通过支架送至食管远端或者胃腔内。

（2）沿导丝将带有扩张管的鞘管输送至支架的近端。

（3）将导丝和扩张器从鞘管内退出后，于鞘管内送入带钩导管，直至其头端金属部分位于支架腔内。

（4）后撤鞘管，拉动带钩导管使金属钩勾住可回收支架上端内缘的尼龙线。当导管至鞘的头端时，从鞘内后退带钩导管，使支架近端收缩。

（5）将鞘管、带钩导管及支架从食管内一并撤出。

（6）支架取出后立即行食管造影复查，注意有无食管穿孔等并发症。

支架取出术后 2h，患者可进食流质，再逐步过渡至普食。

放置 3～4 周可回收覆膜支架联合放疗治疗恶性食管狭窄，与置入永久支架比较，在减少术后并发症和需要再次相关介入治疗方面更有效。

（十）支架的选择和研究进展

随着时代的发展，可供食管狭窄置入的支架种类很多。结合支架的发展史和既往的临床应用经验和教训，食管癌引起的狭窄不应用裸支架，应采用全覆膜支架或部分覆膜支架，因为尽管支架移位率有增加，但肿瘤或组织内生长和外生长明显减少，从而减少支架堵塞机会，同时也便于需要时支架取出。

目前食管癌主要的三大治疗方式为外科手术、放疗和化疗。介入治疗的作用主要为姑息性和支持治疗。由于单纯支架置入只能解决进食困难的问题，对肿瘤本身没有治疗作用。因此，有学者已经开始研究带放射性粒子支架和药物洗脱支架来针对肿瘤进行治疗。药物洗脱支架表面覆有 5-氟尿嘧啶等药物通过缓慢释放来达到抑制肿瘤生长的目的。我国学者最近发表的Ⅲ期多中心随机临床试验证实采用载有 ^{125}I 粒子支架能够较普通支架延长不能手术切除的食管癌患者生存期，而两组并发症发生率无明显差异。

二、食管球囊扩张术

因为肿瘤的生长会导致食管再狭窄，所以球囊扩张通常只能短期改善食管癌引起的食管狭窄，通常不作为治疗的首选。但对于食管胃连接处的食管癌，支架置入后的并发症如支架移位、反流性食管炎等较其他部位常见，且有时支架置入难度大，可考虑行食管球囊扩张术。

（一）适应证

（1）不能切除的食管胃连接处的食管癌且狭窄长度≤4cm，为放化疗做准备。

（2）不能切除的食管胃连接处的食管癌且狭窄长度≤4cm，放化疗后狭窄复发。

（3）外科手术前需营养支持的食管中度狭窄的食管癌患者。

（4）食管重度狭窄，支架置入术前行球囊预扩张。

（二）禁忌证

（1）不能纠正的凝血功能障碍。

（2）严重恶病质的重症患者。

(3)有食管-气管瘘或食管,纵隔瘘的患者。

（三）术前准备

(1)签订手术同意书,获取患者知情同意权。

(2)行食管造影和/或内镜检查,了解病变的部位、长度和狭窄程度。

(3)术前禁食、禁饮 4h。

(4)血常规检查(了解血细胞容积、血小板计数)和凝血功能检查(了解 PT 和 APTT),必要时予以纠正。

(5)术前肌内注射地西泮 10mg 和 654-Ⅱ 20mg。

（四）器械准备

(1)需准备的基本材料包括牙托、猎人头导管、导丝、球囊导管、吸痰器。

(2)必要时需准备覆膜支架。

（五）操作方法

(1)采用 1% 的利多卡因以雾化吸入方式进行咽部局麻。

(2)患者取右侧卧位,经口含入约 10ml 造影剂吞咽后确认狭窄的部位和长度,并在透视下在患者体表进行定位。

(3)经口送入 0.035in 的交换导丝通过狭窄部位至食管远端或胃腔内(可采用导管配合)。

(4)经导丝送入球囊导管,并跨过狭窄段。

(5)经球囊导管缓慢注入稀释的造影剂,充盈球囊直至"球囊"腰征消失或充盈压力达到了 10atm(1atm＝1.01×10⁵Pa)。若"腰征"的位置位于狭窄段的中间位置,则表明球囊位置良好。球囊完全充盈时间持续 30s 至 1min。

(6)用注射器抽吸出球囊内的造影剂至抽瘪球囊;可根据需要再次充盈球囊扩张 2～3 次。

(7)扩张满意后,抽瘪球囊,撤出球囊导管和导丝。并即刻行食管造影,评估食管狭窄的扩张改善程度和有无并发症如食管穿孔等。

（六）术后处理

(1)术后需观察患者 2～4h,需注意观察患者的脉搏、血压和体温。由于球囊扩张术后常规行食管造影,因此食管穿孔通常能够及时发现并处理。但有极少数为迟发性食管穿孔,可表现为疼痛、呼吸困难、发热或心动过速,应进行胸片检查和食管造影,必要时可行胸腹部 CT 检查。

(2)术后可以给予口服抗生素防治感染。

(3)术后 2h,患者可进食,先进食流质、半流质再逐渐过渡至普食。若进食顺畅,鼓励进食固体食物,因为进食也是食管扩张的过程。

（七）疗效和安全性评价

文献报道手术成功率 100%,临床评价指标包括:

1.主观指标　同食管支架置入术所采用的五级评分法。文献报道术后 1 个月内进食改善率达 87%。

2.客观指标　食管造影显示食管狭窄段内径改善程度和患者体重有无增加。

安全性评价：为便于更好地对食管穿孔进行临床处理,有学者对食管球囊扩张术后发生食管破裂的患者进行分型。包括：

1 型：食管壁内破裂,渗出的造影剂能自然流回食管腔内。

2 型：包裹性的透壁食管破裂,渗出的造影剂位于包裹内既不外渗至纵隔也不回流入食管腔内。

3 型：未包裹的透壁食管破裂,造影剂能渗出弥散至纵隔、胸膜或腹膜腔。

对照该分型食管发生明确穿孔属于 3 型。2 型食管破裂,若包裹破裂,可造成迟发性穿孔。

（八）并发症及其处理

食管球囊扩张主要的并发症为食管穿孔、肺部误吸和出血。

1.食管穿孔　　有文献报道,恶性食管狭窄行扩张术后穿孔发生率为 6.4%,致死率为 2.3%;高于良性狭窄球囊扩张术后的穿孔发生率为 1.1%,致死率为 0.5%。当患者有疼痛、呼吸困难、发热或心动过速时,要考虑发生食管穿孔的可能性。一旦发生食管穿孔,需尽早采取治疗。对于小的穿孔且无明显纵隔感染,可考虑保守治疗包括禁食、肠外营养和使用广谱抗生素,必要时可行覆膜支架置入术;对于较大的穿孔和（或）有明显纵隔等感染,需要外科手术治疗。

2.出血　　由于球囊扩张后,球囊表面可带有少许血丝,一般不需处理。少数患者可因手术应激反应出现胃黏膜出血,需用止血药和制酸剂。

3.肺部误吸　　若发生感染,应采用抗生素治疗,并进行胸片复查。

（九）球囊扩张建议

由于食管癌球囊扩张发生食管穿孔概率要略高于良性食管狭窄,因此扩张时需谨慎,特别是当患者接受过放疗、化疗或激光治疗后,选用球囊的直径一般≤20mm。对于支架置入前需行球囊预扩的患者,只需适度用球囊扩张即可。

三、其他介入治疗方法

食管癌导致的食管狭窄基本可以通过支架置入术或球囊扩张术来解决。只有极其少数情况,当食管完全梗阻导丝都不能通过时,可以考虑经皮胃造瘘术或空肠造瘘术来实现营养支持。由于一般情况均采用胃造瘘,因此本节仅仅简单介绍经皮胃造瘘术。

1.适应证　　食管癌导致的食管完全梗阻（透视或内镜下均不能完成球囊扩张或支架置入术）。

2.禁忌证

（1）无合适的穿刺路径（比如肝脾大、间位结肠）。

（2）不能纠正的凝血功能障碍。

（3）由于门静脉高压导致的胃或腹壁静脉曲张。

（4）大量腹水。为了减少管周渗漏,须术前穿刺放液,并且行胃固定术。

其中(3)、(4)为相对禁忌证。

3.术前准备

(1)签订手术同意书,获取患者知情同意权。

(2)血常规检查(了解血细胞容积、血小板计数)和凝血功能检查(了解 PT 和 APTT),必要时予以纠正。

(3)CT 或超声检查定位,避开肝左叶或横结肠。

(4)手术前晚禁食,并置入胃管,抽吸胃液,促进胃排空。

4.操作方法

(1)左侧肋下和上腹部区域进行无菌消毒。

(2)手术前通过胃管注入空气 300～500ml,使胃充胀贴近腹前壁,以便于穿刺。

(3)注气后对上腹部进行正侧位透视,了解穿刺经过胃前壁深度和横结肠的位置。

(4)穿刺点应选择远端胃体,位于胃小弯和大弯中间,以降低穿刺到动脉的风险。

(5)用 1％利多卡因做局部麻醉,达腹膜表面,做一 3～5mm 小切口。

(6)采用 22G 穿刺针穿刺成功后,置入 0.018in 微导丝至胃底部。

(7)交换入 6F 三件套管,退出内两件套管和 0.018in 导丝。经外套管用 0.038in 的导丝推送入两枚锚定器至胃腔。

(8)保留导丝,退出 6F 外套管,用手拉紧锚定器并固定住,采用 8F、10F、12F、14F 的扩张管经导丝不断扩张通道。

(9)经过导丝放置造瘘管,常用的是 14F 猪尾巴头胃造瘘管(Wills-Oglesby 经皮胃造瘘管)。

(10)经造瘘管注入造影剂,观察造瘘管位置是否合适,缝合固定锚定器于皮肤,并通过缝合或者蝴蝶夹将造瘘管固定于皮肤表面。

5.术后处理

(1)术后注意观察生命体征和注意腹部查体,及早发现患者胃内容物外渗所致腹膜炎的征象。常规腹部平片上易见气腹征,症状一般在 1～3 天后缓解。

(2)术后 24h 内夹闭胃造瘘管,如有需要,可外接引流袋或进行间歇吸引。如果夜间引流量不多,腹部检查阴性,第二天早上可尝试经造瘘管喂饲。

(3)长期护理:胃造瘘管一般不用经常更换。医生、患者和护理人员发现如果有问题,一般在 4～6 个月后进行更换。

第十节　食管良性肿瘤

食管良性肿瘤的发病率很低,约占食管肿瘤的 1％～5％左右,根据肿瘤的发生部位分为上皮下和上皮两大类。上皮下主要为平滑肌瘤、囊肿、间质瘤、颗粒细胞瘤、脂肪瘤、血管瘤、错构瘤等。上皮肿瘤主要有息肉、乳头状瘤等,分为有蒂和无蒂两种。

一、食管息肉

1.概述   食管息肉的发病率在食管良性肿瘤中居第二位,仅次于食管平滑肌瘤,据国内外文献报道男性多于女性;男女比约为 2：1,中老年多见。好发于食管上段,以环咽肌周围最多见,下段食管较少见。食管息肉的确切病因尚不清楚,可能与长期慢性炎性刺激有关。但作者的临床实践经验表明:较为常见的是食管下端的息肉,通常位于齿状线的上下缘,常伴有反流性食管炎。

2.病理   食管息肉多为单发,也有少数为多发;一般起源于食管壁的上皮或黏膜层,息肉表面黏膜通常充血、肿胀,可发生糜烂甚至溃疡。息肉的组成呈多样化,部分为疏松的平滑肌纤维组成,部分则由肿胀的结缔组织和脂肪组织构成,还有部分由致密的胶原纤维组成,息肉中间含有少量血管、淋巴细胞和浆细胞等,息肉的体积大小不一,通常为无蒂,也有少数表现为长蒂与食管壁相连,有长达 15cm 者。多数病理表现为炎性息肉,少数息肉可恶变。

3.临床表现   临床症状与息肉的部位、大小有关,主要表现为咽下困难,胸骨后疼痛,呕血和呼吸困难,部分长蒂息肉可呕出,有时堵塞喉部造成窒息,此为息肉最为严重的症状。但多数息肉因病灶小而无相关症状和体征。

4.辅助检查   血清学检查通常在正常范围,炎性、肿瘤性和免疫等方面的检查均为阴性。X 线钡餐造影检查与腔内食管癌相似,病变部位管腔增大,有充盈缺损,肿物表面黏膜通常完整,可随吞咽或呼吸而上下移动,一般较少影响食管壁的蠕动和张力。内镜检查可明确息肉部位,大小和表面状况,息肉表面黏膜通常充血、肿胀,可发生糜烂甚至溃疡。尤其能精确判定其长蒂的附着点和并发症发生可能等。超声内镜检查可以明确息肉的层次起源及内部回声信息,其声像图多表现为源于黏膜层的中低回声结节,向腔内突出,边界清楚,无明显浸润现象,通常黏膜下层、肌层和外膜均可正常;此外还可了解息肉的血供状况。周围食管壁结构均正常。

5.诊断   目前食管息肉的诊断主要依据胃镜和组织学检查;临床病程长,发展慢、症状较轻和全身症状少,营养状况良好等能帮助辅助诊断。其中胃镜表象特征和活组织检查多可以诊断;同时还可明确部位、大小、数量和并发症等。通过检查可与食管癌、食管肉瘤及其他良性肿瘤相鉴别。

6.治疗   约 2/3～3/4 的患者可经内镜下摘除治疗,内镜治疗方法众多,其中包括高频电、激光、微波、冷冻、硬化、结扎等方法;具有微创、经济和简便等优点;近年来开展的经内镜黏膜下剥离(ESD)技术使很多以往需要外科手术治疗的大病灶通过内镜就能切除。但内镜治疗也可能出现出血、穿孔等并发症。巨大宽基或无蒂息肉有时还需手术切除,通常术后无复发,预后良好。

二、食管平滑肌瘤

1.概述   在食管良性肿瘤中,平滑肌瘤最多见,约占 50%～60%。好发于 20～60 岁者,大多数报道男性多于女性;食管平滑肌瘤可发生在食管的任何部位。但以中下段多见。据统计约50%发生在食管下段,30%在中段,其原因可能与食管下段平滑肌组织较丰富有关。

2.病理 食管平滑肌瘤起源于肌层,多数为食管壁内生长,向腔内突出,部分壁内环绕食管生长,可引起食管环形狭窄,少数向腔外生长。肿瘤多呈圆形、椭圆形、马蹄形或不规则的生姜形,表面光滑,质地较硬,有包膜。直径一般为1~4cm,少数较大至10cm以上,多为单发,易与食管黏膜分离。镜下见平滑肌呈束状、交织状和漩涡状排列,细胞呈梭形,分化良好,富含嗜酸性胞质,细胞核多数亦呈梭形,无核分裂和间变,偶有肌纤维黏液样或玻璃样变性或钙质沉着,食管平滑肌瘤细胞恶变较少。

3.临床表现 食管平滑肌瘤生长缓慢,早期患者可无任何症状,据报道临床症状的轻重与肿瘤的大小不平行。通常症状较轻,持续时间漫长。主要表现为咽下困难、呼吸困难、声音嘶哑、胸骨后疼痛等症状,常反复发作,病程多在1~5年以上,全身症状少,营养状况无影响。部分患者可合并食管裂孔疝、食管憩息、食管癌等。前两者的形成与食管平滑肌瘤的增大有密切关系,两者的形成将掩盖平滑肌瘤的临床症状,造成漏诊。

4.辅助检查 血清学检查通常均在正常范围,炎性、肿瘤性和免疫等方面的检查均为阴性。食管X线钡餐造影检查可见肿瘤部位呈椭圆形或半月形充盈缺损,边缘清楚,与正常食管交界呈锐角,据此可区别于外压性肿物;黏膜光整,肿瘤附近或对侧管壁柔软,舒张及收缩能力良好,此点与食管癌不同;肿瘤较大向腔内突出者可呈现所谓"瀑布征";少数向腔外生长的肌瘤,其胸部X线平片有时可见到食管的纵隔肿块。CT和MRI检查显示食管壁偏心性增厚,管腔不规则狭窄,有助于肿瘤定位、了解肿瘤形状、大小及与周边器官的相互关系,而不能定性。胃镜检查可见肿瘤呈圆形或椭圆形,表面黏膜皱襞变浅或消失,有一定的滑动性;黏膜表面色泽正常,光整,对病灶的发现具有重要的提示意义。若高度怀疑食管平滑肌瘤者应避免活检,因活检难以达到肌层,对确诊帮助不大。相反,活检后黏膜炎症,黏连将影响手术剥离。若肿瘤表面不光整,呈分叶状,黏膜粗糙,不规则甚至溃烂则必须活检。食管超声内镜检查可见食管黏膜肌层或固有肌层的低回声区,内部回声均匀并围以高回声包膜带,边界清楚。根据上述声像特征,很容易与血管瘤、囊肿及脂肪瘤等黏膜下病变相鉴别。在病灶的大小、部位、起源和性质等方面明显优于常规胃镜等其他检查,我们的临床实践发现,超声内镜下食管平滑肌瘤具有上述特征性的表现,多数可明确诊断,必要时还可行超声引导下的细针穿刺活检术以明确诊断。

5.诊断 临床症状不是发现本病的主要线索,也不能以此诊断。因为食管平滑肌瘤多数病灶较小,常无相应的症状,多在检查胃和十二指肠疾病时偶然发现病灶,少数则在体检时发现。临床上食管平滑肌瘤的诊断主要依靠X线和胃镜检查;我们的经验是该病的诊断通常为常规胃镜发现病灶,然后经超声内镜检查做出基本肯定的诊断,诊断过程中应与食管癌,贲门失弛缓症及其他食管黏膜下肿瘤相区别,腔外生长的较大的平滑肌瘤应同肺内和纵隔肿瘤相鉴别。

6.治疗 食管平滑肌瘤应根据不同情况采用内镜、手术切除或观察随访等不同的治疗方法。通过EUS能够明确病灶的形状、大小和层次起源等,对起源于黏膜下层以上的病灶采用了内镜下摘除治疗的方法,对起源于固有肌层的病灶则多选择外科手术治疗,以避免出血、穿孔等并发症的发生。我们的经验证明 EUS 对该病治疗方案的制定具有极其重要的指导价值，对起源于黏膜层或黏膜下层的病灶，尽管病灶小、无症状和生长慢。若患者有较强的治疗愿望，可选择既安全又简便的内镜治疗，还可通过病理学检查及时发现或除外极少数间质瘤、类癌和转移性癌肿等潜在恶性或恶性病灶的可能性。近年来随着各种新技术的出现，部分起源于固有肌层的平滑肌瘤也可采用内镜下治疗，但术前须经 EUS 评估，了解病灶的各种信息；内镜治疗的方法众多，包括用高频电圈套切除术、经内镜黏膜下剥离术（ESD）、尼龙绳勒扎术和皮圈结扎术等。我们采用的是前者，因为后两者通常不能获得组织标本，无法将术前 EUS 的诊断结果与摘除组织的病理诊断对照；但后两种方法较为简便和安全。外科治疗同样需要术前 EUS。根据 EUS 的结果，可选择采用胸腔镜摘除术、黏膜外食管平滑肌瘤摘除＋食管修补术或部分食管切除术等方法。此外，通过对未治疗者和内镜、外科治疗病例的随访观察研究发现：食管平滑肌瘤发展缓慢，2～3 年内病灶常无明显变化，即使较大病灶也多无局部和全身的临床表现；内镜和外科手术摘除后无复发，显示了该病良性病变的本质。鉴于 EUS 通常不会将恶性的食管疾病误诊为平滑肌瘤，因此，我们可以对不愿或不宜治疗的病例进行定期的随访观察，特别是病灶小于 2cm 源于固有肌层的患者，应尽量避免创伤较大的外科手术治疗，防止过度治疗。

三、食管间质瘤

1.概述　食管间质瘤是指原发于食管，不同于平滑肌瘤或神经源性肿瘤的另一类间叶源性肿瘤，目前多数研究认为该肿瘤起源于间质细胞中具有调节内脏运动功能的 Cajal 细胞。此病临床少见，有研究报道约占同期食管间叶源性肿瘤的 25% 左右，多为良性，生物学行为比发生在胃肠道其他部位的间质瘤好。好发于 50～60 岁，男性多于女性。可发生在任何部位，但以食管下段多见。

2.病理　食管间质瘤主要位于肌层，可向腔内黏膜下甚至固有层生长，呈圆形或椭圆形，肿块较局限，境界清楚，多数无包膜，切面灰白色，质地较软，瘤体较大者可继发出血坏死、囊性变、黏液样变。组织细胞学构成上主要有三种类型：梭形细胞、上皮样细胞或两者混合，以梭形细胞最为多见。梭形细胞间质瘤细胞排列成囊状、旋涡状、栅栏状，形态相对单一，其中细胞核常呈短梭、胖梭或长杆状，可出现核端空泡，胞浆轻中度嗜伊红性；当混有上皮样细胞时，排列成弥漫片状或巢索状，胞浆淡甚至可见空泡化，核圆形，核周形成空亮的区域，亦可见印戒样细胞。尽管细胞形态多变，排列结构多样，但具有共同的免疫表型特征，其中 CD117 是特异性和灵敏度最高的标志物。

3.临床表现　食管间质瘤的临床表现取决于肿瘤的大小、位置、生长方式，早期可无任何自觉症状，随着肿瘤的生长，主要出现吞咽不畅或咽下困难，亦可因进食梗阻而呕吐，瘤体表面糜烂溃疡的还可以表现为呕血、黑便，少数压迫气管形成食管气道瘘时还可以伴有咳嗽。病程较长的可以出现体重下降、营养不良等消耗症状。

4.辅助检查　食管间质瘤的血清学检查无特异性。食管 X 线钡餐造影检查可见食管腔内不同程度的充盈缺损，其上亦可显示龛影，有时可出现钡剂通过呈绕流或分流现象，局部黏膜不规则隆起、展平,但破坏较轻;病变往往较局限,即使肿瘤巨大,病变段与正常组织分界仍较清楚,管壁浸润、僵硬改变不明显,有助于与食管癌鉴别,但无法与平滑肌瘤等黏膜下病变区别。CT 检查比钡餐造影检查具有更高的定位准确性,且密度分辨率高于钡餐造影,还可从整体上了解食管壁的增厚程度及对周围组织的侵犯和有无远处转移。CT 平扫多表现为向腔内、腔外或跨腔内外生长的圆形或类圆形软组织肿块影,中等密度,富含血管。良性者密度均匀,与周围器官或组织分界清楚,增强后呈均匀明显强化;恶性者密度多不均匀,中央可出现坏死、囊变的低密度区,增强后周边实体部分明显强化,中央低密度区无强化。淋巴结转移较少见。但 CT 检查缺乏病灶的表象信息,不能获得组织学信息,也无法明确病灶的层次起源等。

内镜检查具有黏膜下肿瘤的特征,早期可见肿瘤呈球形或半球形隆起,表面黏膜光滑,基底广阔,色泽正常;进展期可见局部黏膜表面糜烂、溃疡、出血。因常规活检很难取得病变组织,故不常规活检,而活检的目的在于和上皮来源的癌肿鉴别。当黏膜表面有糜烂溃疡,有望检到深部组织时,活检有利于明确诊断。超声内镜检查有助于了解病变的确切大小、回声、层次起源、侵及深度,有助于与其他黏膜下肿瘤的鉴别诊断。典型的食管间质瘤在超声内镜下表现为来源于固有肌层的低回声灶,内部回声均匀,边界清楚,周围食管壁层次结构正常。超声内镜引导下的细针穿刺(EUS-FNA),比常规活检取到阳性组织的几率高,并借助免疫组化检查与其他黏膜下病变鉴别,是目前术前得到病理诊断的首选方法。

5.诊断 联合应用上述影像学检查和内镜学检查仍是目前术前诊断食管间质瘤的主要方法,而 EUS-FNA 结合免疫组化技术是术前得到病理诊断的首选方法。诊断过程中主要需与食管癌及平滑肌瘤等其他食管黏膜下肿瘤相鉴别。

6.治疗 尽管食管间质瘤较少见,且良性居多,但具有潜在恶性的本能,故提倡早期治疗。由于多起源于肌层,位置相对较深,故食管间质瘤多采取外科手术,行食管次全切除,食管胃主动脉弓上或颈部吻合,不主张单纯肿瘤摘除术,以免术后复发。恶性者术后可辅助格列卫治疗。

四、食管囊肿

1.概述 食管囊肿的发病率占良性肿瘤的 3.4%,分为先天性和后天性两大类,临床较多见的为先天性食管囊肿,病因不明。文献报道男性多于女性,男女之比约为 2∶1。约 60% 发生在食管下段,23% 发生在食管上段,17% 发生在食管中段。囊肿位于上段者约 22% 在 2 岁前被发现。

2.病理 囊肿呈弧形或球形,部分为长管状沿食管长轴分布;大小不一,可单发亦可多发,长度为 2～36cm,平均 25cm,直径平均为 4.5cm。多数囊内有黏稠的液体,有时呈血性;囊肿可与食管腔或支气管相通;囊内衬覆柱状上皮,鳞状上皮或未分化的上皮细胞。根据胚胎学理论,食管和气管均系前肠器官,在胚胎发育过程中,在上皮细胞间隙的空泡不能纵向排列形成新的管腔,则空泡所产生的分泌物将在食管两侧形成囊肿,食管囊肿罕有恶变。后天性食管囊肿系食管壁腺管闭锁形成的潴留性囊肿,多发生在食管的上段,可能与食管慢性炎症、腺管不全梗阻和黏膜增生有关,通常体积较小,直径小于 3cm。

3.临床表现　食管囊肿的临床症状视囊肿的大小、位置,对周围压迫的情况和有无继发感染而定。位于中、下段的囊肿,约35％无症状,上段的小囊肿无感染者可无症状,仅在食管X线钡餐检查或尸检时被发现,主要临床表现有气促、咳嗽、胸痛、咽下困难、上腹部不适、反胃等。我们的临床实践发现该病患者多无局部和全身症状,也无与病灶相关的体征,多数患者是在检查食管、胃和十二指肠其他疾病时偶然发现该病的。

4.食管X线钡餐检查　可见圆形或椭圆形的软质的充盈缺损,表面光滑,边界清楚并和食管壁形成钝角,该区食管壁柔软,扩张度良好,有时可见囊肿内有液平面或囊肿随呼吸及食管蠕动而出现形态改变。CT、MRI对软组织病变的诊断较有帮助,对囊肿及其相邻的气管、心脏等结构的相互关系有一个明确的了解,可用于帮助指导制订手术方案。胃镜检查表现为黏膜下隆起,肿物柔软,能被内镜压缩,表面光整,色泽如常,活检无助于诊断,易致黏膜溃疡和感染。超声内镜检查是最好的确认方法,能区别囊性和实质性病变。超声引导下穿刺既可缓解症状又能明确诊断。食管囊肿在超声下表现为位于黏膜下层的无回声结构,囊壁光滑,边界清楚,病灶后方有增强效应;黏膜下层、肌层和外膜均完整,周围食管壁层次结构均正常。

5.诊断　食管囊肿的主要方法是X线钡餐造影和胃镜检查,尤其是超声内镜检查,具有重要的诊断和鉴别诊断价值。根据上述超声影像学的特征,临床上可以做出诊断,但须与食管平滑肌瘤、脂肪瘤、神经纤维瘤、血管瘤和食管脓肿等相鉴别。

6.治疗　我们认为对病灶大于2cm以上的囊肿,有相关症状和并发症者可考虑内镜下治疗,在治疗方法的选择上应以简单和侵入性最小为佳,因为由于治疗而带来的不良后果有时远大于疾病本身。对病灶小于2cm者,随访和观察是最佳选择,可以2～3年复查一次,一定要避免过度和有害的检查和治疗。手术切除仅适合于诊断明确、症状明显、并发溃疡、穿孔和内镜治疗无效者。婴幼儿的手术切除治疗的死亡率较高。手术后长期随访无复发,但食管反流、Barrett食管的发生率提高。

五、食管血管瘤

1.概述　食管血管瘤系一罕见的食管良性肿瘤,据国外文献报告其发生率占食管良性肿瘤中约2.1％。男性多于女性,男女之比约为2∶1。从新生儿到75岁均可发病,其中40～70岁多见。

2.病理　病变部位以食管上段最多,其次为食管下段和食管中段,肿瘤大小不一,从几毫米到几厘米,绝大多数表现为向腔内生长。局部黏膜呈蕈状隆起或分叶状,表面光整,部分见表面糜烂甚至溃疡。按组织结构可分为毛细血管瘤、海绵状血管瘤、混合型血管瘤、静脉血管瘤、血管瘤球等。显微镜下见血管瘤主要为扩张的毛细血管构成,这些毛细血管则由单层的内皮细胞形成,管内充满血细胞。有时食管血管瘤是胃肠道多发血管瘤的一部分。我们发现最多见的是静脉瘤。

3.临床表现　食管血管瘤患者多数无症状,部分患者出现出血和吞咽困难,极少数患者出现胸痛、上腹部不适,体重减轻,甚至窒息。通常病史较长。

4.X线钡剂造影　显示充盈缺损,表面光滑,圆形或呈分叶状,部分带蒂,食管扩张不明显,病灶周围及对侧食管蠕动均良好。内镜下见黏膜下紫蓝色或粉红色包块,质地柔软可塑,有时如蚯蚓状屈曲,与食管曲张静脉不易区别。如疑为该疾病,应避免活检。据文献报告活检后大出血少见,少量出血可用凝血酶喷洒止血,部分呈息肉状突入管腔,内镜压迫能使之变形。超声内镜下见一低回声肿块,或无回声的管状结构,中间伴行血管,可明确肿块的位置以及与肌层的关系。常起源于黏膜下层,边界清楚,周围食管壁层次结构多正常。

5.诊断　该病的诊断主要依靠胃镜和超声内镜检查术,根据上述内镜表象和超声影像学特征,绝大多数病例可明确诊断。但应与食管囊肿等相鉴别,必要时可行细针穿刺进行鉴别。

6.治疗　大多数病例能够在内镜下进行治疗,注射硬化剂、电凝电切或血管夹等方法报道已取得满意的效果,浙江大学医学院附属第一医院消化科对一例较大的血管瘤患者用皮圈结扎术治疗收到良好效果,对于病灶较大,有恶变可能者应予手术切除。据国外文献报道该病预后良好。术后无复发。

六、食管脂肪瘤

1.概述　食管脂肪瘤是一种罕见的食管良性肿瘤,根据文献报告发生率仅占食管良性肿瘤的1.6%。本病好发于50～69岁,国外报道男女发病率无显著性差异,国内男女之比约为2:1。病变部位以食管中下段居多,多为单发,生长缓慢。

2.病理　食管脂肪瘤的病因不明,有学者认为是炎症刺激引起结缔组织变性,血供障碍,导致脂肪组织在管壁沉积而形成。按生长方式可分为腔内型、腔外型、壁间型和混合型,其中以腔内型最多见,瘤体位于黏膜下层,紧贴黏膜层,由于肌肉组织的收缩,瘤体可受挤压而向腔内突出,形成假蒂。大小在数厘米之内不等,呈圆形或卵圆形,表面黄色油腻有光泽,可见菲薄的包膜,质软,切面呈分叶状。光镜下见分化成熟的脂肪细胞,胞浆内充满脂滴。

3.临床表现　食管脂肪瘤临床症状取决于肿瘤的形态、位置及大小。肿瘤较小时可无任何症状;当大于2cm时可出现相关症状,主要有进食哽咽感、进食后胸骨后疼痛、上腹疼痛不适、恶心呕吐等;随着瘤体的进一步增大,瘤体表面黏膜出现糜烂、溃疡,可出现消化道出血。

4.辅助检查　食管X线钡餐造影能发现较大的腔内型病灶,表现为食管腔内圆形或椭圆形充盈缺损,边缘光滑成轻度分叶,密度较低,表面黏膜皱襞展平,表面有溃疡者可见不规则的钡斑或牛眼征。有蒂者肿瘤可随体位变化而移动,加压检查充盈缺损形态可变。CT检查的密度分辨率更高,能够直接清楚显示病灶的全貌,且能发现腔外型食管脂肪瘤。其CT特征是病灶密度与脂肪密度一致,界限欠清,无明显边缘,增强后与食管壁一致均匀强化。食管脂肪瘤内镜下表现为微黄色的黏膜下隆起,表面光滑,通常无充血水肿,也无糜烂、溃疡等表象,多数无蒂,质地柔软,富有弹性,用活检钳触碰肿瘤时易出现受压部位光滑的凹陷,即Cushing征。由于大多数脂肪瘤位于黏膜下层,常规活检阳性率低。超声内镜下病灶表现为起源于黏膜下层的高回声影,内部回声均匀,边界清楚,病灶后方可有声衰现象;肌层和外膜完整,周围食管壁层次结构正常。据此超声影像特征,有助于将食管脂肪瘤同绝大多数其他黏膜下病变相鉴别。

5.诊断　临床上诊断食管脂肪瘤主要靠上述影像学检查和内镜学检查相结合,尤其是超声内镜下的特征性表现,具有重要的诊断和鉴别诊断价值。

6.治疗　食管脂肪瘤极少恶变,只要完整切除瘤体即可治愈,方法主要有内镜下治疗和外科手术治疗。通常对于小于2cm的食管脂肪瘤可采取内镜下圈套电凝切除;随着超声内镜技术的发展,在超声指导下经内镜黏膜切除术(EMR)和ESD术,已有成功切除巨大的脂肪瘤的报道,安全有效。对病灶较小、无症状、年老体弱和心肺功能不全者可观察随访。

七、食管颗粒细胞瘤

1.概述　颗粒细胞瘤是一种少见的软组织肿瘤,新近研究发现其来源于雪旺氏细胞,是不同与神经鞘瘤和神经纤维瘤的另一种神经源性肿瘤。可发生在全身各个部位,以舌、皮肤、卵巢最为好发,只有约4%～6%的颗粒细胞瘤发生在消化道,而在所有消化道颗粒细胞瘤中,又以食管(1/3)最为多见。食管颗粒细胞瘤绝大多数为良性肿瘤,1%～3%的病例会转为恶性。女性多于男性,男女之比约为1:3。可发生在任何年龄段,以40～60岁相对多见。病变部位以食管中下段居多,肿瘤直径多在0.5～2cm,很少大于3cm,多为单发,偶有多发。

2.病理　食管颗粒细胞瘤的确切病因及发病机制尚不清楚。活检瘤体体积较小,质韧,实性,切面呈灰白色或灰黄色,与周围组织界限清晰。光镜下肿瘤细胞呈类圆形、梭形或多角形,排列成巢状或条索状;胞体较大,胞浆丰富,含有较多大小相似、分布均匀的嗜酸性颗粒;核小,很难找见核分裂;免疫组化染色显示胞浆和胞核均强表达为周神经标记抗体S-100蛋白、神经特异性烯醇化酶(NSE)以及波形蛋白,而不表达肌源性抗体SMA和α-AT,提示该肿瘤来源于神经鞘雪旺氏细胞。电镜下胞浆内充满大小不等、形态不一的复合性溶酶体。

3.临床表现　食管颗粒细胞瘤由于瘤体较小,多数无症状,往往在内镜检查或尸检时偶然发现。较大的颗粒细胞瘤可导致食管狭窄,进食时出现吞咽困难或胸骨后不适等情况,少数可以有恶心呕吐、早饱、餐后上腹饱胀甚至消化道出血等表现。由于上述临床表现缺乏特异性,临床上易误诊为食管平滑肌瘤、息肉甚至食管癌。

4.辅助检查　由于食管颗粒细胞瘤多无特征性临床表现,X线钡餐造影和食管镜检查可辅助诊断,但确诊依靠病理学检查。较小的食管颗粒细胞瘤可无阳性X线征,随着病灶增大,可出现局部管腔狭窄、充盈缺损等征象。由于肿瘤多位于黏膜下层,且表面覆有正常黏膜组织,内镜下表现为黏膜下肿物的特征,表面光滑,但黏膜色泽多呈灰白色或黄色,是此瘤的一种特征性改变。少数肿瘤出现局部黏膜过度生长,镜下表现为粗糙甚至有浅小糜烂,看似息肉样新生物,临床上易误诊为息肉。由于瘤体位置较深,普通内镜下活检阳性率不足50%。随着超声内镜技术的开展,在超声下表现为黏膜下层的中低回声改变,边界清楚,多数肌层和外膜完整,质地较硬,周围食管壁层次结构正常。EUS进一步提高了食管颗粒细胞瘤的诊断与鉴别诊断,且能指导治疗方式的选择。

5.诊断　由于食管颗粒细胞瘤多无特征性临床表现,诊断主要依靠胃镜和超声内镜检查术,根据上述内镜表现和超声影像学特征,可以做出初步的诊断,确诊须病理学检查。

6.治疗　食管颗粒细胞瘤瘤体较小,且多位于黏膜下层,故首选内镜下电凝切除或套扎治疗,简单且创伤小,无严重并发症。为确保安全,亦可辅助黏膜下注射、负压吸引,必要时甚至可在 EUS 引导下切除黏膜。但对超声内镜下提示侵及肌层的病例，建议选择外科手术治疗。少数疑为恶性的病例，治疗同食管癌。

八、食管错构瘤

1.概述 "错构瘤"一词于 1904 年首先提出，是器官内发育不完善而引起的一种良性瘤样结节，肿瘤的结构因发生器官的不同而不同。可发源于任何组织，但发生在食管的较为罕见。食管错构瘤的病因尚不清楚，有文献报道系原始中胚层间叶组织先天性发育障碍而形成的瘤样增生，到一定程度后会自行停止生长，其构成细胞形态学上无质的异常，确切地说，属于一种似肿瘤又非真性肿瘤的发育畸形的肿物。

2.病理 病理检查可见瘤体表面覆鳞状上皮，瘤内含丰富的血管，并和平滑肌、脂肪、纤维等组织交错混杂，常以一种组织成分占优势，临床上最多见的是血管平滑肌脂肪瘤。实质炎症反应明显，可见多量淋巴细胞核，少数浆细胞浸润，围绕小血管呈袖套状。

3.临床表现 食管错构瘤历时长久，生长缓慢，最常见的症状为食管内异物感或进食哽噎感，与进食时瘤体表面受损造成组织出血水肿有关；病灶较长时诱发恶心呕吐时可引发一长条软组织向口中脱出，可自行回纳食管。甚至有学者提出呕吐长条状软组织并可回纳是食管错构瘤的特征性表现，临床上遇到类似患者，常提示为该病。巨大瘤体呕出，堵塞咽喉部时可发生窒息。

4.辅助检查 食管错构瘤的血清学检查无明显异常发现。食管钡餐造影可见管腔内纵行充盈缺损，边界清晰光整，管壁连续，蠕动存在，黏膜走形规则，未见明显破坏。CT 检查显示食管腔内长条状肿块，其内密度不均匀，中间偏低，周围轻度强化，余管壁无明显浸润现象，纵隔内未见肿大淋巴结影。常规食管镜检查可见长条状黏膜下隆起，质地柔软，表面光整，色泽如常；超声内镜下扫描表现为中低回声灶，内部回声不均匀，有多个管腔样机构，边界清楚，周围食管壁层次结构正常。超声影像学改变具有一定的特征性，对与其他黏膜下肿瘤的鉴别诊断具有参考价值。

5.诊断 典型的临床表现为发现本病提供思路，但不能仅凭此做出诊断。X 线钡餐造影、CT、常规食管镜检查能发现本病，但不易与食管囊肿、血管瘤、脂肪瘤以及平滑肌瘤等黏膜下病变相鉴别，超声内镜检查可获得瘤体内部的结构信息，其特征性影像学改变具有很大的鉴别诊断价值，且超声引导下的细针穿刺可以取得病理学依据，以明确诊断。

6.治疗 食管错构瘤本质上处于畸形和肿瘤之间，在生长过程中可向真性肿瘤发展，且具有癌变的潜能，故一经诊断宜及时治疗。首选手术切除，治疗效果好，能达到根治的目标。但在超声内镜的指导下，浙江大学医学院附属第一医院亦有在内镜下成功摘除食管错构瘤的报道，切除前先用尼龙绳勒扎器套扎瘤体基底部，防止术中大出血。与传统外科手术治疗相比，具有简便、创伤小、并发症少以及经济等优点。

九、食管乳头状瘤

1.概述　是一种罕见的食管疾病,据文献报道发生率为0.0013％,至1994年,全世界仅有220例报道,主要发生在18～80岁的成年人,平均发病年龄为50岁,男女均可患病,男性多于女性约为3:1,好发部位为食管下段,其次为中段和上段,绝大部分为单发,约10％～15％为多发。

2.病理　系一种良性无蒂肿瘤,主要来自食管黏膜,由增生的上皮细胞形成,内含结缔组织和血管,呈疣状、结节状、菜花状隆起,体积多在2～10mm,也有报道50～60mm。研究发现消化性溃疡、贲门失弛缓症、反流性食管炎、食管裂孔疝、溃疡性结肠炎者易发生食管乳头状瘤,然这些可能的病因发生率很高,而该病却发生率很低,故确切的病因有待进一步观察。有报道该疾病与人类乳头状病毒感染有关,但组织学检查阳性率颇低。食管乳头状瘤可演变为癌,

3.临床表现　瘤体较小者临床无症状,肿瘤较大或多发者可出现咽下困难,上腹部或剑下疼痛,不适感,部分患者出现肿瘤对周围器官的压迫症状,如气促、声音嘶哑、咳嗽等。

4.辅助检查　血清学炎性、肿瘤性和免疫等方面的检查均在正常范围。无典型的X线征象,食管钡餐检查可以表现为黏膜不规则充盈缺损,管壁破坏,僵硬,食管腔狭窄等均不明显,因多数病灶较小而漏诊。胃镜下通常能发现病灶,表现为灰白色息肉样隆起,表面呈菜花状,基底附着部较小而瘤体活动度大,超声内镜下表现与息肉回声相同,起源于上皮层,通常黏膜下层和肌层无浸润,内镜下活检能够明确诊断。

5.诊断　对食管乳头状瘤的诊断主要通过X线钡餐造影和食管镜检查,后者通过活组织检查能够确诊该病。

6.治疗　一般认为食管乳头状瘤是癌前病变,但确切的癌变报道目前尚无,对已确诊为该病,瘤体较大者或同时伴有异型增生者应尽早手术切除,目前绝大多数病例通过内镜下摘除治疗,也可采用激光和微波等治疗。术后长期随访几无复发。

(胡冬鑫)

第五章 胃肿瘤

第一节 胃癌的诊断和分期

一、胃癌的诊断方法

胃癌一般早期无或仅有轻微症状,表现为上腹部不适,食欲不振,体重减轻。随病情的发展症状可增多,但不典型,常出现类似胃炎或胃溃疡症状,大多数患者体征不明显,40.1%进展期胃癌可有贫血,24%可扪及腹部包块。由于胃癌的症状体征不典型,所以早期诊断极为不易,据统计,中国早期胃癌仅占10%左右,极大影响了胃癌的生存率。目前胃癌的诊断主要根据临床表现、体格检查及特殊检查包括胃镜,影像学检查如 X 线钡餐、B 超、CT、MR、PET/CT,腹腔镜探查和分子诊断等。

1.无症状人群筛查 据统计,日本1975年早期胃癌占所有接受治疗胃癌病例的20.9%,1990年迅速升至43.4%,2004年以来在日本早期胃癌检诊协会所属医疗机构中,检出的胃癌中超过70%为早期胃癌,如此高的早期胃癌检出率得益于对无症状的日本人群进行的胃癌筛查。日本癌症研究医院统计该院44年期间治疗的3000例早期胃癌中,47.6%的患者是在无任何症状的情况下检出的。显然,中国仅在症状性患者中提高门诊筛选早期胃癌的水平是远远不够的,大量的早期胃癌患者因无症状而未能及时就诊,因此必须全社会关心这项工作,努力开展无症状人群的早期胃癌筛查。胃癌的癌前状态包括癌前疾病和癌前病变两类,国内外大量事实证明,患有重度萎缩性胃炎、残胃、恶性贫血等癌前疾病和上皮内瘤变等癌前病变的患者发生胃癌的几率明显高于普通人群,因此必须定期随访复查,许多患者有望在早期胃癌阶段被检出。

2.定性诊断 普通电子内镜是目前诊断胃癌最常用、最有效的方法,目前,电子内镜已广泛应用于国内外临床,它可以直接观察胃内形态变化,了解病变的部位并可以取病变组织活检病理检查确诊胃癌。内镜诊断胃癌的准确率较高,Bustamante 等在研究中报道,内镜加活组织检查诊断胃癌的敏感性为82%,特异性为95%。但是,由于内镜检查前制酸剂的使用、患者就诊时间的延迟、早期胃癌的内镜表现缺乏特征性、内镜医师对早期胃癌在普通内镜下的表现缺乏认识等原因,仍有一小部分早期胃癌患者在初次内镜检查的时候被漏诊。

　　传统内镜仍然是最主要的检查方法,但是有一定的漏诊率。超声内镜以及超声内镜下细针抽吸活组织检查,是目前发展很快、技术很全面的检查方法,在早期胃癌诊断和术前分期中具有重要价值。色素内镜常常和放大内镜技术结合,从而明显提高早期胃癌诊断的敏感性和特异性,有广泛的临床应用前景,将来有可能在胃癌及其他胃黏膜病变的诊断中成为常规的检查方法。荧光内镜诊断早期胃癌有一定的优越性,但是技术尚不完善,特异性不高,临床应用有一定的局限性。红外电子内镜由于能够对胃黏膜下血管进行观察,在早期胃癌诊断以及肿瘤的浸润程度确定中有独特的作用。窄谱成像技术结合放大内镜能够观察消化道黏膜上皮结构和黏膜表面的微血管形态,有希望在内镜下得到早期胃癌的病理学诊断,但是目前还不能取代传统的病理活组织检查。共聚焦激光显微内镜能够显示消化道黏膜及黏膜下的组织结构,对胃癌及癌前病变做出在体的即时诊断,但是目前还在研究阶段,广泛应用于临床还需要进一步研究。

　　X线钡餐检查仍是目前诊断胃癌的主要方法之一,可以鉴别胃的良恶性病变、病变部位及范围,用以胃癌诊断及指导手术范围。气钡双重对比方法改进了传统上消化道造影法,明显提高了早期胃癌的诊断率。当我们在X线检查中疑为早期胃癌时也可和胃镜细胞学等方面的检查结合起来,以提高早期胃癌的诊断率。

二、胃癌的分期

　　目前国际上比较通用的胃癌分期系统有两种,包括国际抗癌联盟(UICC)的TNM分期系统和日本胃癌协会(JGCA)的分期系统,这两者均是在不断地继承和革新中建立和完善起来的。2009年以前,两种分期系统的最新版本为2002年UICC第6版胃癌TNM分期(简称国际分期)和日本胃癌规约13版TNM分期(简称日本分期)。这两个分期系统有相似之处,都依赖于原发肿瘤生长情况(T)、淋巴结受累的范围(N)和是否存在远处转移(M)。但是,这两个系统存在一些根本的不同,最明显的区别在于对区域淋巴结扩散的分级。UICC/TNM分期系统以转移淋巴结的数目为基础,而日本分期法强调受累淋巴结的解剖位置。目前日本分期常用于术前分期及指导手术治疗,而国际分期常用于术后分期及预后评估。2009年,随着UICC第7版胃癌TNM分期和日本胃癌规约14版TNM分期更新后,两种分期系统首次达到了高度共识。详见表5-1。

表5-1　UICC第7版胃癌TNM分期及日本胃癌规约第14版TNM分期

分期	T	N	M
ⅠA	T_1	N_0	M_0
ⅠB	T_2	N_0	M_0
	T_1	N_1	M_0
ⅡA	T_3	N_0	M_0
	T_2	N_1	M_0
	T_1	N_2	M_0

续表

分期	T	N	M
ⅡB	T_{4a}	N_0	M_0
	T_3	N_1	M_0
	T_2	N_2	M_0
	T_1	N_3	M_0
ⅢA	T_{4a}	N_1	M_0
	T_3	N_2	M_0
	T_2	N_3	M_0
ⅢB	T_{4b}	N_0	M_0
	T_{4b}	N_1	M_0
	T_{4a}	N_2	M_0
	T_3	N_3	M_0
ⅢC	T_{4b}	N_2	M_0
	T_{4b}	N_3	M_0
	T_{4a}	N_3	M_0
Ⅳ	Any T	Any N	M_1

1.术前分期　准确的术前分期是治疗胃癌的关键。目前胃癌的术前分期主要依赖于影像学检查包括体表超声、CT检查、MRI检查、PET/CT检查、超声内镜等，近年来又有腹腔镜探查，各有优缺点。

体表超声不但能显示肿瘤受累的程度，肿瘤向腔外生长，还能显示肿瘤侵犯周围和远处转移的情况。B超对胃癌浸润深度判定失误的主要原因是由于癌旁组织的纤维化及炎症细胞的浸润。

多层螺旋CT的空间分辨率和密度分辨率高，图像清晰，大体解剖显示好，尤其是对胃壁厚度、胃周情况、远处转移尤其是肝转移等的判断具有相当的优势，且应用普遍，是目前使用最广泛的胃癌术前分期手段，对 T_4、N、M分期均有相当的诊断优势。

MRI对胃癌T分期的总体诊断准确率为 $73\%\sim88\%$，N分期为 $52\%\sim65\%$，对胃癌肝转移具有很高的病灶检出率和敏感性，是较好的术前分期手段。

超声内镜既可以用内镜直接观察腔内情况，同时又可以进行实时超声扫描，显示出胃壁的各层解剖结构及胃周围淋巴结情况，是目前对胃癌T分期和N分期判断准确率最高的胃癌术前分期手段。

PET/CT有敏感性高、特异性强等优点，在癌症领域得到越来越广泛的应用，目前最常用的是 ^{18} 氟脱氧葡萄糖（FDG）PET/CT。有研究表明，未/低分化腺癌、黏液腺癌等癌细胞对 ^{18} F-DG的摄取有限，在 ^{18} F-DG-PET/CT检查上常表现为假阴性，而中国胃癌中上述病理类型不在少数，加之昂贵的价格，因此，^{18} F-DG-PET/CT检查目前不应常规应用于胃癌，主要用于发现那些普通影像学检查不能发现的远处转移。

腹腔镜对腹腔的直视检查可鉴别其他影像学方法难以检出的较小的网膜及腹膜种植灶，缺点是淋巴结转移识别准确率低，需要麻醉和有一定创伤性等。腹腔镜超声检查综合了腹腔镜和超声内镜的优点，对肿瘤 T 分期的判断接近于超声内镜，并可检出直径仅为 3mm 的转移淋巴结，能对所有 16 组淋巴结做出较准确的评估，准确率达 89%，同时，腹腔镜超声检查可检出腹腔镜检查漏诊的肝脏转移灶。

2.术后分期　对于胃癌的术后分期，目前国内外都是主要结合术前影像学检查、术中探查、术后手术标本病理学检查结果最后确定。近年来，国际上广泛应用的胃癌分期是 AJCC/UICC 第 6 版（2002）TNM 分期系统，2010 年 1 月，AJCC 正式发布了更新的第 7 版胃癌分期，主要改变是 T 分期和 N 分期的细化以及 IV 期分组的变化。在 T 分期中，第 7 版分期将第 6 版中的 4 个亚组细分为 5 个亚组，强调了肿瘤浸润深度（T 分期）在患者预后中可能存在的差异；在 N 分期中，第 7 版分期针对转移淋巴结数目做了新的修订，以期更好的提示预后；针对 IV 期患者，第 7 版分期仅保留 M_1 作为 IV 期，而将第 6 版中 $T_4 N + M_0$ 及 Tany $N_3 M_0$ 降期为 II、III 期。

就预后预测而言，有关第 6 版 TNM 分期系统与预后关系的报道较多。国内福建医科大学张祥福等报道 1972—2000 年 2613 例胃癌手术切除患者，其中 I A、I B、II、III A、III B 及 IV 期患者术后 5 年生存率分别为 91.1%、86.7%、51.1%、34.5%、29.1% 及 5.9%。中山大学肿瘤防治中心詹友庆等总结 1964—2004 年 1950 例行胃癌切除手术患者的预后资料显示，I、II、III 及 IV 期患者术后 5 年生存率分别为 86.8%、58.7%、28.4% 及 7.6%。两组资料在同一 TNM 分期内的 5 年生存率类似。国外 IGCSG 报道了 191 例 I A、I B、II、III A、III B 及 IV 期胃癌患者 D_2 根治术后的 5 年生存率，按第 6 版分期分析，分别为 92.5%、87.5%、60.0%、40.0%、20.0% 及 2.5%。荷兰一项比较 D_1、D_2 清扫术的多中心前瞻性临床研究的长期随访结果显示，380 例行 D_1 清扫术的 I A、I B、II、III A、III B 及 IV 期患者术后 5 年生存率分别为 41%、36%、15%、3%、0%、0%，而 331 例行 D2 清扫术的 I A、I B、II、III A、III B 及 IV 期患者术后 5 年生存率分别为 53%、27%、33%、19%、10%、3%，两者生存虽有差异，然而尚未达到统计学意义。同时，该研究也表明，在同一分期内，不同的治疗方式是其预后不同的主要原因。

目前，有关对第 7 版分期系统在预后预测方面的报道较少，只有少数文献分析了新的胃癌分期系统与预后的关系。譬如，按第 7 版分期，美国 SEER 数据库 1991—2000 年 10601 例手术切除的胃癌患者的数据显示：I A、I B、II A、II B、III A、III B、III C 及 IV 期患者术后 5 年生存率分别为 70.8%、57.4%、45.5%、32.8%、19.8%、14.0%、9.2% 及 4.0%。韩国 Ahn 等报道首尔国立大学医学院 1986—2006 年间行根治性切除的 9998 例胃癌患者预后资料，结果显示 I A、I B、II A、II B、III A、III B 及 III C 期患者术后 5 年生存率分别为 95.1%、88.4%、84.0%、71.7%、58.4%、41.3% 及 26.1%，进一步分析表明，与第 6 版分期相比，新分期系统能更好地预测胃癌患者的术后生存情况，更好的体现分期与预后的一致性，从而为临床医师针对不同分期采取个体化治疗和提高胃癌疗效提供临床参考依据。学者通过统计 1994—2006 年 1503 例胃癌患者资料，分析了分期与预后的关系。按照第 7 版分期，I A、I B、II A、II B、III A、III B、III C 及 IV 期患者术后 5 年生存率分别为 96.0%、82.4%、79.0%、76.8%、54.2%、39.2%、26.6% 及 5.

6%。其中 T 分期各亚组 5 年生存率分别为 T_1 96.6%、T_2 74.9%、T_3 62.6%、T_{4a} 39.6%、T_{4b} 23.4%，N 分期各亚组 5 年生存率分别为 N_0 75.3%、N_1 53.6%、N_2 39.9%、N_3 26.1%，M 分期各亚组 5 年生存率分别为 M_0 55.9%、M_1 5.6%。

通过对新旧分期进行对比，可以发现，在预测胃癌患者术后生存方面第 7 版分期较第 6 版更有意义，表现在：①第 7 版分期将第 6 版分期 6 个亚组（ⅠA、ⅠB、Ⅱ、ⅢA、ⅢB、Ⅳ期）细分为 8 个亚组（ⅠA、ⅠB、ⅡA、ⅡB、ⅢA、ⅢB、ⅢC、Ⅳ期）后，不同分期患者术后生存的差异性更为明显。②第 6 版分期中部分Ⅳ期（T_4N＋M_0 及 Tany N_3 M_0）患者比 M_1 患者预后更好，因此，第 7 版分期将该部分患者降期为ⅡB、ⅢA、ⅢB 及ⅢC 期，更能体现分期的均衡性。

由于 TNM 分期系统中 T 分期源于解剖学概念，M 分期亦具有明确的定义，故文献报道对 T 及 M 分期对于预后的影响意义分歧较少。在第 6 版 UICC T 分期中，T_2 分为 T_{2a}（肿瘤侵犯固有肌层）及 T_{2b}（肿瘤侵犯浆膜下层），然而在综合分期中，T_{2a} 及 T_{2b} 均按照 T_2 进行分组，如 T_{2a} N_1 及 T_{2b} N_1 均属于Ⅱ期。Wang 等学者分析了 2322 例行胃癌根治性切除病例资料，其中 T_2 期肿瘤 325 例，结果发现肿瘤浸润至 T_{2a} 者的预后优于浸润至 T_{2b} 者（$P=0.001$）。时至今年，第 7 版 UICC TNM 分期已应用于临床，其中对于 T 分期的定义就做了新的调整，将第 6 版中的，T_2 细分为 T_2 及 T_3，从而更好地预测患者预后。

近几年来，TNM 分期系统对于胃癌患者预后预测意义方面的研究焦点主要集中在 N 分期上。由于全球对于胃癌手术方式及淋巴结清扫方式尚不统一，如 D_1 清扫术、D_2 清扫术、D_2＋清扫术等，同时由于手术医师或病理医师对于淋巴结检出数目的差异等原因，其结果直接影响术后淋巴结检出数目及转移淋巴结的数目，从而导致"分期偏倚"现象。因此，近几年来关于淋巴结检出数目、转移淋巴结的数目、以及淋巴结转移率（转移淋巴结数目/淋巴结检出数目）对胃癌患者预后影响意义文献报道较多。

有学者通过对 456 例根治性切除的胃癌患者的预后资料进行分析探讨淋巴结检出数目和转移淋巴结数目对胃癌患者预后影响，结果显示阴性淋巴结数目在 0～9 枚组、10～14 枚组及≥15 枚组术后 5 年生存率分别为 4.1%、30.7% 及 74.8%，预后具有显著差异，提示阴性淋巴结数目在提高预测胃癌患者术后生存准确性方面具有重要意义。比较该组患者按第 5/6 版、第 7 版 UICC N 分期及第 13 版日本胃癌委员会（JGCA）N 分期后的预后情况，结果显示按第 5/6 版 UICC N 分期，$N_{0,1,2,3}$ 期患者术后 5 年生存率分别为 87.3%、58.6%、4.7% 及 4.9%，按第 7 版 UICC N 分期，$N_{0,1,2,3}$ 期患者术后 5 年生存率分别为 87.3%、71.1%、44.1% 及 4.7%，按 JGCA N 分期，$N_{0,1,2,3}$ 期患者术后 5 年生存率分别为 87.3%、39.7%、9.7% 及 21.7%，多因素分析显示，三者中仅第 7 版 UICCN 分期为独立预后因素。此外，作者还将第 7 版 UICC N 分期中阳性淋巴结个数细分为 5 组，分别为 0 枚、1～2 枚、3～6 枚、7～8 枚及≥9 枚，各组患者术后 5 年生存率分别为 87.3%、71.1%、44.1%、10.0% 及 3.9%，并认为该分类方法能更好地体现患者的预后情况。

关于淋巴结转移率，目前已有较多文献报道其与第 6 版 UICC N 分期对于患者预后准确性的比较。多数学者认为，相比第 6 版 UICC N 分期，淋巴结转移率更好地反映患者的预后及减少分期的偏倚。譬如，中山大学肿瘤防治中心詹友庆等总结了 906 例行胃癌 D_2 根治术的患者预后资料，并按照患者预后情况将淋巴结转移率分为 rN$_0$ 0、rN$_1$ 1%～9%、rN$_2$ 10%～25%

及 $rN_3 > 25\%$ 四组,并比较该组患者按第 6 版 UICC N 分期及淋巴结转移率(rN)分期后的预后情况,结果发现对于检出淋巴结数目 > 15 及 ≤ 15 枚的患者,多因素分析显示 rN 分期(而非第 6 版 UICC N 分期)可作为独立预后因素,同时,当将淋巴结检出数目 ≤ 15 枚的患者按照淋巴结检出数目再细分为 1～3 枚、4～7 枚、8～11 枚及 12～15 枚四组并按照 rN 分期统计患者术后 5 年生存率时,发现该四组患者术后 5 年生存率无明显统计学差异,从而显示 rN 分期能从一定程度上降低分期偏倚,尤其对于那些淋巴结检出数目 ≤ 15 枚的患者。同样,Sun 等分析了 2159 例行胃癌 D_2 根治术的患者预后资料,按照患者预后情况将淋巴结转移率分为 rN_0 0、rN_1 1%～20%、rN_2 21%～50% 及 $rN_3 > 50\%$ 四组,并比较该组患者按第 6 版 UICC N 分期、JGCA N 分期及淋巴结转移率(rN)分期后的预后情况,结果发现:对于检出淋巴结数目 > 15 及 ≤ 15 枚的患者,按照第 6 版 UICC N 分期及 JGCA N 分期后的预后差异具有显著统计学意义,而在 rN 分期中两者差异无统计学意义,因此作者认为 rN 分期在淋巴结清扫数目或级别不充分的情况下能够起到降低分期偏倚的作用。同样,在主要行胃癌 D_1 根治术的国家如美国及部分西方国家,亦有报道认为淋巴结转移率分期能够降低胃癌 D_1 根治术后的分期偏倚现象,如 Maduekwe 等报道了 257 例行 D_1 根治术胃癌患者的预后资料,并比较了 rN 及第 6 版 UICC N 分期用于预测预后的准确性,结果同样发现对于检出淋巴结数目 > 15 及 ≤ 15 枚的患者,两组术后 5 年生存率在 rN 分期系统中无明显统计学差异,而在第 6 版 UICC N 分期系统中差异显著,同时多因素分析亦显示 rN 分期(而非第 6 版 UICC N 分期)可作为独立预后因素,从而表明淋巴结转移率分期同样能够降低胃癌 D_1 根治术后的分期偏倚现象。不过,目前关于比较 rN 分期及第 7 版 UICC N 分期用于预测胃癌患者预后的文献尚比较少见,有学者总结分析了 1343 例行胃癌 D_2 根治术的患者资料,按照患者预后情况将淋巴结转移率(LNR)分别定为 0、1%～30%、31%～60% 及 > 60% 四组,并比较该组患者按第 7 版 UICC N 分期及 LNR 分期后的预后情况,结果发现 LNR 分期能更好地提示胃癌患者根治性切除术后生存情况;同时,基于浸润深度、淋巴结转移率及转移情况设计了一种肿瘤-比率-转移(TRM)分期系统,以此与第 7 版 UICC TNM 分期进行比较,结果发现相比第 7 版 AJCC/UICC TNM 分期,TRM 分期在各亚组组内同质性、各亚组组间差异性及各亚组斜度单调性方面更具优势。

当然,现行的 UICC TNM 分期系统仍有较多不足之处,如不能从生物学角度上反映肿瘤的特性。虽然 TNM 系统的基础理论已相当成熟,但相对于大多数肿瘤生物学特性来说过于简单。若将 TNM 分期的基本要素以及影响预后的重要因素相结合,将成为影响癌症患者的整体生存期的关键。众所周知,预后因素的定义是作为一个变量,可以解释与一种疾病预期的过程和结果相关的异质性。这一预后因素在预测特定癌症病人的未来中将起到重要作用。因此目前 TNM 分期面临的重要挑战是如何将目前正在使用或研究的非解剖性预后因素纳入其中,如病理类型、肿瘤大小、肿瘤部位、脉管癌栓、根治程度、梗阻、穿孔、结外浸润程度等,甚至可以考虑将肿瘤某些生物学特征如 CEA 等肿瘤标志物、微卫星不稳定、杂合性缺失、P53、DNA 拷贝数、VEGF 表达情况等等纳入分期系统中。

分期策略涉及原发肿瘤、患者、甚至环境因素等,涉及患者早期治疗和后续治疗的机会,因此,目前更新、更特殊的与分子诊断研究相关的预后因素正被引入到分期策略中。将来,传统的解剖分期将与分子标记物密切相关。T、N 和 M 连同其他预后因素将成为各种各样肿瘤列线图的初始数据,这些数据将被上传至互联网,帮助医生为患者提供正确的治疗方法。所有这些数据整合起来组成预后蓝本,与传统的解剖概念或多或少会有差别。该分期方法的前途取决于引入病理评估的新的诊断方法,尤其是术前临床和影像学方法。传统的 cTNM 和 pTNM 二分法必须融合成一个统一一体,并且两者应该相辅相成,而所有这一切都将取决于能够改善医疗信息数据收集的科学方法。

人工智能的引进、概念结构内列线图的统一无疑将有助于改进入类对癌症的认识,并将给医生、患者和其他医疗工作者提供更准确的信息。肿瘤的生物学特性目前仍然是相对不确定的和难以捉摸的。我们还需通过研究肿瘤生物学特性来获得最终的预后信息。

第二节　放大胃镜检查

放大胃镜是一种胃镜诊断的新设备,它的结构与普通内镜相似,只是在物镜周围装有放大镜头,把物镜靠近黏膜表面时,通过调节镜头,可以将黏膜放大 20～170 倍,用于观察胃黏膜的微细改变,根据黏膜的表面形态、颜色、腺体开口特点、血管的走形等,发现普通胃镜难以发现的微小病变,尤其是早期恶性肿瘤。研究表明,80 倍左右的放大胃镜可清晰显示胃黏膜的腺管开口和微细血管等结构的变化,结合黏膜色素染色,可以比较准确地反映病变组织的病理学背景,区分良恶性病变,提高早期肿瘤的诊断率。

一、操作方法

目前临床上应用的多为带有变焦性能的放大胃镜,其前端与普通胃镜完全相同,检查前需在镜头前端安装专用的软帽,以使镜头与被检黏膜保持相对固定距离(约 2mm),可以根据需要进行常规观察或放大细微观察,插镜方法与普通胃镜相同。用放大胃镜进行检查时,一般先进行全面观察,发现可疑病变后,将局部冲洗干净,然后持镜身的右手将物镜靠近所选择的黏膜或病变表面,左手在内镜的操作部轻微调节焦距(放大倍数)至最适合的焦点进行详细观察,以便能清楚显示其形态与结构。

二、正常食管和胃黏膜的放大观察

正常食管黏膜为复层鳞状上皮,没有类似胃肠黏膜柱状上皮所拥有的腺口形态。普通内镜可以观察到数条较粗大的黏膜下层大静脉,以及由此分支出来的相对较细的小静脉即树枝状血管网。从树枝状血管网再分支出更细的血管网就是上皮乳头状毛细血管网(IPCL)。IPCL 用普通内镜难以发现,由于食管黏膜的透光性,在放大内镜下可以清晰地显示 IPCL 的形态,根据其形态分为 4 种类型:Ⅰ型 IPCL 为规则排列的细圆环状:Ⅱ型 IPCL 形态排列尚规则,但可见管径扩大和(或)延长;Ⅲ型 IPCL 的微血管网大多已破坏,管径大小不一,排列不规则,可出现蛇状弯曲;Ⅳ型 IPCL 均被破坏,微血管呈复层及交织分布,出现新生血管且有不规则分支。一般认为,正常食管黏膜多为Ⅰ型;食管炎症常为Ⅱ型;食管黏膜不典型增生(上皮内瘤变)和早癌符合Ⅲ、Ⅳ型:其中上皮内瘤变和食管黏膜癌多为Ⅲ型,食管黏膜下癌多为Ⅳ型。因此根据 IPCL 的形态变化对区分食管良、恶性病变以及判断癌灶浸润深度有重要价值。

正常胃黏膜由表面上皮、黏膜固有层和黏膜肌层组成。胃黏膜表面的许多浅沟将黏膜分为许多胃小区。黏膜内腔面覆盖着分泌黏液的单层柱状上皮,凹凸有序,凹陷部为胃腺开口部,即胃小凹。胃小凹在放大内镜下表现为凹陷的小白点,由于胃腺体结构的复杂性和个体差异,胃小凹的具体分型比较复杂,而且至今还未完全规范。参考日本学者 Sakaki 的分类方法,国内学者将胃小凹分为 6 种形态:A 型:圆点型小凹;B 型:短棒状小凹;C 型:稀疏而粗大的线状小凹;D 型:斑块状小凹;E 型:绒毛状小凹;F 型:小凹结构模糊不清,排列紊乱,极度不规则的小凹,可见异常血管。A 型主要见于正常的胃体部黏膜和轻度慢性浅表性胃炎的胃体及胃底黏膜;B 型主要见于正常的胃窦部黏膜和浅表性胃炎的胃窦黏膜;C 型主要存在于轻度或中度萎缩性胃炎的胃黏膜以及部分伴有轻度肠上皮化生的胃黏膜;D 型主要分布于中重度萎缩性胃炎以及伴有中重度肠上皮化生的胃黏膜;E 型主要分布于重度萎缩性胃炎伴有重度肠上皮化生的胃黏膜;F 型为癌组织的小凹形态。

三、临床应用

1.早期食管癌　放大胃镜对早期食管癌的发现,主要依赖于在普通胃镜下发现的黏膜表面凹凸不平(隆起或凹陷)、颜色异常(发红或退色),局部进行染色和放大观察。目前研究较多和比较认可的是根据病变部位染色的情况结合 IPCL 的变化,对黏膜的细微形态进行分类。病灶食管的 IPCL 可以表现为分叉、扩张、口径不等、形态不一,分布不均;IPCL 延长;IPCL 破坏、斜行血管延长;IPCL 消失,出现形态不一、走行紊乱的新生肿瘤血管。不同的 IPCL 形态反映不同的浸润深度:异型增生及 m1 癌表现为 IPCL 分叉、扩张分布不均(图 5-1);而 sm2 以下及进展期癌可出现形态不一、走行紊乱的新生肿瘤血管。

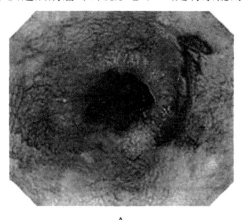 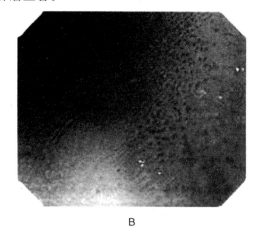

A　　　　　　　　　　　　　　　　　B

图 5-1　早期食管癌的放大胃镜像

A.普通胃镜可见食管后壁糜烂;B.放大胃镜可见病变区域的 IPCL 扩张、口径不等、形态不一,分布不均,病理证实为早期食管癌。

　　2.早期胃癌　　放大胃镜最引人注目的是对微小病灶的发现与判断,尤其是对表现为黏膜小隆起或缺损、糜烂的早期胃癌的诊断。放大内镜主要根据黏膜颜色、小凹形态及血管密度、大小、分布与形状的改变等进行判断。一般来说,早期胃癌组织颜色充血发红或色泽变淡,与周围的正常组织有明确的分界线(图 5-2)。肿瘤周围正常组织的小凹结构及毛细血管形态规则,而肿瘤内部的小凹结构及毛细血管形态根据其病理类型的不同有很大的差异。乳头状早期胃癌常为红色病灶及不规则的 C 型小凹:高分化腺癌的特征为细条纹状,背景的萎缩胃黏膜呈 C 型,中分化管状腺癌的小凹与周围相似,不易鉴别。而印戒细胞癌和低分化腺癌不形成明显的腺管状外观,其主要部位一般为糜烂性改变,小凹消失,周围可出现各种形态的 E 型和 F 型小凹结构。小凹形态改变以及出现形状不规则的肿瘤血管为早期胃癌的特征。

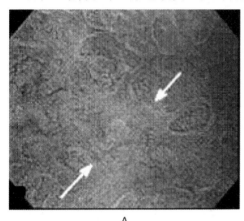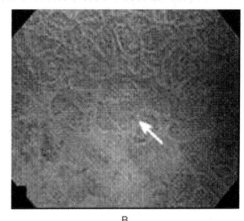

图 5-2　放大胃镜对早期胃癌图像的观察

　　A.可见一处黏膜苍白区域,局部黏膜毛细血管网消失(白色箭头区域);B.观察肿瘤组织和非肿瘤组织的交界区(白色箭头区域),可见上皮下血管网逐渐减少。

第三节　窄带胃镜检查

　　内镜窄带成像技术(NBI)是一种全新的胃镜下成像诊断技术,通过特殊的设备使消化道黏膜表面的微血管形态更为清晰,显示出病理状态下血管的改变,从而发现一些在普通内镜下难以发现的病灶,更加精确地引导活检,提高疾病诊断的准确率,有利于提高消化道癌前病变的检出。NBI 常与放大内镜一起应用,即在放大内镜上装有 NBI 切换键,称窄带成像放大内镜(NBI-ME)。检查时内镜头端的附件(软帽)是保证内镜和黏膜保持恒定距离(约 2mm)的重要组件,不可缺少。

一、内镜窄带成像技术的原理

　　NBI 是在普通白色光源的前面放置一个窄带滤光器,将普通光源过滤成窄带光,增加黏膜上皮和黏膜下血管结构的对比度和清晰度,将黏膜表层的毛细血管和腺管开口形态显示得更加清楚。传统的电子内镜使用氙灯作为照明光,这种被称为"白光"的宽带光谱实际上是由红、绿、蓝3种光组成的,它们的中心波长分别为600、540、415nm。经典电子内镜使用电荷耦合元件捕获到黏膜上皮的反射光并重构消化道图像。在 NBI 系统中采用窄带滤光器代替宽带滤光器,通过滤光器将红、绿、蓝3色光谱中的宽带光波进行过滤,突出 540 和 415nm 中心波长的绿、蓝色窄带光波,每一个窄带光波有 30nm 的波宽。由于血液的光学特性,对蓝、绿光的吸收力强,415nm 的蓝光波长短,穿透力表浅,可以显现黏膜表面和浅表网状微血管的形态图像,富含血红蛋白的血管由于吸收了 415nm 波长的蓝色窄带光波,在镜下显现出褐色,因此与周围组织的对比度明显增强。540nm 的绿光波长长,能够穿透黏膜下层的血管,且与血红蛋白的第二次吸收峰值发生作用,使得黏膜深层和黏膜下的血管显示为茶绿色。因此,NBI 成像更好的显示黏膜血管和黏膜表面结构,立体感强,具有相当于黏膜染色的功效,应用时仅需按键切换无需喷洒染色剂,故被称为"电子染色胃镜"。

二、操作方法

拥有 NBI 功能的胃镜其外形和常规操作与普通胃镜基本一致,在操作部多了一个切换键,在操作中可随时切换至 NBI 模式观察病灶。对于附带 NBI 功能的变焦放大内镜而言,在窄带成像放大内镜模式下,能更清晰地了解病灶表面的黏膜及血管的形态,方便对病灶进行定性与靶向活检。由于胆汁和血液对窄波光也有很强的吸收作用,如在食管、胃腔内存在上述物质时应冲洗干净,以免影响观察。

三、临床应用

1.早期食管鳞癌　由于食管早癌的毛细血管异常丰富,食管癌及异型增生病灶通过 NBI 观察,使异常血管网呈现为褐色改变,与周围正常组织形成鲜明的对比,从而易于发现早期肿瘤病变(图 5-3)。

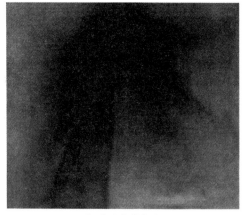
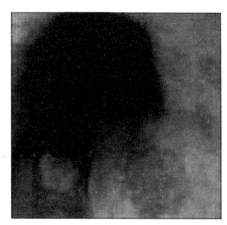

A. 普通内镜所见　　　　　　　　　　　　　　　B. NBI 所见

图 5-3　NBI 显示食管早癌部位丰富的血管呈褐色

进一步利用窄带成像放大内镜系统观察,可以清楚地发现早期食管癌的血管分布,IPCL主要表现为Ⅲ型或Ⅳ型,呈现扩张、大小不一、不规则的排列,甚至消失,也可出现异常增生的边沿不整、粗大、直径不一、分布不均的肿瘤新生血管(图5-4、图5-5、图5-6)。

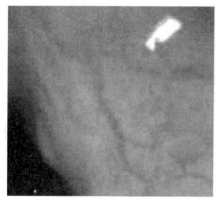

A. 放大胃镜像

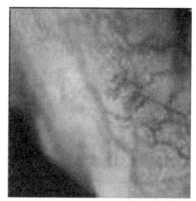

B. NBI 像

图 5-4　放大内镜和 NBI-ME 下显示的食管早癌血管

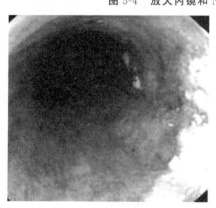

A

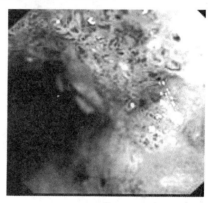

B

图 5-5　71 例早期食管癌的 NBI-ME 图像

A.普通胃镜可见食管后壁黏膜高低不平;B.NBI-ME 观察可见 IPCL 扭曲变形,排列不规则(术后病理证实为早期食管癌)。

2.胃部疾病　对于黏膜浅表微血管的观察是 NBI 的突出优势,它改善了图像的对比度,使胃小凹和集合小静脉显示的更加清晰。使用 NBI 技术可以清晰地显示胃黏膜表面的微血管,这些微血管可以是正常的毛细血管和集合静脉,也可以是肿瘤区域的新生血管。NBI 胃镜可以观察到 3 种微血管形态:①规则形:黏膜毛细血管形状一致,分布对称;②不规则形:血管形状不同,出现扭曲、分枝,或怪异的形状,分布不对称,不规律;③缺失。NBI-ME 不仅可以清楚地显示微血管形态,还可以清晰显示胃黏膜的小凹形态。

早期胃癌:微血管形态为不规则形甚至出现微血管缺失(图5-7)。根据微血管模式和胃小凹形态有助于早期胃癌的诊断(图5-8)。此外,胃炎时病变组织与周围正常组织规则的微血管及胃小凹有明确的分界线,而胃癌病变组织与周围组织无明确的分界线,此点有助于对微小病变的鉴别诊断(图5-9)。对于怀疑为进展期胃癌的病灶,应用 NBI 胃镜也有优势,可以根据 NBI 图像在高度怀疑为肿瘤的区域进行活检,比如微血管形态不规则形甚至缺失的部位取活检,活检阳性率更高(图 5-10)。因此,NBI 胃镜有指导活检、提高活检准确率的作用。

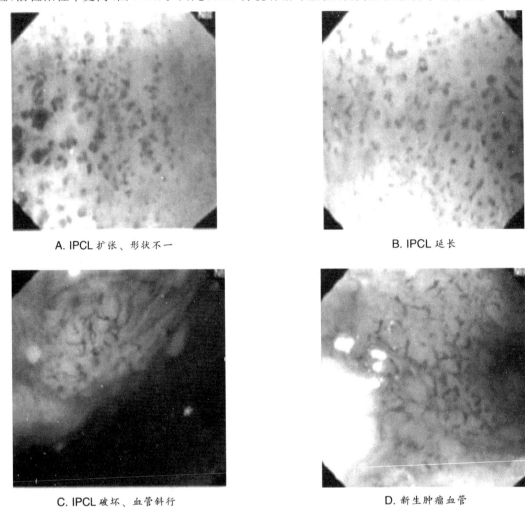

A. IPCL 扩张、形状不一

B. IPCL 延长

C. IPCL 破坏、血管斜行

D. 新生肿瘤血管

图 5-6　早期食管癌呈现的 IPCL Ⅳ 型多种形态

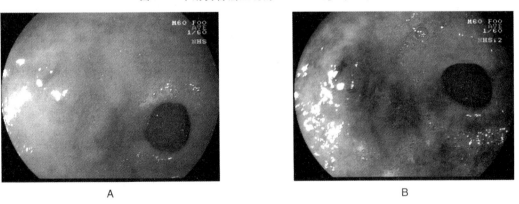

A

B

图 5-7　早期胃癌的 NBI 图像

A.普通胃镜可见胃窦部前壁不平、微凹陷性病变;B.NBI 观察可见病变区域内的微血管形态不规则,术后证实为早期胃癌。

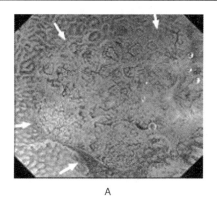
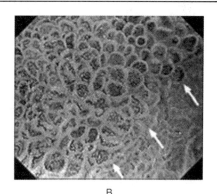

A

B

图 5-8 NBI-ME 观察到的早期胃癌图像

A.NBI 图像可见病变区微血管形态不规则,小凹形态为 F 型;B.NBI 图像可见微血管形态不规则,小凹形态为 D 型。白色箭头指示的是病变区和周围黏膜的分界线。

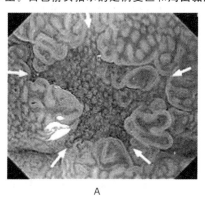
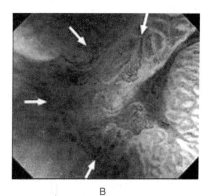

A

B

图 5-9 NBI 放大胃镜图像下胃炎和早期胃癌的区别

A.胃体部局灶性胃炎的 NBI 图像:可见病变区和周围黏膜有明显的分界线(白色箭头),分界线内的微血管形态规则,小凹形态均为 A 型;B.胃窦部早期胃癌的 NBI 图像:可见病变区和周围黏膜的分界线不规则(白色箭头),肿瘤区域内的微血管形态不规则,黏膜表面结构消失,小凹形态 F 型。

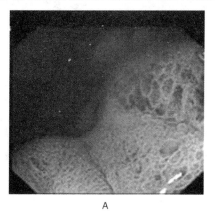
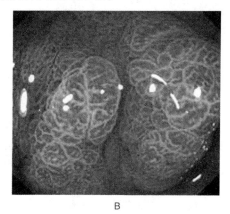

A

B

图 5-10 NBI-ME 观察到的进展期胃癌图像

A.NBI 观察可见病变区域的胃小凹为 D 型,微血管形态不规则,部分区域微血管缺失。B.NBI 观察可见病变区域的胃小凹为 E 型,微血管增粗扭曲,形态不规则。

第四节　内镜下黏膜切除术

1984年,日本多田医生为取得较大的标本用于病理学诊断,提出了一种切除胃黏膜的方法,称剥脱活检,其方法为:在欲取病变黏膜部位下方的黏膜下层注入生理盐水 3～5ml,使局部隆起,然后按切除息肉的方法将其电切。此方法的关键是注入生理盐水使黏膜与其下层分开,尽可能使高频电切范围变小,做黏膜层水平切除。即使平坦或凹陷病变,也能在注射生理盐水后使其隆起,便于切除。黏膜下层组织疏松,容易剥离,局部注射可使黏膜下层与肌层机械性剥离,局部注射的生理盐水可增高高频电流阻抗,使电流作用局限于黏膜下层而不损害肌层。

此后,日本学者将该法扩大到早期消化道肿瘤的切除,称为内镜下黏膜切除术(EMR)。

一、操作方法

1.患者准备　同胃镜检查。查血常规和出血、凝血时间。术前 30min 需肌肉注射山莨菪碱(654-2)10mg 或丁溴东莨菪碱 20mg,以抑制胃肠蠕动。

2.器械准备　内镜、注射针、圈套器、V型持物钳等。

3.基本手法

(1)确定病灶部位:可用腚胭脂染色,使病灶变得清楚起来,用针状切开刀在离病灶外0.5cm处的正常组织做标记。(图 5-11、图 5-12)

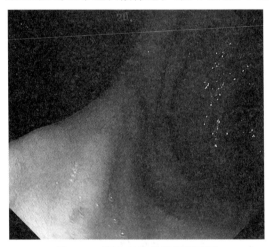

图 5-11　胃角部位粘膜粗糙不平

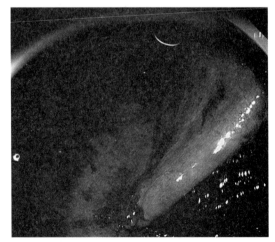

图 5-12　靛胭脂染色呈褪色调改变

(2)在病灶下的黏膜下层注入生理盐水使病灶隆起。

(3)用圈套器套住病灶。

(4)予以高频电切除。

(5)回收病灶,送病理学检查。

早期多用双通道治疗镜,现大多用普通内镜即可(图5-13、图5-14)。

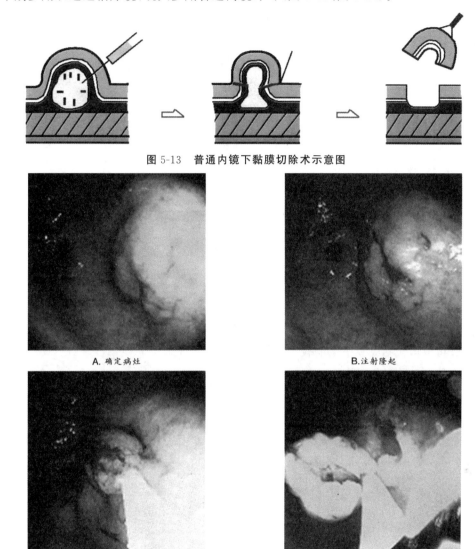

图 5-13　普通内镜下黏膜切除术示意图

A.确定病灶　　　　　　　　　　B.注射隆起

C.圈套病灶　　　　　　　　　　D.高频电切

图 5-14　普通内镜下胃病变黏膜切除术步骤

4.不同方法的内镜下黏膜切除术

(1)内镜头端装透明帽法(EMR-C):透明帽有平头和斜形两种,适用于食管及胃的病变(图5-15)。

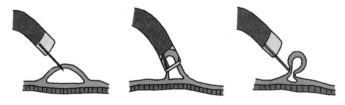

图 5-15　EMR-C 法示意图

(2)套扎法:如同食管曲张静脉套扎法,适用于病变性质确定的息肉、黏膜肌层平滑肌瘤、早期胃癌等,特别是位置较为特殊的息肉和黏膜病灶(如胃底近贲门处、十二指肠球部后壁等)。因本法组织标本不能回收,故无法送病理检查(图 5-16)。

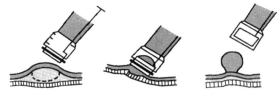

图 5-16　套扎法示意图

二、切除标本的处理

标本需用大头钉固定在软木板上,送病理检查。需观察病灶是否切除干净以及病变浸润的深度。

三、临床应用

1.病变活组织检查:由于用普通活检钳采取组织的深度不够,往往不能取得所需组织,为此采用本法可取得包括黏膜下层的较大组织送病理学检查。

2.对异形上皮可完全切除。

3.对广底息肉、黏膜肌层平滑肌瘤等也可采用本法。

4.早期肿瘤的治疗:

(1)表浅食管癌:M1~M2 癌大多无脉管侵袭及淋巴结转移,仅做局部切除即可根治。M3~SM1 可作为相对适应证,多并用放射治疗。

(2)早期胃癌:20mm 以内的分化型无溃疡黏膜内癌和 10mm 以内的低分化型无溃疡黏膜内癌。

(3)早期肠癌:局限于黏膜固有层的 M 期癌,只要技术无困难都是适应证。SM1 癌多无淋巴结转移,也为适应证。SM2~SM3 部分病例有可能伴有淋巴结转移,如有手术禁忌证,可予 EMR 切除。

四、注意事项

局部注射后如病灶不随注射隆起(所谓隆起征阴性),说明病变已超过黏膜下层,不适合黏膜切除术。

五、术后处理

1.术后 24h 卧床休息(除上厕所外)。

2.禁食 6~8h,进流食 2~3d。

3.口服或静脉应用抑酸剂。

附:内镜黏膜下层剥离术

内镜黏膜下层剥离术(ESD)为在 EMR 基础上发展而来的一项内镜治疗技术。针对以往 EMR 的适应证,有的病灶较大,如>2cm,做 EMR 需分次切除,这样会造成切除不干净或病理学上不易判断病灶范围和浸润深度。为此有些学者对治疗器械作了改进,使大的表浅病灶也能整体切除。由于内镜黏膜下层剥离术手术时间较长,患者需在静脉麻醉下进行。

1.患者准备　同 EMR,需在静脉麻醉下进行。

2.器械准备　针状切开刀、止血钳、止血夹、凝固头、IT 刀(或 Hook 刀或 Flex 刀)、透明帽、氩等离子体凝固治疗仪等。

3.操作方法(以 IT 刀为例)

(1)确定病灶:内镜下确定病灶范围,用靛胭脂染色、针状切开刀在病灶外 0.5cm 处做标记。

(2)黏膜下局部注射:一般预先配制生理盐水 200ml 内加肾上腺素 1mg、0.3% 靛胭脂 5ml。用此液 3~5ml 黏膜下注射使病变部位隆起后进行操作,这期间不断补充注射,使病变黏膜下组织与肌层充分剥离。

(3)全周切开:先用针状切开刀切一小口,再以 IT 刀沿标记线周围黏膜做环形切开。

(4)黏膜下层剥离:以 IT 刀先沿长轴由远到近剥离,再于短轴剥离(5-17)。

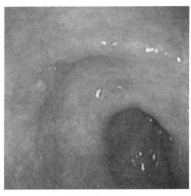
A. 普通内镜观察病灶

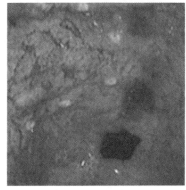
B. 靛胭脂染色,针状刀标记

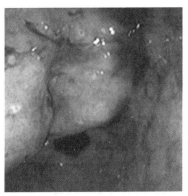
C. 黏膜下局部注射

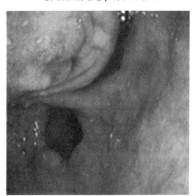
D. IT 刀环形切开

图 5-17　内镜黏膜下层剥离术步骤

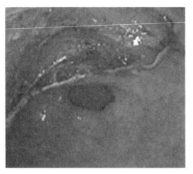

E. IT 刀环形切开

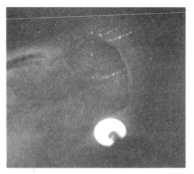

F. IT 刀环形切开

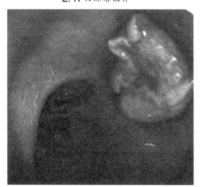

G. 切除标本

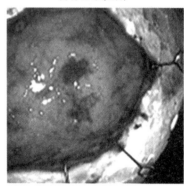

H. 标本固定

图 5-17(续)　内镜黏膜下层剥离术步骤

（5）止血措施：为确保视野清晰，使内镜黏膜下层剥离术安全进行，对少量渗血可用氩等离子体凝固止血，如有喷血可用止血钳或止血夹止血。

4.并发症　出血、穿孔等并发症的发生率较 EMR 高。

5.术后处理　术后禁食 24h，第二天可进少量流食，逐渐增加流食量，恢复半流食、普通饮食。使用 PPI 制剂 8 周（或以上），复查胃镜，待人工溃疡瘢痕化后停药。

第五节　胃癌的综合治疗原则

胃癌早期治疗以手术为主，这些年尽管外科手术仍然是胃癌治疗的主要手段，但总体的治疗模式已经发生了明显的改变：已经从一般的胃大部切除术进入以清除淋巴结为目的的根治术；从解剖学为基础的手术走向以解剖学、肿瘤生物学及免疫学为基础的手术；从只重视手术的安全性到根治性、安全性及功能性统一；从只重视切除肿瘤到以切除原发肿瘤及受侵器官，彻底清除区域淋巴结及杀灭腹腔脱落癌细胞的外科治疗；从单一的手术进入以围术期治疗加规范化手术的新的治疗模式。近年来，胃癌治疗最大的进展即是通过围术期治疗和辅助放化疗的综合治疗模式明显改善患者的生存。目前与胃癌分期变化相对应的治疗策略的制定更为细致、谨慎，然而由于缺乏足够的个体化治疗的相关数据，治疗策略调整值得进一步探讨。

一、早期胃癌合理治疗的选择

日本胃肠内镜协会于 1962 年首先提出了早期胃癌（EGC）的概念，目的是为了早期发现并提高胃癌术后的 5 年生存率。早期胃癌系指癌组织局限于胃黏膜和黏膜下层，不论其面积大小，也不考虑其有无淋巴结转移。我国早期胃癌约占胃癌的 10％左右，韩国为 30％左右，日本则高达 50％～70％，这主要得益于早期诊断水平的提高及对高危人群普查的结果。一般认为胃癌早期亦可发生淋巴结转移，因此 D_2 根治术一直被作为早期胃癌的标准手术方式在国内外都取得非常良好的效果。随着早期胃癌分子生物学及临床病理学的深入研究，对早期胃癌淋巴结转移规律及生物学行为有了一定的认识。尤其是国际上很多中心报道早期胃癌术后患者 5 年生存期接近 90％，早期胃癌的治疗发生了很大的变化，即提出缩小胃切除和淋巴结清扫范围的手术，包括经内镜下黏膜切除术（EMR）、镜下黏膜下层切除（ESD）、腹腔镜下楔型切除术（LWR）和腹腔镜下胃内黏膜切除术（IGMR）、腹腔镜下胃癌根治术等。2010 年版的 NCCN 指南指出对于原位癌或局限于黏膜层（T_{1a}）的 T_1 期胃癌可以考虑内镜下黏膜切除术，但要在有经验的治疗中心进行。

二、进展期胃癌的综合治疗

在我国，早期胃癌患者比例仅占 10％，多数病人在确诊时就已属进展期。2010 年，NCCN 指南对可手术胃癌的治疗原则做出明确规定：对身体状况良好，有切除可能的胃癌患者，首选多学科评估，根据其临床分期，来决定是否需要行新辅助化疗或新辅助放化疗或直接手术治疗。因此，进展期胃癌的多学科综合治疗（MDT）是一种必然趋势。

MDT 是以病人为中心的多学科治疗模式，它是由包括外科、化疗科、放疗科、影像科室、病理科、介入科、内镜科室等多个相关科室相互协作，通过集体讨论的形式来制定最佳治疗方案。

胃癌的多学科综合治疗中，目前最突出的问题亦即重点问题是新辅助治疗。对于新辅助治疗方案的选择，一般遵循以下 3 个原则：①尽可能选择有效率高的方案；②药物毒性小，减少对手术的干扰；③术前化疗时间不能太长，一般为 2～4 个疗程。新辅助化疗后如果多学科综合会诊后认为适合手术的患者：先由外科医生进行手术治疗，再根据病理学结果确定术后分期，进而决定后续的综合治疗方案；不宜手术的患者，先进行化疗，定期复查并评估疗效。如果肿瘤缩小再进行多学科会诊，若判断可行手术则转手术治疗，若化疗 2～3 个疗程后仍然不能手术，则继续接受化疗。

1.手术　进展期胃癌患者 5 年生存率不到 30％。对于进展期胃癌较为统一的认识是根治性切除术要求切除 2/3 以上胃及 D_2 淋巴结清扫术。淋巴结清扫范围要求至少检查 15 个或更多淋巴结。

2.围术期治疗

（1）围术期化疗：进展期胃癌即便是行根治性手术，其局部复发率也可达 50％以上。化疗是进展期胃癌综合治疗的重要手段之一。包括新辅助化疗和术后辅助化疗。

1）新辅助化疗：新辅助化疗的作用：①缩小肿瘤达到降期以提高手术切除率。②消除潜在的微小转移灶，降低术后转移复发的可能。③剔除不宜手术治疗的患者，比如部分生物学行为差的胃癌，肿瘤进展迅速，辅助治疗期间即可出现局部广泛浸润和远处转移，这类患者即便行手术切除也很快复发。④体内药敏试验，判断肿瘤对化疗药物的敏感程度，作为术后化疗方案选择的依据。目前认为的胃癌新辅助化疗应用原则为：对于可能根治性切除的局部进展期癌，目的在于控制复发风险较高人群的微小转移灶。具体的适应条件为临床分期 $II \sim IIIC$ 期（$cT_{3\sim4}$，$cN_{1\sim2}$），推荐方案包括 ECF（Epirubicin＋CDDP＋5FU）及 ECF 的改良方案。

2）辅助化疗：辅助化疗是指根治性切除术后为防止微小残留癌灶造成的复发或转移而进行的辅助化疗。美国的 INT0116 试验与英国的 MAGIC 研究分别证明了术后 5FU/LV 联合放疗以及 ECF 方案用于术前/术后辅助化疗的有效性，但二者的疗效均低于日本报告的总体疗效。2007 年日本报道的胃癌 TS-1 辅助化疗试验（ACTS-GC）证实胃癌患者 D_2 术后接受 S1 辅助化疗可降低死亡风险。2011 ASCO 年会上报道了 CLASSIC 研究的结果，显示与术后观察组相比，II、$IIIa$ 或 $IIIb$ 期胃癌患者术后接受 XELOX 方案（卡培他滨＋奥沙利铂）化疗，3 年无病生存期（DFS）提高 14％，提示 XELOX 方案可以作为胃癌 D_2 术后辅助化疗的标准方案。

（2）围术期放疗：胃癌是一种对放射线并不敏感的肿瘤，而胃的邻近器官肝、胰、肾等对放射线较敏感，因而限制了放射治疗在胃癌中的应用。作为综合治疗的手段之一，放疗可配合手术提高根治率，有助于消灭术野中的亚临床转移灶，以及残留或复发胃癌的姑息治疗。术前诱导化疗继以化放疗可以产生明显的病理缓解，使患者的生存时间延长。INT0116 试验观察了 556 例胃癌患者分别进行单纯手术对比术后联合放化疗（5-FU/LV＋45Gy 放疗）的疗效，结果显示术后放化疗可延长患者生存，此后，术后放化疗方案在美国一直成为标准治疗。但从 INT0116 研究的 10 年随访结果来看，除低分化腺癌患者以外的其他亚组疗效有限。韩国 Kim 等人将 INT-0116 的试验在韩国进行了重复，并进行了分层分析，证明对于术后病理分期为 $T_{1\sim2}N_0$ 者行辅助放化疗无意义，仅对 $T_{3\sim4}N_0$ 或者 $T_{1\sim4}N$ 阳性者方可延长生存和减少局部复发。亚洲国家 D_2 根治术的比例远远高于欧美国家，这可能是术后放疗在我国没有得到普及的原因。

"手术＋围术期治疗"这一新的治疗模式已经登上胃癌治疗的大舞台。是进展期胃癌的主要治疗方式。随着医疗技术的发展，新的技术逐渐应用于临床，只有积极运用循证医学的方法，结合各种治疗方法的长处对胃癌病例进行综合治疗，才能最终达到改善患者预后及提高生活质量的目的。

三、复发或转移性胃癌患者的姑息治疗

最近的几项 meta 分析比较了化疗和最佳支持治疗对晚期胃癌患者的疗效，结果显示化疗可以提高 1 年生存率,并改善生存质量。AIO 的一项Ⅲ期随机临床研究,对伊立替康和最佳支持治疗用于晚期胃癌二线治疗进行比较,结果显示伊立替康较最佳支持治疗显著延长总生存期,123 天 vs.72.5 天。姑息治疗包括化疗、临床试验或最佳支持治疗。如果患者 KPS 评分<60,或 ECOG 评分>3 分,可只给予最佳支持治疗。如果体力状况较好(KPS≥60 分或 ECOG 评分<2 分),则可选择最佳支持治疗联合化疗或参加临床试验。

V325 试验证实了以多西他赛为基础的三药联合方案用于转移性胃癌中的疗效,但三药联合的毒副作用较大,一系列改良方案的研究包括两药联合方案,周剂量给药方法以及以紫杉醇为基础的联合方案,均显示了更好的安全性和类似的疗效。ML17032、REAL2 等试验证实了卡培他滨联合顺铂、ECF 及其改良方案的疗效和安全性。其他临床试验对奥沙利铂联合氟尿嘧啶类药物、伊立替康联合顺铂以及氟尿嘧啶类口服单药的方案也进行了评价,在晚期胃癌中均有一定疗效,均可用于治疗转移性或局部晚期或复发性胃癌。总体上来说,ECF 或其改良方案以及 DCF 方案为Ⅰ类推荐方案,对于经标准方法确定为 HER-2 阳性的晚期胃或胃食管结合部腺癌患者,顺铂加卡培他滨或 5-氟尿嘧啶进一步联合曲妥珠单抗为 2A 类推荐。DCF 改良方案及其他方案为 2B 类推荐。

四、随诊制度

胃癌患者治疗结束后应接受系统的随访,第 1～3 年每隔 3～6 个月复查 1 次,第 3～5 年每半年复查一次,以后每年复查一次。随访内容包括全面的病史询问和体格检查。同时根据临床情况进行血常规、生化常规、肿瘤指标、影像学或内镜检查。对于接受全胃切除的患者应常规服用叶酸和维生素 B_{12}。

所有胃癌根治术后患者或 T_{1a}/Tis 期患者行 EMR 或 ESD 治疗后,均应常规检测幽门螺杆菌(HP)感染情况。如检测结果为阳性,无论患者有无相关症状,均应接受清除 HP 的治疗。

五、总结

目前唯一有可能治愈胃癌的方法是胃癌根治性切除术,但大部分患者发现时已经是进展期,对于进展期胃癌和有淋巴结转移的早期胃癌单靠外科手术不能获得最好的疗效。因此,胃癌总的治疗原则应采取以手术为主的综合治疗模式。对于能手术的早期胃癌患者,若无淋巴结转移者,根治术后不做辅助治疗,有淋巴结转移者,需辅以化疗;对于进展期胃癌患者,评价若可切除者可直接手术,或为提高 R_0 切除率可以考虑术前化疗,进展期胃癌术后均应做辅助化疗或(和)放疗;对于不能接受手术或肿瘤未能切除的局部晚期或远处转移或术后复发者,视患者全身状况选用联合化疗,辅以对症支持治疗,治疗后肿瘤缩小,患者一般状况好转,经多学科会诊若能手术还能考虑手术。

第六节　胃癌的辅助和新辅助治疗

一、胃癌辅助治疗

手术是目前胃癌唯一可能治愈的手段。但Ⅱ期或Ⅲ期患者即使接受根治术后仍有 60%的机会复发。Ⅰ期胃癌的 5 年生存率约为 58%～78%，Ⅱ期大约 34%，全部胃癌患者的 5 年生存率大约 20%～30%。因此，在过去的半个世纪里，人们进行了大量的临床试验，试图通过术后辅助治疗来提高胃癌的远期生存。

1.丝裂霉素(MMC)的研究　在 20 世纪 60 年代，日本学者即开始了对胃癌术后辅助化疗的研究。Imanaga 等在 1977 年率先报告了 MMC 对 528 例胃癌的研究结果。单纯手术观察组 283 例，术后接受 MMC 单药化疗组 242 例。辅助化疗组的 5 年与 8 年生存率分别为67.8%和 63.6%，均明显高于单纯手术组的 54.3%和 53.9%。从此直至 20 世纪末，MMC 一直作为胃癌术后辅助化疗的主要药物之一，对单药 MMC 或含 MMC 的联合方案进行了大量的研究。

1991 年 Estape 等报告了西班牙采用单药 MMC 作为胃癌术后辅助化疗的 10 年随访结果，辅助化疗组 33 例，术后给予 MMC $20mg/m^2$，每 6 周 1 次，共 4 次，对照组 37 例，结果显示两组的 5 年生存率分别为 76%和 30%(P<0.001)。

Ochiai 等采用 MMC/FU/Ara-C＋tegafur 联合化疗与单纯手术治疗进行比较，5 年生存率分别为 36%和 31%(P=0.05)。Maehara 等采用 MMC/FU/PSK(蛋白多糖，一种免疫增强药物)作为术后辅助化疗，5 年生存率为 56.9%，显著高于单纯手术组的 45.7%(P=0.03)，提示将 MMC 与氟尿嘧啶类药物联合应用较单药 MMC 具有一定的优势。

Coombes 等 1990 年报告了国际协作癌症组(ICCG)的研究成果。共 315 例患者入组，对其中 281 例进行了分析。患者术后 6 周随机给予 FAM 方案(5-氟尿嘧啶＋多柔比星＋丝裂霉素)化疗或观察。中位随访 68 个月，复发率分别为 56%和 61%，5 年生存率分别为 45.7%和35.4%，未显示出统计学差异。亚组分析发现，对 T_3、T_4 患者，辅助化疗显示出一定的生存受益(P=0.04)。随后欧洲癌症研究和治疗机构(EORTC)和西南肿瘤组(SWOG)的研究结果也显示胃癌根治术后给予 FAM 方案辅助化疗未能获得明显的生存优势。

2002 年韩国学者 Chang 等对 416 例ⅠB～ⅢB 的胃癌根治术后患者随机给以 FAM 方案、5-FU/MMC 方案和单药 5-FU，术后 5 周开始化疗，结果 5 年生存率和无复发生存率在 3 个治疗组中类似，提示与单药 5-FU 相比，5-FU 联合 MMC 或(和)ADM 并无显著意义。

尽管若干研究的结果存在一定的争议性，但 MMC＋氟尿嘧啶类药物还是受到人们的关注。日本癌症研究会在 1994 年对 10 个既往辅助化疗的随机研究进行了 meta 分析，显示以MMC 联合氟尿嘧啶类药物可显著提高胃癌患者术后的生存期(OR 0.63,95% CI 0.51～0.79,P<0.01)，因此，在此后的 10 多年间，该方案成为许多亚洲国家的术后标准辅助化疗方案。

2.5-FU±DDP 的研究 在一项非随机对照的研究中,给以 DDP20mg/m²,连续 5 天,同时给以 5-FU 800mg/m² 连续 5 天,VP-16 100mg/m² 第 1、3、5 天,21 天为 1 个周期,共 3 个周期。50 例 Ⅱ～ⅢB 期的胃癌患者,中位无复发生存期为 48 个月,中位生存期为 62 个月,5 年生存率 54%,主要毒性为轻度的白细胞下降、恶性、呕吐和脱发,研究结果提示该方案具有一定的应用前景。

一项Ⅲ期随机临床研究纳入 205 例患者,其中单纯手术组为 104 例,101 例给以术后 FUP 方案(5-FU/DDP/LV),两组患者的 5 年生存率均为 39%,但在这个研究中,54% 的患者因为不良反应未能完成预期的 9 个化疗周期。因此,尚不能得出肯定结论。

Macdonald 等于 2001 年报告了一项多中心、随机Ⅲ期临床研究(INT0116 研究)。该研究的入组对象为 T_3、T_4 和(或)淋巴结阳性的胃或胃食管结合部腺癌患者,在接受了切缘阴性的手术切除后,603 例患者随机分为观察组和联合化放疗组,化放疗组治疗方案:首先给以 5-FU 425mg/m²,d1～d5;LV 20mg/m²,d1～d5,然后局部放疗 5 周,共 4500cGY,放射野包括肿瘤原发部位、区域淋巴结和距切缘 2cm 的范围,放疗结束后继续化疗 2 个周期。结果显示以局部复发为首次复发的比例在联合化放疗组明显降低(19% vs. 29%),中位生存期明显延长(36 个月 vs. 27 个月),3 年无复发生存率(48% vs. 31%)和总生存率(50% vs. 41%,P=0.005)显著提高。中位随访时间超过 10 年时,接受术后同步放化疗的ⅠB～Ⅳ期(MO)胃癌患者仍然存在生存获益,且没有观察到远期毒性的增加。尽管该研究获得了重要成果,但仍有许多方面受到人们的质疑,主要包括:①手术方式,缺乏对手术质量的严格控制。在本研究中,54% 的病例接受 D_0 手术,36% 为 D_1 手术,只有 10% 患者接受 D_2 切除,提示手术的非彻底性严重影响了术后的生存状态,也对术后辅助治疗效果的判定产生负面的影响。D_2 根治术与 D_0/D_1 术后复发和转移模式不同,美国报道常规施行 D_0/D_1 胃癌根治术后残胃及手术野淋巴结复发率高达 72% 之多;荷兰报道 D_1 根治术后术野局部复发导致的病死率高达 36%,而 D_2 根治术则降至 27%。日本、韩国和中国的临床随访资料中 D_2 根治术后残胃或区域性淋巴结复发仅占 25% 左右,而且以腹膜播散及淋巴结转移为主,这些临床观察结果说明,D_2 根治术后局部复发并非主要的远期生存影响因素,术后放化疗是否会改善 D_2 根治术后患者的远期生存仍有待探索。但对于 D_0/D_1 术后患者,仍应采用术后放化疗。②5-FU 的用药方式。目前持续性静脉滴注 5-FU 无论在疗效提高还是不良反应的下降方面均具有明显的优势性,已经获得共识,但该方案则是采用静脉推注方式,不符合 5-FU 的主流用药方式。③辅助治疗方案的可行性。只有 66% 的患者完成了预定治疗计划,提示该方案的依从性尚需进一步完善。④放疗技术和放射野的设定。在 INT0116 研究中,较少采用 CT 规划进行更准确的放射靶区定位,而且采用了传统的平行对穿模拟照射方式,与目前的新技术有很大的差异性。因此,尽管美国关于胃癌术后辅助治疗的决策主要根据 INT0116 的研究结果确定,并将该方案作为美国标准的胃癌术后治疗方案,但其他国家的学者仍持谨慎的态度。

2005 年 Bouche 等报告了法国一个多中心Ⅲ期随机临床研究,比较了 FP 方案对 278 例Ⅱ～Ⅳ期(无远处转移Ⅳ期)胃癌患者术后辅助化疗的价值。术后辅助化疗分为 2 个阶段:第 1 阶段在术后 14 天开始,每天给予 5-FU 800mg/m²,持续滴注 5 天;如果未发生 4 度不良反应则进入第 2 阶段,给以 4 个周期的 FP 方案,包括每天 5-FU1000 mg/m²,持续 5 天输注,DDP

$100mg/m^2$（>1 小时），第 2 天。单纯手术组 133 例，化疗组 127 例，化疗组中ⅢA～Ⅳ期患者的比例明显高于单纯手术组（$P=0.01$）。中位随访 97.8 个月，结果显示化疗组和单纯手术组的 MST、DSF 以及五年生存率分别为 44.8 个月 vs. 42.1 个月，46.6% vs. 41.9%，36.4 个月 vs. 28.5 个月，均有提高的趋势，但未能产生统计学意义，可能原因是化疗组患者的临床分期明显比手术组晚，因此术后辅助化疗的价值或许并未充分显示出来。根据多因素 Cox 分析，与手术组相比辅助化疗可使总生存和无病生存期的风险分别下降 26% 和 30%，进一步分层分析显示，受侵淋巴结与切除淋巴结数量之比与患者的预后以及术后辅助化疗的受益密切相关，比值≤0.3 者，预后明显优于>0.3 的患者，而比值>0.3 的患者，辅助化疗受益最大。

Ⅲ期临床研究（ARTIST）对胃癌 D_2 术后分别进行辅助放化疗（卡培他滨、顺铂联合放疗）和辅助化疗（卡培他滨联合顺铂），研究终点为 3 年无病生存率，结果显示在卡倍他滨-顺铂基础上联合放疗，未进一步改善患者的无疾病生存期。

3.5-FU＋DDP＋蒽环类药物的研究　在 20 世纪 90 年代，5-FU 持续滴注（CIV）的用药方式引入晚期胃癌的治疗，其中 ECF 方案的问世受到人们极大的重视。ECF 方案的组成为：EPI $50mg/m^2$，DDP $60mg/m^2$ 均每 3 周 1 次静脉注射，同时给予 5-FU $200mg/(m^2 \cdot d)$CIV 连续 3 周应用。对晚期胃癌的Ⅱ期研究获得了令人鼓舞的疗效，成为目前英国和一些欧洲国家晚期胃癌的标准化疗方案。

对于 ECF 方案在胃癌辅助治疗中的价值也引起学者的极大关注。2003 年 Allum 等报告了 ECF 方案作为胃癌术后辅助化疗研究（MAGIC 研究）的中期结果，503 例胃癌患者随机分为两组，一组进行围术期化疗和手术（治疗组，250 例），先给以 3 周期 ECF 化疗然后手术，术后再行 3 周期 ECF 化疗，另一组单用手术治疗（观察组，253 例）。每组患者中，74% 为胃癌，14% 为低位食管癌，11% 为胃食管结合部癌。88% 的患者完成了术前化疗，56% 进入术后化疗，40% 完成了预计的全部 6 周期化疗。围术期化疗组 T_1 和 T_2 期患者比例较高，为 51.7%，而单纯手术组 36.8%。围术期化疗组患者的 5 年生存率为 36%，单纯手术组为 23%。DFS 的 HR 为 0.70（95% CI＝0.56～0.88，$P=0.002$），OS 的 HR 为 0.08（95% CI＝0.63～1.01，$P=0.06$）。化疗组手术根治率 79%，观察组为 69%（$P=0.02$）。术后并发症均为 46%，术后 30 天内死亡率分别为 6% 和 7%。提示以 ECF 方案为围术期化疗可以显著改善可切除胃癌和低位食管癌患者的无进展生存和总生存。2005 年对该研究的追踪报告显示，治疗组和观察组的 MST 分别为 24 和 20 个月（HR＝0.75，95% CI＝0.60～0.93，$P=0.009$），PFS 也显著延长（HR＝0.66，95% CI＝0.53～0.81，$P=0.0001$）。基于以上研究，NCCN 指南推荐对于术前进行了 ECF 方案（或其改良方案）新辅助化疗的患者，术后推荐按照 MAGIC 研究流程进行 3 个周期 ECF（或其改良方案）辅助化疗。但对于术前未接受 ECF 或其改良方案新辅助化疗的患者，术后是否应该接受辅助化疗，则长期存在争议。

2007 年 De Vita 等报告了应用 ELFE 方案（EPI/LV/5-FU/VP-16）在胃癌辅助治疗中的状况。南意大利 6 个中心共入组 228 例，手术组 113 例，化疗组 112 例。术后给以 EPI $60mg/m^2$，第 1 天；5-FU $375mg/m^2$，第 1～5 天；LV $100mg/m^2$，第 1～5 天；VP-16 $80mg/m^2$，第 1～3 天。3 周重复，共 6 周期。中位随访 60 个月，手术组 5 年生存率 43.5%，化疗组 48%，DFS 分别为 39% 和 44%，均无显著差异。分层分析显示，淋巴结阳性者辅助化疗可能会获得较大受益,5 年生存率化疗组为 41%,对照组为 34%,相对风险下降 16%,但未能达到统计学意义(HRO.84,95% CI:0.69~1.01,P=0.068),5 年 DFS 分别为 39%和 31%,相对风险下降 14%,具有较弱的统计学意义(HR 0.88,95% CI:0.78~0.91,P=0.051)。

2007 年 Cascinu 等报告了采用 PELFw 方案(DDP/EPI/5-FU/LV)在胃癌辅助治疗中的一个多中心、前瞻性随机对照研究的Ⅲ期结果。共人组 397 例,对照组 196 例,术后给以 5-FU 375mg/m² ,IV,第 1~5 天;LV 20mg/m² ,IV,第 1~5 天,每 28 天重复,共 6 周期。治疗组 201 例,给以 DDP 40mg/m²(30 分钟),5-FU 500mg/m²(15 分钟),LV 20mg/m² ,EPI 35mg/m² ,均每周 1 次静脉注射,共 8 周。对照组有 77%完成预期计划,治疗组为 72%。中位随访 54 个月,结果无论生存率还是 DFS,两组均无显著差异,而且两组复发、转移类型也类似。

4.口服氟尿嘧啶类药物的尝试　在 20 世纪 80 年代末期,日本临床肿瘤组(JCOG)开始对口服氟尿嘧啶类药物在胃癌辅助化疗中的价值进行研究,目的是探索常规静脉化疗后给予口服氟尿嘧啶类药物是否会提高胃癌患者术后的生存。其中 2 项重要的研究分别为 JCOG8801 和 JCOG9206 研究。

在 JCOG8801 研究中,目的是观察对原发病灶为 T_1 、T_2 浆膜阴性患者术后辅助化疗的意义。对照组 288 例,化疗组 285 例。化疗方案为 MMC1.4mg/m² +5-FU 166.7mg/m² ,每周 2 次静脉注射,连续应用 3 周;然后口服 UFT 300mg/天,连续 18 个月。平均随访 72 个月,化疗组与对照组相比,总的 5 年生存率分别为 85.8%和 82.9%(P=0.17),对 Tl 和 rI2 患者进行分层分析也没有发现生存获益。因此作者认为对胃癌术后 T_1 、T_2 患者,辅助化疗无意义,同时建议在今后的研究中不宜再纳入 T_1 患者。

JCOG9206 研究包括 252 例患者,入组条件与 JCOG8801 类似,化疗方案为 MMC 与 5-FU,用法和剂量与 JCOG8801 基本相同,但加入 Ara-C13.3mg/m² ,每周 2 次静脉注射,连续使用 3 周;然后口服 5-FU 134mg/d,连续 18 个月。研究证实,长期口服 5-FU 对复发率和生存率均无显著影响。

S-1 是替加氟(5-FU 的前体药物)、5-氟-2,4-二羟基吡啶(CDHP)和氧嗪酸的复合物,是一种新型口服氟尿嘧啶类药物。日本一项大型随机Ⅲ期临床试验(ACTS-GC)评价了扩大淋巴结清扫(D_2 切除)的胃癌切除(R_0 切除)术后用 S-1 进行辅助化疗治疗Ⅱ期(剔除 T_1 期)或Ⅲ期胃癌的效果。1059 例患者随机接受手术及术后 S-1 辅助化疗或单纯手术治疗。S-1 治疗组的 3 年总生存率为 80.1%,单纯手术组委 70.1%。S-1 组的死亡风险比为 0.68。S-1 组的不良反应较轻,仅为恶心、呕吐、食欲减退和轻度血液学毒性。这是首次在临床研究中显示术后辅助化疗对 D_2 切除术后的日本患者存在优势,而在日本临床肿瘤组(JCOG8801)早期进行的一项随机研究(579 例患者)中,D_2 切除术后 UFT(尿嘧啶和替加氟的复方制剂)辅助化疗并没有显著的生存优势。

2011 ASCO 年会上报道了 CLASSIC 研究的结果,这是迄今为止规模最大的专门针对亚洲人群的胃癌辅助治疗研究。该研究入组患者为可切除的Ⅱ、Ⅲa 或Ⅲb 期胃癌患者,先前未接受过放化疗,手术后随机分为 2 组,一组接受 xelox 方案(卡培他滨+奥沙利铂)化疗,另一组观察。主要研究终点是 3 年 DFS。结果显示,化疗组 3 年 DFS 为 74%,较观察组的 60%提高了 14%。该项研究还证实,XELOX 方案打破了传统辅助化疗在年龄及肿瘤分期上的局限,对可手术的胃癌患者具有良好的有效性和安全性,可以作为胃癌术后辅助化疗的标准方案。

5.胃癌术后辅助化疗的 Meta 分析　　近年来,有几项大的 Meta 分析试图解决术后辅助化疗的问题,但这些 Meta 分析在采用的方法、选择的化疗方案方面存在许多的差异。

1993 年 Hermans 等首次对 1980 年到 1991 年的 11 个随机研究进行了 meta 分析,将胃癌术后辅助化疗与单纯手术进行比较,发现仅有较小的生存获益(OR=0.88,95% CI=0.78~1.08)。

第二个 meta 分析是由 Earle 和 Maroun 于 1999 年报告。该研究完全选择来自非亚洲国家的 13 个随机研究进行综合分析,结果显示术后辅助化疗能够产生接近于统计学意义的、较小的生存获益(OR=0.80,95% CI=0.66~0.97),而且进一步提示对术后淋巴结阳性的患者辅助化疗的意义明显提高。

Mari 于 2000 年对全球 20 个随机研究进行了 meta 分析,共包括 3658 例。结果表明,辅助化疗可使死亡风险下降 18%(OR=0.82,95% CI=0.75~0.89,P=0.001),并且发现根据病期的不同,绝对收益率为 2%~4%。

Janunger 于 2002 年报告了汇总了全球 21 个随机研究,共 3962 例的 meta 分析结果。总体而言,辅助化疗可产生较小的生存获益(OR=0.84,95% CI=0.74~0.96)。然而如果将亚洲和西方的研究分别进行归纳分析则可发现,仅仅是在亚洲试验组获得较大的受益(OR=0.58,95% CI=0.44~0.76),而西方的研究未能获得受益的证明(OR=0.96,95% CI=0.83~1.12)。

2008 年公布了两项 meta 分析,纳入的临床随机试验以及病例数分别为 15 项、3212 例和 23 项、4919 例。结果显示,与单独手术相比,术后进行辅助化疗的 3 年生存率、无进展生存期和复发率均有改善趋势。2009 年最新公布的一项纳入 12 项随机临床研究的关于胃癌 D_1 以上根治术后辅助化疗的 meta 分析结果显示,术后辅助化疗较单独手术可降低 22% 的死亡风险,由于该分析中仅 4 项为日本研究,其余 8 项为欧洲研究,纳入标准严格,除外仅含 T_1 期患者和进行 D_0 手术的研究,与目前临床实践相符,结果较为可信,更具有指导意义。因此,对于术前未接受 ECF 或其改良方案新辅助化疗的 Ⅱ期/Ⅲ期患者,中国专家组认为术后仍应接受辅助化疗。

尽管几项 Meta 分析均显示出较小的边际获益,但目前大多数胃癌辅助化疗的个体研究是阴性结果。可能的原因包括:①与其他实体瘤如大肠癌、乳腺癌术后辅助化疗的研究相比,许多临床试验入组例数较少,会影响到胃癌术后辅助化疗价值的判定。②各个体的研究在人组病例的特点、入组的标准方面有较大的差异。尤其是目前标准手术方式仍缺乏共识,包括对淋巴结的清扫范围,这必然会影响到术后辅助治疗的结果。因此,在今后的研究中有必要进行严格的入组标准控制和严格的分层分析。③辅助化疗方案的选择也是一个重要的因素。由于对晚期胃癌的化疗方案一直处于不断地探索研究中,因此在胃癌术后辅助化疗方案的选择方面也呈现多样性,影响到术后辅助化疗意义的判定。目前的研究报告大多采用较老的化疗方案,随着在晚期胃癌中新化疗方案的问世,辅助化疗的结果会得到一定的改善。

总之,胃癌的发病率在全球范围内仍属前列,由于术后复发、转移率较高,预后较差,术后辅助治疗仍然是一个重要的研究课题。从术后辅助化疗的角度而言,尽管已经历了数十年的研究,一些随机研究和 meta 分析也显示出一定的优势性,但目前仍处于探索阶段。通常辅助化疗的发展总是落后于晚期肿瘤的姑息化疗。目前晚期胃癌的化疗有了明显的进步,一些新的化疗药物包括紫杉类、喜树碱类、草酸铂等对晚期胃癌显示出令人关注的疗效,新联合化疗方案如 DCF 方案(多西紫杉醇＋DDP＋5-FU)、EOX 方案(EPI＋草酸铂＋卡培他滨)以及靶向药物赫赛汀等在许多Ⅱ、Ⅲ期临床试验中表现出比既往方案更为优越的疗效。随着这些新方案在晚期胃癌应用的日益成熟,将会逐渐进入辅助研究计划,或许会在一定程度上有助于改善目前术后辅助化疗的状态。另外,作为肿瘤治疗学中的一个重要领域,分子靶向治疗将会在胃癌的治疗中发挥越来越重要的作用,因而对分子学预后预测因素、分子学疗效预测因素的准确分析判定,将会成为胃癌治疗研究中的一个重要方面,将会对胃癌的个体化治疗无论是晚期还是辅助都会产生巨大的影响。

二、新辅助化疗

胃癌新辅助化疗,又称术前化疗,主要目的在于缩小肿瘤,提高手术切除率,改善治疗效果。新辅助化疗的方案主要来自晚期胃癌化疗的经验,早期多以 5-FU 及 DDP 为主,如 FAM、EAP、ECF、ELF、FAMTX 等,上述化疗方案新推出时疗效虽然较好,但结果常常不能重复。近年来在胃癌化疗领域有较多发展,如 5-FU 的持续灌注、化疗增敏剂的使用、新型药物的出现、与放疗的结合等,为胃癌新辅助化疗提供了新的希望。

1.胃癌新辅助化疗原则　胃癌新辅助化疗是在术前进行的化疗,期望通过化疗使肿瘤缩小,利于外科完整切除。所用化疗药物必然要选择对胃癌有较好疗效的药物,中晚期胃癌患者治疗的经验是必不可少的。而借鉴晚期胃癌治疗经验的同时,还要掌握几个原则:①不要一味追求化疗的有效而延误手术切除的时机,新辅助化疗的目的是为手术创造条件。②胃癌化疗药物是个动态选择的过程,目前没有金标准,多选择晚期化疗有效的药物。③胃癌新辅助化疗的适应证仍然以局部进展期的胃癌患者较为合适,出现远处脏器转移和腹腔广泛转移的患者即便肿瘤缩小也很难进行根治性手术,而病变较早的患者则容易因为化疗无效而失去最好的手术机会,因此需要个体化判断。一般的胃癌新辅助化疗的临床试验多纳入经病理证实的进展期(Ⅱ、ⅢA、ⅢB、ⅣM₀,TNM 分期,UICC,1997)胃癌患者,有客观可测量的病灶便于评价效果,患者的其他脏器功能可以耐受化疗,并且要获得患者的充分知情同意。

2.胃癌术前分期　胃癌新辅助化疗效果的评价是和胃癌治疗前后分期的准确判断密不可分的。目前国际通用的胃癌分期 UICC/AJCC 的 TNM 分期系统是以病理结果为基础的,在胃癌新辅助化疗中使用受到很大限制。无论超声、CT 还是 EUS 都无法准确地检测出淋巴结的数目,更无法确定有无转移,所以目前的分期主要是通过肿瘤侵犯深度的改变、肿大淋巴结缩小的程度来判断治疗有无效果,随着 EUS、CT、PET-CT、磁共振(MRI)及腹腔镜等诊断性检查手段使临床分期有了很大的改进。

体表超声能较清晰的显示胃壁的五个层次,表现为三条强回声线和两条弱回声线相间排列。因此根据肿瘤占据胃壁回声的范围和深度可以确定肿瘤浸润的深度。EUS 可用于评估肿瘤浸润深度,其对肿瘤 T 分期和 N 分期判断的准确度分别达到 65%～92% 和 50%～95%。

Bentrem 等报告 225 例胃癌患者内镜超声检查 T 分期和 N 分期的准确性分别为 57% 和 50%。经腹超声对于胃癌浸润深度的判断不如超声内镜,但在对胃癌淋巴结转移的判断方面经腹超声显然要比内镜超声有优势,EUS 探测深度较浅,传感器的可视度有限,因此 EUS 用于评估远处淋巴结转移的准确度并不满意。而经腹超声的探测范围较广泛,定位相对准确。超声判断淋巴结是否转移的依据主要是淋巴结的大小、形状和回声特点。将超声内镜和经腹超声有机地结合起来,可以有效地提高胃癌患者的治疗前分期。

CT 判断胃周淋巴结的转移与否主要依据其大小、密度等。周围脂肪较多和血管走行容易判断的淋巴结容易显示。一般来讲,随淋巴结直径增加,转移率明显升高。当增大淋巴结为蚕食状、囊状、周边高密度中心低密度、相对高密度及花斑状或呈串珠状排列、对血管产生压迫和肿块状增大者需考虑为转移。CT 扫描对肿瘤 T 分期的准确度已达到 43%～82%。弥漫型和黏液性病变在胃癌中常见,但由于其对示踪剂的浓聚水平较低,导致 PET-CT 的检出率较低。在区域淋巴结受累的检测中,尽管 PET-CT 的敏感性显著低于 CT(分别为 56% 和 78%)。在术前分期方面,PET-CT(68%)的精确度高于 CT(53%)或 PET(47%)。最近的报告显示用 PET 对于胃癌的检测和术前分期并不能提供充分的诊断信息,但德国学者报告 FDG-PET 的改变可早期识别化疗不敏感患者,其阴性预测值为 88%～95%,65 例局部进展期的胃癌患者在化疗前以及化疗后 14 天分别接受 FDG-PET 检查,原发肿瘤代谢活性减低 35% 以上者定义为化疗敏感者,化疗敏感者病理组织学有效率高达 44%,3 年生存率可达到 35%,多因素分析发现 FDG-PET 可预测 R_0 切除后的胃癌复发,但由于目前报告病例数目尚少,尚需要积累资料才能得出结论。

有关胃癌腹膜种植的术前诊断一直较为困难。随着微创外科的逐渐发展,腹腔镜应用逐渐增多,使腹腔镜探查结合腹腔游离肿瘤细胞的检测成为一种可行的手段。腹腔镜能够发现其他影像学检查无法发现的转移灶。Sloan-Kettering 癌症中心的一项临床研究对 657 例可切除的胃腺癌患者进行了为期 10 年的腹腔镜探查随访,发现有 31% 的患者出现远处转移。日本学者通过 100 例胃癌患者的资料,发现其中 44% 原分期偏早,而 3% 分期偏晚。21 例术中发现腹腔积液,27 例无腹腔积液的患者发现游离癌细胞。在德国的一项研究中也报告腹腔镜探查可发现 50% 的患者分期偏早。腹腔镜探查的局限性在于仅能进行二维评估,对肝转移及胃周淋巴结转移的评估作用有限,而且是有创性诊断手段。NCCN 指南不同机构对使用腹腔镜分期的适应证仍存在差异,在某些 NCCN 指南机构中,腹腔镜分期用于身体状况良好并且肿瘤潜在可切除的患者,尤其是考虑使用同期放化疗或手术时。对于身体状况较差的患者,在考虑放化疗联合时也可考虑使用腹腔镜分期。

3.新辅助化疗的疗效　一般认为,新辅助化疗的有效率为 31%～70%,切除率相差较大(40%～100%),中位生存期 15～52 个月。事实上,对于胃癌的新辅助化疗,由于随机前瞻性的临床对照试验相对较少,限制了对此问题的准确评价。

2003 年 Allum 等报告 ECF 方案作为胃癌术前新辅助化疗的中期研究结果(MAGIC 研究)。503 例胃癌患者随机分为两组,一组进行围术期化疗和手术(治疗组,250 例),先给以 3 周期 ECF 方案化疗然后手术,术后再行 3 周期 ECF 化疗,另一组单用手术治疗(观察组,253 例)。每组患者中,74% 为胃癌,14% 为低位食管癌,11% 为胃食管结合部癌。88% 的患者完成了术前化疗,56%进入术后化疗,40%完成了预计的全部 6 周期化疗。围术期化疗组 T_1 和 T_2 期患者比例较高,为 51.7%,而单纯手术组为 36.8%。围术期化疗组患者的 5 年生存率为 36%,单纯手术组为 23%。DFS 的 HR 为 0.70(95% CI=0.56~0.88,P=0.002),OS 的 HR 为 0.08(95% CI=0.63~1.01,P=0.06)。化疗组手术根治率 79%,观察组为 69%(P=0.02)。术后并发症均为 46%,术后 30 天内死亡率分别为 6% 和 7%。结果表明以 ECF 方案为围术期化疗可以显著改善可切除胃癌和低位食管癌患者的无进展生存和总生存。2005 年对该研究的追踪报告显示治疗组和观察组的中位生存分别为 24 个月和 20 个月(HR=0.75,95% CI=0.60~0.93,P=0.009),PFS 也显著延长(HR=0.66,95% CI=0.53~0.81,P=0.0001)。该研究后来也受到不少批评,包括胃癌手术不够规范、术前分期不够准确、化疗毒性反应较重等,还有认为 MAGIC 研究中的化疗方案 ECF(表柔比星、顺铂、5-FU)是 20 世纪 80 年代开始流行的胃癌化疗方案,目前已有新的替代药物,如奥沙利铂替代顺铂、卡培他滨替代 5-FU,新一代药物已显示出更好的疗效。季加孚等报告一项采用 FOLFOX 方案作为胃癌新辅助化疗方案的多中心对照研究结果,截至 2006 年,共纳入 99 例胃癌患者,其中新辅助化疗组 38 例,临床有效率 58%,根治性切除率高于对照组(63% vs. 52%)。

　　除此之外,常用于胃癌新辅助化疗的药物还有紫杉醇、多西紫杉醇、伊立替康和 S-1,均显示了良好的抗肿瘤活性。紫杉醇治疗胃癌单药有效率在 20% 以上,联合使用氟尿嘧啶、亚叶酸钙、顺铂等药物可进一步提高疗效,最高可达 70%,且毒性反应可耐受,常规应用抗过敏药物后,最为常见的毒性反应是骨髓抑制和脱发等。奥沙利铂联合用药治疗晚期胃癌的有效率为 42.5%~64%,主要毒性反应是周围神经损害。使用多西紫杉醇治疗胃癌的报告比紫杉醇还早,其有效率在 17.5%~24% 左右,剂量由 60~100mg/m² 不等,不同用药间隔和剂量有效率相差不多,但其严重的骨髓毒性大大限制了其临床应用,主要是 3/4 度的中性粒细胞减少,出现粒细胞减少性发热的患者较多。伊立替康治疗晚期胃癌单药有效为 14%~23%,联合用药的有效率为 42.5%~64%。其主要的毒性反应为延迟性腹泻,其次为骨髓抑制。近年来 S-1 为主的化疗方案报告较多。S-1 是替加氟(5-FU 的前体药物)、5-氟-2,4-二羟基吡啶(CDHP)和氧嗪酸的复合物,是一种新型口服氟尿嘧啶类药物。一项 1059 名日本胃癌患者参加的多中心临床研究结果显示,在根治性胃癌手术后 S-1 辅助治疗组 3 年生存率为 80.5%,而对照组仅为 70.1%,且不良反应较轻,仅为恶心、呕吐、食欲减退和轻度血液学毒性。Satoh S 报告使用 S-1 联合顺铂治疗 45 例进展期胃癌患者的结果,根治性切除率 80%,其中临床分期 Ⅳ 期的 27 例患者中有 10 例达到了 R_0 切除,R_0 切除与未达到 R_0 切除的患者中位生存期分别为 22.3 和 12.6 个月,临床 Ⅲ 期的患者 R_0 切除后 2 年生存率高达 90.9%。

　　意大利学者 D'Ugo D 等报告 30 例胃癌患者新辅助化疗的 3 年随访结果,其中 13 例达到降期,80% 获得根治性切除,切除组 3 年生存率达到 70.8%,全组为 56.7%,但文中未提及具体化疗方案。美国 Ajani 等 2006 年报告了 RTOG9904 的结果,该研究方案为氟尿嘧啶、亚叶酸钙和顺铂两周期化疗后同步放化疗(氟尿嘧啶持续灌注并紫杉醇每周输注)。结果发现,49 例患者(43 例可评价)中,病理完全缓解和 R_0 切除率分别为 26% 和 77%,获得病理缓解的患者 1 年生存率较高(82% vs. 69%),但不良反应较多,4 度者占 21%。该研究主要问题是 D_2 淋巴结清扫者仅占 50%。美国 Sloan-Kettering 医院采用氟尿嘧啶联合顺铂并术后腹腔灌注化疗,共 38 例患者人组,术前静脉氟尿嘧啶联合顺铂两个周期后接受胃癌根治术(D_2 淋巴结清扫),术后腹腔灌注化疗氟尿嘧啶脱氧核苷并亚叶酸钙。该方案耐受良好;R_0 切除率为 84%。中位随访 43 个月,15 例患者仍然存活,病理反应良好者预后较好(P=0.053)。美国纽约大学 Newman 等报告同上述报告同样治疗模式的研究结果,术前化疗方案为伊立替康联合顺铂,32 例可评价胃癌患者中,中位随访 28 个月,14 例存活,25 例 R_0 切除患者无局部复发。综上所述,可以看出,胃癌新辅助化疗研究近年来比较活跃,且能达到提高 R_0 切除率,有改善患者生存率的可能,但是鉴于目前研究病例数目少,多为临床 I / II 期研究,真正的随机前瞻性对照研究较少,故而对其评价尚需动态观察。

4.**胃癌化疗敏感性的预测**　胃癌新辅助治疗实施过程中,除了术前分期,还有一个重要的问题就是疗效评价和化疗敏感性的预测。随着胃癌新辅助化疗的发展,如何预测胃癌化疗敏感性的问题显得益为重要。目前联合化疗方案的有效率多在 50% 左右,约一半患者对初次化疗方案并不敏感(原发耐药),也有一部分会出现继发耐药。胃癌的解剖结构决定了胃癌疗效评价较为困难。在实际操作过程中,不同部位肿瘤对化疗药物的反应是不同的,也提示化疗药物对不同部位肿瘤的作用存在差异。

近几年通过分子生物学研究结果来早期预测化疗敏感性和患者生存情况得到广泛的关注,包括氟尿嘧啶代谢相关基因 TS、DPD、TP 和顺铂相关基因 ERCC1、ERCC4、KU80 GADD45A 的表达情况和 CEA mRNA 的表达情况,这也是今后的研究方向之一。

总之,胃癌新辅助化疗是一个相对较新的理念,目前在临床上应用逐渐增多。经病理证实的进展期(II、IIIA、IIIB、IVM$_0$,TNM 分期,UICC,1997)胃癌患者,有客观可测量的病灶便于评价效果,PS 状态可以耐受化疗,并且要获得患者的充分知情同意后可考虑给予新辅助化疗。化疗前的分期以及化疗过程中的疗效评估非常重要,新型化疗药物为提高胃癌新辅助化疗的疗效提供了有力的手段。现在证据比较确凿的可用于新辅助化疗的方案是 ECF 方案,一些晚期有效的方案也可尝试用于新辅助化疗。新辅助化疗过程中要定期复查评估疗效,一旦获得手术机会应及时手术。我国在此领域尚处于起步阶段,充分利用病例资源优势,开展规范的临床研究,借鉴基础研究的成果,积极探索术前分期手段和分子水平预测,是改善胃癌疗效的前提和保证。

第七节　胃癌的姑息化疗和靶向治疗

一、姑息化疗

胃癌早期诊断率较低,临床确诊时接近 40% 的患者失去手术机会,而且即使行根治术的患者,术后又有将近 50% 左右会出现复发、转移,因此大多数的胃癌患者需要接受姑息化疗。

胃癌对化学药物相对敏感,晚期胃癌的化疗始于 20 世纪 60 年代。治疗胃癌的主要药物大体可分为四大类。抗代谢药中主要有 5-FU 及其前体药 FT-207、UFT、爱斯万(S-1)、氟铁龙（5-DFUR）、卡培他滨。还有卡莫氟（HCFU），甲氨蝶呤（MTX），阿糖胞苷（Ara-C）。烷化剂中铂类的顺铂（DDP）与奥沙利铂。环磷酰胺以及亚硝脲类卡莫司汀（BCNU），洛莫司汀（CCNU），甲环亚硝脲（Me-CCNU）。抗生素类的丝裂霉素、多柔比星、表柔比星（EPI）、吡柔比星（THP），以及植物生物碱中的羟喜树碱（HCPT）、伊立替康、依托泊苷（VP-16）、紫杉醇和多西紫杉醇。20世纪90年代出现了众多联合化疗方案，大样本随机对照多中心的Ⅲ期临床试验结果层出不穷，使晚期胃癌全身化疗规范化有据可依，让患者获得最佳利益。20世纪80年代初期，FAM方案（5-FU、多柔比星、丝裂霉素）是治疗晚期胃癌的金标准。癌症治疗北方中心工作组（NCCTG）进行的一项初步研究比较了FAM、5-FU单药和5-FU联合多柔比星这三种化疗方案的疗效，结果显示三种方案的生存期没有显著性差异，但联合化疗的缓解率要高于5-FU单药。自1993年至2001年期间，四大类中的六种新药成为胃癌化学治疗的新热点。这些新药是：5-FU口服前体药：卡培他宾（CAPE），替吉奥（S-1，TS-1）；紫杉类：紫杉醇（PCT），多西紫杉醇（TXT，DOC）；第三代铂类：奥沙利铂（OXA，L-OHP）；拓扑异构酶Ⅰ抑制剂：伊立替康（IRI）。近年文献统计，含六种新药治疗晚期胃癌者占95％以上。

（一）主要化疗药物

1.以氟尿嘧啶为基础的化疗方案　5-FU是治疗胃癌的基本用药之一。40年中两项研究的进步使其长盛不衰，即亚叶酸钙（CF，LV）生化调节使5-FU增效及5-FU持续24小时输注（CIV），二者有理论根据，并得到循证医学高水平证据，从而产生了得到共识的规范化用法。即Mayo Clinic方法：LV 20mg/m²，静注，5-FU 425mg/m²静注或LV 200mg/m²，静滴2小时，5-FU 370mg/m²，静注。两种方法均连用5天，每4周重复。deGramont（1984）将LV/5-FU与5-FU CIV巧妙组合成LV5 FU2法：LV 200mg/m²，IV 2小时，5-FU400mg/m²，静注，5-FU 600mg/m²，CIV 22小时，d1、d2，q2w。以后又推出简化改良法（aLV5 FU2）。随机对照多中心的Ⅲ期临床试验证明LV5 FU2法优于Mayo法，并为国际肿瘤学界认同。5-FU CIV 24小时600～750mg/（m²·d）×5天q3w也是5-FU规范用法之一（如DCF方案中5-FU的用法）。

5-FU前体药如卡培他滨及替吉奥（S-1）近年治疗进展期胃癌的报告明显增加。卡培他滨（希罗达）是一种新型口服氟尿嘧啶氨甲酸酯类抗肿瘤药，进入机体后通过独特的三步酶促反应在肿瘤细胞内转换为5-氟尿嘧啶（5-FU）而发挥高度选择性抗癌作用，具有明显的细胞靶向性和模拟持续5-Fu静脉滴注的药物动力学特性，对多种实体肿瘤（包括胃癌在内）有较强的抗癌活性。有两项Ⅲ期试验（REAL-2和ML17032）比较了卡培他滨治疗胃癌的疗效和安全性。REAL-2（患者中有30％为食管癌）是一项随机多中心Ⅲ期临床研究，比较了卡培他滨或氟尿嘧啶以及奥沙利铂或顺铂用于晚期胃癌和食管癌的疗效。入组病例随机分为4组，分别接受以表柔比星为基础的4种化疗方案中的1种，这些方案分别为ECF（表柔比星、顺铂、5-FU）、EOF（表柔比星、奥沙利铂、5-FU）、ECX（表柔比星、顺铂、卡培他滨）、EOX（表柔比星、奥沙利铂、卡培他滨），研究结果提示对于初始治疗的食管或胃癌患者，卡培他滨和奥沙利铂分别与氟尿嘧啶和顺铂同样有效。奥沙利铂的3或4度中性粒细胞减少、脱发、肾毒性和血栓栓塞发生率较顺铂低，但3或4度腹泻和神经病变发病率稍高。5-FU和卡培他滨的毒性谱稍有不同。

ML17032是一项对比XP方案（卡培他滨、顺铂）与FP方案（5-FU、顺铂）一线治疗初治的晚期胃癌患者的随机Ⅲ期临床研究,结果显示,XP 方案比 FP 方案有更高的缓解率(41% vs. 29%)和较长的总生存期(10.5 个月 vs. 9.3 个月),而中位无进展生存期二者相似(5.6 个月 vs. 5.0 个月)。这些结果证实,卡培他滨治疗晚期食管胃癌的疗效与 5-FU 相似。

关于 REAL-2 和 ML17032 试验的一项 meta 分析结果显示,与 664 例接受含 5-FU 联合方案治疗的患者相比,654 例接受卡培他滨联合方案治疗的患者的总生存期获得改善,但两组的无进展生存期未观察到差异。

一些Ⅰ/Ⅱ期临床试验已经证实另一种氟尿嘧啶类药物 S-1 作为单药或与顺铂联合应用对晚期胃癌有效。在一项随机Ⅲ期临床研究(SPIRITS)中,298 例晚期胃癌患者随机接受 S-1 联合顺铂或 S-1 单药治疗。S-1 联合顺铂在中位总生存期和无进展生存期方面均明显优于S-1 单药,分别为 13 个月 vs. 11 个月,6 个月 vs.4 个月。晚期胃癌一线治疗研究(FLAGS)比较了顺铂联合 S-1(CS)与顺铂联合 5-FU(CF)方案在晚期胃癌或胃食管连接部腺癌患者中的疗效,CS 的疗效与 CF 相似,但前者安全性更优。

2.以铂类(DDP,OXA) 为基础的联合化疗顺铂和奥沙利铂是最常用的铂类药。以铂类为基础联合 5-FU 类药物组成二药联合方案或以 FP 为基础加第三药构成三药联合方案者占到铂类联合方案的 97%。FP(CF,5-FU+DDP)被全球肿瘤学界及 NCCN 公认为局部晚期胃癌化疗的基础联合。FP+EPI(ECF),FP+TXT(DCF)三联方案均被认定为 1 类高水平证据,建议使用于晚期胃癌的一线化疗。FP 的规范用法是 5-FU 600~750mg/$(m^2 \cdot d)$,CIV 24 小时×5 天,DDP 60~80mg/m^2,d1,每 3 周重复。DDP 也可分次≤20mg/$(m^2 \cdot d)$×5 天。此外,REAL-2 试验显示奥沙利铂可以取代顺铂用于晚期胃癌一线化疗。

3.以紫杉类 为基础的联合化疗此类药有紫杉醇(TAX)与多西紫杉醇(TXT)。单药一线治疗进展期胃癌有效率均在 20% 左右。由 Ajani(MD Anderson)及 Van Cutsem(EORTC)牵头的 V325 国际多中心大样本Ⅲ期临床研究中,比较了 DCF(多西他赛、顺铂、5-FU) vs. CF(顺铂、氟尿嘧啶)在晚期胃癌患者一线治疗中的作用。结果显示 DCF 组肿瘤进展时间较 CF 方案组明显延长(5.6 个月 vs.3.7 个月)。DCF 方案组的 2 年生存率为 18%,CF 方案组为 9%。DCF 方案组的中位生存期比 CF 方案组明显延长(9.2 个月 vs.8.6 个月,P=0.02)。2006 年 3 月美国 FDA 批准 DCF 方案用于治疗既往未接受过化疗的晚期胃癌患者,包括胃食管结合部癌。V325 试验在显示 DCF 方案有效性的同时也暴露出该方案的严重不良反应,尤其是 3/4 度中性粒细胞减少,导致患者难以耐受 DCF 方案化疗。近年来针对该方案设计了很多改良方案,如改为以多西他赛为基础的两药联合方案(DC 或 DF),或者分别以卡培他滨和奥沙利铂替代 5-FU 和顺铂,或者改变给药方法为每周给药。初步结果显示上述改良方案不良反应较 DCF 方案明显降低,生存期有延长趋势,但疗效并无显著差异。紫杉醇和多西他赛同属紫杉类,但二者的不良反应谱和疗效并非完全一致,患者对 PF 方案的耐受性比 DF 方案更佳,这提示着紫杉醇替代多西他赛是可供选择的 DCF 改良方案。

4.以伊立替康为基础的联合化疗 伊立替康(IRI,CPT-11)单药治疗局部晚期胃癌有效率约为 20%。2000 年 Pozzo 等报道了 V306Ⅱ期临床试验的结果,该研究比较 IRI+5-FU/CF 与 IRI+DDP 一线治疗晚期胃癌的疗效,分别入组患者 74 例和 72 例,有效率分别为 34% vs. 28%,中位至进展时间为 6.5 个月和 4.5 个月(P=0.0001),中位生存期分别为 10.7 个月和 6.9

个月(P=0.003),一年生存率分别为44％和25％,IRI+5-FU/CF组患者的不良反应更轻,提示与IRI+DDP方案相比,IRI+5-FU/CF方案有生存与安全的优势。

(二)一线化疗

由于欧美与亚洲国家在人种、药物研发、胃癌发病模式及生物学特点等方面均存在一定差异,其化疗方案的选择亦有区别。欧美多采用ECF(表柔比星+顺铂+5-氟尿嘧啶)或其衍生物方案、DCF(多西他赛+顺铂+5-FU)方案作为标准一线治疗方案,而日本多用S-1联合顺铂方案作为标准一线方案。

由于尚缺乏针对中国人群的大规模Ⅲ期临床研究,至今还没有属于中国治疗胃癌的指南,但经中国胃癌专家组讨论,基本接受在晚期胃癌的姑息化疗中以美国国立综合癌症网络(NCCN)胃癌指南(中国版)作为治疗指南。2010版指南将ECF及其衍生方案及DCF方案列为一线化疗的Ⅰ类推荐方案,顺铂+卡培他滨为2A类推荐,其余均作为2B类推荐。在临床实践中,上述方案具有各自的特点,例如DCF方案,虽经V325试验证实了其疗效,但同时也因严重不良反应(尤其是3/4级粒细胞减少)导致患者难以耐受该方案。

近年来设计了许多改良方案,如剂量调整,或改为以多西他赛为基础的两药联合方案[DC(多西他赛+环磷酰胺)、DF(多西他赛+5-FU)或DX(多西他赛+卡培他滨)],或以卡培他滨或奥沙利铂替代5-FU或顺铂,或改为每周给药等。初步研究结果显示,与DCF方案相比,上述改良方案的不良反应明显减少,但疗效并无差异。REAL-2等试验证实了ECF及其改良方案的疗效和安全性,由于含有蒽环类药物,所致心脏毒性、骨髓抑制及消化道反应均须引起重视。

2010年有一项meta分析显示,在铂类和氟尿嘧啶联合的基础上加用蒽环类化疗药能使患者显著获益(HR=0.77),其中ECF方案效果最佳、耐受性最好。法国学者报告的一项研究显示,伊立替康联合5-FU/CF与5-FU联合顺铂方案的疗效相似,可选择性地用于部分患者。V325研究结果显示5-FU/顺铂方案联合多西他赛(DCF)可以提高疗效,但是化疗毒性反应也更明显。虽然2006年美国FDA依据此研究结果批准DCF方案用于初治的晚期胃癌和胃食管结合部腺癌患者,但V325研究在显示DCF方案有效的同时也暴露出该方案的严重不良反应,中性粒细胞缺乏性发热的发生率高达29％。近年来,许多研究者针对该方案设计了多种改良方案。Tebbutt等报告的ATTAX研究表明,多西他赛调整为每周给药后,联合顺铂+5-FU或联合卡培他滨的化疗方案治疗胃癌患者,仍然有较好的抗肿瘤活性且明显降低了毒性,提高患者对治疗的耐受性,值得进一步深入研究。

基于REAL-2研究,ECF和其改良方案(EOF、ECX和EOX)均可用于晚期胃癌的治疗。研究表明,卡培他滨可以在治疗中取代5-FU,含奥沙利铂方案的疗效也不低于含顺铂方案,且EOX在OS方面优于ECF(11.2个月 vs. 9.9个月,P=0.02)。另外,最近一项关于REAL-2和ML17032研究的meta分析显示,口服卡培他滨在改善OS方面优于持续静滴的5-FU。但三药联合方案所致总体不良反应较两药联合方案大,一般用于患者肿瘤负荷较大、体力状态较佳、追求短期内控制肿瘤等情况,总体上不可根治性胃癌的姑息性化疗多趋于应用两联方案。

卡培他滨和TS-1都是5-FU衍生物。韩国学者对比了卡培他滨和TS-1在65岁以上进展期胃癌患者一线治疗中的疗效和不良反应,发现两者在缓解率(RR)、至疾病进展时间

(TTP)基本一致,卡培他滨组生存期较 TS-1 组似有优势(10.0 个月对 7.9 个月),但无统计学差异,不良反应谱虽略有差异,但发生率都很低,提示卡培他滨和 TS-1 都可作为老年患者的一线治疗选择。

(三)二线化疗

晚期胃癌的二线治疗方案相关研究相对较少,总体疗效较一线方案低。但是,目前晚期胃癌二线化疗的生存获益逐渐被认可,但二线方案的选择尚无高质量临床试验证据,原则上,一线治疗未选取的药物均可考虑作为二线治疗方案选用。对于接受胃癌根治术后的患者,若复发转移发生于辅助化疗结束 1 年以上,亦可考虑重新应用辅助化疗方案。ESMO 专家认为一线治疗失败后,体能状态好的患者应给予伊立替康单药治疗或参加临床试验,另外,对于一线治疗 3 个月后复发者亦可选用一线治疗方案(Ⅳ类推荐)。

2009 年 ASCO 年会上,一项Ⅲ期临床研究对比了伊立替康单药与最佳支持治疗在晚期胃癌二线治疗中的疗效。结果显示,伊立替康和最佳支持治疗的症状缓解率分别为 44% 和 5%,中位生存时间分别为 4.0 个月和 2.4 个月($P=0.023$),但该研究入组例数少。

2011 年 ASCO 会议上,韩国学者报道了他们的一项Ⅲ期临床研究结果,193 例 ECOG 0~1 分接受过一线治疗且失败的晚期胃癌患者,随机分为二线治疗组及最佳支持治疗组,选择 3 周方案的多西他赛或 2 周方案的伊立替康为二线治疗方案,结果显示二线化疗可耐受,且优于最佳支持治疗,生存差异达统计学意义(5.1 个月 vs. 3.8 个月,$HR=0.63.P=0.004$),但伊立替康或多西他赛作为氟尿嘧啶/铂类药物治疗失败后的选择并未分高低。

2012 ASCO 大会上一项研究恰恰将这两类药物在随机对照研究中再次进行了比较,在该研究的纳入标准中有两点引人注目,一是纳入了 ECOG 评分为 2 分的患者,并将其与 0/1 分的患者进行了分层,与胃癌治疗的临床实践更加相符;二是除外严重腹膜播散转移的患者,众所周知此类患者往往为弥漫型或者低分化腺癌伴黏液细胞癌/印戒细胞癌的病理类型,治疗效果及预后均较差,因此,该研究纳入的患者为相对从治疗中获益可能性较大的人群。患者在 FP(氟尿嘧啶/顺铂)治疗失败后,随机接受每周紫杉醇(wPTX,80mg/m²,d1、d8、d15,q4w)或伊立替康组(150mg/m²,d1、15,q4w),结果显示,两组 OS 分别为 9.5 个月及 8.4 个月($P=0.38$),虽然 PFS 和 ORR 亦无统计学差异,但 wPTX 组略有改善的趋势。不良反应方面,wPTX 组骨髓抑制、消化道反应或乏力发生率和严重程度均较低,因此,尽管并无优效性的研究结果,但每周紫杉醇方案因安全性和耐受性佳,可作为胃癌二线治疗的对照方案。

与乳腺癌、结直肠癌等肿瘤相比,胃癌患者的体力状态和治疗耐受性均较差,一线化疗失败后,该问题更突出,因此晚期胃癌的二线化疗方案选择应更为慎重,尽量选择可避免发生一线治疗过程中主要不良反应的方案,应格外注意保护患者的生活质量。

(四)维持治疗

对于晚期胃癌患者,治疗获益后如何维持治疗也是临床常见问题。仿效晚期结直肠癌 OPTI-MOX 研究,对一线治疗有效或稳定的晚期胃癌患者,在疾病获控制后予单药维持,直至疾病进展后进行二线化疗。这种"打打停停"的维持治疗模式可能在保证持续化疗、取得良好抗肿瘤效果的同时,减轻了不良反应,增加了患者耐受性,并改善了其生活质量。

目前,日本学者推荐在顺铂+TS-1 一线治疗获益后给予 TS-1 单药维持,进展后更换为二线化疗。

2011年北京大学附属肿瘤医院沈琳教授报道了一项Ⅱ期临床研究结果,该研究将既往未接受治疗的晚期胃癌患者接受最多6个周期的紫杉醇联合卡培他滨治疗后,继续使用卡培他滨维持治疗至疾病进展或毒性无法耐受,共有45例患者接受了卡培他滨的维持治疗,结果显示全组患者的有效率为33.3%,PFS为208天(95% CI:169.1~246.8天),OS为456天(95% CI:286.9~624.2天),无治疗相关死亡,结果提示希罗达在晚期胃癌一线治疗后维持治疗耐受性好,有一定的疗效,进一步的Ⅲ期研究(MI22697研究)正在进行中。

二、靶向治疗

1. 曲妥珠单抗　ToGA研究是首个在HER-2阳性胃癌患者中评价曲妥珠单抗联合顺铂及一种氟尿嘧啶类药物的前瞻性多中心随机Ⅲ期临床研究。这项研究证实对于HER-2阳性的晚期胃癌患者,曲妥珠单抗联合标准化疗的疗效由于单纯化疗。该研究中,594例HER-2阳性的局部晚期或复发转移性胃和胃食管腺癌患者随机分组,分别接受曲妥珠单抗联合化疗(5-FU或卡培他滨联合顺铂)或单纯化疗,结果显示,曲妥珠单抗联合化疗组较单纯化疗组的中位总生存期明显改善,分别为13.5个月 vs. 11.1个月,有效率也显著提高(47.3% vs. 34.5%)。两组安全性相似,并未出现非预期不良事件,症状性充血性心力衰竭发生率没有统计学差异,这一研究结果奠定了曲妥珠单抗联合化疗在HER-2阳性的晚期胃或食管胃癌患者中的标准治疗地位。

2. 贝伐单抗　AVAGAST研究评估了贝伐珠单抗联合XP方案对比单用XP方案治疗774例进展期胃癌患者的疗效。研究结果显示,联合贝伐珠单抗组和单纯化疗组的中位OS分别为12.1个月和10.1个月(P=0.1002),主要研究终点未能达到。而次要研究终点,客观有效率(46%对37%)和PFS均得到显著改善(6.7个月 vs. 5.3个月)。亚组分析显示,不同国家患者的获益程度存在差异,其中美洲患者从贝伐珠单抗联合治疗中获益程度最大,而亚洲患者出获益程度较低,进一步分析显示单纯化疗组生存期明显长于欧美国家患者,且接受二线治疗患者的比例也高于欧美人群,所以可能影响了OS的判断。虽然AVAGAST主要研究终点未达到,但该研究显示的客观有效率和PFS的改善提示贝伐珠单抗联合化疗具有肯定的抗肿瘤活性,其能否作为进展期胃癌的推荐治疗药物,仍需更多的临床研究数据支持。亚组分析显示不同国家患者的获益程度存在差异,这可能与东西方国家胃癌患者的组织学类型不同有关(西方以弥漫型为主,东方以肠型为主),而不同组织学类型胃癌对药物治疗的反应亦存在差异。

3. 西妥昔单抗　EXPAND试验入组870例未行切除术的晚期胃腺癌或胃食管交界处腺癌患者随机接受顺铂(第1天80mg/m²)＋卡培他滨(1000mg/m²,2次/天,第1天晚上至第15天早上)联合或不联合西妥昔单抗(初始剂量400mg/m²,然后每周250mg/m²)的治疗。患者平均年龄59~60岁,3/4为男性,1/3为胃癌。结果显示,西妥昔单抗组与单纯化疗组相比,主要终点指标无进展生存期呈非显著性下降,分别为4.4个月和5.6个月,风险比(HR)为1.09(P=0.3158),OS和ORR也未见受益,中位OS分别为9.4个月和10.7个月(HR=1.0,P=0.96),ORR分别为30%和29%,结果提示卡培他滨＋顺铂一线化疗方案中联合西妥昔单抗后未能使晚期胃癌患者受益。

4.帕尼单抗   REAL-3 是一项随机、多中心、Ⅱ/Ⅲ期临床试验,纳入了 553 名未经治疗的晚期或转移性食管、食管胃结合部和胃腺癌或未分化癌病人,随机分配入组:EOC(50mg/m² 表柔比星,d1;130mg/m² 奥沙利铂,d1;1250mg/(m²·d)卡倍他滨,d1～d21),或调整过的 EOC(表柔比星 50mg/m²,d1;奥沙利铂 100mg/m²,d1;卡倍他滨 1000mg/(m²·d),d1～d21)加上帕尼单抗 9mg/kg,d1。结果显示帕尼单抗组患者的生存期更短,中位 OS 为 8.8 个月,而标准 EOC 方案为 11.3 个月(HR=1.37,P=0.013),PFS 也有降低的趋势(6.0 个月 vs. 7.4 个月,P=0.068),安全性方面,两组间 3 级或以上的不良事件总发生率没有显著差异,结果提示帕尼单抗联合 ECO 方案不仅没有改善未经治疗的食管胃癌患者结局,实际上,与标准 EOC 方案相比,总体生存期反而明显降低,原因推测调整后的 ECO 方案中奥沙利铂和卡倍他滨剂量降低可能对疗效降低有一定的影响。

5.依维莫司   依维莫司是西罗莫司的衍生物,口服的哺乳动物雷帕霉素靶蛋白(mTOR)丝氨酸-苏氨酸激酶抑制剂,在蛋白合成、细胞生长代谢、增值和血管生成方面起着重要作用。GRANITE-1 研究是一项随机、双盲、多中心Ⅲ期临床研究旨在评价依维莫司治疗一线或二线化疗失败的进展期胃癌的疗效,共入组 656 例患者,其中 55.3%患者来自亚洲,47.7%患者仅接收过一线化疗。依维莫司 10mg/d 联合最佳支持治疗对比安慰剂联合最佳支持治疗,未能达到主要研究终点,即未改善总生存(OS:5.39 个月 vs. 4.34 个月,HR=0.90,P=0.1244);但延长了无进展生存(PFS:1.68 个月 vs. 1.41 个月,HR=0.66,P=0.0001),6 个月 PFS 率分别为 12.0%和 4.3%;总缓解率(ORR)分别为 4.5%和 2.1%。最常见的 3/4 度不良反应为贫血(16.0% vs. 12.6%)、食欲下降(11.0% vs. 5.6%)、乏力(7.8% vs. 5.1%)。

6.Ramucirumab(RAM,IMC-1121B)   是一种靶向 VEGF 受体 2 的全人源 IgG1 单克隆抗体。一项安慰剂对照、双盲、Ⅲ期国际临床试验 REGARD 研究旨在评估 RAM 在含铂类和/或氟尿嘧啶类药物一线联合治疗后进展的转移性胃或 GEJ 腺癌患者中的疗效和安全性。在该研究中患者被按照 2:1 的比例随机接受 RAM(8mg/kg,静脉注射)联合最佳支持治疗或安慰剂联合最佳支持治疗(每 2 周 1 次)直至疾病进展、出现不可接受的毒性反应或死亡。符合条件的患者为因转移性疾病接受一线治疗后 4 个月内或辅助治疗后 6 个月内疾病进展的患者。主要终点是 OS,次要终点包括 PFS、12 周 PFS 率、总缓解率(ORR)和安全性。结果显示 RAM 和安慰剂组的中位 OS 分别为 5.2 和 3.8 个月,OS 的 HR 为 0.776(95% CI 为 0.603～0.998,P=0.0473),RAM 和安慰剂组的中位 PFS 期分别为 2.1 和 1.3 个月,HR 为 0.483(95% CI 为 0.376～0.620,P<0.0001)。RAM 和安慰剂组的 12 周 PFS 率分别为 40%和 16%,ORR 分别为 3.4%和 2.6%,疾病控制率分别为 49%和 23%(P<0.0001)。高血压、腹泻和头痛是 RAM 最常见的不良反应。结果提示在一线治疗后进展的转移性胃或胃食管结合部(GEJ)腺癌中,RAM 与安慰剂治疗相比,存在具有统计学显著性的总生存(OS)和无进展生存(PFS)获益,且安全性可接受。

7.Rilotumumab   原癌基因 c-MET 编码肝细胞生长因子(HGF)和散射因子(SF)的高亲和力受体。在各种肿瘤包括胃癌中 c-Met 和 HGF 都已不受管制,并且与不良的预后相关。MET 基因的扩增继发蛋白质的过度表达及激酶的激活,进而激活胃癌和胃食管交界癌患者 c-

Met 信号传导途径。胃癌组织中 c-Met 的阳性率差异较大,基因扩增在 2%～10%左右,蛋白表达阳性率在 20%～80%左右。目前针对 c-MET 靶点有不少靶向药物在临床前和小规模临床研究中均表现出良好的疗效。Rilotumumab(AMG 102)是一种特异性抑制肝细胞生长因子(HGF),进而抑制其下游 c-MET 信号通路的全人源化单抗。2012 年 ASCO 年会上,一项关于 Rilotumumab 治疗晚期胃癌的Ⅱ期研究虽然样本量较小,但也引起了极大关注。研究纳入并未进行人群筛选的晚期胃癌或胃食管接合部癌患者,随机分入 ECX 组(表柔比星、顺铂及卡培他滨)、ECX＋Rilotumumab(7.5mg/kg)组及 ECX＋Rilotumumab(15mg/kg)组。结果显示,主要研究终点 PFS 达到统计学差异,联合 Rilotumumab 后,可将 PFS 由 4.2 个月延长至5.6 个月(P＝0.045)。如前所述,此类针对全人群的化疗联合靶向药物并未延长 OS,但针对HGF/Met 途径的探索性研究显示,免疫组化检测的 Met 蛋白高表达者 OS 得到明显延长。全组共 90 例标本可成功检测 Met 蛋白表达,其中高表达者 38 例(42%),接受 Rilotumumab治疗者的 OS 较安慰剂组延长达 1 倍(11.1 个月 vs. 5.7 个月);但 HER2 表达状况,Met 基因拷贝数以及循环血 HGF 及可溶性 Met 表达水平与 OS 并无相关。小样本Ⅱ期研究中疗效预测标志物的结果为后续Ⅲ期研究提供了筛选依据,Ⅲ期研究将采用与 TOGA 研究类似的思路,Met 高表达者方可进入研究,比较 Rilotumumab 或安慰剂联合化疗的疗效,以证实阻断c-Met 途径治疗晚期胃癌的价值。

目前还有一些Ⅲ期临床试验正在进行,用以证实上述药物与标准化疗联合在晚期胃癌和胃食管结合部癌症患者中的疗效和安全性。与结直肠癌不同,晚期胃癌化疗中尚缺乏高特异性的疗效预测因子,进一步分析分子标志物与临床获益的相关性有助于寻找对靶向治疗敏感的胃癌患者,从而为个体化治疗提供帮助。

三、结语

进展期(晚期)胃癌全身化学治疗近年有了显著进步,四类 6 种新药为基础的联合方案成为 AGC 化疗的主流。全球报告众多新药联合方案显示了优势。从患者最佳利益出发,胃癌规范化治疗十分重要。晚期胃癌标准化学治疗方案将从有高水平证据的新药方案中产生。近年中国大陆开展新药联合治疗晚期胃癌已出现高潮,进行了多项多中心Ⅱ期临床试验取得不少成果,也存在不少差距。与国际协作仍较少,高水平的Ⅲ期临床研究也很少,在用药、疗效判断、安全评估等方面亟待改进。按照 GCP 标准,加强多中心合作,多参与国际合作项目使中国晚期胃癌全身化学治疗达到国际先进水平。

第八节 胃良性肿瘤

胃良性肿瘤约占胃肿瘤的 3%～5%。尸检结果人群中发病率为 16.6%。可分为上皮性肿瘤(腺瘤、乳头状瘤、异位胰腺等)及间质性肿瘤(平滑肌瘤、纤维瘤、神经纤维瘤、脂肪瘤和血管瘤)两类。临床上最多见的是腺瘤和平滑肌瘤。

胃腺瘤

胃腺瘤又称腺瘤性息肉。约占胃良性肿瘤的 3/4。可以发生于任何年龄,但以 60～70 岁为多见,男女之比为 2∶1。

【病理】

多发生于胃窦部,可单个或多个。病理分管状腺瘤、绒毛状腺瘤和混合性腺瘤。部分腺瘤可发生恶变,瘤体直径大于 2cm,绒毛状腺瘤、非典型增生Ⅲ度者恶变率高。

【诊断】

1.临床表现　多无症状。腺瘤较大或糜烂者可能有上腹不适、隐痛。幽门部带蒂腺瘤可经幽门管进入十二指肠,而出现间歇性幽门梗阻。本病主要并发症是出血。

2.内镜检查　是最重要的诊断方法,不少患者是在内镜检查时偶然发现的。内镜下观察腺瘤呈圆形或椭圆形,少数呈分叶状,有蒂或无蒂;表面光滑或桑葚样,或表面发红、出血。约一半息肉的直径为 0.5～1.0cm,少数直径＞2cm。内镜下活检组织病理学检查,多能确定病理类型和病变性质。但内镜下取材有局限性,不能反映全部腺瘤性质,

3.X 线检查　钡餐对诊断胃腺瘤有一定价值。

【治疗】

可经内镜行电凝切除术、黏膜切除或剥离术。切除有困难者需手术治疗。术后应随访。

【预后】

早期发现,早期治疗预后良好。

良性间质瘤

起源于平滑肌层,以前称为胃平滑肌瘤,是胃常见良性肿瘤,其发生率仅次于腺瘤。可发生于任何年龄,但以 50 岁以上者多见。男女发生率相近。

本病为胃间质性肿瘤,可发生在胃的任何部位,按与胃壁的关系,可分为黏膜下型、浆膜下型和壁内型,向胃腔内外同时突出者称哑铃型或混合型,绝大多数为单发,向腔内突出者多呈卵圆形,一般直径为 2～4cm,也可为 10～20cm。60% 患者肿瘤顶部可因血供不足而致溃疡形成。约 2% 的病例可发生恶变。

本病临床症状缺乏特征性,瘤体＜2cm 患者可毫无症状。有溃疡形成者可致上消化道出血,出血常为其首发临床表现,为间歇性呕血和(或)黑粪,有时可能出现大量出血。

【诊断】

1.上消化道内镜　常为圆形隆起、半球形或球形突入腔内,与周围有明显的界限,隆起处的表面黏膜色泽与周围黏膜一致,光滑,显紧张。由于正常黏膜皱襞被黏膜下肿瘤顶起,形成一个或几个皱襞,放射状散向四周,形似拱桥,又称桥形皱襞。少数隆起处顶端黏膜有充血、出

血、糜烂,有的伴有溃疡,附有白苔和血性分泌物。内镜下很难区分平滑肌瘤抑或平滑肌肉瘤。由于是黏膜下病变,活检病理常不能做出正常诊断,如在顶端溃疡或糜烂处活检或深挖洞式活检可能提高诊断阳性率,但可能有引起大出血的危险。

2.内镜超声(EUS) EUS对黏膜下肿瘤的诊断是EUS的优势之一,具有较高诊断价值,是重要的诊断方法。

3.胃肠钡餐检查 有助于本病的诊断。

4.CT 是较有价值的诊断方法,可清楚显示肿物的位置、大小以及与周围组织器官之间的关系。

5.血管造影 选择性腹腔动脉造影对正在出血的平滑肌瘤患者较有价值,因其为多血供肿瘤,即使是出血停止后也有助诊断。但此项检查为创伤性方法,只适于上述检查方法不能确诊者。

上述检查有时难以做出定性诊断,因此,需要切除标本组织病理证实。

【治疗】

一般可行EMR或ESD治疗。瘤体直径过大、多发、可疑恶变者,应予手术切除。

【预后】

一般预后良好,但可并发大出血,少数可发生恶变。因此一旦发现应予以治疗。

第九节 胃 MALT 淋巴瘤

胃MALT淋巴瘤来源于胃黏膜相关淋巴组织(MALT),故名,是结外型非霍奇金淋巴瘤中最常见者。该病多长期局限,进展缓慢,预后良好。近年来,发现其独特的病理特征,与Hp感染的特殊关系和抗原驱动的淋巴增生过程,以及早期病例抗Hp治疗后肿瘤可以消失,并在发病机制、早期诊断及治疗等方面的研究成果等。

【发病机制与Hp感染的关系】

正常胃黏膜没有或有极少量淋巴组织B细胞。胃黏膜出现淋巴组织反映慢性持续刺激或炎症存在,而Hp感染是胃炎的重要病因。MALT的形成是Hp感染后机体免疫反应的特殊病征。B细胞浸润至黏膜上皮层形成MALT的组织学特征。因此,认为胃MALT淋巴病是胃黏膜Hp感染的结果。

抗Hp治疗上的奇迹为两者相关的另一证据。抗Hp治疗后71%的病例完全缓慢,9%以上部分缓解。多数病例平均随访一年无复发。因而使根治Hp成为该病治疗推荐的首选。但Hp感染十分常见,而胃MALT较为罕见,目前尚无合理解释。因此,其发生还有其他因素和机制参与。

【诊断】

1.临床表现 本病的临床症状缺乏特征性。早期症状不明显,晚期症状可与胃癌相似,如上腹部持续隐痛、食欲缺乏、恶心和消瘦、发热、呕血或黑粪并不少见。上腹部触痛,腹块是本病的主要体征。

2.内镜检查　病变在胃窦部多见,可见肿块或结节、溃疡及浸润改变,难与肿瘤区别,但肿块、结节广泛而多灶,溃疡浅表而多发;大小、形态不规则外观或弥漫分布,亦可形成皮革样胃。凡见有多发性溃疡与多灶性损害特征者,有助诊断。

活检时注意深取、重复取材,甚至圈套黏膜大块取材——剥离活检。一般活检诊断阳性率为30%～50%,黏膜大块活检可使诊断的阳性率达到80%。由于病变原发于黏膜深层,伴有炎症,一次活检阴性不能否定诊断。

3.超声内镜　可以动态观察肿瘤在胃壁的消长情况及演变过程,配合活检病理,无疑使诊断更加准确可靠、且对治疗后的病例动态观察颇具临床意义。

4.X线检查　可确定胃部有病变,但无特征表现。主要有下列几种征象:①弥漫黏膜增生伴皱襞不规则增厚;②多发性溃疡;③单发性溃疡伴黏膜弥漫性增厚;④块状病变。X线确诊率低。

【鉴别诊断】

排除继发性淋巴瘤,由于继发性胃肠淋巴瘤较为常见,诊断原发性胃淋巴瘤一定要排除继发性。通常采用Dawson原发性胃肠淋巴瘤诊断标准;①无浅表淋巴结肿大;②无肝脾大;③周围血白细胞分类正常;④胸片无纵隔淋巴结肿大;⑤手术时除区域淋巴结受累外,未发现其他肿块。

【治疗】

本病传统的治疗是手术切除。术后辅以局部放疗或全身化疗更好。5年生存率50%～75%;而早期病例治疗后10年生存率在80%以上。亦有少数主张手术前局部放疗再手术及全身化疗者。过去即发现有原发病灶去除后,残留或转移病灶消退的现象。

化疗以COP方案最为简单适用,毒性亦小,亦有用CHOP方案者。

近来基于胃MALT淋巴瘤与Hp密切相关的初步事实,抗Hp已作为胃MALT淋巴瘤的首选治疗,使早期低恶性病例达到完全逆转。

【随访】

如果胃MALT淋巴瘤尚处于E_1期,则抗Hp治疗作为一线治疗并应密切随访,观察时间宜稍长,以6～12个月为宜。如肿瘤消退,可不做手术,继续随访至少1年,并注意是否伴Hp再感染以及伴随的B细胞单克隆性增生,如病变限于黏膜层者更无需手术。E_{II}期以上病变仍以手术为宜,但亦应治疗Hp感染,以期根治疾病。

第十节　胃肠胰腺神经内分泌癌

【临床概述】

神经内分泌肿瘤可以来源于全身各个脏器,消化系统的胃肠胰腺神经内分泌肿瘤(GEP-NET)发病率占第一位,约70%,第二位是来源于肺的内分泌肿瘤(NET)。在消化系统的

NET 中,小肠、直肠和胰腺的 NET 发病率居前三位。神经内分泌肿瘤发病率低,约为 5.25/100000 人,但近年呈增长趋势。神经内分泌肿瘤包括了一大类不同表现,不同特点和不同预后的疾病,本章主要介绍胃肠胰腺神经内分泌肿瘤。

【临床表现】

大部分胃肠胰腺神经内分泌肿瘤生长缓慢,淋巴结和肝脏是最常见的转移部位。临床表现各异。

1.内分泌症状　神经内分泌肿瘤分为有功能性和无功能性肿瘤。胃肠胰腺神经内分泌肿瘤中均以无功能性 NET 居多。胰腺神经内分泌肿瘤中无功能性占 45%～60%,功能性占 40%～55%。功能性的肿瘤释放激素或肽类,如胰岛素、胃泌素或 5-羟色胺,引起相关症状,如潮红、腹泻、腹痛、溃疡、哮喘、低血糖、皮肤病等。其具体表现和肿瘤分泌激素相关。无功能的肿瘤无特异的临床表现。特殊患者可以表现为类癌综合征。类癌综合征是由于神经内分泌肿瘤分泌的激素所引起的综合征,临床上患者一般表现为皮肤潮红、腹泻和糙皮病。

2.肿瘤所在部位的症状　肿瘤可以出现占位效应或侵犯周围的脏器,引起相应症状。

【诊断要点】

1.患者临床表现　见上述。

2.生化检查　患者血浆中普遍存在一些生物标记物,如嗜铬粒蛋白 A(CgA)和 NSE 等。其他的激素包括:如 5-羟色胺、血清素、降钙素、铬粒素、胰岛素、胃泌素、胰高血糖素、PP 和泌乳素等。临床上根据患者的临床表现和肿瘤所在部位进行选择检查。

3.影像学检查

(1)常规的影像学检查:B 超、CT、MRI、血管造影和内镜检查,内镜下超声检查可以帮助发现肿瘤。有时胰腺和小肠肿瘤可以进行术中超声检查定位肿瘤。

(2)生长抑素显像检查:其敏感性和肿瘤细胞表面的生长抑素受体表达相关。研究显示,[111]In-奥曲肽生长抑素显像检查用于显像生长抑素受体-2 和生长抑素受体 5 阳性的肿瘤,其中位敏感性为 84%。但假阳性率较高,需结合临床表现及其他检查综合判断。

(3)正电子成像术:由于 NET 增生活性较一般实体瘤低,常规的[18]FDG-PET/CT 检查对低分化 NET 患者作用有限,其检出率为 25%～73%,中位检出率约为 50%。采用特殊标记物的 PET/CT,如 11C-5-HTP PET(检出率为 95%～100%),[18]F-L-DOPA PET(敏感性为 67%)或[68]Ga-DOTA-TOC PET/CT 等检查,可以提高检查的敏感性,有助于明确患者分期。

4.组织病理学诊断　最终诊断依据是患者的组织病理诊断并分型。病理报告应至少包括标本类型、肿瘤部位、肿瘤数目和大小、肿瘤浸润深度和范围、核分裂指数和 Ki-67 指数。神经内分泌标志物突触素(Syn)和 CgA,切缘情况,淋巴结转移情况,特殊要求的细胞类型和功能,肿瘤的病理分级和分型。

【病理类型】

1.免疫组化检查　①神经内分泌标志物染色;②Syn 和 CgA;③增殖指标:Ki-67;④特定激素免疫染色,根据患者不同临床表现和肿瘤所在部位选择;⑤生长抑素受体免疫染色:如有生长抑素受体 2 表达,可以进行奥曲肽扫描。

2.病理分级　不同分级的肿瘤组织,其生物学侵袭性不同,级别越高,其生物学侵袭性越高,临床预后越差。目前胃肠胰腺神经内分泌肿瘤一般按欧洲神经内分泌肿瘤协会(ENETS)于2004年提出的系统进行分级(表5-2)。

表5-2　ENETS胃肠胰腺神经内分泌肿瘤的分级建议

分级	分裂指数(1/10HPF)	Ki-67指数
G1	<2	$\leqslant2$
G2	$2\sim20$	$3\sim20$
G3	>20	>20

3.病理分类　胃肠胰腺神经内分泌肿瘤分类,近十年有不同的体系出现。其中以ENETS和世界卫生组织的较具代表性。2010年世界卫生组织出版了新的体系(表5-3)。

表5-3　WHO 2010年神经内分泌肿瘤分类

分级	WHO 2010年命名体系
低级别(Ⅰ级)	1.神经内分泌肿瘤G1
中级别(Ⅱ级)	2.神经内分泌肿瘤G2
高级别(Ⅲ级)	3.神经内分泌癌(大细胞或小细胞型)
	4.腺癌和内分泌肿瘤混合癌
	5.高分化和癌前病变

【分期】

病理分期目前按肿瘤所在部位进行TNM分期。

ENETS于2006和2007年提出按TNM系统对各个部位的胃肠胰腺神经内分泌肿瘤进行分期。这一分期系统考虑了肿瘤的生长特点,已在欧洲广泛使用。NCCN指南中采用了AJCC分期系统。AJCC分期和ENETS TNM分期类似,但在阑尾和胰腺神经内分泌肿瘤的T分期方面,这两系统有差异(表5-4~表5-14)。

表5-4　ENETS胃神经内分泌肿瘤T分期

T:原发肿瘤

Tx:原发肿瘤无法评估

T_0:无原发肿瘤的证据

Tis:原位癌/不典型增生($\leqslant0.5mm$)

T_1:肿瘤侵犯黏膜或黏膜下层且$\leqslant1cm$

T_2:肿瘤侵犯肌层或浆膜下层,或$>1cm$

T_3:肿瘤侵犯浆膜

T_4:肿瘤侵犯邻近结构

　注:任何T后加m表示肿瘤多发

表 5-5　ENETS 小肠神经内分泌肿瘤 T 分期

T:原发肿瘤

Tx:原发肿瘤无法评估

T0:无原发肿瘤的证据

T_1:肿瘤侵犯黏膜或黏膜下层,≤1cm

T_2:肿瘤侵犯肌层,或>1cm

T_3:肿瘤侵犯胰腺或后腹膜(十二指肠、壶腹、近端空肠),浆膜下层(下端空肠和回肠)

T_4:肿瘤侵犯腹膜/邻近脏器

　注:任何 T 后加 m 表示肿瘤多发

表 5-6　ENETS 阑尾神经内分泌肿瘤 T 分期

T:原发肿瘤

Tx:原发肿瘤无法评估

T_0:无原发肿瘤的证据

T_1:肿瘤侵犯黏膜下层和肌层且≤1cm

T_2:肿瘤侵犯黏膜下层和肌层,≤2cm 或肿瘤侵犯浆膜下或阑尾系膜微浸润(最多 3mm)

T_3:肿瘤侵犯浆膜下层/结肠周围/直肠周围脂肪(>3mm)

T_4:肿瘤侵犯腹膜/邻近脏器

表 5-7　ENETS 结直肠神经内分泌肿瘤 T 分期

T:原发肿瘤

Tx:原发肿瘤无法评估

T_0:无原发肿瘤的证据

T_1:肿瘤侵犯黏膜或黏膜下层

T_{1a}:<1cm

T_{1b}:1~2cm

T_2:肿瘤侵犯肌层,或>2cm

T_3:肿瘤侵犯浆膜下层/结肠周围/直肠周围脂肪

T_4:肿瘤侵犯邻近脏器和(或)浸透脏腹膜

　注:任何 T 后加 m 表示肿瘤多发

表 5-8　ENETS 胰腺神经内分泌肿瘤 T 分期

T:原发肿瘤

Tx:原发肿瘤无法评估

T_0:无原发肿瘤的证据

T_1:肿瘤局限于胰腺,且大小<2cm

T_2:肿瘤局限于胰腺,且大小为 2~4cm

T_3:肿瘤局限于胰腺且大小>4cm,或肿瘤侵犯十二指肠或胆管

T_4:肿瘤侵犯邻近脏器(胃、脾、结肠、肾上腺)或大血管壁(腹腔干或肠系膜上动脉)

　　注:任何 T 后加 m 表示肿瘤多发

表 5-9　ENETS 胃肠胰腺神经内分泌肿瘤 N、M 分期

N:区域淋巴结

Nx:区域淋巴结无法评估

N_0:无区域淋巴结转移

N_1:有区域淋巴结转移

M:远处转移

Mx:远处转移无法评估

M_0:无远处转移

M_1:有远处转移

表 5-10　ENETS 胃神经内分泌肿瘤 TNM 分期

分期	T	N	M
0	Tis	N_0	M_0
I	T_1	N_0	M_0
II$_A$	T_2	N_0	M_0
II$_B$	T_3	N_0	M_0
III$_A$	T_4	N_0	M_0
III$_B$	任何	N_1	M_0
IV	任何	任何	M_1

表 5-11　ENETS 小肠、阑尾和胰腺神经内分泌肿瘤 TNM 分期

分期	T	N	M
I	T_1	N_0	M_0
II$_A$	T_2	N_0	M_0
II$_B$	T_3	N_0	M_0
III$_A$	T_4	N_0	M_0
III$_B$	任何	N_1	M_0
IV	任何	任何	M_1

表 5-12　ENETS 结直肠神经内分泌肿瘤 TNM 分期

分期	T	N	M
I A	T_{1a}	N_0	M_0
I B	T_{1b}	N_0	M_0
II A	T_2	N_0	M_0
II B	T_3	N_0	M_0
III A	T_4	N_0	M_0
III B	任何	N_1	M_0
IV	任何	任何	M_1

表 5-13　ENETS 和 AJCC(第 7 版)关于阑尾神经内分泌肿瘤 T 分期的比较

T	ENETS	AJCC
T_1	≤1cm,侵犯肌层	T_{1a},≤1cm
		T_{1b},>1～2cm
T_2	≤2cm 和侵犯黏膜下层/阑尾浆膜<3mm	>2～4cm 或侵犯空肠
T_3	>2cm 或侵犯黏膜下层/阑尾浆膜>3mm	>4cm 或侵犯回肠
T_4	侵犯腹膜或其他器官	侵犯腹膜或其他器官

表 5-14　ENETS 和 AJCC(第 7 版)关于胰腺神经内分泌肿瘤 T 分期的比较

T	ENETS	AJCC
T_1	局限于胰腺,<2cm	局限于胰腺,<2cm
T_2	局限于胰腺,2～4cm	局限于胰腺,>2cm
T_3	局限于胰腺,>4cm 或侵犯十二指肠或胆管	胰腺周围播散,但没有大血管侵犯(腹主动脉,肠系膜上动脉)
T_4	侵犯邻近脏器或大血管	侵犯大血管

【治疗原则】

1.治疗原则　手术仍然是早期病情局限的 NET 患者的主要治疗方式,也可用于能达到 R_0 切除的肝转移灶。内科治疗一般用于不能手术和复发转移的患者,治疗方法包括化疗,生物治疗和靶向治疗,具体采用哪种方式和 NET 分级有关。低级别 NET 对化疗药物的敏感性不高。中低级别的 NET 治疗以生物治疗和靶向治疗为主,部分中级别 NET 也可联合应用化疗。高级别的 NET 一般选择化疗,可在此基础上联合应用抗血管生成药物,也可用生长抑素类似物控制症状。

2.手术治疗　手术是局限期肿瘤的主要治疗手段。可根治切除的患者 5 年生存率能达到80%。广泛期患者,如果其转移灶能达到 R_0 切除,可以考虑手术。肝转移患者可以行肝叶切除术,肿瘤切除术等。

3.肝脏转移灶的局部治疗　肝脏是胃肠胰腺神经内分泌肿瘤的常见转移部位。单一的肝转移灶可以行肝叶切除或不规则的转移瘤切除术。针对多发肝转移或无法手术切除的肝脏转移病灶,可以考虑采用局部治疗方法。这些方法包括肝动脉栓塞、肝动脉栓塞化疗、RFA、冷冻疗法和微波消融等。肝动脉栓塞化疗,约55%以上患者可以得到症状缓解,约20%~80%的患者肿瘤缩小。

4.化疗　　化疗用于广泛期神经内分泌肿瘤的治疗已有近30年历史,但其在神经内分泌肿瘤治疗中的地位和适应证一直存在争议。目前认为化疗可作为 Ki-67≥10%的胃肠胰神经内分泌肿瘤的首选方案和 Ki-67≤5%的胃肠胰神经内分泌肿瘤二线方案,但尚缺乏前瞻性临床研究证据。中高级别肿瘤一线治疗可选择链脲霉素联合阿霉素的方案。替莫唑胺单药或联合卡培他滨有效率类似于链脲霉素。也可在链脲霉素进展后选择达卡巴嗪。高级别的肿瘤最常应用方案的是顺铂联合足叶乙苷。

由于缺乏临床对照试验,化疗方案的选择应个体化,尽量选择口服药物,同时也应该考虑到患者的身体状态及药物联合的毒副反应。

5.生物治疗　　生物治疗主要包括:生长抑素类似物(SSA)、干扰素-α(IFN-α)及肽受体放射性核素治疗(PRRT)。

生物治疗可以有效控制神经内分泌肿瘤患者由于激素产生和释放引起的相关临床综合征。最近 PROMIDⅢ临床研究显示生长抑素对神经内分泌肿瘤有抗增殖作用,奥曲肽 LAR 治疗肿瘤中位进展时间是 14.3 个月,而安慰剂组是 6 个月(HR=0.34;P=0.000072);治疗 6 个月后的病情稳定率分别是 66.7%和 37.2%,功能性 NET 和无功能性 NET 治疗效果相当。

PRRT 通过在 SSA 上连接放射性核素直接作用于肿瘤细胞,用于奥曲肽显像有高摄取的患者,其作用是通过奥曲肽将放射性核素与肿瘤细胞结合,起到杀伤肿瘤细胞的作用。有[111]铟、[90]钇和[177]镥标记三种核素,其有效率约 0~40%。这种治疗仍需进一步的前瞻性临床试验来确定其治疗疗效,目前通常作为二线治疗。

6.靶向治疗　　靶向治疗是近年来 NET 内科治疗的亮点,主要药物有:血管生成抑制剂(包括多靶点酪氨酸激酶抑制剂)、哺乳动物西罗莫司靶蛋白(mTOR)抑制剂和表皮生长因子酪氨酸激酶抑制剂等药物。

舒尼替尼是一种多靶点酪氨酸激酶抑制剂(TKI),可同时抑制 VEGF-1、VEGF-2、VEGF-3 以及 PDGF、c-Kit、3FIt 的活性。关于舒尼替尼治疗 NET 的全球Ⅲ期随机对照试验,共入组 171 例高分化的进展期 PET 患者,连续给予舒尼替尼 37.5mg/d 或安慰剂治疗。结果显示,治疗组和安慰剂组的有效率分别为 9.3%和 0%。舒尼替尼治疗组患者的中位 PFS 为 11.4 个月,安慰剂组患者中位 PFS 为 5.5 个月,进展或死亡风险比为 0.42(95%可信区间 CI 为 0.26~0.66;P<0.001),两组患者之间有显著差异。

mTOR 抑制剂是一种细胞内丝氨酸/苏氨酸激酶,在多条信号通路(如 IGF、EGF 和 VEGF)发挥重要作用,调控细胞生长、增殖、存活以及血管形成。依维莫司(RAD001)是一种口服的 mTOR 抑制剂。两项Ⅲ期临床研究证实其在胃肠胰腺神经内分泌肿瘤中的作用。RADIANT-2 入组有分泌功能的进展期低中分化的 NET 患者,分别给予依维莫司联合生长抑素和生长抑素治疗,两组患者 PFS 分别为 16.4 个月和 11.3 个月(HR=0.77,P=0.026)。中期分析显示两组患者总生存期(OS)没有差别(HR=1.22,P=0.908),尚等待试验的最终结果。

RADIANT-3 入组 410 例中低级的胰腺 NET 患者,既往治疗出现影像学进展,患者服用依维莫司或安慰剂。结果显示,依维莫司组患者较安慰剂组患者 PFS 明显延长(PFS 分别为 11 个月和 4.6 个月,HR=0.35,95% CI 0.27~0.45;P<0.001),显示了依维莫司在 NET 中的治疗前景。依维莫司主要不良反应是黏膜炎和感染。

7.类癌综合征的治疗 类癌综合征是由于神经内分泌肿瘤分泌激素引起的综合征,临床上患者一般表现为皮肤潮红、腹泻和糙皮病。临床上除对症治疗外,可以用生长抑素抑制激素分泌,缓解患者症状。

【随访】

正在接受细胞毒药物、生物治疗、靶向治疗的神经内分泌肿瘤患者,每 3 个月随访评估疗效。

接受根治性手术的患者,应每 3~6 个月随访一次,随访 5 年以上。生化检查建议每 3 个月一次,影像学检查每 6 个月 1 次。

【预后】

NET 预后一般好于其他恶性肿瘤。但影响肿瘤的预后因素很多,包括肿瘤级别、分期、淋巴结受累数目,有无淋巴血管侵犯,肿瘤部位等。可以手术切除患者 5 年生存率在 80% 以上。有研究数据显示进展期小肠中低级别 NET 患者中位生存期为 12.5 年,而其他部位肿瘤患者则是 4.6 年。已经有远处转移的胰腺 NET 中位生存时间是 2~5.8 年。

第十一节 胃肠间质瘤

胃肠间质瘤(GISTs)是胃肠道最常见的间叶源性肿瘤,由突变的 c-Kit 或血小板源性生长因子受体 α(PDGFRA)基因驱动;组织学上多由梭形细胞、上皮样细胞、偶或多形性细胞,排列成束状或弥漫状图像,免疫组化检测通常为 CD117 或 DOG-1 表达阳性。

大部分的 GISTs(95%)KIT 阳性。约有 5% 的 GISTs 低表达或不表达 KIT,故也称作"KIT 阴性 GISTs",此类 KIT 阴性 GISTs 伴有血小板衍生生长因子-α(PDGFRA)基因位点的突变。因此,对于形态学不典型的肿瘤,不能根据 KIT 染色阴性排除 GISTs 的诊断。

GISTs 可以发生于胃肠道的任何部位,但是以胃(60%)和小肠(30%)最为常见。食管、结肠、直肠少见,网膜、肠系膜、腹膜后也可发生,又称为胃肠道外胃肠间质瘤(EGISTs)。胃 GISTs 的预后要好于小肠 GISTs。按照 Miettinen 等的研究结果,胃 CSITs≤2CM,核分裂象≤5 个/50HPF,可被看作本质上属于良性;但病变≥2CM,即使核分裂象相同,仍存在复发风险。GISTs 的临床表现多样,例如早饱、腹部不适(疼痛或饱胀)、腹腔出血、胃肠道出血或贫血相关性乏力。肝转移和(或)腹腔播散转移是最常见的转移方式,淋巴结转移非常少见,肺转移和腹腔外转移仅见于晚期病例。

一、胃肠间质瘤的诊断和分期

（一）胃肠间质瘤的诊断

1.临床诊断　　GISTs发病无明显性别差异,大多发生于中老年人,40岁以前少见,但在儿童也有报道,且发生在儿童的病例多为恶性。临床症状与肿瘤部位和肿瘤大小有关。发生于食管者,主要表现为吞咽困难。发生于胃肠道者表现为腹部不适、疼痛、呕血、便血(20%～30%)、黄疸、穿孔、腹膜炎、肠梗阻、腹部包块(50%～70%)等,偶有以晕厥、GISTs破裂致急腹症或远处转移表现为主诉就诊。肿瘤直径小于2cm者常无症状,多在体检或其他原因手术中偶然发现。发生于腹膜、肠系膜、网膜者常可发现腹部包块。由于GISTs的临床表现与消化道其他肿瘤比较无特异性,故单靠临床症状和体检不易与胃肠道发生的癌区别。

上皮样胃GISTs伴有副节瘤和肺软骨瘤,称为Carney综合征。好发于女性,平均年龄为16岁,无家族史。因此,当胃GISTs为年轻女性时应进行胸部X射线检查及尿或血液中儿茶酚胺代谢产物的检测,以明确有无Carney综合征。

2.影像学诊断　　影像学检查用于GISTs患者的诊断、初始分期、再分期、疗效的监测及随访可能的复发。检查项目包括腹腔/盆腔增强CT和(或)MRI、胸部影像学检查、内镜超声、内镜(如果既往未检查)。对于已被活检证实的GISTs,应进行腹部增强CT检查,了解肿物的特点、大小和有无转移。PET扫描能帮助鉴别肿瘤与坏死或瘢痕组织,恶性与良性组织,肿瘤复发与良性改变。PET较CT更具优势,因为PET上的代谢改变要早于CT上的解剖改变。但是,PET并不能替代CT。PET可用来确定CT或MRI上的可疑病灶,亦可用于伴有复杂远处转移、拟手术患者的评估。临床并无证据表明PET能提供较增强CT更多的信息,但在CT检查过敏及腹膜转移方面有优势。MRI/增强MRI在肝转移方面能给出更好的解剖学定位。很多影像中心还配备PET-CT联合扫描仪,能同时进行肿瘤解剖和功能的评价。如果准备用PET扫描监测治疗效果,应该在治疗前就进行PET检查。

在GISTs靶向治疗效果的评估上,Choi等提出的结合强化CT值变化率的CHOI标准显著优于传统的RECIST标准。CHOI标准已在既往未接受靶向治疗患者的单中心研究中得到证实,然而尚未获得广泛共识,也没有在接受过多个靶向治疗的患者中获得证据,并且该标准在专业机构以外的易用性亦尚未可知。EORTC已提出了基于PET检查的肿瘤代谢反应评估标准,分为代谢完全缓解、代谢部分缓解、代谢稳定及代谢进展。由于传统CT增强扫描和PET-CT检查之间存在95%的相关性,故CT增强扫描仍应作为GISTs患者疗效评估的常规检查。

(1)CT诊断:CT扫描是目前诊断GISTs的首选方法,具有检查速度快、密度分辨率高等优势。低度恶性GISTs在CT上多表现为突向腔内生长的软组织肿块,直径多<5cm,形态规则,多呈圆形或类圆形,边界清楚,中心坏死少见,CT增强多呈均匀强化;高度恶性GISTs的CT表现大多数为腔外肿块,通常体积较大(>5cm),形态不规则,多呈分叶状,密度不均匀,中心坏死出血及囊变较多,增强扫描多呈不均匀强化,大部分边缘模糊,与邻近脏器分界不清。近年来广泛应用的多层螺旋CT(MSCT)由于具有更高的密度分辨率及更好的组织对比度、横断面图像辅以多平面重组(MPR)可清晰显示胃肠道管腔、管壁及周围组织结构的形态,对GISTs的定位、定性和分期有重要作用,同时可以观察周围及远处脏器有无转移。CT还可以显示细小钙化,增强扫描可以更好地显示肿瘤内部密度变化,因而对肿瘤的定性准确度高。

概括来讲,多层螺旋CT检查具有以下诊断价值:①可清楚显示肿块的大小、形态、范围、边缘轮廓及生长方式等;②可清楚显示肿瘤和邻近器官、组织推移、挤压或黏连、侵犯情况;③可清楚显示肿瘤内部情况,有否坏死、囊变、出血及钙化等改变;④对部分肿瘤三维重组可清楚显示其供血动脉及与邻近血管的关系;⑤可提示远处器官组织的转移情况。通过对上述肿瘤特征的分析可初步判断的良恶性,有利于指导临床制订治疗方案及对预后的评价。

(2)MRI诊断:MRI能较好地反映GISTs的组织病理学特点,该肿瘤信号多不均匀,T_1WI呈等、低信号;T_2WI呈高信号为主的混杂信号,伴陈旧性出血时表现为短T_1、长T_2信号,在病理上对应于肿瘤实质的出血、坏死和囊变。MRI组织对比度好,多方位成像和化学位移正、反相位成像有助于判断肿瘤原发灶与邻近器官、大血管的关系。尤其对直肠GISTs的诊断MRI优于CT,MRI通过三维成像,直观反映病变与周围脏器的关系,对病灶定位和范围及囊性部分的诊断均优于CT。但由于直肠间质瘤发病率低,影像科医生对其MRI表现尚缺乏充分的认识,一定程度上限制了其临床应用,目前主要作为CT的补充方式及有CT禁忌证患者的首选方式。磁共振扩散加权成像(DW-MRI)是一种无创的功能性成像方法,能够提供并量化活体的水分子运动状况,提示组织空间组成和病理生理状态下组织水分交换的功能状态。一般恶性肿瘤细胞繁殖旺盛,细胞密度较高,细胞外容积减少;同时,细胞生物膜的限制和大分子物质如蛋白质对水分子的吸附作用也增强,这些因素综合作用阻止了恶性肿瘤内水分子的有效运动,限制了扩散,因而在DWI上呈高信号,相应ADC值减低。与CT相比,MR图像质量虽然会受到呼吸运动、胃肠道蠕动及气体等影响,且对钙化的显示不直观,但MRI对软组织的分辨率极高,且具有多方位成像及功能成像优势,使其对GISTs的诊断及侵袭危险度评估更具优势。

(3)内镜超声(EUS)诊断:常规内镜往往只能对黏膜处的隆起或溃疡病变定位,定性诊断只能依靠活检。大多位于黏膜下,常规内镜对于黏膜下病变的来源深度无法了解。另外,病变表面覆盖正常黏膜,活检若无法准确取材则易造成漏诊。而EUS很好地结合了体表超声和常规内镜的优点,可以将超声探头深入到消化道腔内进行扫描,减少了干扰,并采用高频探头图像分辨力更高,有利于发现小的病灶,极大地提高了间质瘤的诊断准确率。除此之外,EUS还可显示出肿瘤的囊实性、体积、边界、周围淋巴结及回声特点。且最大特点是能够清晰显示消化道管壁的5个层次,能分辨消化道管壁与邻近组织器官之间的关系,清楚辨别肿瘤的起源层。可以依据超声影像测量肿块的大小、有无坏死、判断有无肝脏转移和腹腔内种植、有无腹水、有助于区别良恶性;还可以与其他常见的位于黏膜下层肿瘤如脂肪瘤、异位胰腺鉴别。更重要的是,可在超声的引导下行肿瘤的穿刺活检,在有条件的单位还可开展内镜或双镜下的手术治疗。常规内镜下早期GISTs可表现为球形或半球形隆起,表面光滑,色泽正常,基底宽,可有黏膜皱襞;肿瘤位于黏膜下,质硬可推动,表面黏膜可滑动。进展期肿瘤可浸润胃肠腔内壁,表现为肠壁充血,其上多个细小颗粒状突起伴不同程度的糜烂出血。在 EUS 下胃间质瘤多起源于胃壁固有肌层,肿瘤呈低回声,肿瘤较大时内部回声不均匀,可有点片状高回声、强回声、不规则回声或囊状无回声区以及边界不规则等改变。

(4)PET-CT 诊断:PET-CT 扫描将分子影像学与形态影像学紧密结合,是目前评估分子靶向药物治疗 GISTs 疗效最敏感的手段,具有重要的价值,有条件者应该积极应用。研究表明 FDG 与 GISTs 具有很高的亲和力,虽然确切机制尚不清楚,但认为与 Kit 蛋白过度表达直接相关。PET 有助于明确 GISTs 的腹腔内转移,能清楚显示大网膜上直径＜1cm 的转移灶。但 PET 也有一定的局限性,主要为:①影响 FDG 摄取率的因素多,如患者检查时的血糖水平、感染、炎症等均能导致摄取率增高,造成假阳性;②在探测技术方面如截取图片的时间、患者准备、衰减校正及 FDG 剂量等均未达成共识,各个中心间无法进行横向比较;③静态 FDG 摄取无法鉴别良恶性病变;④评价标准尚未达成共识;⑤价格昂贵,尚未能取代 CT 作为疗效评价的首选检查,也未明确地写入国际指南,暂不作为常规手段。

3.病理诊断

(1)基本诊断:在组织学上,依据细胞形态可将 GISTs 分为 3 大类:梭形细胞型(70％)上皮样细胞型(20％)和梭形细胞/上皮样细胞混合型(10％)。免疫组化检测 CD117 阳性率约 95％,DOG-1 阳性率 98％,CD34 阳性率 70％,α-SMA 阳性率 40％,S-100 蛋白阳性率 5％,以及 Desmin 阳性率 2％。诊断思路和标准:①对于组织学形态符合 GISTs,同时 CD117 阳性的病例,可以做出 GISTs 的诊断;②对于组织学形态符合 GISTs,但是 CD117 阴性和 DOG-1 阳性的肿瘤,可以做出 GISTs 的诊断;③组织学形态符合 GISTs,CD117 和 DOG-1 均为阴性的肿瘤,应交由专业的分子生物学实验室检测是否存在 c-Kit 或 PDGFRA 基因的突变,以协助明确 GISTs 的诊断。如果存在该基因的突变,则可做出 GISTs 的诊断;④对于组织学形态符合 GISTs,但 CD117 和 DOG-1 均为阴性,并且无 c-Kit 或 PDGFRA 基因突变的病例,如果能够排除平滑肌肿瘤、神经源性肿瘤等其他肿瘤,可以做出 GISTs 可能的诊断。

(2)基因检测:应在符合资质的实验室进行基因检测,采用聚合酶链式反应(PCR)扩增.直接测序的方法。其适用范围:①所有初次诊断的复发和转移性 GISTs,拟行分子靶向治疗;②原发可切除 GISTs 手术后,中一高度复发风险,拟行伊马替尼辅助治疗;③对疑难病例应进行 c-Kit 或 PDGFRA 突变分析,以明确 GISTs 的诊断;④鉴别 NF1 型 GISTs、完全性或不完全性 Carney's 三联症、家族性 GISTs 以及儿童 GISTs;⑤鉴别同时性和异时性多原发 GISTs。检测基因突变的位点,至少应包括 c-Kit 基因的第 11、9、13 和 17 号外显子以及 PDG-FRA 基因的第 12 和 18 号外显子。

(3)原发性完全切除 GISTs 的危险度评估:由于 GISTs 目前没有确定的良恶性划分标准,国际间一直以恶性危险度作为 GISTs 恶性倾向的划分。从 2002 年 Fletcher 根据肿瘤大小和核分裂象共同划分间质瘤的恶性危险度,到 2006 年 Mi-ettinen 提出小肠间质瘤危险度显著较高,到 2008 年 4 月美国国立卫生院(NIH)修订的共识意见,增加肿瘤破溃也作为独立的高危因素,使 GISTs 的恶性等级划分进一步完善和细化。对于局限性 GISTs 危险度的评估,应该包括原发肿瘤的部位、肿瘤的大小、核分裂象以及是否发生破裂等。见表 5-15。

表 5-15　原发性 GISTs 切除术后危险度分级（NIH）

危险度分级	肿瘤大小（cm）	核分裂数（每 50 个高倍视野）	肿瘤原发部位
极低	<2.0	≤5	任何
低	2.1～5.0	≤5	任何
中等	2.1～5.0	>5	胃
	<5.0	6～10	任何
	5.1～10	≤5	胃
高	任何	任何	肿瘤破裂
	>10	任何	任何
	任何	>10	任何
	>5	>5	任何
	2.1～5.0	>5	非胃原发
	5.1～10	≤5	非胃原发

4.鉴别诊断

(1)平滑肌源性肿瘤:平滑肌瘤最常见于食管,也可见于结、直肠,起源于黏膜肌层,常呈息肉状突入腔内。瘤细胞稀疏、分散,核小,胞质呈深嗜伊红色,细胞边界不清,瘤细胞呈平行的条束状、漩涡状或不规则状排列。也可呈栅栏状或波浪状排列。免疫组化以弥漫强阳性表达 α 平滑肌肌动蛋白（α-SMA）和结合蛋白（Desmin）为特征,部分病例可能会弱阳性或散在性表达 CD117 和 DOG1,不足以诊断为 GISTs,特别是 desmin 呈弥漫强阳性表达的病例。若核有异性形和核分裂象多见,则要考虑为恶性平滑肌肉瘤。

(2)神经源性肿瘤（胃肠道型神经鞘瘤）:很少见,好发于中老年人,一般<5cm,均发生于消化道的固有肌层,无真正包膜,细胞呈长梭形,核两端尖,可呈栅栏状排列。也可呈丛状神经鞘瘤形态,如细胞丰富,异形性明显,核分裂象多见则为恶性。免疫表型:瘤细胞 S-100（＋）、GFAP（＋）、而 CD117（－）、CD34（－/＋）、SMA（－）和 DES（－）。

(3)血管周上皮样细胞瘤:可发生于胃肠道,瘤细胞呈圆形、多边形或梭形,胞质透亮,常呈巢状排列,周围有小血管围绕,与上皮样 GISTs 相似抗黑色素瘤持异性单抗（HMB45）、CD117阳性,而 GISTs 中 HMB45 阴性。

(4)肌纤维母细胞性肿瘤:常发生于儿童,且同时累及腹腔内不同部位,梭形细胞间有大量淋巴细胞和浆细胞浸润。瘤细胞 CD117 及 CD34（－）、SMA（＋）、ALK-1（＋/－）。

(5)恶性黑色素瘤:可在肠道内形成息肉样黏膜病变或透壁性肿块,形态变异较大,瘤细胞常呈双相分化。与 GISTs 混合型鉴别:该肿瘤细胞核仁突出,免疫组化 S-100 及 HMB45 阳性可确诊。

(6)伴梭形细胞分化的肉瘤样癌及癌肉瘤:细胞形态可为梭形或上皮样,形态多样化,但瘤细胞 CK、EMA 阳性可以排除。

（7）胃肠道血管球瘤：瘤细胞表达 Actins 和Ⅳ型胶原，不表达 CD34。

（8）与原发于肠壁和侵及肠壁的腹腔肿瘤鉴别：如恶性纤维组织细胞瘤，偶可原发于肠壁，瘤细胞梭形，有典型的 Storiform 结构，CD68、AA-T 阳性有助于诊断；间皮肉瘤可有双相分化，呈梭形和上皮样型，上皮样区域往往呈腺样，Mec、Vimentin 阳性；部分病例 CK、EMA 阳性，但不表达 CD117、CD34；腹腔韧带样瘤：瘤细胞稀少、间质大量胶原、瘤组织可在肌壁间穿插，核分裂象难见，免疫表型可做出排除性诊断。

（二）胃肠间质瘤的分期

2009 年底，国际抗癌联盟（UICC）和美国癌症联合会（AJCC）合作制定了第 7 版肿瘤 TNM 分期，增加了 9 种新的分类，其中包括 GISTs，从而结束了 GISTsg 一直无 TNM 分期的历史，见表 5-16。

表 5-16　胃肠道间质瘤的 TNM 分期

原发瘤（T）：	
Tx	原发瘤无法评估
T_0	无原发瘤证据
T_1	肿瘤最大直径≤2cm
T_2	肿瘤最大直径＞2cm，而≤5cm
T_3	肿瘤最大直径＞5cm 而≤10cm
T_4	肿瘤最大直径＞10cm
区域淋巴结（N）：	
Nx	区域淋巴结无法评估[a]
N_0	无区域淋巴结转移
N_1	有区域淋巴结转移
远处转移（M）	
M_0	无远处转移
M_1	有远处转移
组织病理分级（G）：	取决于核分裂象的多少
Gx	组织学分级无法评估
低核分裂指数（G1）	核分裂象计数≤5/50HP[Fb]
高核分裂指数（G2）	核分裂象计数＞5/50HPF

分期组：

胃 GISTs[c]

分期	T	N	M	核分裂指数
ⅠA 期	T_1,T_2	N_0	M_0	低
ⅠB 期	T_3	N_0	M_0	低

原发瘤(T)：				
Ⅱ期	T_1,T_2	N_0	M_0	高
	T_4	N_0	M_0	低
ⅢA期	T_3	N_0	M_0	高
ⅢB期	T_4	N_0	M_0	高
Ⅳ期	任何 TN_1	M_0	任何	
	任何 T	任何 NM_1	任何	
小肠 GISTs[c]				
分期	T	N	M	核分裂指数
Ⅰ期	T_1,T_2	N_0	M_0	低
Ⅱ期	T_3	N_0	M_0	低
ⅢA期	T_1	N_0	M_0	高
	T_4	N_0	M_0	低
ⅢB期	T_2,T_3,T_4	N_0	M_0	高
Ⅳ期	任何 TN_1	M_0	任何	
	任何 T	任何 NM_1	任何	

注:a:GISTs 很少发生区域淋巴结转移,如果临床或病理未对淋巴结状况进行评估应视为 N0,而非 Nx 或 pNX;b:高倍视野,50 个 HPF 的总面积约 $5mm^2$;c:胃 GISTs 的分期标准也适用于网膜原发孤立性 GISTs,小肠 GISTs 的分期标准也适用于食管、结肠、直肠、肠系膜和腹膜 GISTs

二、胃肠间质瘤的综合治疗原则

(一)外科治疗原则

1.活检原则　GISTs 质软且脆,是否需要活检应该根据病变的程度和临床医师怀疑为其他疾病的可能性来决定。如果肿瘤容易切除而且不需要术前治疗,则不需要活检。但是,如果肿瘤不可切除或需要术前治疗时,则应该进行活检。由于活检可能导致瘤内出血,增加肿瘤播散的风险,故内镜超声(EUS)活检要优于经皮穿刺活检。对于直肠和盆腔肿物,如需术前活检,推荐经直肠前壁穿刺活检。要明确 GISTs 诊断,EUS 介导的细针活检(FNA)需要获得足够多的组织。经皮穿刺活检适用于证实远传转移灶。另外,不推荐常规进行术中冰冻活检,除非手术中怀疑 GISTs 有周围淋巴结转移或不能排除其他恶性肿瘤。

2.手术指征

(1)对于肿瘤最大径线>2cm 的局限性 GISTs,原则上可行手术切除;而不能切除的局限性 GISTs,或临界可切除,但切除风险较大或严重影响脏器功能者,宜先行术前药物治疗,待肿瘤缩小后再行手术。

（2）对于肿瘤最大径线≤2cm 的可疑局限性 GISTs,有症状者应进行手术。位于胃的无症状 GISTs,一旦确诊后,应根据其表现确定超声内镜风险分级(不良因素为边界不规整、溃疡、强回声和异质性)。如合并不良因素,应考虑切除;如无不良因素,可定期复查超声内镜(6～12个月)。位于直肠的 GISTs,由于恶性程度较高,且肿瘤一旦增大,保留肛门功能的手术难度相应增大,倾向于及早手术切除。

（3）复发或转移性 GISTs,分以下几种情况区别对待:①未经分子靶向药物治疗,但估计能完全切除且手术风险不大,可推荐药物治疗或考虑手术切除全部病灶;②分子靶向药物治疗有效,且肿瘤维持稳定的复发或转移性 GISTs,估计在所有复发转移病灶均可切除的情况下,建议考虑手术切除全部病灶;③局限性进展的复发转移性 GISTs,鉴于分子靶向药物治疗后总体控制比较满意,常常只有单个或少数几个病灶进展,可以考虑谨慎选择全身情况良好的患者行手术切除。术中将进展病灶切除,并尽可能切除更多的转移灶,完成较为满意的减瘤手术;④分子靶向药物治疗下广泛性进展的复发转移性 GISTs,原则上不考虑手术治疗;⑤姑息减瘤手术只限于患者能耐受手术并预计手术能改善患者生活质量的情况。

（4）急诊手术适应证在 GISTs:引起完全性肠梗阻、消化道穿孔、保守治疗无效的消化道大出血以及肿瘤自发破裂引起腹腔大出血时,须行急诊手术。

3.手术原则　　手术是局部或潜在可切除 GISTs 的首选治疗;而对于转移性 GISTs,推荐的初始治疗为伊马替尼治疗。对于局部进展或不可切除 GISTs,建议先进行术前伊马替尼等系统性治疗。如果患者术后仍存在转移、复发病灶,只要患者耐受,应继续口服伊马替尼治疗。

GISTs 易碎,所以手术中应尽量避免肿瘤破裂。手术的目标是要做到整块切除,保证假包膜的完整(R_0 切除)。彻底切除后,应该对术后标本进行仔细的病理检查以明确诊断。只要能达到病理切缘阴性,可以选择部分切除或楔形切除。因为 GISTs 淋巴结转移的发生率很低,所以通常不需要行淋巴结清扫。手术应尽量减少并发症,避免进行复杂的多脏器联合切除。再手术不是镜下切缘阳性的适应证。如果为了保证切缘阴性,必须行腹膜切除,应考虑术前伊马替尼治疗。如果外科医生认为手术可能很复杂,应该先进行多学科讨论,决定是否采用术前伊马替尼治疗。如果 GISTs 位于直肠或食管胃结合部,首先考虑进行保留括约肌或食管的手术。如果为了达到阴性切缘,需要腹会阴联合切除,则应该考虑术前伊马替尼治疗。

腹腔镜手术在 GISTs 中应用得越来越广泛。目前虽然缺乏前瞻性的试验证据,但是已经有不少小样本回顾性分析证明,腹腔镜或腹腔镜辅助肿瘤切除不仅可行性良好,而且能降低复发率,缩短住院时间,减少并发症。对某些解剖部位(如胃前壁、空肠、回肠)的 GISTs,可以考虑腹腔镜手术。腹腔镜手术也应该遵循整块切除的手术原则。切除的标本应该用塑料包好后再从腹腔取出,以防止肿瘤在切口处溢出和种植。其他解剖部位的 GISTs 也可以考虑腹腔镜手术,如直肠的微小 GISTs,但是这方面的资料还非常有限。

4.不同部位 GISTs 的手术特点

（1）胃 GISTs 手术:一般采取局部切除、楔形切除、胃次全切除或全胃切除,切缘 1～2cm,满足 Ro 切除要求即可。近端胃切除术适用于 GISTs 切除缝合后可能造成贲门狭窄者。多病灶、巨大的 GISTs 或同时伴发癌时可以采取全胃切除,否则应尽量避免全胃切除术。单灶性病变,估计需全胃切除者可先行术前药物治疗;联合脏器切除应该在保障手术安全和充分考虑脏器功能的前提下,争取达到 R$_0$切除。胃 GISTs 很少发生淋巴结转移,一般不常规进行淋巴结清扫。

(2)小肠 GISTs 手术:对于直径 2～3cm 的位于小肠的 GISTs,如包膜完整、无出血坏死者可适当减少切缘距离。空肠间质瘤相对较小,切除后行小肠端端吻合即可,有时肿瘤与肠系膜血管成为一体,以空肠上段为多见,无法切除者,可药物治疗后再考虑二次手术。10%～15%的病例出现淋巴结转移,要酌情掌握所属淋巴结清扫范围。小肠 GISTs 可有淋巴结转移,宜酌情清扫周围淋巴结。

(3)十二指肠和直肠 GISTs 手术:应根据原发肿瘤的大小、部位、肿瘤与周围脏器的黏连程度以及有无瘤体破裂等情况综合考虑,决定手术方式。十二指肠的 GISTs,可行胰十二指肠切除术、局部切除及肠壁修补、十二指肠第 3、4 段及近端部分空肠切除、胃大部切除等。直肠GISTs,手术方式一般分为局部切除、直肠前切除和直肠腹会阴联合根治术。近年来,由于分子靶向药物的使用,腹会阴根治术日益减少,推荐适应证为:①药物治疗后肿瘤未见缩小;②肿瘤巨大,位于肛门 5cm 以下,且与直肠壁无法分离;③复发的病例,在经过一线、二线药物治疗后,未见明显改善影响排便功能者。

(4)胃肠外 GISTs 手术:目前认为,胃肠外 GISTs 对于常规的放疗和化疗均不敏感,外科手术仍为首选的治疗方式,手术治疗的彻底性与疾病预后密切相关,推荐行病灶的整块完整切除。在部分患者中,肿瘤可与周围组织广泛黏连或播散,有时也可采用活检术或姑息性手术,以达到明确诊断或减瘤而缓解症状的目的。

(5)GISTs 内镜下治疗原则:由于 GISTs 起源于黏膜下,生长方式多样,内镜下恐难行根治性切除,且并发症高,不常规推荐。有文献报道,黏膜下剥离(ESD)可一次性完整切除直径＞2cm 以上的病灶,切除深度包括黏膜全层、黏膜肌层及大部分黏膜下层,较高的整块切除率能减少病灶残留及复发。建议有条件的单位可行研究性治疗,必要时行内镜-腹腔镜联合的双镜手术。

(二)分子靶向药物治疗原则

1.术前治疗

(1)术前治疗的临床试验:有两项Ⅱ期随机试验评价了术前伊马替尼治疗的安全性和有效性,对象为原发 GISTs 或转移灶可切除者。RTOG0132/ACRIN6665 评价了对潜在可切除原发 GISTs(30 例)或潜在可切除复发/转移灶(22 例)患者进行术前伊马替尼(600mg/d)治疗的有效性。原发 GISTs 的有效率为 PR7%、SD83%;复发/转移灶的有效率为 PR4.5%、SD91%,两者的 OS 分别为 93%和 91%,2 年 PFS 分别为 83%和 77%。在 M.D.Andersen 癌症中心开展的一项随机研究中,19 例手术患者随机接受术前伊马替尼治疗(600mg/d),治疗 3天、5 天或 7 天。结果显示,FDG-PET 和 CT 评估的有效率分别为 69%和 71%。手术联合伊马替尼治疗的中位 DFS 为 46 个月。肿瘤大小是肿瘤复发的预测指标。Fiore 等的前瞻性研究表明,术前伊马替尼治疗可有效提高手术切除率并减少死亡率。肿瘤中位大小减少 34%,3年 PFS 为 77%,所有患者给予 2 年的术后辅助治疗。BFR14 的Ⅲ期临床试验中,无远处转移的局部进展期 GISTs 患者,术前伊马替尼治疗的部分缓解率为 60%,36%的患者在口服伊马替尼 7.3 个月(中位时间)后接受了手术治疗。术后 3 年 PFS 及 OS 分别为 67%和 89%,术后均接受伊马替尼辅助治疗。尽管以上几项试验都肯定了术前伊马替尼治疗的安全性和有效性,但是,因为所有的患者同时也接受了术后 2 年的伊马替尼治疗,所以术前治疗能否带来生存受益还不能完全确定。目前,对于原发可切除或局部进展 GISTs 是否进行术前治疗应该根据具体情况来确定。

(2)术前治疗的适应证:①术前估计难以达到 R_0 切除;②肿瘤体积巨大($>10cm$),术中易出血、破裂,可能造成医源性播散;③特殊部位的肿瘤(如胃食管结合部、十二指肠、低位直肠等),手术易损害重要脏器的功能;④肿瘤虽可以切除,但估计手术风险较大,术后复发率、死亡率较高;⑤估计需要进行多脏器联合切除手术。

(3)术前治疗时间、治疗剂量及手术时机选择在药物治疗期间,应定期(每 3 个月)评估治疗效果,因为部分患者会很快进展至无法切除。如出现出血和(或)明显症状,应该尽早手术。在进行术前伊马替尼治疗前,建议先进行基础的 CT 和(或)MRI 检查。因为最佳治疗时间还不明确,所以术前伊马替尼应该用至效果最大时(定义为连续 2 次 CT 检查无好转)。但是不一定必须等到效果最大时再手术,如果肿瘤无进展且可切除,也可考虑手术。一般认为给予伊马替尼术前治疗 6 个月左右施行手术比较适宜。过度延长术前治疗时间可能会导致继发性耐药。术前治疗时,推荐伊马替尼的初始剂量为 400mg/d。如果 CT 确定肿瘤进展,则应该中断伊马替尼治疗,尽早手术;不能手术者,可以按照复发转移患者采用二线治疗。

(4)术前停药时间及术后治疗时间:建议术前停药 1 周左右,待患者的基本情况达到要求,即可考虑进行手术。术后,原则上只要患者胃肠道功能恢复且能耐受药物治疗,应尽快进行药物治疗。对于 R_0 切除者,术后药物维持时间可以参考辅助治疗的标准;对于姑息性切除或转移、复发患者(无论是否达到 R_0 切除),术后治疗与复发转移未手术的 GISTs 患者相似。

2.术后辅助治疗

(1)辅助治疗的临床试验:手术很难彻底治愈 GISTs。约有 85% 的患者能够彻底手术切除,切除后有 50% 会出现复发或转移,五年生存率约 50%。高风险 GISTs 术后的中位复发间隔时间约为 2 年。美国外科医师协会肿瘤学研究组(ACOSOG)的一项多中心单臂 II 期试验首次评价了术后伊马替尼的疗效。研究对象为高风险原发 GISTs 患者(106 例),术后持续伊马替尼 400mg/d 治疗 1 年。结果显示,术后伊马替尼治疗能够延长 RFS,并且能够改善 OS。2002 年,ACOSOG 开展的一项 III 期双盲随机试验(29001)也评价了术后伊马替尼治疗(400mg/d vs.安慰剂)的作用。手术切除后,患者被随机分为伊马替尼组(359 例)或安慰剂组(354 例),期中分析结果显示术后伊马替尼能改善 GISTs 的 RFS。中位随访 19.7 个月(713 例)后的结果也已经发表,67% 的患者接受了 1 年的伊马替尼治疗,两组的一年 RFS 存在显著性差异(伊马替尼 98% vs.安慰剂组 83%),OS 无明显差异。虽然这项实验设计时并没有进一步分组,但是亚组分析结果显示,伊马替尼能显著改善高风险组($>6cm$)的 RFS(伊马替尼 96% vs.安慰剂组 67%~86%)。因为没有考虑到治疗时间、伊马替尼耐药和基因突变亚型对治疗效果的影响,这项实验得出的结果并非定论,还需要更长时间的随访来验证。最近完成的 SSGXVIII/AIO 研究显示:高复发风险 GISTs 者术后接受伊马替尼治疗,随机分为 3 年组和 1 年组,中位随访时间 54 个月,结果 3 年组显著优于 1 年组,RFS 及 OS 分别为(66% vs. 48%)

及(92% vs. 82%)。

(2)辅助治疗的适应证:目前推荐有中、高危复发风险患者作为辅助治疗的适合人群。复发的危险因素由肿瘤的有丝分裂率、大小和部位决定。如果患者接受术前伊马替尼治疗,术后只要患者能够耐受口服用药,就应该尽早继续伊马替尼治疗。如果手术后发现有较大残留病灶,可考虑再次手术切除,手术后不管切缘如何,都应该继续伊马替尼治疗。如果患者未接受术前治疗,可于手术后开始伊马替尼治疗。上述 ASOCOG Z9001 研究证明,具有复发危险因素的GISTs 完整切除后,应用伊马替尼辅助治疗 1 年可明显改善患者的无复发生存率。ASOCOG Z9001 亚组分析不同基因突变类型患者应用辅助治疗的获益存在差异,c-Kit 外显子 11 突变与 PDGFRA 非 D842V 患者行辅助治疗可以获益;同时,尚没有充分证据显示 c-Kit 外显子 9 突变 GISTs 能否从辅助治疗中获益;而 PDGFRA D842V 突变与野生型 GISTs 行辅助治疗未能获益。SSGXVⅢ/AIO 研究结果也重复证实了这一结论。

(3)辅助治疗剂量和时限:根据前述 ASOCOG Z9001 以及 SSGXVⅢ/AIO 研究结果,目前推荐伊马替尼辅助治疗的剂量为 400mg/d。治疗时限:对于中危患者,应至少给予伊马替尼辅助治疗 1 年;高危患者,辅助治疗时间为 3 年。ASCOG Z9000 与 Z9001 研究中,患者接受伊马替尼辅助治疗 1 年停药后,GISTs 复发率明显升高。

3.不可切除、转移或复发 GISTs 的治疗

(1)伊马替尼一线治疗:进展期、不可切除或转移性 GISTs 大多对伊马替尼反应良好,能获得很大的临床受益。对于不可切除、切除后可能造成严重功能障碍或已发生广泛转移者,建议先予伊马替尼治疗。初始推荐剂量为 400mg/d。B2222 试验结果表明,伊马替尼治疗转移复发 GISTs 的客观疗效高,并且能够明显地改善患者的中位总生存期。EORTC62005 研究中,c-Kit 外显子 9 突变患者的初始治疗,应用伊马替尼 800mg/d 与 400mg/d 比较获得了更长的无进展生存期,推荐初始治疗给予高剂量伊马替尼。鉴于国内临床实践中多数患者无法耐受伊马替尼 800mg/d 治疗,因此对于 c-Kit 外显子 9 突变的国人 GISTs 患者,初始治疗可以给予伊马替尼 600mg/d。伊马替尼治疗后 3 月内进行影像学检查,以判断肿瘤是否能够手术切除,部分患者还可以更早就进行检查。如果肿瘤无进展,经外科会诊后可考虑手术切除。有几项研究评价了减瘤手术在改善进展期 GISTs 生存方面的作用,但是,没有明确的数据证实手术能改善 TKI 治疗患者(转移灶可切除)的预后,目前正在开展这方面的前瞻性研究。

如果不能手术,伊马替尼治疗应该持续至肿瘤进展。如果病情稳定,可维持原剂量,不用增加剂量。突然中断治疗会出现耀斑现象,导致疾病的快速进展,这也说明,虽然经伊马替尼治疗后肿瘤进展,其中仍有部分肿瘤细胞对伊马替尼敏感。法国肉瘤学组的一项Ⅲ期试验也表明,对于伊马替尼用药后病情稳定或有效的进展期 GISTs,如果突然停药,会出现显著的肿瘤进展加速。

如果手术后复发,应该按照不可切除或转移性肿瘤来处理,因为复发代表肿瘤发生了局部区域转移或浸润,与远处转移者的预后相同。

(2)伊马替尼标准剂量失败后的治疗选择

1)局限性进展:疾病进展的定义是出现了新发病灶或者是肿瘤体积增大。可以用 CT 或

MRI来评定,如果仍然不能明确可以进行PET检查。在增加药物剂量前,应充分考虑肿瘤的临床和影像学变化,包括病灶的CT密度。在增加药物剂量和更换药物前还应该评估患者对伊马替尼的依从性。对于伊马替尼治疗期间,部分病灶出现进展,而其他病灶仍然稳定甚至部分缓解的局限性进展GISTs,在手术可以完整切除局灶进展病灶的情况下,建议实施手术治疗,术后可继续原剂量伊马替尼或增加剂量治疗。未能获得完整切除时,后续治疗应遵从GISTs广泛性进展的处理原则。对于部分无法实施手术的GISTs肝转移患者,动脉栓塞与射频消融治疗也可以考虑作为辅助治疗方式,少见的骨转移患者还可以考虑姑息性放疗;而不宜接受局部治疗的局灶性进展患者或者虽然已经广泛转移但一般状况良好者(0~2分),可以选择继续原剂量伊马替尼治疗、增加药物剂量或改用舒尼替尼治疗。如果大部分的病灶控制稳定,不建议改用舒尼替尼治疗。

2)广泛性进展:对于应用标准剂量的伊马替尼治疗后出现广泛进展者不建议采取手术,建议增加伊马替尼剂量或换用舒尼替尼治疗。EORTC62005和S0033研究均显示,对于广泛进展的GISTs患者,增加伊马替尼剂量到800mg,有1/3的患者可以再次临床获益。我国GISTs患者对600mg/d伊马替尼的耐受性较好,与国外报道800mg/d剂量的疗效相似,因此推荐国人GISTs患者优先增量为600mg/d。A6181004研究显示,对于伊马替尼治疗进展或不能耐受的患者,应用舒尼替尼二线治疗仍然有效,能够改善疾病进展时间和总生存期。舒尼替尼的用药剂量和方式尚缺乏随机对照研究的证据,37.5mg/d连续服用与50mg/d(4/2)方案均可选择。

(3)伊马替尼与舒尼替尼治疗失败后的维持治疗:伊马替尼和舒尼替尼治疗后仍病情进展的患者,可选择的治疗方式很有限。二代TKIs(如索拉菲尼、达沙替尼、尼洛替尼等)对伊马替尼及舒尼替尼耐药的GISTs仍有一定的效果。在一项多中心的Ⅱ期临床试验中,研究对象为经伊马替尼和舒尼替尼治疗后仍病情进展的GISTs患者(KIT阳性,不可切除),接受索拉菲尼治疗者中有58%病情稳定。中位PFS为5.3个月,1年生存率为62%。另一项Ⅰ期试验的结果显示,对于一代TKIs耐药的患者,采用尼洛替尼单药或联合伊马替尼仍有明显的效果。在一项增加药物剂量的Ⅰ期试验中,19例患者有3例病情稳定,其中1例维持了3个月以上。肉瘤研究合作联盟(SARC)正在开展一项有关达沙替尼治疗的多组Ⅱ期试验,观察其对伊马替尼和舒尼替尼治疗耐药的GISTs的效果。另外,还有一项Ⅲ期试验正在研究尼洛替尼作为GISTs三线治疗的有效性和安全性。因此.对于伊马替尼和舒尼替尼耐药的患者,可以选择索拉菲尼、达沙替尼或尼洛替尼治疗(SARC-E)。对于治疗后疾病进展者建议参与临床试验。Fumagalli等报道,当标准治疗和研究性治疗失败后,对支持性治疗的患者可以再次应用伊马替尼。而且,发生耐药后,为了缓解症状,还应该继续应用以前有效而且耐受性良好的TKI药物,终身TKI治疗应该成为最佳支持治疗的一部分。

4.药物疗效的评估

(1)原发性耐药与继发性耐药的定义:原发性耐药的定义为接受伊马替尼一线治疗3~6个月之内发生肿瘤进展。如采用Choi标准评估,推荐观察时间为3个月。继发性耐药的定义为初始接受伊马替尼或舒尼替尼治疗获得肿瘤缓解或稳定后,随着治疗时间的延长再次出现肿瘤进展。

(2)改良的 Choi 疗效评估标准:GISTs 靶向治疗有效者的组织成分改变较早,常以坏死、出血、囊变及黏液变为主要表现,有时体积缩小可以不明显甚至增大。以往采用的细胞毒药物疗效评价标准 RECIST 标准,仅考虑体积变化因素,存在明显的缺陷。Choi 等结合长径和 CT 的 Hu 值提出新的标准,一些研究表明其评效能力优于 RECIST 标准。对于治疗早期肿瘤体积缩小不明显甚或增大者,应补充测量 CT 的 Hu 值,参照 Choi 标准进行评价。见表 5-17。

表 5-17 GISTs 靶向治疗 Choi 疗效评价标准

疗效	定义
CR	全部病灶消失,无新发病灶
PR	CT 测量肿瘤长径缩小≥10%,和(或)肿瘤密度(Hu)减小≥15%;无新发病灶无不可测病灶的明显进展
SD	不符合 CR、PR 或 PD 标准
	无肿瘤进展引起的症状恶化
PD	肿瘤长径增大≥10%,且密度变化不符合 PR 标准;出现新发病灶;新的瘤内结节或已有瘤内结节体积增大

(三)随访原则

1.术后随访的患者　GISTs 手术后最常见的转移部位是腹膜和肝脏,故推荐进行腹、盆腔增强 CT 或 MRI 扫描作为常规随访项目。

(1)中、高危患者应该每 3 个月进行 1 次 CT 或 MRI 检查,持续 3 年,然后每 6 个月 1 次,直至满 5 年。

(2)低危患者应每 6 个月进行 1 次 CT 或 MRI 检查,持续 5 年。

(3)由于肺部和骨骼转移的发生率相对较低,建议至少每年 1 次胸部 X 线检查,在出现相关症状情况下推荐进行 ECT 骨扫描。

2.转移复发/不可切除或术前治疗患者

(1)治疗前必须行增强 CT 作为基线和疗效评估的依据。

(2)开始治疗后应至少每 3 个月随访,复查增强 CT 或 MRI,如果涉及治疗决策,可以适当增加随访次数。

(3)治疗初期(前 3 个月)的密切监测非常重要,必要时可以行 PET-CT 扫描确认肿瘤对治疗的反应。

(4)必要时应该监测血药浓度变化,指导临床治疗。

三、胃肠间质瘤的化学治疗和靶向治疗

(一)传统辅助治疗

1.化学治疗　既往对手术完整切除病灶的 GIST 患者,术后仅予以定期复查。复发或转

移性肿瘤按肉瘤的治疗方案,给予多柔比星、达卡巴嗪、异环磷酰胺、顺铂、依托泊苷、丝裂霉素、阿霉素、生长因子等单药或多药联合化疗,其反应率均很低,有报道为 5%～10%,故未形成统一的化疗方案。对姑息性切除或腹膜已有复发转移的患者,有学者结合米托蒽醌或顺铂和多柔比星腹腔内灌注化疗具有一定的疗效。

2.其他辅助治疗　考虑对周围组织,特别是对小肠的潜在放疗毒性,极大地限制了放射剂量,辅助性放疗在 GIST 的治疗中收效甚微(报道仅 5%～10%),仅少量报道用于胃和直肠术后切缘阳性病例,放射剂量 5040～5100cGy。而对骨转移或巨大肝转移的疼痛患者,姑息性放射治疗具有一定的症状缓解作用。对于部分无法实施手术的 GIST 肝转移患者,动脉栓塞与射频消融治疗也可以考虑作为辅助治疗方式。

(二)分子靶向药物治疗

目前除了第一代的甲磺酸伊马替尼(IM)和第二代的苹果酸舒尼替尼(SU),NCCN 指南尚未推荐其他药物用于 GIST 的治疗,但 2012 年美国肿瘤年会(ASCO)报道了对于伊马替尼和舒尼替尼耐药的患者,Ⅲ期临床研究证实 regorafenib 有效,但药品还未正式上市。

伊马替尼是一种小分子选择性酪氨酸激酶抑制剂(TKI),其作用靶点包括 KIT、PDGFR(A 和 B)和 BCR-ABL 等,通过特异性结合 Kit 蛋白,选择性抑制酪氨酸激酶活性阻断磷酸基团向酪氨酸残基转移,阻止信号转导,进而抑制间质瘤细胞的增殖分化,促使肿瘤凋亡。一系列临床研究证实 GIST 患者术后接受伊马替尼辅助治疗可显著减少复发,延长生存。舒尼替尼是一多靶点酪氨酸激酶抑制剂,针对细胞内 C-Kit、PDGFRA、VEGFR 等多个靶点,抑制肿瘤血管的生成和肿瘤细胞的生长,其作用机制有别于伊马替尼,对伊马替尼不能耐受及伊马替尼治疗进展者仍有效。随着伊马替尼和舒尼替尼分别成为 GIST 的标准的一、二线治疗药物,GIST 已成为靶向治疗实体肿瘤的一个典范。

1.术前治疗　即新辅助治疗或转化治疗。对于较大或部位特殊、或要联合脏器切除的GIST,考虑手术难以达到 R₀ 切除或行根治性手术可能明显增加手术风险时均应考虑术前治疗。术前治疗的主要意义在于减小肿瘤体积,降低临床分期;缩小手术范围,避免不必要的联合脏器切除,降低手术风险,同时增加根治性切除机会;对于特殊部位的肿瘤,可以保护重要脏器的结构和功能;对于瘤体巨大,术中破裂出血风险较大的患者,还可以减少医源性播散的可能性。

术前治疗对于 C-Kit 基因 exon11 突变的 GIST 推荐伊马替尼初始剂量为 400mg/d,而对于 C-Kit 基因 exon9 突变的 GIST NCCN 指南推荐 800mg/d,中国专家共识考虑国人的耐受能力推荐 600mg/d。术前治疗时间即手术最佳时机目前未获得一致共识,推荐行伊马替尼治疗后疾病稳定(SD)或缓解后才考虑手术治疗,即最大效应出现后再手术,但临床中很难判断最大效应点,大多数外科医生强调能切除时尽早切除,一般认为术前治疗 6 个月或肿瘤稳定不再缩小大于 3 个月左右比较合适,以免耐药后手术效果差,甚至耐药暴发而失去手术机会。药物治疗期间,定期(每 3 个月)增强 CT 监测评估治疗效果,推荐使用 Choi 标准。对于肿瘤进展的患者,应综合评估病情:对可手术者(有可能完整切除病灶,R₀ 切除),应及时停用药物并手术干预;不能手术者,则按照复发转移采用二线治疗。

准备手术前,术前停药推荐 1 周左右,并给予适当的利尿药,减少患者组织水肿等副作用利于实施手术后的恢复,待患者的基本情况达到要求后可考虑进行手术。否则部分患者骨髓抑制、胃肠壁的水肿可能会增加术后感染和漏等并发症的发生率。术后治疗参照辅助治疗标准,待胃肠功能恢复后尽快药物治疗;但我们在临床中发现服药超过6个月的患者术后可能出现间质性肺炎,这提示可能与术前停药时间不足,或术中、术后循环灌注量过大等相关,所以术后积极观察和支持治疗也很重要。

由于进行了术前治疗,患者大部分肿瘤退缩,术后恶性危险度评估已不能再依据切除的肿瘤大小、核分裂象和基因突变结果进行评价,对于这些病例,应强调术前穿刺取得足够的肿瘤组织行免疫组化和基因检测,能获得准确的术前诊断,结合治疗前肿瘤大小进行准确的术前临床分期和危险度的评估,建议按术前评估的中高危GIST患者在胃肠道功能恢复且能耐受药物治疗时,尽快进行辅助治疗,一般推荐术后3～4周开始。有争论的是,有病理专家认为细针穿刺也可取得足够的组织协助诊断,但笔者认为计算核分裂数的视野不够,或局部组织少不能准确计数,势必影响分期和危险度的判断,进而影响后续治疗,特别是直肠GIST患者,建议粗针(空芯针)穿刺活检为恰。术后辅助的维持时间建议参考术后辅助治疗时间,但也有学者提出要包括术前治疗时间的总和,这仍有争议。目前针对GIST术前治疗的研究,多为小规模的回顾性研究或病例报道,循证医学证据不足,尚需多中心的随机对照研究提供更有说服力的数据来指导规范化治疗。

2.术后辅助治疗　虽然原发GIST中大约85％的患者可接受根治性手术切除,但手术后2年内的复发率高于50％,有报道认为40％～90％的患者都会复发转移,仅10％的患者无瘤生存,5年生存率仅50％左右,高危患者术后复发中位时间约为两年。确定伊马替尼作为GIST辅助治疗药物的重要依据是ACOSOG-29001研究,该研究为多中心、随机、双盲、安慰剂对照的Ⅲ期临床试验,旨在探讨原发GIST手术切除后伊马替尼辅助治疗的疗效及安全性。研究共纳入713名R_0切除后的原发性GIST患者,分别给予伊马替尼400mg/d或安慰剂治疗1年。在2007年ASCO年会首次报道了该随机临床研究结果,认为:在具有复发危险因素的GIST完整切除后,应用伊马替尼400mg/d辅助治疗1年可明显改善患者术后无复发生存率,治疗1年后伊马替尼组和安慰剂组患者的无复发生存率分别为98％和83％,伊马替尼术后辅助治疗显著改善了患者的无复发生存(P＜0.0001)。由此确定了伊马替尼在辅助治疗GIST领域的地位,中国学者研究也证实具有中、高度复发风险的GIST患者同样可以从伊马替尼辅助治疗中获益。

然而随后的随访观察发现,无复发生存率随着停药时间的延长出现明显下降的趋势。学者意识到辅助治疗不能预防GIST复发,可能仅是推迟了GIST复发的时间,并未真正改善GIST的长期生存。延长辅助治疗时间成了新的研究热点。2010年国内学者也首次报道了伊马替尼辅助治疗3年的研究结果,56例中高危复发风险的患者根治术后接受伊马替尼辅助治疗3年,随访54个月,仅有8例复发;4年总生存和无复发生存率分别为95％和75％,而对照组仅为69％和24％。国外SSGXVⅢ/AIO试验对1年或3年伊马替尼辅助治疗术后高复发风险的KIT阳性GIST患者的疗效进行了评估。研究中患者按1∶1的比例随机分组,分别接受术后伊马替尼400mg/d辅助治疗1年或3年。结果显示3年组患者的RFS显著长于1年组(HR 0.46,95％ CI 0.32～0.65;P＜0.001),3年组患者估算的5年RFS为65.6％,而1年组患者 47.9％；3 年和 1 年伊马替尼辅助治疗组的估算 5 年 OS 分别为 92.0％和 81.7％.3 年组患者的 OS 显著长于 1 年组（$HR_{0.45}$，95％ CI 0.22～0.89；P＝0.02）。也就是对于高危 GIST 患者，术后伊马替尼治疗 3 年较 1 年的患者不但有更高的 5 年无复发生存率，且术后 5 年总体生存率也具有显著性差异。由此 SSGXVⅢ/AIO 研究则更进一步证实了延长辅助治疗的意义，使伊马替尼 400mg 治疗 3 年成为高危 GIST 患者辅助治疗的新标准，中国胃肠道间质瘤诊断治疗专家共识也据此推荐将高危患者的辅助治疗时限延长至 3 年。尽管如此，对于辅助治疗的合适时限仍存在疑问，进行中的 PERSIST 研究将揭示辅助治疗 5 年的效果，值得我们进一步关注。

虽然伊马替尼的应用显著减少了 GIST 患者的术后复发，延长了患者生存。但在其辅助治疗过程中尚存在许多有待解决的问题。比如，如何选择辅助治疗的患者？伊马替尼最佳治疗持续时间和剂量？KIT 和 PDGFRA 突变对辅助治疗的影响？辅助治疗中和治疗后如何进行患者的随访等。

（1）辅助治疗适用患者的选择：哪些已切除的 GIST 患者应接受伊马替尼辅助治疗？临床医生在做这类决定时通常应考虑以下两种因素：个体患者是否存在相对高的复发风险，以及伴有某些特定肿瘤特征的患者是否可从术后药物治疗中获益。

1）复发风险评估：目前，复发风险的评估主要采用美国国家卫生研究所（NIH）共识标准、修订后的共识标准和武装部队病理研究所（AFIP）标准。这些标准将肿瘤大小、有丝分裂计数等预后因素分组以宽泛性地评估复发风险（如极低、低、中、高）。但这些风险分层方案未进行充分比较，方案中有丝分裂和肿瘤大小的分割点是否达到最佳，仍有待进一步证实。

Joensuu 教授最近发表于 Larzcet Oncology 上的文章提出了一种新的患者选择方法。他首先对 2010 年 1 月以前发表的可手术且未接受系统治疗的 GIST 文献进行了回顾，目的是寻找评估影响 RFS 的关键预后因子，并且与目前常用的风险分级方法进行比较，以期寻找新的分级方法。大约有 2500 名患者被纳入这项研究中。这一大样本的研究发现，在术后未接受全身系统性治疗的患者中，其 10～年、15～年、20～年的无复发生存（RFS）分别为 62.9％、59.9％、57.3％，10～年、15～年、20～年的总生存（OS）分别是 56.4％、45.6％、36.8％。

在 10 年 RFS 的受试者工作特征曲线中（简称 ROC 曲线），NIH 共识标准、修订后的共识标准和 AFIP 标准的曲线下面积（AUC）分别为 0.79（95％ CI 0.76～0.81）、0.78（95％ CI 0.75～0.80）和 0.82（95％ CI 0.80～0.85），但部分分级曲线仍有交叉重叠，说明该类风险分级标准仍有一定局限性。由于肿瘤大小和有丝分裂计数与 GIST 复发风险呈非线性关系，因此 Joensuu 教授采用肿瘤大小和有丝分裂计数的非线性模拟，并考虑了肿瘤部位和破裂，开发出新的预后等高线图。ROC 分析中，在 AUC＞0.5 的情况下，AUC 越接近于 1，说明诊断效果越好。因此，新的预后等高线图比 NIH 和 AFIP 标准可能更准确反映疾病本质、更准确预测复发风险（AUC 0.88，95％ CI 0.86～0.90）。是否未来我们会参考此种分级模型，或者探索新的分级模型均是未来的发展方向。因此，辅助治疗患者的选择中，目前的病理风险分级并非一成不变，也许未来会对需要接受辅助治疗的患者有着更加清晰的界定。

Ki-67 指数与核分裂象都能反应细胞的增殖度。二者有一定的对应性，但 Ki-67 指数更客观、准确，可能预后价值更高，许多学者已将 ki-67 指数作为 GIST 一重要预后观察指标。我们在对 147 例 GIST 患者免疫预后因素的分析中发现核分裂象计数对预后的影响作用被 Ki-67 指数代替,但 Ki-67 能否取代目前通行的 Fletcher 和 Miettinen 恶性危险度分级中核分裂象计数的地位,有待分组的临界值统一后在大样本的多中心临床研究进一步探讨。

2)基因突变类型的指导意义:不同基因突变类型患者应用辅助治疗的获益存在差异。ACOSOG-Z9001 研究 2010 年的数据更新及 SSGXVⅢ/AIO 试验均显示了不同基因突变类型对治疗获益的影响。

ACOSOG-Z9001 研究中,中位随访 20 个月,伊马替尼组和安慰剂组患者的 2 年 RFS 分别为 74% 和 91%;在 c-Kit 基因外显子 11(exon11)突变的患者中,伊马替尼显著延长其 2 年 RFS(91% vs. 65%,P<0.0001)。然而,对于 c-Kit 基因 exon9 突变的患者,两组的人数不平衡,导致在 18 个月左右时,两条生存曲线相交,P 值也不存在统计学差异。但伊马替尼组患者在服药期间(12 个月内)没有出现复发,而试验结束后,患者出现复发高峰,提示 exon9 突变患者可能需要更长的辅助治疗时间。归纳起来 ASOCOG Z9001 试验亚组分析显示:c-Kit 基因 exon11 突变与 PDGFRA 非 D842V 患者可以从辅助治疗中获益;c-Kit 基因 exon,9 突变患者尚缺乏充足证据提示可以从辅助治疗中获益。但 PDGFRA 基因 D842V 突变与野生型患者行辅助治疗未能获益。

SSGXVⅢ/AIO 试验中,c-Kit 基因 exon11 突变患者同样获益明显(P<0.001),此外,exon9 突变以及野生型患者也显示出获益趋势。exon9 突变的可切除 GIST 伊马替尼辅助治疗获益尚需更大样本研究验证,高剂量伊马替尼用于辅助治疗或许有效,但需要临床证据。野生型可切除 GIST 也尚缺乏大样本辅助治疗数据,此外,探讨野生型 GIST 的发病机制是解决问题的关键。

虽然 PDGFRA D842V 突变对伊马替尼和舒尼替尼原发耐药,其辅助治疗不获益被广泛认可,但这类患者通常具有良好结局。

因此,对准备接受靶向治疗的 GIST 患者,无论是术前或术后辅助治疗,临床检测肿瘤的基因突变状态至关重要。

总的来说,推荐中、高危复发风险 GIST 患者作为辅助治疗的适合人群,治疗时限目前尚未达成一致。目前推荐对于中危患者,应至少给予伊马替尼辅助治疗 1 年;高危患者辅助治疗时间至少为 3 年。笔者从临床观察到的结果来看,推荐对于高危的患者应该长期服用靶向药物,有待多中心的研究证据。对于 c-Kit 基因 exon11 突变或野生型的 GIST 推荐伊马替尼初始剂量为 400mg/d,而对于 c-Kit 基因 exon9 突变的 GIST NCCN 指南推荐 800mg/d,中国专家共识考虑国人的耐受能力推荐 600mg/d。

(2)辅助治疗过程复发/转移的治疗:SSGXVⅢ试验中,对辅助治疗结束后出现复发的患者再次使用伊马替尼治疗,结果显示临床获益率(CBR)在辅助治疗 1 年组和 3 年组之间并无差异,提示 3 年伊马替尼辅助治疗不会增加二次耐药发生。横向比较,B2222 中,未经伊马替尼辅助治疗的复发/转移患者的 CBR 为 87%,与 SSGXVⅢ试验结果类似。由此推断,即使在经过几年的辅助治疗后,如果患者出现复发/转移,也是因为疾病的恶性程度所导致,而并非二次耐药导致的疾病进展。因此,再次使用伊马替尼疾病仍旧能够控制,且与未经过辅助治疗的患者相比临床获益率相当。

辅助治疗对于复发后再次使用伊马替尼治疗的预后可能还有积极的影响。SSGXVⅢ试验中,接受辅助治疗复发后再用伊马替尼治疗,仍有 16 例(31%)患者达到 CR,而在 B2222 研究中,仅在 600mg 组出现了 2 例(1.4%)CR 推论辅助治疗可能不仅不会诱导二次耐药,反而提高复发后再次使用伊马替尼治疗的反应。因此,对于结束辅助治疗后复发的患者(此类患者已属晚期 GIST),可考虑再次使用 400mg 伊马替尼。

(3)辅助治疗的随访及时限:关于 GIST 患者术后 RFS 的全球汇总数据显示:随访 5～年、10～年、15～年和 20～年所检测到复发的比例分别为 68%、88%、94% 和 100%。可见,GIST 的复发风险在术后 20 年持续存在,我们观察到 1 例直肠 GIST 行 Miles 手术 30 年后骶尾部复发的患者。那么术后我们应该随访多长时间呢? 另外,从改良的 NIH 分级(目前使用较多)看来,极低危、低危和中危患者的 RFS 并没有拉开太多,那么是否低风险患者的随访应该长于高风险患者? 这些都是有待回答的问题。

研究显示晚期 GIST 肿瘤体积较小,预后较好。因此,应在辅助治疗过程进行监测以早期发现 GIST 复发,再次予以伊马替尼治疗以再次获取临床效益。SSGXVⅢ试验的 RFS 曲线显示辅助治疗结束后(1 年和 3 年)曲线坡度陡然下降。提示这个时间段是出现复发的高峰时间,在这个阶段重点监测患者,可以早期发现复发,同时可避免过多的、不必要的 CT 检查给病人带来的放射损伤。

现阶段对 3 年辅助治疗的 GIST 患者的监测推荐:①伊马替尼辅助治疗前 3 年,CT 复查每 6 个月一次;随访第 4 年和第 5 年,为复发高峰期,每 3～4 个月一次;随访第 6～10 年,每 6～12 个月一次;②尽量使用 MRI、US 或 PET-CT 复查;③伊马替尼辅助治疗中每 1～3 个月进行随访和血液学检查,随后在影像学检查时进行随访和血液学检查。

总之,约 70% 的 GIST 在手术后 5 年复发,88% 在 10 年内复发。对任何风险级别的 GIST,10 年可能是合理的随访时间。伊马替尼辅助治疗可能延迟复发/转移,但最终不能减少复发/转移。SSGXVⅢ/AIO 试验显示辅助治疗 3 年相较于 1 年能进一步延缓复发,但 3 年辅助治疗停止后,复发率再次升高,似乎说明 3 年仍不是辅助治疗的最终时间。正在进行的辅助治疗 5 年的 PERSIST 研究可能会进一步回答治疗持续时间的问题。对于已停止用药的高危风险 GIST 患者,在 2011 年的 GIST GOALS 会议上,有 76.1% 的与会专家赞成重新延长用伊马替尼继续治疗。在我们 10 年的治疗经验结果来看,高危风险 GIST 应该长期服用伊马替尼,相关数据正在总结中。

虽然国内外都未明确哪一类 GIST 患者真正需要或适合术后辅助治疗,就目前的疗效来看,伊马替尼辅助治疗显著降低了 GIST 患者的术后复发风险,对大多数高危风险 GIST 患者来说,伊马替尼辅助治疗 3 年是标准治疗方案。推荐早期发现和治疗复发性 GIST 以延长患者生存。当然,最佳的辅助治疗持续时间和随访方案尚未明确,仍处于边治疗边总结中,也期待能提出一指导个体化治疗的评估标准。

3.转移、复发与不可切除 GIST　GIST 术后原位复发率较低,最常见的转移方式为肝脏转移或腹膜播散,病灶常为多发,极少是单个,这种特有的复发转移方式增高了手术根治的难度。既往大量的数据显示,单纯手术如非完整切除肿瘤,不仅无益于患者生存率的提高,且肿瘤破裂播散的风险会大为增加。故对待进展期 GIST 应采取谨慎的治疗方案,靶向药物始终是治疗的首选和基础。

伊马替尼是转移复发与不可切除 GIST 的一线治疗药物,初始推荐剂量为 400mg/d。B2222 试验结果表明,伊马替尼治疗转移复发 GIST 的客观疗效高,并且能够明显地改善患者的中位总生存期。然而,对于 c-KIT 基因 exon9 突变患者,EORTC62005 研究显示高剂量伊马替尼的初始治疗可以获得较推荐剂量更长的无进展生存期。鉴于国内临床实践中多数患者无法耐受伊马替尼 800mg/d 治疗,因此对于 c-Kit 基因 exon9 突变的国内患者,推荐给予伊马替尼 600mg/d 的初始治疗。

对于无法切除的进展期 GIST 患者,如伊马替尼治疗有效,应持续用药,直至疾病进展或出现不能耐受的毒性,不宜间断服药或停药,否则加快耐药出现。法国肉瘤协作组进行的多中心前瞻随机对照研究显示,接受伊马替尼治疗有效的患者,1 年后中断治疗和继续治疗的患者相比较,以停止治疗时间为起点。两组 PFS 分别为 6 个月和 29 个月;随后进行的更大样本的数据显示,两组 1 年 PFS 分别为 29.7% 和 92.0%。而且中断伊马替尼治疗将导致病情反复,肿瘤快速进展。

在初始和治疗后每 3 个月内行增强 CT 检查,按 Choi 标准评估药物疗效,如果在伊马替尼治疗期间发生肿瘤进展,首先应确认患者是否遵从了医嘱,即在正确的剂量下坚持服药;在除外患者的依从性因素后,应该参照以下原则处理:

(1)局限性进展:表现为部分病灶出现进展,而其他病灶仍然稳定甚至部分缓解。对于此类患者,在靶向治疗的基础上进行手术干预,术后继续服用伊马替尼,可以有较好的无疾病进展期与总生存期获益。Raut 等报道,69 例进展期 GIST 患者经伊马替尼治疗后手术,随访 1 年无进展生存率(PFS)达 80%,总生存率超过 95%,且伊马替尼治疗并不增加手术并发症发生率及术后死亡率。美国放射治疗协作组 RTOG 0132 Ⅱ期研究结果表明,潜在可切除的复发转移 GIST 患者接受伊马替尼治疗后手术,术后患者继续伊马替尼治疗 2 年,随访发现术后 2 年 PFS 和 OS 分别达到 77.3% 和 90.9%,且术后并发症发生率及不良反应发生率较低。对于部分无法实施手术的 GIST 肝转移患者,动脉栓塞与射频消融治疗也可以考虑作为辅助治疗方式,而不宜接受局部治疗的局灶性进展患者,可以参照广泛进展治疗。

概括来说,伊马替尼治疗期间部分病灶出现进展,而其他病灶仍然稳定甚至部分缓解。在手术可以完整切除局灶进展病灶的情况下,建议实施手术治疗,术后可继续原剂量伊马替尼或增加剂量治疗;不宜接受局部治疗的局灶性进展患者,可以增加伊马替尼剂量或者给予二线药物舒尼替尼治疗。

(2)广泛进展:此类患者难以从减瘤手术中获益,术后往往很快出现病情进展,预后不佳。EORTC62005 和 S0033 研究均显示,对于广泛进展的 GIST 患者,增加伊马替尼剂量到 800mg,有 1/3 的患者可以再次临床获益。然而由于伊马替尼增量而产生的不良反应,国人往往无法耐受。国内学者研究显示,中国患者对 600mg/d 伊马替尼的耐受性较好,且与国外报道 800mg/d 剂量的疗效相似。因此推荐国内 GIST 患者优先增量至 600mg/d。A6181004 研究显示,对于伊马替尼治疗进展或不能耐受的患者,应用舒尼替尼二线治疗仍然有效,能够改善疾病进展时间和总生存期。舒尼替尼的用药剂量和方式尚缺乏随机对照研究的证据,37.5mg/d 连续服用与 50mg/d(4/2)方案均可选择,尤其是前者,似乎国人更易耐受。笔者

2008 年统计中山大学肿瘤医院共 14 例 GIST 患者因对伊马替尼耐药或不能耐受,换用舒尼替尼 37.5mg～50mg/d,副作用基本能耐受,其中 2 例缓解,3 例稳定,获益率 35.7%;而截至 2012 年共有 42 例 GIST 换用舒尼替尼,其中 6 例 PR,10 例 SD,获益率达 38.1%,和前基本一致,同报道的相符合。

舒尼替尼的主要不良反应包括贫血、粒细胞减少、血小板减少、手足综合征、高血压、口腔黏膜炎、乏力以及甲状腺功能减退等,多数不良反应通过支持对症治疗或暂时停药可以获得缓解恢复,但是少数严重者需要停用舒尼替尼。

伊马替尼与舒尼替尼是目前仅有的两种被批准治疗转移性 GIST 的靶向药物,若两者均出现耐药,则治疗手段非常有限。可以考虑给予既往治疗有效且耐受性好的药物进行维持治疗,有研究发现对舒尼替尼耐药后再用曾经有效的伊马替尼作为三线治疗能临床获益。也可以使用其他分子靶向药物,如索拉非尼、nilotinib、dasatanib 等,可能有一定的治疗效果。2012 年美国肿瘤年会(ASCO)报道了对于伊马替尼与舒尼替尼耐药的患者,Ⅲ期临床研究证实 regoraferub 有效。另外,新型药物 mTOR 抑制剂、MAPK 抑制剂、HSP 抑制剂(如 HSP90)均显示出了一定的应用前景,但是仍需要更多的基础实验和临床研究支持。

4.晚期 GIST 的靶向药物联合外科手术治疗

(1)联合靶向药物,创造 R_0 切除,改善生存预后。尽管伊马替尼已成为晚期 GIST 患者的一线治疗方案,超过 80% 的患者可以从治疗中获益,但是借助伊马替尼获得完全缓解(CR)的病例极其少见,即使是影像学显示为无活性组织,病理检查仍可以发现肿瘤细胞残存。即使影像学显示 CR,一旦停用伊马替尼,肿瘤会在短期内爆发。不仅如此,随着肿瘤细胞二次突变,多数初始治疗有效的患者会在 2 年左右的时间产生伊马替尼耐药。一旦耐药出现,无论是提高伊马替尼剂量或是转换为舒尼替尼二线治疗,大部分患者疗效欠佳。

外科手术联合伊马替尼减少中、高危 GIST 患者的复发转移,提高生存率已是共识;同时伊马替尼联合外科手术,为 GIST 肝转移患者创造了 R_0 切除机会,进而提供了长期生存可能。Bauer 等报道了 90 例无法手术的晚期 GIST 患者经伊马替尼治疗后,13% 的患者接受了完整切除;其中 17 例肝转移患者,6 例(35%)最终达到了 R_0 切除。Radkani 等诊治了一例伴有同时性巨大肝转移的小肠间质瘤,通过术前伊马替尼有效缩小肿瘤,门脉栓塞增大残肝体积,最终实现 R_0 切除,随访 14 个月未见肿瘤复发。Xia 等研究显示,39 例已行原发灶切除的肝转移患者进行随机分配,入组术前伊马替尼治疗＋手术＋术后伊马替尼辅助化疗的 19 例患者,均得到了 R_0 切除,1 年、3 年生存率分别达到 100% 和 89.5%,较之接受伊马替尼单纯化疗组(1 年、3 年生存率分别为 85% 和 60%)有显著性差异,特别是术前治疗效果欠佳的患者(SD＋PD),手术获益更大。

(2)严格把握减瘤适应证,切除耐药病灶。对于无法通过手术达到 R_0 切除的晚期 GIST 患者,伊马替尼、舒尼替尼等酪氨酸激酶抑制剂(TKI)是主要治疗手段,然而继发性耐药制约了患者的进一步生存获益。曾有报道,一例 GIST 肝转移患者在长期接受伊马替尼治疗后,原发病灶消失而转移病灶进展,由此提示即使是同一患者体内,不同病灶之间的耐药情况也不同。Yeh 等回顾我国台湾 171 例晚期 GIST 患者的诊治经验,认为 TKI 治疗以后残存的肿瘤细胞越多,产生耐药的可能性越大。因此,适时地手术切除耐药病灶似乎成了可行的补救措施。

Kikuchi等诊治了一例伊马替尼继发耐药的多发转移GIST患者,在舒尼替尼治疗1年后,部分病灶出现了进展,因为缺乏有效的三线药物遂采取了左肝扩大切除＋腹膜减瘤术,尽可能地切除了肉眼可见肿瘤,术后继续舒尼替尼治疗,随访13个月未见肿瘤复发。Raut等将TKI治疗后的患者根据疗效分成稳定、局部进展、广泛进展三类,回顾分析发现,病情稳定和局部进展的患者可以从减瘤手术中获益,术后1年无进展生存率分别为80%和33%,1年总生存率达95%和86%。但是广泛进展的患者手术疗效欠佳,术后中位生存期仅2.9个月。DeMatteo的研究也得到了近似的结果,20例TKI治疗有效的患者术后2年无进展生存率和总生存率分别为61%和100%;13例局灶耐药的患者术后出现疾病进展的中位时间为12个月,2年总生存率为36%;而7例多发耐药患者术后疾病进展中位时间仅3个月,1年总生存率36%。由此可见,严格把握适应证,仍有相当一部分复发转移性GIST患者可以从减瘤手术中获益。

(3)姑息切除高危病灶,减少治疗并发症。GIST肝转移患者多需要长期的TKI维持,治疗过程中的并发症影响了患者的长期获益。对于那些存在梗阻、慢性出血,容易发生穿孔或破裂的病灶,在患者基础情况尚允许时行姑息切除,其手术风险和围术期死亡率都远远低于急诊手术。Pantaleo等介绍了一例胃间质瘤伴有肝脏、腹膜多发转移的患者,尽管在二线舒尼替尼维持治疗下病情无进展,但长期慢性出血导致了中度贫血。患者随后接受了择期原发灶＋部分肝转移灶、腹膜结节姑息切除,术后患者恢复平稳,继续接受舒尼替尼(索坦)治疗,随访10个月仍生存。因此,适时借助外科手术,减少患者急性并发症,可以使GIST肝转移患者更好的接受TKI长期维持,进而得到生存获益。

由此可见,无论对可切除的GIST,还是进展期和晚期GIST患者(特别是肝转移)来说,外科手术仍是唯一可能提供长期生存的重要治疗手段,因此外科手术与靶向药物的结合开创了GIST治疗的新时代。同时姑息治疗期间适时的外科介入对于提高TKI疗效,减少并发症也有着积极意义。最佳的治疗方案有赖于多学科(MDT)专家根据患者的具体病情共同制定,获得最佳疗效。

5.药物实施剂量与不良反应　对难以达到R_0切除或手术风险高的GIST术前治疗、术后辅助治疗以及复发转移、不可手术的GIST治疗推荐伊马替尼初始计量为400mg/d,对已证实为c-Kit基因exon9突变患者初始计量即应达到800mg/d(或400mg bid)。随着伊马替尼剂量增加,有关不良反应也相应增加,我国患者对600mg/d的耐受较好,且研究报道与国外400mg bid疗效相当,故中国专家共识推荐国人初始可用600mg/d。对标准一线治疗失败,肿瘤局部或广泛进展考虑增加伊马替尼剂量到400mg bid,国人亦推荐优先增量到600mg/d。

伊马替尼的多数不良反应为轻至中度,水肿最常见,多出现在眼眶周围,少数严重者可出现胸腔、心包、腹腔积液及肺水肿,停药并使用利尿药一般即可缓解。胃肠道反应如恶心、呕吐、腹泻等,其他如白细胞减少、贫血、皮疹、肌肉痉挛等均不严重,呈一过性和自限性,对症支持治疗即可改善,大部分患者在服药1月后这些不良反应均可耐受。极少数患者可能发生威胁生命的副作用,经最佳支持治疗后仍不能改善则需考虑停药或换用舒尼替尼。

对伊马替尼治疗进展或不能耐受的患者应用舒尼替尼仍然有效,能在一定程度上能改善肿瘤进展时间和总生存期,报道约 1/3 患者有效。其治疗方案尚未达成一致,可采用 37.5mg/d 连续服用方案或 50mg/d 连续服用 4 周后停药 2 周(4/2)方案。舒尼替尼主要由细胞色素 P450CYP3 A4 代谢,建议合并用药时尽量选用对此类酶作用最小的药物,如必须与 CYP3 A4 强抑制剂或强诱导剂合并使用时须调整药物剂量。合并用强抑制剂(如酮康唑), 37.5mg/d 方案可考虑减量到最低 25mg/d;50mg/d(4/2)方案可考虑减量到最低 37.5mg/d (4/2)。合并用强诱导剂(如利福平),37.5mg/d 方案可考虑增量到最高 62.5mg/d;50mg/d (4/2)方案可考虑增量到最高 87.5mg/d(4/2)。

舒尼替尼的常见不良反应如疲乏、恶性、呕吐与药物剂量相关,其他常见不良反应有:贫血、中性粒减低、腹痛、腹泻、黏膜炎、皮肤颜色改变等,通常可以通过暂停服药或药物减量控制。服用舒尼替尼可导致严重的手足综合征,早期发现及处理至关重要,常规使用润肤洗剂可有效预防其发生,若症状明显则应考虑减量或中断治疗。研究发现舒尼替尼不良反应还包括高血压、左室射血分数减低及甲减,故对有心脏病史或有心衰高危因子患者需密切监测血压及左室射血分数,出现甲减可行甲状腺素替代治疗。

6.药物浓度监测　B2222 研究亚组分析证实,如果 GIST 患者的血浆伊马替尼浓度低于 1100ng/ml,临床疗效明显降低,疾病很快进展。因此 GIST 中国专家共识建议,在条件允许的情况下,对下列患者进行伊马替尼血药浓度检测:①伊马替尼 400mg/d 一线治疗进展的患者; ②药物不良反应较重的患者;③未遵从医嘱定期、定量服药的患者。

7.药物疗效评估　靶向药物治疗存在耐药、有效的情况,耐药又分为原发性耐药与继发性耐药。其判断标准也由实体瘤常用的 RECIST 标准改为 Choi 标准。

(1)原发性耐药与继发性耐药:原发性耐药的定义为接受伊马替尼一线治疗 3~6 个月之内发生肿瘤进展,如采用 Choi 标准评估,推荐观察时间为 3 个月。原发性耐药较少,估计为 10%~15%,伊马替尼的原发性耐药可能与 GIST 的发生机制有关。B2222 试验也显示野生型 GIST、c-Kit 基因 exon9 和 PDGFRA 基因 exon18(D842V)发生突变者容易出现原发耐药。继发性基因突变导致原发性耐药相对少见,约 10% 原发性耐药 GIST 患者是由于在原有 c-Kit 基因或 PDGFRA 基因突变基础上出现新的基因或位点突变所致。部分学者认为可能存在无需激酶参与的 KIT 活化通路。

继发性耐药的定义为初始接受伊马替尼或舒尼替尼治疗获得肿瘤缓解或稳定后,随着治疗时间的延长再次出现肿瘤进展。约 50% 初始对伊马替尼敏感的 GIST 患者用药 2 年后会出现继发性耐药现象。其发生的主要原因为获得性的继发 c-Kit 基因或 PDGFRA 基因突变。继发性突变位置多位于从 c-Kit 编码的 ATP 结合位点或 KIT 激酶活化环附近,这些继发性的突变改变了 KIT 构造,使伊马替尼结合位点隐藏,从而发生耐药。继发性突变主要发生 exon11 突变的 GIST,而 exon9 突变的 GIST 相对少见。研究显示,73% 对伊马替尼耐药的 GIST 出现新的突变,新的突变主要是酪氨酸激酶区域发生错义突变,主要突变位点位于 c-Kit 基因 exon13、exon14、exon17 或 exon18。

Bauer 等认为 KIT 异常活化是对伊马替尼继发性耐药的另一个重要原因。Burger 等发现长期口服伊马替尼可通过上调细胞表达 ABC 转运蛋白 ABCG2 和 ABCB1,使细胞药泵表达上调,从而促使细胞内伊马替尼排出,可使细胞内伊马替尼浓度降低 50% 以上。Tarn 等发现 GIST 存在胰岛素样生长因子 1 受体(IGF-1R)的扩增,针对 IGF-1R 的治疗有可能为 GIST,特别是对伊马替尼不敏感的 GIST 治疗提供新的靶点。其他的机制如血浆糖蛋白酸以及多药耐药基因表达增加均可能与伊马替尼耐药有关。

(2)疗效评估标准:对靶向药物疗效的评价一般首选 CT 腹、盆腔平扫及增强扫描,PET-CT 能够短期内就检测出肿瘤对药物的反应,且常与临床症状的缓解相一致,有条件行 PET-CT 检查以评估疗效更佳,但由于价格昂贵限制了其临床运用。靶向治疗有效者早期体积改变不明显,常表现为组织性质变化,如出血、坏死、囊性变等,以前常用的 RECIST 标准,主要通过测量肿瘤体积的改变进行评估,但并不能很好地反映 TKI 的疗效,而 Choi 标准(表 5-18)则综合了肿瘤直径和肿瘤密度(HU,CT 值)判断 TKI 疗效,能更好地与 PET/PET-CT 的结果对应、预测疾病的进展和生存。目前 Choi 标准已基本取代了 RE-CIST 标准。目前临床中多在靶向治疗前和治疗后 1 个月左右即进行 CT 评估,并建立患者个体化的影像资料以利于后续对比,此后每 3 个月为一检查周期,当症状或体征加重时应及时复查。如果连续 2 次 CT 结果未显示有进一步改善,提示伊马替尼治疗已达到最大疗效,此时为较合适的手术切除时机。

表 5-18　Choi 标准

疗效	定义
完全缓解 CR	全部病灶消失,无新发病灶
部分缓解 PR	CT 测量肿瘤长径缩小≥10%,和(或)肿瘤密度(Hu)减小≥15%;无新发病灶;无不可测病灶的明显进展
疾病稳定 SD	不符合 CR、PR 或 PD 标准;无肿瘤进展引起的症状恶化
疾病进展 PD	肿瘤长径增大≥10%,且密度变化不符合 PR 标准;出现新发病灶;新的瘤内结节或已有瘤内结节体积增大

(三)随访

所有 GIST 患者均需建立完整的病历档案,进行系统随访。目前尚未有公开发表的数据指导形成的统一随访原则,结合我国专家委员会共识建议:初诊考虑为 GIST 患者治疗前即行 CT 增强扫描作为基线及疗效评估依据。术前治疗及复发转移、不可切除患者临床中多在靶向治疗前和治疗后 1 个月左右即进行 CT 评估,建立患者个体化的影像资料以利于后续对比,此后每 3 个月为一检查周期,治疗初期密切监测,有条件可行 PET/CT 检查确认肿瘤对治疗的反应;术后随访的患者中、高危每 3 个月行 CT 或 MR 检查,持续 3 年,后每 6 个月行 CT 或 MR 检查,持续 5 年,低危患者每 6 个月行 CT 或 MR 检查,至少持续 5 年。GIST 较少发生肺部与骨转移,建议每年 1 次胸部 X 线检查,出现骨痛等相关症状应行 ECT 检查。

(四)预后

影响 GIST 预后的因素很多,其中肿瘤大小和核分裂象计数是 GIST 预后最有效的预测指标,另外还决定于能否手术切除及有无转移。无转移的原发 GIST 在完整的手术切除后 5 年生存率为 50%～65%,术后 90% 的患者最终会复发、转移。15%～50% 的患者就医时已有转移,最常见的转移部位是肝脏。已有转移或不能手术的患者,中位生存期仅有 10～20 个月,

5 年生存率＜35％。随着靶向药物治疗的普及及新一代靶向药物的问世,将提高 GIST 的预后。

(五)展望

目前关于 GIST 的研究取得了很大的进步,作为一独立的临床实体肿瘤,其概念、发病机制已有了初步了解,对治疗也有较快的认识,并得到了较好的疗效。但依然存在许多问题,其组织学来源和基因突变有待进一步研究,小儿的 GIST 报道不多,也有待进一步研究。在 GIST 以首选外科手术的综合治疗中,特异性靶向性药物的应用有广阔的前景,但其治疗规范尚需进一步总结,最佳的治疗方案有赖于多学科(MDT)专家根据患者的具体病情共同制定,获得最佳疗效。其潜在作用、最佳剂量、最佳时限和耐药性的问题将是今后研究的重点。

(张明艳)

第六章　肠道肿瘤

第一节　小肠腺癌

【临床概述】

　　小肠位于胃和结肠之间,长约 6 米,占整个消化道长度的 75％及表面积的 90％,但小肠肿瘤仅占胃肠道肿瘤的 3％～6％,小肠恶性肿瘤占胃肠道恶性肿瘤的 2％,相对结直肠癌、胃癌明显少见。小肠恶性肿瘤的总体发生率近年有上升趋势,最常见的病理类型有腺癌、类癌、间质肿瘤和淋巴瘤。美国国家癌症资料库数据显示,1985—2005 年,小肠恶性肿瘤中腺癌的比例由 42％降至 33％,类癌的比例由 28％升至 44％,类癌已取代腺癌成为小肠最常见的恶性肿瘤,间质肿瘤及淋巴瘤分别稳定在 17％和 8％。小肠间质肿瘤、类癌和淋巴瘤的诊治参考本书其他相应章节,本文将重点介绍小肠腺癌的诊治。小肠腺癌最好发于十二指肠,空肠和回肠也有发生,美国统计的数据显示腺癌占十二指肠、空肠和回肠恶性肿瘤的比例分别为 64％、46％和 19％。

【危险因素】

　　小肠腺癌确切的病因目前尚不清楚。可能与遗传因素及某些后天性疾患有一定关系。

　　1.遗传因素　小肠腺癌患者发生结直肠癌、壶腹癌、子宫内膜癌、卵巢癌等第二肿瘤的比例增高,而结肠癌患者发生小肠腺癌的比例也增高。这些现象提示,小肠腺癌和结直肠癌发生中可能存在相同或相似的基因或环境的因素。多数小肠腺癌由腺瘤发展而来,和结直肠情况相似,直径大、有绒毛特征的小肠腺瘤是高危的腺瘤。在一些家族性癌症综合征中小肠腺癌的发生比例明显高。家族性腺瘤性息肉病(FAP)系由 5 号染色体 APC 基因的突变所致。FAP患者除了结肠腺瘤、腺癌发生概率大,十二指肠尤其是壶腹周围多发腺瘤是其特点,这些腺瘤可以发展为腺癌。遗传性非息肉病性结直肠癌(HNPCC)由一组错配修复基因(MMR)种系突变引起,5％～10％的小肠腺癌是 HNPCC。与 FAP 患者的小肠腺癌发生在十二指肠不同,HNPCC 在整个小肠发生腺癌概率均增加。P-J 综合征在整个肠道发生多发息肉,结直肠癌和小肠腺癌的发生率均增加。这三种遗传性癌症综合征都是常染色体显性遗传性疾病。

　　2.慢性炎症　克罗恩病累及小肠时,小肠腺癌的发生危险随着累及范围的增加和病程的延长而增加,回肠是其最常见部位。

　　3.饮食、吸烟和肥胖　饮酒、红肉、烟熏食物的摄入增加小肠癌发生危险。吸烟和肥胖可能增加小肠癌发生风险。

【临床表现】

小肠腺癌通常发病年龄 50～70 岁,男性较女性稍常见。小肠腺癌的症状一般不典型、没有特异性,常见临床表现如下:

1.腹痛　为最常见症状,可因肿瘤的牵拉、肠管蠕动功能紊乱等所引起,也可因肠梗阻所致。当肿瘤巨大、突入肠腔,可引起肠堵塞;肿瘤侵犯肠壁可引起肠管狭窄、梗阻;当并发肠梗阻时,疼痛尤为剧烈。

2.恶心呕吐　恶心较常见,当发生肠梗阻时呕吐常见。

3.消化道出血　多数为隐性出血,表现为大便隐血试验阳性或黑粪,有的因长期反复小量出血未被察觉而表现为慢性缺铁性贫血。也可出现间断小量出血,甚至大量便血。

4.腹块　由于小肠解剖特点,可扪及的肿块多半活动度较大,位置多不固定。

5.全身症状　除肿瘤反复出血导致贫血外,小肠癌尚可引起消瘦,乏力等全身症状。

在一项 491 例小肠腺癌的研究中,腹痛、恶心呕吐、贫血、消化道显性出血、黄疸、消瘦的发生率分别为 43%、16%、15%、7%、6% 和 3%。

【诊断要点】

由于小肠肿瘤临床少见且多数症状不典型、缺少早期体征和有效的诊断方法,因此容易延误诊断。对于具有一种或数种临床表现者,如初步诊查排除了常见的病因,或全面检查仍未能做出诊断,应考虑到有小肠肿瘤的可能需做进一步检查。目前尚无针对小肠肿瘤的最佳检查顺序和策略的推荐,对于什么样的检查阴性就能彻底排除小肠肿瘤也尚有争议。

1.影像学检查

(1)X 线钡餐检查:空回肠钡剂检查较为困难,因为小肠内容物向前运行较快;又小肠冗长,在腹腔内迂回使影像前后重叠,难以辨别。当肿瘤较小且未造成狭窄、梗阻时,传统的消化道钡剂检查法难以发现病变。有报道指传统消化道造影诊断小肠肿瘤的敏感性在50%～60%。

(2)小肠灌钡法有一定帮助,在一项研究中报道其敏感性可达 90%。对疑有十二指肠肿瘤者,应采用低张性十二指肠钡剂造影。

(3)腹部 CT 检查:能显示小肠肿瘤的大致部位、大小和与肠壁的关系,以及有无肝转移及腹主动脉前和肝门淋巴结肿大等。但当肿瘤较小,直径在 1.5cm 以下时往往难以发现。70%～80% 小肠肿瘤行 CT 检查可发现异常。

(4)小肠 CT 或 MR 三维重建:针对小肠疾病较新的检查方法,诊断小肠肿瘤敏感性在80% 以上。

(5)选择性动脉造影术:有消化道出血、出血量估计每分钟超过 3～5ml 者,可作选择性腹腔和肠系膜上动脉造影,以对出血病灶定位。

2.内镜技术

(1)胃镜:仅能至十二指肠降部,对小肠癌诊断的价值有限。

(2)胶囊内镜:具有无创性的优点,在诊断小肠肿瘤时正逐渐替代小肠钡剂灌肠 X 线检查。该检查主要缺点是发现病变后无法同时病理活检。另外,在怀疑肠梗阻时不建议采用胶囊内镜。

（3）纤维十二指肠镜、纤维小肠镜检查：可直接了解病变部位、大小、形态，并作活组织检查，提高小肠肿瘤的诊断率。

3.剖腹探查　不少小肠肿瘤经过以上种种检查仍未能明确诊断，必要时可考虑剖腹探查。

【病理分期】

参照 AJCC/UICC 结直肠癌 TNM 分期系统（2010 年第 7 版），见表 6-1：

表 6-1　小肠肿瘤 TNM 分期组别

期别	T	N	M
0	Tis	N_0	M_0
I	T_1	N_0	M_0
	T_2	N_0	M_0
II A	T_3	N_0	M_0
II B	T_4	N_0	M_0
III A	任何	N_1	M_0
III B	任何	N_2	M_0
IV	任何	任何	M_1

原发肿瘤（T）

Tx：原发肿瘤无法评价

T_0：无原发肿瘤证据

Tis：原位癌：局限于上皮内或侵犯黏膜固有层

T_{1a}：肿瘤侵犯固有黏膜

T_{1b}：肿瘤侵犯黏膜下层

T_2：肿瘤侵犯固有肌层

T_3：肿瘤穿透固有肌层到达浆膜下层，或侵犯无腹膜覆盖的肌层周围组织（肠系膜或后腹膜）而范围小于等于 2cm

T_4：肿瘤穿透腹膜脏层或直接侵犯其他器官或结构（包括其他小肠袢、肠系膜或后腹膜超过 2cm、透过浆膜侵犯腹壁、十二指肠癌侵犯胰腺或胆管）

区域淋巴结（N）

Nx：区域淋巴结无法评价

N_0：无区域淋巴结转移

N_1：有 1～3 枚区域淋巴结转移

N_2：有 4 枚以上区域淋巴结转移

远处转移（M）

M_0：无远处转移

M_1：有远处转移

【治疗原则】

1.可根治性切除的小肠腺癌

(1)手术:65%～76%的患者诊断小肠腺癌时病变局部可切除,其中约一半已有淋巴结转移。外科切除是小肠腺癌最有效的治疗方法。手术时需对病变肠段及区域淋巴结作广泛切除。球部和降部的十二指肠腺癌通常需行十二指肠胰头切除术,而一部分水平部和升部的十二指肠腺癌可考虑行十二指肠的节段切除。空肠和回肠腺癌远端和近端肠段切除长度应在10cm 以上,并充分切除相应肠系膜,而远端回肠腺癌手术时通常需要切除部分升结肠。

(2)术后辅助治疗:小肠腺癌根治术后远处转移一般较肠道局部复发更为常见。在一项回顾性分析中,146 例行根治性手术的小肠腺癌患者术后 25 个月有 56 例复发转移,其中远处转移 33 例、腹膜种植 11 例、腹壁转移 4 例、局部复发 10 例。但十二指肠腺癌局部复发率高于空肠和回肠腺癌,可高达 50%。

目前尚无评估小肠腺癌根治术后辅助化疗疗效的前瞻性研究。1970—2005 年 Mayo Clinic 小肠各个部位的 491 例腺癌中,接受了辅助化疗和辅助放化疗的患者分别 34 例和 41例,即使按照患者年龄、性别、肿瘤位置、淋巴结转移和肿瘤分化程度等因素进行调整后,辅助治疗并没有改善患者预后。另外一些回顾性研究也没有证实辅助治疗的生存益处,但这些研究中应用辅助治疗的患者多数认为是复发风险相对高的患者。而在 Hopkins 大学的小规模回顾性研究中,辅助性 5-Fu 同步放化疗较单纯手术改善了十二指肠腺癌的局部复发率,但生存率没有提高。

即使至今尚缺乏循证医学依据,局部进展的小肠腺癌术后辅助化疗在过去 30 年的临床实践中应用比例在增加。参考结肠癌的治疗方法,我们在Ⅲ期小肠癌的患者以及有分化差、T_4、血管淋巴侵犯等因素的Ⅱ期患者应用 FOLFOX(奥沙利铂＋亚叶酸钙＋5-Fu)或 XELOX(奥沙利铂＋卡培他滨)辅助化疗。Ⅱ、Ⅲ期十二指肠癌和切缘阳性患者考虑术后放化疗。

(3)十二指肠癌的新辅助治疗:在 Duke 大学的一项研究中,11 例十二指肠癌患者接受术前 5-Fu 同步放化疗,2 例病理 CR,11 例患者在手术时淋巴结均阴性,结果令人鼓舞。

2.无法根治性切除的局部晚期或者转移性小肠腺癌

(1)姑息性化疗:进展期小肠腺癌缺乏化疗的随机对照临床研究,目前没有一线标准治疗,治疗多参照晚期结直肠癌经验。回顾性分析显示接受化疗的患者生存期延长,但其中部分原因可能是化疗在疾病进展相对缓慢、一般情况好的患者更容易选用。

在一项 ECOG 的前瞻性Ⅱ期研究中,39 例无法手术根治的晚期小肠腺癌或壶腹癌,接收FAM(5-Fu、丝裂霉素和阿霉素)一线治疗,有效率 18.4%,有两例 CR,MST 为 8 个月。MD Anderson 癌症中心的Ⅱ期前瞻性研究中,应用 XELOX 方案一线治疗 31 例局部晚期不能手术或转移性的小肠腺癌或壶腹癌,有效率 50%,中位生存期 20 个月,其中小肠腺癌和壶腹癌的有效率分别为 61%和 33%,25 例转移性疾病患者的中位生存期 15.5 个月。MD Anderson癌症中心回顾性分析不同方案治疗 80 例转移性小肠腺癌的疗效,结果发现一线治疗中 5-Fu联合铂类效果最佳,明显提高有效率至 46%,并明显延长中位 PFS 至 8.7 个月,但总生存期(14.8 个月)较其他方案无明显差异。一项法国的回顾性研究纳入了 93 例进展期小肠癌,应用FOLFOX、LV5 FU2、FOLFIRI(伊立替康＋亚叶酸钙＋5-Fu)和 LV5FU2＋顺铂一线治疗,68

例可评价有效率,其中 5-Fu 联合草酸铂或者顺铂有效率最高,分别达到 34% 和 31%,11 例 FOLFIRI 治疗的患者中 1 例病情 PR,6 例 5-Fu 治疗的患者无一例客观缓解,各组中 FOLFOX 治疗组的中位生存期最长,为 17.8 个月;28 例患者进一步接受了 FOLFIRI 二线治疗,有效率达 20010,疾病控制率 52%,中位 PFS 和总生存期分别为 3.2 个月和 10.5 个月。另外,在一项加拿大的回顾性分析中,分别有 10 余例晚期小肠癌患者接受含伊立替康或健择的方案一或二线治疗,其有效率可分别达 42% 和 41%,提示这些新药在部分患者具有活性。

北京协和医院晚期小肠腺癌的治疗方案参考结直肠癌,一线多采用 FOLFOX 或 XELOX,二线应用含伊立替康的方案。

(2)姑息性局部治疗:可行旁路姑息性手术以解除或预防梗阻和出血。肿瘤位于十二指肠时,还可以通过放疗、支架植入术帮助缓解肠梗阻。

(3)肿瘤减灭术和腹腔内化疗:在小肠腺癌腹膜转移的患者中经验少,国外有报道在经过严格选择患者的小规模临床研究中,肿瘤减灭术和腹腔内化疗可使部分患者获得长期生存。

【随访/监测】

小肠腺癌的随访目前尚无指南可推荐,多参考结直肠癌进行规律随访。

1.根治术后患者

(1)病史和体格检查:每 3~6 个月 1 次,共 2 年,然后每 6 个月 1 次,总共 5 年,5 年后每年 1 次。

(2)监测肿瘤指标:CEA、CA19-9,每 3~6 个月 1 次,共 2 年,然后每 6 个月 1 次,总共 5 年,5 年后每年 1 次。

(3)腹/盆超声、胸片:每 3~6 个月 1 次,共 2 年,然后每 6 个月 1 次,总共 5 年,5 年后每年 1 次。

(4)腹/盆 CT 或 MRI:每年 1 次。

2.晚期患者　治疗疗效达到稳定以上患者在休疗或者氟尿嘧啶类维持治疗期间每月询问病史、查体和复查肿瘤指标,每 3 个月左右复查胸腹盆 CT。

【预后】

小肠腺癌的预后与肿瘤分期、部位相关。美国国家癌症资料库数据显示,1985—1995 年,Ⅰ、Ⅱ、Ⅲ、Ⅳ期小肠腺癌的 5 年疾病特异性生存率为 65%、48%、35% 和 4%;十二指肠腺癌的预后较空回肠腺癌更差,5 年疾病特异性生存率分别为 28% 和 38%。其他提示预后差的因素有切缘阳性、血管淋巴侵犯、分化差等。

第二节　结直肠癌的诊断与分期

一、临床表现

(一)症状

早期结直肠癌无明显症状,病情发展到一定程度才出现临床症状,主要有下列五方面的表现：

1.肠刺激症状和排便习惯改变　便频、腹泻或便秘，有时便秘和腹泻交替、里急后重、肛门坠胀，并常有腹隐痛。老年患者反应迟钝，对痛觉不敏感，有时癌瘤已发生穿孔、腹膜炎才觉腹痛而就医。

2.便血　肿瘤破溃出血，有时鲜红或较暗，一般出血量不多，间歇性出现。如肿瘤位置较高，血与粪便相混则呈果酱样大便。有时为黏液血便。

3.肠梗阻　肠梗阻是结肠癌晚期的表现。左侧结肠梗阻多见。溃疡型或增生型结肠癌向肠壁四周蔓延浸润致肠腔狭窄引起的梗阻，常为慢性不完全性机械性肠梗阻，先出现腹胀、腹部不适，然后出现阵发性腹痛、肠鸣音亢进、便秘或粪便变细（铅笔状、羊粪状）以致排气排便停止。而急性肠梗阻多由浸润型结肠癌引起，由肿瘤引起肠套叠、肠梗阻的老年患者不少，故对老年人肠套叠须警惕结肠癌的可能。无论急、慢性肠梗阻，恶心呕吐症状均不明显，如有呕吐，则小肠（特别是高位小肠）可能已受肿瘤侵犯。

4.腹部肿块　肿瘤长到一定程度，腹部可叩及肿块，常以右半结肠癌多见。老年患者多消瘦且腹壁较松弛，肿块易被扪及。肿块初期可推动，侵袭周围后固定。

5.贫血、消瘦、发热、无力等全身中毒症状　由于肿瘤生长消耗体内营养，长期慢性出血引起患者贫血；肿瘤继发感染，可引起发热和中毒症状。

由于左、右结肠在胚胎学、解剖学、生理功能和病理基础上都有所不同，因而两者发生肿瘤后的临床表现也不同。

左侧大肠的肠腔内容物经右半结肠吸收水分后，转为固定状态的粪便；左侧大肠的管腔较右侧的狭小，且左半结肠癌瘤的病理类型以浸润型多见，易致肠管狭窄，大便通过困难，因此梗阻症状比右侧结直肠癌多见。左半结肠癌出血后，血液很快随大便一起排出体外，血便患者易觉察；右侧大肠管腔相对宽大，肠腔内容物为流体状态，不易产生肠梗阻，肿瘤出血后，血液与肠内容物混在一起，如出血量不多，患者不易觉察，长期慢性失血可导致贫血。右半结肠癌瘤的病理类型以隆起型多见，肿瘤在肠腔内生长形成临床体检可扪及的腹块，由于右半结肠的吸收功能较强，肿瘤因缺血坏死合并感染时，细菌产生的毒素被吸收后，临床可出现中毒症状。

直肠癌的症状以便血和排便习惯改变（大便次数增多、里急后重、肛门坠胀等）多见。当肿瘤浸润肠壁引起直肠狭窄，可出现大便变形、变细，如病情继续发展，则可出现肠梗阻。

临床表现出的频度，右侧结肠癌依次以腹部肿块、腹痛及贫血最为多见；左侧结肠癌依次以便血、腹痛及便频最为多见；直肠癌依次以便血、便频及大便变形多见。左、右半结肠癌临床表现差异的成因，可归纳成表 6-2。

表 6-2　左、右半结肠癌临床表现差异的成因

	右半结肠	左半结肠
胚胎发生	中原肠	后原肠
解剖学		
血管供应	肠系膜上动脉	肠系膜下动脉
静脉回流	肠系膜上静脉→门静脉→右肝	肠系膜下静脉→脾静脉→门静脉→左肝

续表

	右半结肠	左半结肠
肠腔	大	小
内容物	稀、糜粥样	成形、干、块状
生理功能	吸收水电解质为主	贮存大便、排便
病理学	以隆起型(肿块型)	浸润型(缩窄型)
	多见	多见
	常广泛溃烂、出血、感染	易引起梗阻
临床表现	腹块、全身症状腹胀、腹隐痛等非特异性症状	肠梗阻、便血、肠刺激症状

(二)晚期表现

除了上述由局部引起的表现外,医生还应该注意到肿瘤是全身性疾病,结直肠癌发展到后期引起相应的晚期症状。如肿瘤盆腔广泛浸润→腰、骶部疼痛,坐骨神经痛和闭孔神经痛;向前浸润阴道及膀胱黏膜→阴道流血或血尿,严重者可出现直肠阴道瘘、直肠膀胱瘘;双侧输尿管梗阻→尿闭、尿毒症;压迫尿道→尿潴留;腹水、淋巴道阻塞或髂静脉受压→下肢、阴囊、阴唇水肿;肠穿孔→急性腹膜炎、腹部脓肿;远处转移如肝转移→肝大、黄疸、腹水;肺转移→咳嗽、气促、血痰;脑转移→昏迷;骨转移→骨痛、跛行等。最后导致恶病质、全身衰竭。

(三)体征

直肠肿块可以通过直肠指检扪及,乙状结肠镜或导光纤维结肠镜看到肠腔肿块,腹部可常扪及包块;全身检查可以发现贫血以及锁上淋巴结肿大,肝肿块等转移征象。

二、诊断与鉴别诊断

(一)诊断

1.以临床病象为根据　结直肠癌的早期症状多不明显,易为患者或医生所忽视。一般报告直肠癌误诊率达50%～80%,多数误诊误治半年以上,有的竟达数年之久,以致失去治愈机会。因此,凡20岁以上有:①近期出现持续腹部不适、隐痛、气胀;②大便习惯改变,出现便秘或腹泻,或二者交替;③便血;④原因不明的贫血或体重减轻;⑤腹部肿块等,应考虑结直肠癌的可能。

2.体格检查　①腹部视诊和触诊,检查有无肿块。右半结肠癌90%以上可扪及肿块。②直肠指检:简单易行,价值非常!我国80%以上的直肠癌作直肠指检可以发现,如采取左卧位可以扪及更高部位的癌瘤。检查时要了解肿块的位置、形态、大小以及占据肠周的范围、基底部活动度、肠腔有无狭窄、病灶有无侵犯邻近组织脏器。还须注意指套有无血染和大便性状,盆底有无结节。

3.内镜检查　大约70%～75%结直肠癌位于距肛门缘25cm以内,应用乙状结肠镜可以观察到病变,25cm以上的结肠可以用光导纤维结肠镜检查。在镜检时,可以照相、活检以及刷检涂片作病理细胞学检查。

4.X 线检查　钡灌肠 X 线检查,对乙状结肠中段以上癌瘤是必要的检查方法,可发现肿瘤部位有恒定不变的充盈缺损、黏膜破坏、肠壁僵硬,肠腔狭窄等改变;亦可发现多发性结肠癌。此项检查阳性率可达 90%。钡剂排出后,再注入空气,双重对比检查法对于发现小的结肠癌和小的息肉有很大帮助。已有肠梗阻的不宜用钡灌肠,更不宜作钡餐检查。疑肠梗阻时,在立位或侧卧位 X 线照片可见到不同的肠袢内有"阶梯状"液气平面的肠梗阻典型 X 线征,对诊断有重要价值。

5.B 型超声显像　1cm 以上的肝脏转移灶可经 B 超检查发现,应列为术前及术后随访的一项常规检查,术中超声对发现不能扪及的肝实质内转移灶,指导手术切除很有价值。超声造影对肝内转移灶及区域淋巴结转移的诊断也有一定价值。腔内超声能清楚显示肠壁 5 层结构及周围组织器官,对直肠癌浸润肠壁的深度、范围、扩散方向及毗邻脏器受累程度等方面具有特殊的价值。直肠癌超声图像为边界不规则的低回声或相对低回声区,对检查直肠癌浸润深度的正确诊断率为 88.8%,对早期癌的正确诊断率为 80%,而肛诊检查的正确诊断率仅为52.8%。直肠癌的超声分期以 T_2、T_3、T_4 的分辨率较高,对 T_1 期及区域淋巴结转移的诊断仍有一定困难。

6.CT 扫描、磁共振(MRI)和 CT 仿真结肠镜技术　前二者均难鉴别良性与恶性,它们最大优势在于显示邻近组织受累情况、淋巴结或远处脏器有无转移,有助于临床分期和手术估计。它们发现盆腔肿块的敏感性高,对诊断直肠癌术后复发有一定的价值。当诊断不明时,可在 CT 或 B 超引导下做细针吸取细胞学及穿刺活检诊断。

新近发展的 CT 仿真结肠镜技术(CTVC):是一种令人鼓舞的新技术,它将 CT 技术和先进的影像软件技术相结合,产生出结肠的 3D(三维)和 2D(二维)图像。3D 图像以薄层螺旋CT 扫描数据为资源,采用特殊的计算机软件对结直肠内表面具有相同像素值的部分进行立体重建,以模拟结肠镜检查效果的方式显示其腔内结构。2D 图像即将结直肠沿纵轴切开后,从横轴面、矢状面、冠状面观察的外部图像。3D 内部图像和 2D 外部图像相结合,互相补充,在检测结直肠病变方面发挥重要作用。

7.正电子发射断层摄影(PET)和正电子发射计算机断层摄影(PECT)　但全身显像主要在于能同时检出转移灶,全面了解病变的累及范围,进行准确的临床分期,为临床选用合理的治疗方案提供科学依据。另外,结直肠癌术后局部常出现复发灶,对于较小的复发灶 B 超、CT或 MRI 难以与术后纤维瘢痕形成相鉴别,而 PET 显示复发肿瘤组织的葡萄糖代谢率明显高于纤维瘢痕组织。同时还可以全面了解全身的转移情况。

8.肿瘤标记物　糖抗原 19-9(CA19-9)和癌胚抗原(CEA)不是结直肠癌的特异性抗原,不用作早期诊断。CA19-9 和 CEA 联合检测的敏感性明显高于单项检测。对估计预后,监察疗效和术后转移复发方面有一定价值,如治疗前 CA19-9 或 CEA 水平较高,治疗后下降,说明治疗有效,反之无效。手术后患者的 CA19-9 或 CEA 水平升高,预示有复发或转移的可能,应作进一步检查,明确诊断。结直肠癌肝转移者,胆汁中 CEA 水平显著升高,是外周血清含量的3.4～80.0 倍。对怀疑有肝转移者,抽取胆囊胆汁标本测定 CEA,有助诊断。

9.粪便隐血试验(FOBT)　有免疫法和化学法二种。免疫法的敏感性和特异性均高于化学法,而快速、简便、经济则是化学法的优点。有报道试剂中加入犬粪上清液可消除免疫粪便隐血试验中的带现象(假阴性),从而提高结直肠癌的真阳性检出率。

10.细胞学检查 结直肠癌脱落细胞学检查多采用肠镜直视下刷取及直肠肛门处肿瘤指检涂片法作直接涂片,必要时可将刷取物及指套用盐水洗脱后,离心沉淀涂片。

(二)鉴别诊断

1.阑尾炎 盲肠癌常有右下腹疼痛及右下腹肿块,且常发热,易误诊为阑尾炎或阑尾脓肿,误诊率达25%。结合病史和钡灌肠X线检查常可诊断。若不能鉴别应以手术探查为宜。

2.消化道溃疡、胆囊炎 右半结肠癌特别是肝曲结肠、横结肠癌引起上腹不适或疼痛、发热、粪隐血试验阳性、右上腹块等,有时误诊为溃疡病、胆囊炎,但结合病史以及X线检查,诊断不难。

3.结肠结核、痢疾 左半结肠或直肠癌常有黏液血便或脓血便,大便频或腹泻,常误诊为结肠炎,通过乙状结肠镜检查和细致的体检鉴别诊断并不难。

4.痔 内痔的症状是无痛性出血,可能是粪便带血,亦可能是肛门滴血或线状流血。直肠癌患者亦有便血,但就诊时常有肛门直肠刺激症状。两者鉴别极为容易,肛门直肠指检或直肠镜检查便见分晓。

5.肛瘘 肛瘘一般先有肛旁脓肿,以局部疼痛开始,脓肿破溃后成瘘,症状缓解,无直肠癌或肛管癌的排便习惯和粪便性质改变。

三、分 期

(一)结直肠癌 Dukes 分类法
A 期:癌瘤浸润深度未穿出肌层,且无淋巴结转移。

B 期:癌瘤已穿出深肌层,并可侵入浆膜层、浆膜外或直肠周围组织,但无淋巴结转移。

C 期:癌瘤伴有淋巴结转移。又根据转移淋巴结部位不同分为 C_1 和 C_2 期。

C_1 期:癌瘤伴有肠旁及系膜淋巴结转移;

C_2 期:癌瘤伴有系膜动脉根部淋巴结转移。

D 期:癌瘤伴有远处器官转移,或因局部广泛浸润或淋巴结广泛转移而切除后无法治愈或无法切除者。

(二)结直肠癌 TNM 分类法
T　原发肿瘤

T_x　原发肿瘤无法评价

T_0　无原发肿瘤证据

Tis　原位癌:局限于上皮内或侵犯黏膜固有层

T_1　肿瘤侵犯黏膜下层

T_2　肿瘤侵犯固有肌层

T_3　肿瘤穿透固有肌层到达浆膜下层,或侵犯无腹膜覆盖的结直肠旁组织

T_{4a}　肿瘤穿透腹膜脏层

T_{4b}　肿瘤直接侵犯或黏连于其他器官或结构

N　区域淋巴结

Nx　区域淋巴结无法评价

N_0　无区域淋巴结转移

N_1　有 1～3 枚区域淋巴结转移

N_{1a}　有 1 枚区域淋巴结转移

N_{1b}　有 2～3 枚区域淋巴结转移

N_{1c}　浆膜下、肠系膜、无腹膜覆盖结肠/直肠周围组织内有肿瘤种植(TD)，无区域淋巴结转移

N_2　有 4 枚及以上区域淋巴结转移

N_{2a}　4～6 枚区域淋巴结转移

N_{2b}　7 枚及更多区域淋巴结转移

M　远处转移

Mx　远处转移无法评价

M_0　无远处转移

M_1　有远处转移

M_{1a}　远处转移局限于单个器官或部位(如肝,肺,卵巢,非区域淋巴结)

M_{1b}　远处转移分布于一个以上的器官/部位或腹膜转移

（三）pTNM 病理组织学分类

pT、pN、pM 分类是以 T、N、M 分类相对应。

pN_0 区域淋巴结清扫术后的手术标本,送行病理组织学检查时应常规包含 12 枚或更多的淋巴结,若淋巴结为阴性,而数目又达不到上述标准则分类为 pN_0。

（四）临床分期

解剖分期/预后组别《AJCC 癌症分期手册》(AJCC 2010 第 7 版)

期别	T	N	M	Dukes	MAC
0	Tis	N_0	M_0	—	—
I	T_1	N_0	M_0	A	A
	N_2	N_0	M_0	A	B_1
II A	T_3	N_0	M_0	B	B_2
II B	T_{4a}	N_0	M_0	B	B_2
II C	T_{4b}	N_0	M_0	B	B_3
III A	$T_{1\sim2}$	N_1/N_{1c}	M_0	C	C_1
	T_1	N_{2a}	M_0	C	C_1
III B	$T_{3\sim4a}$	N_1/N_{1c}	M_0	C	C_2

续表

期别	T	N	M	Dukes	MAC
	$T_{2\sim3}$	N_{2a}	M_0	C	C_1/C_2
	$T_{1\sim2}$	N_{2b}	M_0	C	C_1
III_C	T_{4a}	N_{2a}	M_0	C	C_2
	$T_{3\sim4a}$	N_{2b}	M_0	C	C_2
	T_{4b}	$N_{1\sim2}$	M_0	C	C_3
IV_A	任何 T	任何 N	M_{1a}	—	—
IV_B	任何 T	任何 N	M_{1b}	—	—

注：①is 包括肿瘤细胞局限于腺体基底膜（上皮内）或黏膜固有层（黏膜内），未穿过黏膜肌层到达黏膜下层。②T_4 的直接侵犯包括穿透浆膜侵犯其他肠段，并得到镜下诊断的证实（如盲肠癌侵犯乙状结肠），或者位于腹膜后或腹膜下肠管肿瘤穿破肠壁固有基层后直接侵犯其他脏器或结构，例如降结肠后壁肿瘤侵犯左肾或侧腹壁，或者中下段直肠癌侵犯前列腺、精囊腺、宫颈或阴道。③肿瘤肉眼上与其他器官或结构黏连则分期为 cT_4b，若显微镜下该黏连处未见肿瘤存在则分期为 pT_3。V 和 L 亚分期用于表明是否存在血管和淋巴管浸润，PN 用于表示神经浸润（可以是部位特异性的）。④MAC 是改良 Astler-Coller 分期

第三节　结直肠癌的内镜诊断

近年来，由于饮食结构和生活习惯的改变，我国结直肠癌的发病率和死亡率明显增加。对早期结直肠癌及时进行治疗可有效提高患者的生存率与生活质量，而实现这一目标的关键在于早期发现和早期诊断。结肠镜检查是发现早期结直肠癌的重要方法，但目前国内对早期结直肠癌的检出率仍远不尽如人意，文献报道的早期结直肠癌检出率平均不到 10％。近年来随着内镜成像技术的不断发展，目前已有不少成熟的技术开始应用于早期结直肠癌及腺瘤的诊断及治疗，包括放大内镜技术、内镜下黏膜染色技术与窄带显像技术（NBI）等，均有助于提高早期结直肠癌，尤其是扁平腺瘤的检出和诊断准确度。

一、常规内镜技术

（一）乙状结肠镜检查（FSIG）

乙状结肠镜检查是运用内镜技术直接检查远端结直肠的方法，通常进镜深度为 50～60cm。该操作需要进行肠道准备，通常患者会感到少许不适。有证据表明，非消化科医生、护士、技师和助理医师采用该技术进行肠道检查时，息肉检出率有较大的波动，说明操作质量是提高检查效果的关键。病例对照研究显示，乙状结肠镜检查作为筛查方法，可使发生在受检部位的结直肠癌死亡率降低 60％～80％。但由于乙状结肠镜的检查部位仅限于远端大肠（以脾曲为界），随着结直肠癌流行病学研究的进展，近端结直肠癌的漏诊问题越来越受到关注。因

此,乙状结肠镜筛查结直肠癌的价值有待重新评估。

（二）结肠镜检查

结肠镜检查可以对整个结直肠进行完整的观察,能够进行活检以及切除发现的息肉,因而作为筛检方法具有疗效好、易行、准确性高等优势,可以降低结直肠癌的发生率和死亡率。目前结肠镜检查应用较多,是结直肠癌筛查的金标准。结肠镜对早期结直肠癌的诊断技术与方法在下文中有进一步详细描述。

二、早期结直肠癌的内镜下新型诊断技术

（一）放大内镜

放大内镜除了具有普通内镜观察及取活检的功能外,在镜身前端置有一个放大装置,可将病灶放大 100～150 倍,从而能细致观察大肠黏膜腺管开口,即隐窝的形态。放大内镜在诊断结直肠癌时具有以下优点:首先,通过它能近距离地从正面、侧面或者中等距离甚至远距离观察病灶,以了解其肉眼形态、发育样式、有无凹陷、局部性状和范围;其次,可观察病灶的硬化程度和周围皱襞的集中情况,可利用空气量的变化使病灶形状发生改变,并以此判断病灶的黏膜下侵犯程度;最后,它能接近病灶有助于观察其微小构造并进行隐窝的具体分型,这一方法使肿瘤侵犯程度的判断准确率显著提高。放大内镜可在不做黏膜活检的条件下判断是否有肿瘤,并了解病灶的组织学类型。在做结直肠癌的切除治疗时,亦可通过对切除后病灶周围的放大观察确定是否已完整切除病灶,这对结直肠癌的治疗非常重要。

目前,放大内镜多与染色内镜或与窄带显像内镜相结合用于诊断大肠黏膜病变。

（二）染色内镜

由于大肠黏膜色泽单一,病变颜色与正常黏膜色泽差异亦不大,因此,常规内镜下观察大肠黏膜无法呈现良好的对比,对微小病变及病变边缘、表面微细结构的显示均不理想。利用与黏膜颜色有良好对比的染色剂如 0.4％的靛胭脂溶液或 0.5％的亚甲蓝溶液进行黏膜染色后可更清晰地观察病变。靛胭脂溶液不能被黏膜上皮吸收,色素贮留在黏膜凹陷部,使病灶凹凸明显,显示隆起、平坦、凹陷的微小病灶的边界,从而可以观察到原来普通内镜不能观察到的病变;亚甲蓝溶液可被黏膜上皮吸收使其着色,而腺管开口不染色,这样可清楚显示腺管开口的形态,根据其形态变化可以帮助鉴别病灶的性质。染色方法结合放大内镜观察,可明显提高微小病变的识别率及观察肿瘤表面的腺管开口类型。日本学者 Kudo 等将大肠黏膜隐窝形态分为五型(表 6-3)。Ⅰ型为圆形隐窝,排列比较整齐,无异型性,一般为正常腺管开口而非病变。Ⅱ型呈星芒状或乳头状,排列尚整齐,无异型性,腺管开口大小均匀,多为炎性或增生性病变而非腺瘤性。Ⅲ型分两个亚型:ⅢL 称为大腺管型,隐窝形态比正常大,排列规则,无结构异型性,为隆起性腺瘤的基本形态,其中约 86.7％为腺瘤,其余为黏膜癌;ⅢS 称为小腺管型,是比正常小的隐窝集聚而成,隐窝没有分支,为凹陷型肿瘤的基本形态,此型多见于高级别上皮内瘤变的腺瘤,也可见于黏膜癌(28.3％)。Ⅳ型为分支及脑回样,此型隐窝为隆起性病变多见,类似珊瑚样改变,是绒毛状腺瘤特征所见,黏膜内癌可占 37.2％。Ⅴ型包括ⅤA(不规则型)或

VN(无结构型),此型隐窝形态紊乱或结构消失,见于癌,黏膜下癌可占62.5%。

Tamura等研究发现,按隐窝形态分类标准对大肠黏膜病变进行诊断,染色放大内镜诊断与组织病理学诊断的一致性可达90%。另一项研究也发现,染色放大内镜鉴别肿瘤性与非肿瘤性病变的敏感性为98%,特异性为92%。故认为染色放大内镜可与组织病理学相媲美。

染色内镜操作的注意事项及误区如下:①染色前必须将病变部位冲洗干净,一般应用温饮用水冲洗;②如病变部位已冲洗干净,可通过内镜活检孔道直接将染色剂喷洒至病变周围,喷洒时应尽量减少冲洗压力,因压力过大时,染色剂可能会在病变附近溅开,使病变附近形成很多小水泡或小水珠,影响观察,且对于肿瘤性病变,喷洒压力过大时,染色剂也会引起病变部位出血;③对于一些疑似平坦或凹陷型病变,不应为了省时省事、怕麻烦而未进行黏膜染色,对于此类可疑病变,操作者应有时刻进行黏膜染色的观念。

表6-3　放大内镜下结直肠癌病变的黏膜隐窝分型

类型	形态	特点	隐窝大小(mm)	临床意义
Ⅰ		圆形(正常隐窝)	0.07 ± 0.02	正常黏膜
Ⅱ		星形或乳头状	0.09 ± 0.02	炎性病变或增生性息肉
ⅢS		管状或圆盘状,比正常隐窝小	0.03 ± 0.01	Ⅱc型结直肠癌
ⅢL		管状或圆盘状,比正常隐窝大	0.22 ± 0.09	管状腺瘤
Ⅳ		沟槽状,分支状,或脑回样	0.93 ± 0.32	绒毛状腺瘤
Ⅴ		不规则或无结构(缺乏隐窝结构)	—	癌

(三)窄带显像技术

窄带显像技术(NBI)是一种利用窄带光波的成像技术,其原理是使用窄带光(415nm的蓝光,540nm的绿光)进行成像观察,只有窄带波段的蓝光和绿光可通过NBI滤片,生成NBI影像。由于消化道黏膜中血管内的血红蛋白对415nm蓝光及540nm绿光有很强的吸收,因而能清晰显示血管,黏膜表面血管显示为褐色,黏膜下层的血管显示为青色,另外,415nm蓝光可在黏膜表面产生强反射,使黏膜表面的形态结构清晰鲜明,从而可显著强调黏膜的微细结构及病变的边界。因此,NBI成像特点可概括为更好地显示黏膜血管及黏膜表面微细结构,有助于微小病变的发现及对肿瘤性质的判断。

目前常用的NBI分型有Sano分型和Showa分型。Sano分型简单、实用,分为三型(表6-4)。Ⅰ型:黏膜表面结构呈规整的蜂巢样,血管网不可见;Ⅱ型:黏膜表面结构呈蜂巢样圆形,周围可见规整的血管网,血管管径均匀;Ⅲ型:围绕腺管开口周围的血管呈不规整分支状中断,血管粗细不均。多项研究显示,NBI 放大内镜与染色放大内镜区分结直肠癌性和非肿瘤性病变的准确率相似。Su 等分别使用 NBI 放大内镜和色素放大内镜对 78 例患者进行检查,结果显示 NBI 内镜和染色内镜区分肿瘤性和非肿瘤性大肠息肉的敏感性、特异性和准确性相同。Hirata 等用 NBI 放大内镜和色素放大内镜做了对比研究,发现两者对腺管开口分型的诊断一致率为 Ⅱ 型 88%、ⅢS 型 100%、ⅢL 型 98%、Ⅳ 型 88%、VA 型 78% 和 VN 型 100%。但与染色内镜相比,NBI 内镜检查仅需在两种光源间进行转换,无需喷洒色素,更方便、省时,并避免了色素对人体潜在的危害。

表 6-4　窄带显微技术下结直肠癌病变的黏膜血管分型

类型	形态	特点	临床意义
Ⅰ		黏膜表面结构呈规整的蜂巢样,血管网不可见	正常黏膜
Ⅱ		黏膜表面结构呈蜂巢样圆形,周围可见规整的血管网,血管管径均匀	炎性病变或增生性息肉
ⅢA		血管呈不规整分枝状中断,血管直径增加	腺瘤
ⅢB		毛细血管网密度增加,形态不规则,并形成小结样聚集	腺癌

(四)内镜智能分光比色技术

内镜智能分光比色技术(FICE)通过模拟色素内镜,可以再现黏膜表层细微结构及毛细血管走向。其通过电子分光技术将彩色 CCD 采集到的不同色彩元素进行分解、纯化,根据内镜主机预设的参数,从白光显像的全部光谱信息中抽提出相应信息后进行图像再合成,不仅能形成以上波段的组合光谱,更可提供 400~600nm 间任意波长组合的图像处理模式,根据想要的波长进行图像重建,能清晰地观察组织表层结构和毛细血管走向,以及黏膜细微凹凸变化。与既往普通的色素内镜相比,FICE 无需染色便可清晰地观察黏膜腺管的形态,因此称之为电子染色。利用 FICE 技术可以更清晰地观察肠道黏膜腺管开口的形态与黏膜血管的形态。此外,FICE 还有放大模式,即 FICE 放大内镜。FICE 放大模式下可更清晰显示腺管开口形态及毛细血管结构,有助于提高病变诊断的准确率。FICE 放大内镜对腺管开口分型的诊断优于常规放大内镜,与染色内镜相似。由于血红蛋白吸收波长在 415nm 左右,FICE 放大内镜更易观察到浅表毛细血管形态。FICE 模式下肿瘤性血管较非肿瘤性血管颜色更深,直径粗大,伴有血管扭曲变形、结构紊乱,部分血管网的破坏。但该项技术在结直肠癌临床诊断方面的应用还有待进一步深入研究。

(五)共聚焦激光显微内镜

共聚焦激光显微内镜是一种新型的内镜检查方法,是由实验室光学显微镜衍生来的。将激光扫描显微镜结合于内镜上,在内镜检查时可获得病变的组织学诊断。这种技术不仅可将镜下的图像放大 1000 倍,还可对黏膜进行一定深度的断层扫描成像,实时显示组织细胞的显微结构,从而有助于内镜下做出组织学诊断并指导靶向活检。在使用共聚焦激光显微内镜时,为了得到高对比性的图像，需要使用荧光对比剂。最常使用的是荧光素钠(10%)和盐酸吖啶黄素(0.05%)。二者联合应用可以更清晰地显示细胞和微血管结构，分析结肠隐窝的结构和杯状细胞的分布，对大多数患者的组织学诊断进行正确的预测。Sakashita 等在 2003 年首次提出了大肠高级别上皮内瘤变和癌症的共聚焦诊断标准，肿瘤性病变的特征是细胞核任何结构异常和清晰可见的存在，其预测结直肠癌性病变的敏感性为 60%。随后 Kiesslich 等研究发现，与病理诊断相比，共聚焦激光显微内镜诊断结直肠癌的敏感度为 97.4%，特异度为 99.4%，准确度为 99.2%。但目前该技术还未大规模应用，国内外仅有少数医院将其应用于临床，其对早期结直肠癌的诊断有效性有待进一步验证。

（六）超声内镜

超声内镜具有普通内镜及超声显像的功能，目前应用于临床的超声内镜可分为两类：一类是内镜前端安装超声探头，对于肠道隆起较高的病变或肠腔外病变的诊断较适用，但在进行超声检查的同时无法进行内镜观察；另一类是通过内镜的活检孔插入细直径的超声小探头，主要适用于肠道表浅性病变的探查，其优点是插入容易，可以在内镜观察的同时实施超声检查，并可进行活检。超声内镜的优势是既可直接观察黏膜形态进行组织活检，又可超声扫描观察肠壁全层及邻近脏器的超声影像，对于癌变的浸润深度、邻近脏器的侵犯以及淋巴结转移进行准确的诊断并行 TNM 分期，这对结直肠癌的术前诊断、分期、选择治疗方案、术后监测、判断预后均有重大意义。Harewood 等前瞻性评估了 80 例直肠癌患者，手术前应用超声内镜检查，提示超声内镜对 T 分期和 N 分期的准确性分别为 91% 和 82%。

（七）结肠胶囊内镜

由于常规结肠镜检查会引起疼痛，经常需要麻醉，故其广泛应用仍受到限制。近年来发展的结肠胶囊内镜技术，由于其良好的安全性和耐受性，可用于结肠镜检查不能耐受的受检者，尤其适用于合并有严重心、脑、肾多脏器疾病，难以承受有创性检查的老年患者。其可以用于结肠疾病如结肠癌、结肠息肉的诊断和筛查。

目前国外多中心的临床研究表明，结肠胶囊内镜的检查过程中患者无明显痛苦，病变的诊断率较高，具有很好的可行性与实用性。对于大肠病变的检出率，一项系统性综述表明，结肠胶囊内镜发现各类息肉的敏感性为 73%，特异性为 89%。对有意义的息肉(>6mm 的息肉或多于 3 个息肉且不论大小)其敏感性是 69%，特异性是 86%。然而现阶段的结肠胶囊内镜还局限于病变的诊断和检测，不能进行组织活检和治疗；并且，结肠胶囊内镜在肠道内的运动完全依靠消化道自身动力和重力作用，不能进行人为控制，限制了它对特定部位进行检查。近期一种具有爬行功能的微型机器人结肠镜正在研究中，将其从肛门塞入后能自行利用其双臂爬向回盲部，还能利用其"手臂"对病变部位进行活检，钳取病理组织。其他如基于磁力的胶囊内镜等或许亦能在未来提高结肠胶囊内镜的应用价值。

（八）早期结直肠癌的内镜下肉眼形态分类

早期结直肠癌的内镜下肉眼形态分为两类基本型：隆起型和平坦型(图 6-1)。隆起型(Ⅰ型)：病变明显隆起于肠腔，基底部直径明显小于病变的最大直径(有蒂或亚蒂型)；或病变呈半球形，其基底部直径明显大于病变头部直径。此型根据病变基底及蒂部情况分为以下三种亚型:①有蒂型(Ip):病变基底有明显的蒂与肠壁相连;②亚蒂型(Isp):病变基底有亚蒂与肠壁相连;③广基型(Is):病变明显隆起于黏膜面,但病变基底无明显蒂部结构,基底部直径小于或大于病变头端的最大直径。对于平坦型结直肠癌的定义与分型见下文。

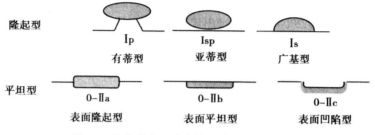

图 6-1　早期结直肠癌内镜下肉眼分型示意图

三、重视大肠平坦型肿瘤的内镜诊断

对大肠平坦型肿瘤目前尚无统一的定义,一般指病变的基底部直径接近于病变最大直径的宽基表浅隆起型肿瘤,平坦型病变可分为四种亚型:①Ⅱa:表面隆起型;②Ⅱb:表面平坦型;③Ⅱc:表面凹陷型;④侧向发育型肿瘤(LST),病变最大直径>10mm。平坦型肿瘤具有比隆起型肿瘤更高的恶变倾向,凹陷型病变(Ⅱc)尤其。故对大肠Ⅱc病变的早期检出显得尤为重要。

Ⅱc病变在肠镜下主要表现有:黏膜发红、苍白、血管网消失,易出血,肠黏膜无名沟中断、病变周围白斑中央凹陷,黏膜表面凹凸不整,肠壁轻度变形等。肠镜下如发现上述征象,必须应用充气和吸气方法来观察是否存在吸气变形,因为黏膜内癌或仅有轻度黏膜下浸润癌在气体量减少时病变周围的正常黏膜表现为增高,同时凹陷部表现得更加明显;当病变明显浸润到黏膜下层时,则病变固定且变硬,吸气时变形消失。而良性病变在吸气时,病变和周围黏膜同时增高并且没有明显的形态改变。至于肠道黏膜染色,通常采用0.4%靛胭脂,将病变的范围及表面形态清楚地显示出来,然后采用放大电子肠镜对大肠腺管开口形态进行仔细观察,判断大肠腺管开口的类型,通过分类对肿瘤性病变是否为黏膜癌或黏膜下癌做出大致的判断。

LST极少向肠壁深层垂直侵犯,而主要沿黏膜表面呈侧向浅表扩散,其与结直肠癌关系密切并易癌变。随着上述内镜设备及内镜技术的进步,这一类病变的检出率逐年升高。色素染色联合放大内镜或NBI结合放大内镜是诊断LST的重要手段。最近10年的研究表明,这一类病变较有蒂的隆起型病变更易于癌变。日本的一组研究指出,LST的癌变率为8.4%~52.5%;国内某医院报道一组602个平坦型病变,癌变率随病变大小不同存在显著差异,病变在30mm以内者癌变率为6.4%,病变超过30mm者癌变率为29.8%,均显著高于有蒂腺瘤。因此,对此类病变应尽早行干预治疗。

我国传统上发现病变需要取活检来证实其病理性质,再进行治疗。但这一传统诊断方法不适合于平坦型病变的诊治工作。对平坦型病变,单一部位取活检不能反映病变的全貌;且易致黏膜层和黏膜下层炎症,造成其与固有肌层粘连,致内镜下切除困难。平坦型病变经染色和放大内镜检查,根据腺管开口分型、有无充吸气变形等,基本可确定病变性质,从而选择治疗方法。有鉴于此,平坦型病变在选择内镜下黏膜切除术(EMR)前,不主张取活检。平坦型病变的正确处理方法是全瘤切除并行全瘤活检。全瘤活检并结合实体镜观察可以靶向定位取材,从而使在全瘤上某一点的癌变部位得以确诊;相反,随机取材则可能使局部癌变部位因检查方法不当导致漏诊。

因此,结直肠癌平坦型病变的诊治过程与传统的隆起型肿瘤诊治流程完全不同,需广泛推广并规范诊治流程。针对以上问题,相应对策有:

(1)采用全新的诊断技术,即染色内镜和放大内镜。对大肠黏膜局部的充血、苍白、血管网消失、红斑、黏膜粗糙变形和皱襞聚集等异常细微征象进行观察,染色内镜将给内镜医师提供全新的视野,使我们能更加清晰地观察病变的表面构造。

(2)采用腺管开口分型、判定病变性质。当发现病变后,应对病变性质做出即时判断,可采用 Kudo 腺管开口分型标准判断病变是肿瘤性或非肿瘤性、良性还是恶性等。通过病变腺管开口的判定可决定对病变的处理方案。炎性或增生性等非肿瘤性病变,无需处理,可长期随访观察。在我国很多医师认为只要是息肉就要切除,这实际上是一种扩大医疗行为,对于非肿瘤性病变无需处理。而肿瘤性病变可采用内镜下处理,平坦型肿瘤、恶性肿瘤仅限于黏膜下层者,可行 EMR 或内镜下分割黏膜切除术(EPMR)治疗。病灶切除后创面切缘需再次染色并放大内镜观察,注意有无残留病变,切除黏膜为Ⅰ型腺管开口是病变完整切除的依据。

(3)全瘤病理靶向取材,提高早期癌检出率。一个完整切除的标本仅有局灶性微小癌变时,随机取材切片难以准确将癌灶检出,而全瘤连续切片因工作量大,临床也不允许如此进行活检。因此,如何靶向定位取材,准确检出癌灶是内镜医师和病理医师共同面临的一个重要问题。习惯上,病理医师面对一个标本并不会注意靶向取材问题,而是你取到什么材,我检查什么部位。因此,面对全瘤活检一直存在有微小癌灶遗漏问题,为解决这一问题,日本学者将病理靶向取材窗口前移,由内镜医师进行全瘤的靶向定位并取材,一个内镜医师将病灶切除后,他将负责这个标本的实体镜下表面结构的仔细观察,以发现可疑癌变部位,并在这一部位进行定位切片,从而可准确地为病理医师提供可疑部位的病理切片,使局灶性微小癌得以检出而不漏诊。根据日本内镜医师的经验,我国内镜医师也应将这一病理靶向定位工作重视起来,结合临床科研工作的开展以提高我国早期结直肠癌检出率,并规范大肠平坦型病变的病理检查工作。

四、提高内镜医师诊断早期结直肠癌的策略

新型的内镜诊断技术,如染色放大内镜、NBI 放大内镜的开展为内镜医师识别微小病变和平坦型病变提供了新视野,尤其能加强对早期结直肠癌和癌前病变的识别能力。所以对内镜医师进行专门的培训显得尤为重要,其对策有:

(1)通过行业学会或组织进行学术活动及讲座,加深内镜医师对早期结直肠癌病变,尤其是平坦型病变的认识,提高对这些病变的内镜下直接征象和间接征象的识别能力。

(2)在全国范围内推广应用染色内镜和放大内镜,并进行普及。在大医院建立内镜培训中心,系统培训肠镜医师,并通过读片制度提高内镜医师对大肠平坦型病变的识别能力。

（3）建议相关专业杂志多刊登规范化诊断治疗平坦型病变的个案报告。这类报告实质上比高例数回顾研究报告对医师更有益，其可直接指导和规范平坦型病变的诊治工作，引导内镜医师对这类病变的重视程度。

五、总结

随着消化内镜技术的不断发展，更多、更先进器械的应用，以及内镜医师规范化培训的实行，结直肠癌的早期诊治率将会得到大大提高。由于整合医学的提出，即将医学各领域最先进的知识理论和临床各专科最有效的实践经验分别加以有机整合，并根据社会、环境、心理的现实，以人体全身状况为根本，进行修整、调整，使之成为更加符合、更加适合人体健康和疾病治疗的新的医学体系，这将为结直肠癌的早期诊断提供一条更加明确、清晰的路线与方案。根据整合医学的模式，应用目前先进的内镜成像技术，包括染色放大内镜、NBI技术、激光共聚焦技术等，对内镜医师进行系统性规范化的培训，并对患者进行早期结直肠癌防治与筛查的教育，这种综合一体化的方法会使越来越多的早期结直肠癌得到诊断。

第四节　结直肠癌的内镜下治疗

结直肠癌的早期诊断和治疗对于预防癌变的发生以及改善患者预后至关重要。研究表明，结肠镜筛查并切除腺瘤可使以后结肠癌的发生率降低90%。而早期结直肠癌患者经有效治疗后，5年生存率可达90%以上。近年随着内镜下微创技术的迅速发展，尤其是EMR和ESD的开展，越来越多的结直肠癌经内镜下治疗得到治愈性切除。局限于黏膜层或黏膜下浅层的结直肠癌几乎无淋巴结转移的风险，均可通过内镜下切除，且疗效不亚于外科手术。内镜下治疗还具有创伤小、风险小、不影响生活质量等优点，是结直肠癌治疗的首选方法。对于无法手术的进展期结直肠癌，多种内镜下姑息治疗方法如金属支架置入术、化疗药物局部注射，也有助于提高患者生活质量。内镜下治疗术式的选择需综合考虑肿瘤大小、形态、病理类型、医生操作水平以及患者意愿。完善的术前评估，严格掌握适应证，熟练的内镜操作技术，以及准确的术后病理学诊断都是确保内镜治疗效果的关键。

一、大肠上皮源性良性肿瘤、早期癌的内镜下治疗

大肠腺瘤、黏膜内癌或黏膜下浅层浸润癌均可通过内镜下治愈性切除。目前临床常用的治疗方法主要包括氩离子血浆凝固术、高频电圈套切除术、EMR以及ESD。直径小于5mm的息肉，通常可用活检钳钳除或高频电凝烧灼治疗。有蒂或亚蒂型息肉可用圈套器圈套电切切除，操作简单且安全。而较大的无蒂或平坦凹陷型病变需用EMR或ESD治疗。以下将详细介绍各种治疗方法的选择和应用。

（一）氩离子血浆凝固术

氩离子血浆凝固术（APC）是一种非接触性热凝固方法，以离子化的氩气为介质将高频能量传到组织，使表层组织凝固。APC技术已广泛用于广基小息肉的电凝治疗，EMR或ESD术后烧灼切除边缘，以及术中创面出血的止血治疗。APC治疗小息肉时，将APC探头由活检钳管道插入，使导管伸出内镜前端1cm左右。将APC探头置于病灶上方约2～5mm，每次通电持续1～3秒，电凝至病灶创面凝固泛白，直至将整个病灶灼除。应用时应避免在同一部位反复治疗，探头应与靶组织保持一定距离。APC技术优点为作用表浅，凝固深度一般不超过3mm，对周围组织损伤小，但也具有无法回收组织以明确病理的不足之处。

（二）高频电圈套切除术

高频电圈套切除术是利用高频电流通过人体时所产生的热效应，使组织凝固、坏死，从而达到切除息肉及止血的目的。圈套电切法适用于直径小于2cm的带蒂、亚蒂型良性息肉或早期癌变、淋巴结无转移的息肉。较小的无蒂息肉也可用电圈套切除。

根据高频电发生器产生的电流不同，可分为电凝、电切及混合电流。电切电流对组织损伤小，但易引起出血。相反，电凝电流止血作用强，但造成的组织损伤较大，易引起肠壁穿孔。电流的选择需根据息肉的大小及形态而定。一般而言，较小的无蒂息肉以电切为主，粗蒂息肉应交替使用电凝和电切电流，以减少出血风险。头部巨大的息肉也可采用分块电切的方法治疗。常见的一次性圈套器有半月型、椭圆型、带刺型及六角型等，圈套器的直径大小不等（10mm、20mm和25mm），可根据病变的大小、形态和部位选择合适的圈套器。

具体操作方法：术前需将电极板固定于患者大腿或臀部，保证有足够的接触面积。对于有蒂息肉，电切前应尽量暴露蒂部，并且尽量将息肉置于视野的下方，长蒂息肉距离基底1cm、亚蒂息肉距基底0.5cm灼切，避免引发迟发性穿孔。对于粗蒂息肉，可在圈套前于蒂部置一枚钛夹或尼龙圈，在其上方圈套，可预防出血。较大息肉应避免息肉头部与肠腔接触。如为无蒂息肉，圈套息肉后稍提拉离开肠壁，避免灼伤周围黏膜。收紧圈套袢时动作要轻柔，防止机械性切割息肉出血。圈套袢勒紧后即可通电。高频电凝电切的输出功率一般在25～60W，避免通电电流过大造成肠壁穿孔。圈套切除后若残端有残留的息肉组织，可用APC电凝以保证息肉完全切除。广基息肉或蒂部较粗的息肉切除后，为防止出血，可用APC电凝止血或者金属夹夹闭创面。摘除的息肉应当回收后送病理检查。息肉回收最简单的方法为吸引法，通过吸引，小息可从吸引器收集，大息肉可随肠镜一起退出。多个息肉也可采用网篮一次性回收。

（三）内镜黏膜切除术

内镜黏膜切除术（EMR）是指通过黏膜下注射，使病变完全抬举，黏膜下层和肌层之间分离，以利于病变的完整切除及防止穿孔。EMR治疗结直肠癌的适应证主要为直径<2cm的宽基或平坦型息肉，包括局限于黏膜层或黏膜下浅层的早期肿瘤。对于黏膜下注射后隆起征阴性的病灶，应怀疑已浸润至黏膜下层，不适宜行EMR治疗。

对于超过2cm的病灶EMR难以整块切除时，可行分块EMR，但分块切除可能导致病变残留和复发，且影响对切缘的病理评估。分块切除时，应首先从切除比较困难的地方开始，下一次切除目标必须紧靠上一块组织的创面边缘，且尽量减少分块切除的次数，以最大限度避免残留。透明帽辅助下 EMR 是指通过负压将病变黏膜吸入透明帽内然后进行圈套电切,该方法对于操作难度困难的部位如回盲部、直肠近肛门和乙状结肠,更容易圈套,但容易将固有肌层吸进透明帽,导致切除过深。

EMR 操作步骤:①黏膜下注射:内镜下发现病变后,从内镜活检孔道伸入注射针,于病变边缘约 0.5cm 处进行黏膜下多点注射(含 1:20000 肾上腺素生理盐水,0.04% 亚甲蓝)使整个病灶明显隆起;根据病变大小,可注射 5~20ml 黏膜下注射液,通常在病变远侧端(口侧)边缘开始注射,以免近侧病灶先隆起后影响视野;②圈套切除:能直接用圈套器圈套的病灶,直接圈套切除;不能直接圈套的病灶,则将透明帽安装在内镜前端,将圈套器置于透明帽内沿,将病灶组织吸入透明帽内,释放圈套器,缓慢收紧圈套,停止负压吸引,将病变组织推出透明帽,稍放松圈套器后再次收紧,确定未套入固有肌层后接通电源圈套切除;切除范围应包括距病灶边缘 2~3mm 的正常组织;③处理创面:观察有无病变组织残留,有无出血,创面渗血可用热活检钳或止血钳钳夹电凝处理,喷射性出血需用止血夹止血。

EMR 治疗结直肠癌的并发症主要包括疼痛、出血、穿孔。根据文献报道 EMR 治疗后迟发性出血的发生率为 7%,肠穿孔的发生率为 1%~2%。黏膜下注射液中添加肾上腺素,有助于减少术中出血的概率。EMR 治疗术中发生的出血一般经电凝或止血夹处理均能成功止血。术后迟发出血主要由于切除过深,损伤到固有肌层,需急诊内镜下止血。穿孔的发生通常是由于黏膜下注射不充分,电凝过度,或使用透明帽时吸引过度。

EMR 治疗结直肠癌的完整切除率可达 90% 以上。但病变较大时,EMR 难以一次完整切除,而分块 EMR 切除术后残留和复发的比例高达 20%~27%。Hurlstone 等报道,对于超过 2cm 的平坦型病灶,在 EMR 切除后立即在放大内镜下喷洒靛胭脂染色,评估切除边缘有无残留,可明显降低局部肿瘤复发率。EMR 切除术后应定期随访肠镜,检查切除病灶局部有无复发,复发病变可通过 APC 电凝或再次行 EMR 切除,因黏膜下粘连纤维化导致 EMR 实施困难者,可行 ESD 剥离复发病变。对于小于 2cm 的平坦型病灶,EMR 操作简单,安全有效,能获得完整病理学诊断资料,是首选治疗方法。而对于更大的病灶,内镜黏膜下剥离术具有明显优势,将逐渐取代分块 EMR。

(四)内镜黏膜下剥离术

ESD 是在 EMR 的基础上,使用内镜下专用高频电刀对消化道早期肿瘤进行切割、剥离的一项新技术。ESD 技术已成为上消化道早癌的标准治疗方法,近年来也逐渐应用于结直肠癌的治疗。日本学者于 1995 年首次使用 IT 刀成功地将大于 2cm 的直肠病变进行黏膜下剥离完整切除。ESD 技术的开创使得一次性完整切除较大面积的浅表病变成为可能,切除范围更广更深,但对设备和技术要求较高,风险也相应提高。

局限于黏膜层或黏膜下浅层的早期肿瘤,以及难以通过 EMR 整块切除的病灶均可通过 ESD 切除。日本专家 Tanaka 等于 2010 年提出肠 ESD 的治疗指征,已得到广泛认可,具体如表 6-5 所示。ESD 治疗的禁忌证包括:进展期结直肠癌;出现淋巴结转移的早期癌;有严重心肺疾病,无法耐受麻醉;有凝血功能障碍、血液病或正在服用抗凝剂。

表 6-5　肠 ESD 适应证

1.符合内镜下治疗指征,但 EMR 难以整块切除的大于 2cm 的病灶
非颗粒型侧向发育型肿瘤,尤其是假凹陷型
腺管开口分型为 V1 型
浸润至黏膜下层的早期癌
大的凹陷型病灶
可疑癌变的隆起型病灶(包括颗粒型侧向发育型肿瘤和结节混合型)
2.伴随纤维化的病灶
3.在慢性炎症(如溃疡性结肠炎)基础上散发的局灶性肿瘤
4.内镜切除术后局部残留的早期癌

ESD 术前对病变范围、性质和浸润深度的准确评估对于提高治愈率至关重要。目前常用于肠 ESD 术前评估的内镜技术包括放大色素内镜、窄带显像内镜及超声内镜等。以靛胭脂染色为代表的放大色素内镜,对病灶的性质和浸润深度的判断主要是根据病灶表面腺管开口形态,其准确性已得到大量证实。窄带显像内镜是一种新的"电子染色"技术,通过应用特殊的窄波滤光器限制透射光的波长,从而增强显示黏膜表面微血管结构。放大色素和窄带显像技术都有助于平坦型病灶边界的判断,区分肿瘤性和非肿瘤病变的准确率至少可达 90％。对于判断早期结直肠癌的浸润深度,从而选择 ESD 治疗抑或外科手术,放大色素内镜仍是目前最理想的方法。应用靛胭脂染色结合放大内镜观察黏膜表面腺管结构(PP),判断浸润深度的灵敏度和特异度分别达 85.6％和 99.4％,必要时也可用结晶紫染色。超声内镜主要用于排除进展期癌或淋巴结转移。

用于肠 ESD 治疗的刀具多种多样且各具特色,包括尖端绝缘刀、钩刀、三角顶刀、螺旋伸缩刀、针形切开刀、海博刀等。IT 刀一次剥离组织多、剥离速度快、容易止血。Hook 刀的特点为可以任意选择切割方向,从而保持良好的手术视野。Flex 刀可以根据需要灵活改变刀头的长度。操作时可根据具体情况联合使用多种器械,如用 IT 刀或 flex 刀做环周切开,TT 刀和hook 刀等做黏膜下剥离。

充分的黏膜下注射能有效防止固有肌层组织热变性,常用的黏膜下注射液包括生理盐水、高渗葡萄糖、甘油果糖、透明质酸钠等。生理盐水是最早应用的黏膜下注射液,价格便宜,但弥散很快,需要反复多次黏膜下注射,以维持病灶隆起。甘油果糖也是高渗性溶液,能较长时间维持黏膜下层隆起。透明质酸钠是一种大分子多聚糖,局部注射后黏膜下层隆起高度可超过10mm,维持时间长于高渗液,且不产生渗透压。黏膜下注射液中通常还添加 1∶100000 肾上腺素以利于止血,以及添加亚甲蓝或 0.04％靛胭脂以清楚显示黏膜下层隆起的范围。

肠 ESD 操作过程:①标记:应用 APC 于病灶边缘约 0.5cm 处进行电凝标记,对与周围正常组织分界明显的肠息肉也可不必标记;②黏膜下注射:于标记点外黏膜下多点注射黏膜下注射液(含 1∶100000 肾上腺素生理盐水,常需要添加亚甲蓝、甘油果糖、透明质酸钠);③切开:应用切开刀沿标记点环形切开病变周围黏膜;④剥离:应用切开刀在病灶下方对黏膜下层进行剥离,剥离过程中,必要时可反复黏膜下注射,始终保持剥离层次在黏膜下层,发现裸露血管时应进行预防性止血,较小黏膜下层血管可用切开刀头端直接电凝,对于较粗的血管,用热活检钳钳夹血管,将活检钳外拉至远离肠壁后再电凝血管;⑤处理创面:对于创面可见的小血管,应用 APC 凝固治疗,同时喷洒黏膜保护剂硫糖铝保护创面,必要时可用金属止血夹闭合创面,预防 ESD 术后创面出血;黏膜切除后创面大,肌层暴露者,可用金属夹闭合黏膜缺损,预防出血、穿孔并发症的发生。

ESD 切除的平坦型标本,应用大头针将标本周缘固定于橡皮或软木上,避免标本卷缩,使黏膜下层面与固定板接触。对于有蒂型息肉,应标明头端和基底。

标本浸泡于福尔马林液中固定后,每隔 2mm 连续切片,以保证侧面和垂直切面都能被完整观察。组织学评估内容包括肿瘤浸润深度、分化程度、淋巴或血管侵犯与否。完整切除是指病变为一次性整块切除,切除组织标本的侧切缘及基底部均无癌组织残留,且切缘距病灶边缘至少 2mm。治愈性切除标准为切缘阴性,病理证实为黏膜内癌或黏膜下浅层浸润癌,无脉管侵犯,组织类型为中高分化癌。

肠 ESD 术后患者应禁食 24 小时,第二天如无不适,可进流质饮食。予以常规补液,预防性使用抗生素 3 天。注意观察患者排便情况和腹部体征。ESD 术后标本病理证实存在黏膜下深层浸润,脉管侵袭阳性,低分化癌,或基底部有癌组织残留者,应追加根治性手术。早期结直肠癌行 ESD 切除术后 3 个月、6 个月及 1 年应随访肠镜,无复发者以后可每年随访一次。

ESD 治疗最常见并发症是出血。ESD 术中必须有意识地预防出血,仔细处理裸露的小血管。轻微出血一般通过热活检钳、止血钳或金属夹均能成功止血。大量出血威胁生命时,需紧急行外科手术。迟发性出血常发生于 ESD 术后 24～48 小时内,多需要紧急内镜下止血。肠 ESD 治疗穿孔的发生率为 1.6%～4.9%,病灶直径超过 5cm,或伴随瘢痕纤维化时,穿孔的风险大大提高。穿孔小于 1cm,且无肠腔内容物漏至腹腔时,可用止血夹封闭破口。穿孔较大或出现腹膜炎表现者应行急诊手术。

ESD 治疗结直肠癌的有效性及安全性已得到肯定。Tanaka 等对大量肠 ESD 治疗的病例资料进行分析后得出,ESD 治疗结直肠癌的整块切除率为 90.5%(61%～98.2%),完整切除率为 76.9%(58%～95.6%)。穿孔和迟发出血的发生率分别为 5.4%(1.3%～20.4%)和 1.8%(0.5%～9.5%)。对于 EMR 难以整块切除的病变,ESD 能提高整块切除率和治愈率,降低残留和复发率,同时操作时间延长,出血和穿孔等并发症的发生率也相应增加。肠 ESD 操作时间与病灶大小密切相关,对于直径为 20～29mm、30～39mm、≥40mm 的病灶,平均操作时间分别为 66 分钟、79 分钟和 129 分钟。由于肠 ESD 技术开展较晚,目前仍缺乏足够的长期随访资料。Niimi 等报道 310 例结直肠癌(146 例腺瘤、164 例腺癌)行 ESD 治疗后的 3 年及 5 年总体生存率分别为 97.1% 和 95.3%,疾病特异生存率均为 100%。ESD 技术实现了对早期结直肠癌的内镜下微创治疗,然而操作难度和手术风险也较大,随着内镜器械的发展和临床经验的积累,相信 ESD 治疗的适应证将不断扩大,安全性和有效性也将得到进一步提高。

二、晚期结直肠癌的内镜下治疗

对于已失去手术机会的晚期肿瘤,内镜下姑息治疗能改善患者生活质量,一定程度上抑制肿瘤生长,延长生存期。内镜下支架置入术、激光或微波治疗、射频治疗以及局部抗癌药物注射治疗是主要的内镜治疗方法,联合上述治疗措施的综合疗法更能进一步提高疗效。但由于不能从根本上控制肿瘤,远期疗效仍较差。

支架置入术能快速地缓解结直肠恶性梗阻,主要用于两个方面:一是对于无法行根治性手术的晚期患者,作为姑息性治疗的一种措施,替代姑息性结肠造瘘术;二是对可以行肿瘤切除手术患者的术前过渡性治疗,暂时解除梗阻症状,再择期行肿瘤根治性切除,以降低急诊手术相关的死亡率。Sebastian 等对 1198 例接受支架治疗的结直肠癌患者的资料进行分析得出,支架置入的操作成功率和临床有效率分别为 94% 和 91%,穿孔发生率为 3.8%,支架移位率为 11.8%,支架阻塞发生率为 7.3%。然而,也有学者对支架治疗给结直肠癌患者带来的真实获益提出质疑。Cennamo 等对 8 项 RCT 研究的荟萃分析表明,与急诊手术相比,支架置入能提高一期吻合率和结肠造口率,但并不能降低死亡率和并发症发生率。

射频治疗是以低频率、高热效应的电磁波,通过热传导的方式,短时间内在病变组织内积蓄大量热能,而使组织蛋白凝固、坏死、炭化,起到治疗作用的。射频波穿透性低,热损伤深度适中,不易损伤周围组织,且治疗时探头不会与病变组织发生粘连。

在内镜直视下局部注射高浓度化疗药物(如 5-FU),能使局部肿瘤组织坏死,瘤体缩小,抑制肿瘤生长,尤适于无法耐受全身化疗的患者。分别于癌灶和癌周组织多点注射化疗药物,病灶较大时,还可对整个癌灶表面喷洒一定量的化疗药物。局部化疗具有以下优点:肿瘤部位药物浓度较高,对肿瘤细胞有较强的杀伤作用,并且由于血循环中药物浓度低,全身毒副反应小。化疗缓释粒子植入是将化疗药物赋予可缓释的赋形剂内,制成药物缓释系统,植入肿瘤组织的间质中,以发挥持久抗癌作用,是晚期结直肠癌姑息性治疗的有效手段之一,但远期疗效还有待进一步研究。

三、黏膜下肿瘤的内镜下治疗

黏膜下肿瘤(SMT)泛指一类起源于黏膜层以下,即黏膜肌层、黏膜下层和固有肌层的病变。常见的大肠黏膜下肿瘤包括类癌、间质瘤、平滑肌瘤及脂肪瘤。普通肠镜检查较易发现黏膜下肿瘤,通常表现为表面光滑,覆盖正常黏膜的广基隆起性病变,但难以判断其起源层次和良恶性。超声内镜检查可以确定黏膜下肿瘤的大小及与肠壁的层次关系,并能根据回声强度初步判断病灶的性质,进而指导治疗方式的选择。

表浅的黏膜下肿瘤可以通过 EMR 或 ESD 完整切除;但来源于固有肌层的黏膜下肿瘤,内镜下不易彻底切除,且容易造成穿孔等并发症,以往多采取外科手术切除或定期随访。近来随着内镜微创技术的发展,部分固有肌层来源的病变也可行内镜下治疗,如 ESD、隧道内镜技术或内镜下全层切除术。

直径小于 1cm 的直肠类癌,一般组织学分级良好,局限于黏膜下层,无淋巴结转移和远处转移的风险,可行内镜下局部切除。ESD 治疗类癌的操作方法与治疗上皮源性肿瘤类似:用针刀沿标记点环周切开瘤体表面黏膜层和黏膜下层,暴露瘤体,再沿病灶边缘对其进行剥离,将瘤体完整剥离下来。也有学者将该方法称为内镜黏膜下挖除术。已有较多文献报道 ESD

治疗直肠类癌疗效确切,完整切除率为 82.6%～100%,肠穿孔发生率低于 3.2%。EMR 治疗直肠类癌的完整切除率略低于 ESD(64.3%～92.3%),穿孔发生率低于 1.6%。

　　此外,隧道内镜技术和内镜下全层切除术是在 ESD 基础上发展而来的新的内镜治疗技术,也可用于治疗固有肌层来源的黏膜下肿瘤。隧道内镜技术最初用于治疗贲门失弛缓症,随后也用于治疗上消化道固有肌层来源的黏膜下肿瘤。国内某医院报道了内镜经黏膜下隧道肿瘤切除术治疗直肠固有肌层肿瘤,取得较好疗效。经黏膜下隧道肿瘤切除术是指通过在病变部位近侧端 3～5cm 处切开黏膜,在黏膜下层剥离,建立黏膜下隧道,直至暴露肿瘤后将肿瘤切除,经隧道取出肿瘤,最后关闭隧道入口黏膜。黏膜下隧道的建立,使得肿瘤切除部位黏膜层保持完整,有效避免出现消化道瘘、避免损伤周围组织和脏器。内镜下全层切除术是将病灶部位全层完整切除后,再用各种内镜下缝合技术修补穿孔的方法,适用于起源于固有肌层突向浆膜下生长并与浆膜层紧密粘连的良性肿瘤,以及未发生淋巴转移的间质瘤。上述两种方法目前都尚处于探索阶段,适应证的选择和术后并发症的处理仍有待进一步研究。

四、腹腔镜辅助下的双镜联合治疗

　　理论上讲,所有未发生淋巴结转移的早期结直肠癌均是内镜下治疗的适应证。然而部分病变行内镜下治疗风险较大且难以完整切除,如超过 5cm 的巨大息肉,较难操作部位的病变,以及位于固有肌层深层、向腔外生长的黏膜下肿瘤。对于此类病变,可行腹腔镜辅助下结肠镜治疗,增加了治疗的安全性和有效性。腹腔镜辅助治疗的优势主要为:当病变位于肠道迂曲部位,应用肠镜无法理想暴露时,腹腔镜通过腹腔内"顶""拉"等动作协助暴露息肉,使内镜下视野更清晰,以利于内镜操作;腹腔镜下监测浆膜侧情况,避免损伤重要血管和邻近脏器;术中一旦出现肠穿孔,可在腹腔镜下及时进行修补;腹腔镜辅助下内镜下全层切除术后辅助缝合肠壁缺损。此外,内镜辅助腹腔镜手术,是指由内镜定位病变,腹腔镜下行肠壁局部切除、肠切除或标准根治术。该术式有利于对病变的准确定位,合理地选择手术范围。双镜联合治疗能够使两种技术实现优势互补,既实现了微创,又能提高手术的安全性。

第五节　结直肠癌的综合治疗原则

　　近年来,结直肠癌的发病率在我国呈上升趋势,患者的总体治疗效果仍不满意,其死亡率仅次于肺癌和肝癌。每年我国约有 10 万以上的患者死于结直肠癌,且死亡人数正逐年增加。随着医学科学的进步,新的诊断和治疗手段的出现,已经使结直肠癌的治疗有了很大的发展,治疗效果也有明显的提高。除此之外,结肠癌综合治疗模式的进步,特别是临床多学科综合治疗团队(MDT)的出现,对传统的结直肠癌治疗观念产生了重大的变革,现代结直肠癌的治疗更加依靠包括医学影像学、肿瘤外科、肿瘤内科、放疗科、病理科等多个工作团队的协作配合共同完成。在国际上,MDT 已经成为各种大型综合医院和肿瘤专科医院治疗结直肠癌的固定模式。

结直肠癌的治疗方法包括外科手术、放疗、化疗、介入治疗以及生物靶向治疗等,治疗方案的选择必须根据患者的体质、肿瘤所在部位、肿瘤的病理类型、浸润深度、分期和转移情况,合理地综合应用现有各种有效治疗手段,以期最大限度地提高肿瘤治愈率,延长患者生存和改善患者生活质量。

一、手术治疗

目前,手术仍是结直肠癌患者获得根治的唯一有效治疗方法,是结直肠癌综合治疗的重要组成部分。结肠癌根治术后患者的 5 年生存率约为 70% 左右,直肠癌则为 50% 左右,早期病例效果较好,晚期则效果较差。手术方式分为根治性手术和姑息性手术,具体式式的选择应根据肿瘤的部位、病变浸润转移的范围及分期、伴发疾病(肠梗阻、肠穿孔等),以及结合患者的全身情况来决定。

如患者情况允许,应尽量争取行根治性切除术,手术方法要求整块切除原发肿瘤所在的肠管和系膜以及充分的区域淋巴结清扫。结肠癌根治术根据肿瘤的部位不同,可分为右半结肠根治术(适用于右半结肠肿瘤,包括盲肠、升结肠及结肠肝曲)、横结肠根治术(适用于横结肠中段肿瘤),左半结肠根治术(适用于结肠脾曲及降结肠肿瘤),乙状结肠切除术(适用于乙状结肠中、下段肿瘤)。直肠癌根治术术式包括经肛门局部切除、低位前切除术(LAR)、行结肠-肛管吻合的全直肠系膜切除术(TME)、腹会阴联合切除术(APR)。距肛缘 8cm 以内、肿瘤小于3cm、侵犯直肠周径小于 30% 的中高分化小癌灶、没有淋巴结转移的证据,可以行经肛门局部切除,切缘阴性即可;对于中高位直肠癌,应选择比肿瘤远端边缘低 4～5cm 的 LAR 手术,并继以结直肠吻合;对于低位直肠癌,需要行 APR 或 TME 伴结肠肛管吻合。新辅助和辅助放化疗可提高手术的切除率,降低术后复发率,应根据患者的具体情况进行选择。

近年来,腹腔镜下结直肠癌根治术在全世界获得了较广泛的开展。现有的临床研究表明,腹腔镜辅助结直肠癌根治术的术中和术后并发症与开放式手术无明显差异;而手术时间、术中出血等优于开放式手术。且两者在 3 年总生存率、无瘤生存率(DFS)和局部复发率等方面均无明显差异。腹腔镜辅助结直肠癌根治术也存在许多不足之处,如手术时间长、费用高,缺乏大宗病例术后的长期随访结果,远处转移不能完全发现,局部浸润范围难确定等。因此,对于腹腔镜结直肠癌根治术是否符合肿瘤学原则,能否达到根治的目的,以及对术后肿瘤的转移、复发的影响等方面仍存在较大的争议。目前推荐腹腔镜下结直肠癌根治术仅应由经验丰富的外科医生进行,术中必须进行全腹腔的探查。中低位直肠癌、伴有急性肠梗阻或穿孔、明显的局部周围组织器官浸润(即 T_4 期)者不推荐进行腹腔镜切除术。

近 20 年来在结直肠癌外科治疗领域取得的另一重要进展就是转移瘤外科切除理念及技术的更新,主要体现在肝转移瘤切除方面。结直肠癌伴肝转移,包括部分仅有肺转移或卵巢转移的患者,目前认为这部分患者不排除有治愈的可能,应该采取积极地态度,进行根治性切除。对于初始可切除或通过化疗能转化的潜在可切除肝转移瘤,手术切除是首选的治疗方法。合并肝转移的结直肠癌患者接受根治性切除术后 5 年生存率可达 30%～58%,接近 20% 的患者存活可超过 10 年。判断肝转移瘤是否适合手术切除或可否外科治愈的标准正在演变,人们逐渐将重点放在保留足够肝脏的同时获得阴性手术切缘上。结直肠癌肝转移的外科治疗策略包括:原发灶和肝转移灶同期切除,术前患侧门静脉栓塞以提高术后残留肝脏的体积和功能,对于累及两叶或以上的病灶行二期切除等。除非有可能切除所有的已知病灶(即达到 R_0 切除),否则不能达到根治目的的"减瘤措施"不推荐采用。部分患者由于基础疾病、转移瘤处于特殊解剖部位,或预期残留肝脏不足,则可以采用消融治疗(冷冻、微波、射频等)。消融治疗可以经皮肤单独进行,也可与传统开腹手术结合治疗难以完全切除的深部病灶。已有相当多的循证医学证据证明,局部消融的疗效仍不能与外科切除相当,更不能取代传统外科切除手术,依其疗效依次为外科切除>开腹消融>经皮消融。

姑息切除术适用于无法达到根治性切除的患者,主要包括局部切除术、短路手术及造瘘术等,其意义在于减轻患者的痛苦,解除患者的症状,提高患者的生活质量,相对延长患者的生存期。部分接受姑息切除的患者,其原发灶和(或)转移灶经治疗转变为可切除后,仍有可能通过二期切除获得长期生存。

二、放射治疗

放射治疗在结肠癌综合治疗中的意义不如直肠癌重要。对于术后切缘阳性,T_4 期肿瘤穿透至邻近器官无法完全切除,或伴腹腔内局限性转移的结肠癌可考虑采取术中或术后放疗。直肠癌局部复发风险较高,对于大部分 II 期和 III 期的患者,推荐接受包括手术、放疗和化疗的多学科综合治疗。

直肠癌的放疗包括术前放疗、术中放疗和术后放疗,并常与以氟尿嘧啶为基础的化疗同期联用。术前放疗可提高手术切除率,增加保肛的可能性,减少淋巴结和远处转移的风险,降低局部复发率,提高患者的生存率。而术前同期放化疗则具有放疗增敏,根除微小转移灶,增加病理学完全缓解率(pCR)和保肛率等优点。术前放疗的一个缺点是可能使那些其实并不需要放疗的早期患者接受了过度治疗,这就需要进行准确的术前分期。术后放疗主要应用于肿瘤累及直肠浆膜或周围脂肪组织、器官,淋巴结有转移未完全清除,姑息切除或切缘阳性,术后病理显示肿瘤高度恶性复发风险高,或 T_3N_1 分期以上术前没有接受放疗的患者。直肠癌放疗的照射野应包括全盆腔淋巴引流区,如已有相邻脏器受累,则应包括髂外淋巴结;传统推荐剂量是 45~50Gy/25~28 次,不可切除肿瘤的剂量则应达到 54Gy 以上,而小肠的剂量应限制在 45Gy 以下。欧洲等国的研究者多采用术前短程放疗(5Gy×5 次),放疗 1 周后手术,而北美地区的研究者则更多的应用常规放疗剂量(50.4Gy/28 次/5.5 周)。从目前研究结果来看,术中放疗仅用于治疗局部晚期 T_4 或复发性肿瘤,于术中一次性照射(10~25Gy)残留肿瘤及瘤床。

临床上可切除的直肠癌较常用的治疗方法是手术+术后综合治疗和术前综合治疗+手术+术后化疗。近年来,研究者越来越多的开始研究术前综合治疗。德国直肠癌研究协作组开展的一项大型临床随机对照研究结果显示,术前放化疗与术后放化疗相比,能显著降低局部复发率(6% vs. 13%,P=0.006),减少治疗相关毒副作用。一项评价术前同期放化疗治疗可切除直肠癌效果的 III 期临床研究结果表明,同期联合 5-FU/LV 化疗提高放疗效果,与单纯术前放疗相比,可显著缩小肿瘤,降低 pTN 分期,减少脉管和周围神经浸润,但未能显著改善总生存。术前放化疗＋手术的综合治疗方法已成为Ⅱ/Ⅲ期直肠癌的标准治疗方法。但是,手术、放疗、化疗的最佳序贯目前尚不明确,有待更多临床研究为我们解决这个问题。

三、化学治疗

近年来,随着肿瘤内科学的飞速发展,各种抗肿瘤新药及新方法的不断涌现,结直肠癌的化疗已经成为综合治疗的重要组成部分。除部分早期患者不需要化疗外,大多数的患者需要在不同的时期接受化疗。化疗分为新辅助化疗,辅助化疗,姑息化疗和局部化疗,近年来又提出了针对结直肠癌肝转移患者的转化性化疗。

(一)辅助化疗

辅助化疗指外科切除(一般指 R_0 切除)之后进行的全身化疗,其目的在于杀灭手术无法清除的微小病灶,减少复发,提高生存率。因此具有高转移复发风险的患者均应接受术后辅助化疗。对于Ⅲ期结肠癌,辅助化疗已成为治疗的标准。部分具有高危因素的Ⅱ期结肠癌患者也应考虑进行 6 个月的辅助化疗,高危因素包括,肿瘤为 T_4(Ⅱ$_B$ 期)、组织学分级差(3 级或 4 级)、淋巴结转移、血管侵犯、伴有肠梗阻或局部穿孔、肿瘤靠近切缘、切缘不确定或阳性、清除淋巴结数目不足(少于 12 个)。可选择的治疗方法有:5-FU/LV 联合奥沙利铂、卡培他滨单药、5-FU/LV 等。基于欧洲 MOSAIC 试验的结果,静脉滴注的 5-FU/LV 联合奥沙利铂(FOLFOX)方案目前被认为是可切除的Ⅱ/Ⅲ期结肠癌术后辅助化疗的标准方案。该研究结果显示,与 5-FU/LV 方案相比,高危Ⅱ期和Ⅲ期患者应用 FOLFOX 方案辅助化疗,3 年、5 年的无瘤生存、6 年的总生存均有改善。最近的一项 meta 分析结果也强烈支持在辅助化疗中应用 FOLFOX 方案。与此相反,研究数据表明 5-FU/LV 联合伊立替康(FOLFIRI 方案)用于辅助化疗并不优于 5-FU/LV 方案,因此不支持在Ⅱ/Ⅲ期结直肠癌的辅助化疗中使用含伊立替康的方案。临床随机对照研究发现,辅助化疗在 FOLFOX 方案基础上联合靶向药物贝伐单抗或西妥昔单抗并不能延长患者的无瘤生存(DFS),因此目前也不推荐辅助化疗中使用靶向药物。对于术前未接受新辅助治疗的Ⅱ/Ⅲ期直肠癌患者,术后的辅助化疗多考虑与放疗联合。NSABP R-02 研究显示,术后联合放化疗与单纯术后化疗相比,可显著降低Ⅱ/Ⅲ期直肠癌的局部复发率。而对于术前接受过新辅助放化疗的Ⅱ/Ⅲ期直肠癌患者,术后辅助化疗的价值尚不明确,但在大多数的肿瘤中心仍推荐这部分患者接受为期 4 个月的术后辅助化疗。

(二)新辅助化疗

新辅助化疗指在结直肠癌手术切除前给予的,旨在缩小病灶以利于手术切除,消灭微转移灶以改善预后的化疗。新辅助化疗是可切除的直肠癌综合治疗的重要组成部分,可切除的结肠癌一般不考虑进行新辅助化疗。患者接受术前新辅助化疗还是术后辅助化疗,要根据准确的临床分期、治疗的毒副作用、括约肌的功能能否保存、肿瘤对化疗的反应等因素来综合考虑。一般来说,术前分期为可切除的 $T_{3/4}$

N_0 或任何 $TN_{1\sim2}$ 的直肠癌患者应接受新辅助治疗。对于这部分患者,单独采用术前全身静脉化疗者目前报道甚少,主要通过配合术前放疗使肿块缩小,减轻周围组织黏连,提高中、下段直肠癌保肛手术的成功率。结直肠癌新辅助化疗主要以 5-FU 为基础,推荐使用持续静脉滴注的 5-FU 或卡培他滨同期联合放疗,近年来也有研究者在同期放化疗的方案中加入奥沙利铂,但结果未能显示无瘤生存和总生存的改善,反而明显增加了毒副作用。目前的研究还不能回答到底哪个化疗方案与放疗联合最佳,正在进行的 NSABP R-04 临床研究也许可以给我们提供这个问题的答案(该研究选取Ⅱ/Ⅲ期直肠癌患者,进行术前盆腔放疗的同时,使用静脉持续滴注的 5-FU/LV、卡培他滨单独或联合奥沙利铂四个方案进行对比)。而新辅助化疗究竟需要几个周期目前尚无统一的标准,根据现有的循证医学证据,至少 3 个周期的新辅助化疗,总疗程大约为 6 个月的术前、术后辅助化疗是合适的,但延长化疗时间是否会带来风险尚无相关研究报道。

新辅助化疗也是结直肠癌肝转移患者综合治疗的重要组成部分,对于初始可切除的肝转移灶,新辅助化疗能使病灶缩小以保证足够的切缘、减少肝实质的切除和最大限度地保留肝功能,同时也可根据肿瘤对新辅助化疗的敏感性来作为选择术后辅助化疗方案的依据;对于初始不能切除的肝转移病灶,越来越倾向于使用新辅助化疗来缩小转移灶以便将其转化为可切除,即转化性化疗,这是近年来提出的一个新的理念。虽然转化性化疗也可以认为是姑息性化疗的一部分,但应尽量把两者区别开来,这取决于对潜在可切除者"可转化性"的判断。由于结直肠癌肝转移术前新辅助化疗的缺点包括:化疗诱导的肝损伤,因为疾病进展或化疗后获得完全缓解使手术切除范围的确定变得异常困难而错过"手术机会的窗口期"等,因此,对于潜在可切除的转移性结直肠癌患者,一旦确诊即应接受多学科团队评估其切除的可能;并在术前化疗过程中,每 2 个月由多学科团队重新评估手术的可能性,病灶变为可切除后应尽早手术。新辅助化疗方案的选择应取决于患者转移灶是否可切除或有转化的可能性、化疗方案的有效性以及安全性和毒性。对于转移瘤有可能转化为可切除的患者应该考虑使用有效率高的化疗方案,包括 FOLFOX、CapeOX、FOLFIRI、FOLFOXIRI 联合或不联合贝伐单抗或西妥昔单抗(限于K-RAS 野生型肿瘤)等,全身化疗联合靶向药物的反应率可达 70% 或更高,并可使更多的患者从不可切除转为可切除。需要强调的是,肝转移灶切除术后仍应根据患者具体情况考虑辅助化疗,以围术期的化疗总疗程达到 6 个月。EROTC40983 研究表明,围术期化疗疗程达到 6 个月的患者,其无进展生存较单纯手术者明显延长。

(三)姑息性化疗

姑息性化疗指用于晚期不可切除或转移性癌症患者的全身化疗,目的是延长患者生存、改善生活质量,因此不必片面追求高反应率,而应综合考虑耐受性、生活质量和总生存。目前有多种有效药物可用于治疗晚期转移性结直肠癌,包括 5-FU/LV、卡培他滨、伊立替康、奥沙利铂、贝伐单抗、西妥昔单抗和帕尼单抗等,具体方案需根据既往化疗方案、时限、药物毒副作用以及患者的身体状况来选择,并在初期治疗时即计划好出现疾病进展情况下的更替方案和发生特定毒性反应时的调整方案。对于适合接受高强度治疗的患者,可考虑选择 FOLFOX、CapeOX、FOLFIRI、5-FU/LV、FOLFOXIRI 等作为初始治疗方案,也可以考虑联合贝伐单抗或西妥昔单抗(限于 K-RAS 野生型肿瘤)。目前的研究认为,FOLFOX、CapeOX 和 FOLFIRI 方案疗效相当,作为一线治疗时缓解率、无进展生存和总生存相似。对于不适合接受强烈化疗的患者,初始治疗方案可选卡培他滨或 5-FU/LV,或联合贝伐单抗,或单药西妥昔单抗。初始治疗失败后,二线或以上的方案选择取决于初始治疗的方案,如初始治疗使用的是 FOLFOX 或 CapeOX,后续治疗可考虑 FOLFIRI、伊立替康单药加或不加西妥昔单抗;初始治疗使用的是 FOLFIRI 为基础的,后续治疗可考虑 FOLFOX 或 CapeOX;初始治疗使用了西妥昔单抗失败者,后续治疗中不推荐再使用西妥昔单抗或帕尼单抗。在治疗过程中使用所有的 3 种细胞毒药物(即 5-FU、奥沙利铂、伊立替康),可以延长患者的中位生存期,而且这些药物使用的先后顺序与总生存期无关。由于新的化疗药物,特别是靶向药物的应用,晚期结直肠癌患者的中位生存时间已由原来单用 5-FU 治疗时不到 1 年延长到现在已超过 2 年。

(四)局部化疗

局部化疗主要包括肝动脉灌注化疗(HAI)、腹腔内灌注化疗等。HAI 是针对结直肠癌肝转移灶的局部治疗,最常用的药物为氟尿苷(FUDR)。HAI 可导致较为明显肝脏毒性,但是适当的疗程和药物剂量可减少肝脏毒性的发生。研究表明,应用 HAI 联合全身化疗比单纯全身化疗能更有效地缩小肝转移灶,延长肝转移灶进展时间,改善生存,可以考虑用于结直肠癌肝转移患者术前或术后的辅助治疗。对合并腹膜转移的患者可考虑腹腔内灌注化疗,但该治疗手段还处于探索阶段,尚需科学的临床随机对照研究来验证其风险和益处。

四、生物靶向治疗

随着分子生物学和基因工程技术的不断发展,肿瘤的治疗已不局限于传统的手术治疗、放疗和化疗,生物治疗已经显示出良好的发展前景,成为肿瘤治疗的第四种模式。

可用于治疗结直肠癌的生物治疗方法主要包括:①肿瘤细胞因子治疗,如干扰素(INF)、白细胞介素(IL)、肿瘤坏死因子(INF)等;②免疫刺激剂,如卡介苗、蛋白质疫苗、肿瘤细胞疫苗、树突状细胞疫苗等;③肿瘤靶向治疗,如贝伐单抗、西妥昔单抗、帕尼单抗等;④免疫效应细胞,如肿瘤浸润淋巴细胞(TIL)、淋巴因子激活杀伤细胞(LAK)、细胞因子诱导的杀伤细胞(CIK)、细胞毒淋巴细胞(CTL)等;⑤肿瘤基因治疗,如 P53 基因、E1-B 缺陷腺病毒等。结直肠癌的靶向治疗相对比较成熟,3 个单克隆抗体(贝伐单抗、西妥昔单抗和帕尼单抗)在临床上的应用大大提高了结直肠癌治疗的疗效。

贝伐单抗是一种针对 VEGF 的重组人单克隆 IgG1 抗体,它能选择性地抑制 VEGF,从而阻止 VEGF 与 VEGFR-1、VEGFR-2 受体结合而激活,抑制血管形成。多项临床研究结果显示,贝伐单抗联合化疗,无论是一线还是二线治疗,均能提高晚期结直肠癌患者化疗的有效率,延长患者的无进展生存和总生存。

西妥昔单抗和帕尼单抗是抗表皮生长因子受体(EGFR)的单克隆抗体,可高选择性地与 EGFR 结合从而抑制 EGFR 介导的细胞内信号转导。研究表明,西妥昔单抗和帕尼单抗的疗效与肿瘤细胞中的 K-ras 基因是否有突变有明确的关系,K-ras 基因突变者对以西妥昔单抗或帕尼单抗为基础的治疗无效。西妥昔单抗联合 FOLFOX 或 FOLFIRI 方案一线治疗 K-ras 基因野生型的转移性结直肠癌患者,可显著提高有效率和延长无进展时间。对于一线治疗失败,特别是伊立替康治疗失败的患者,应用西妥昔单抗单药或联合伊立替康可取得一定的疗效。帕尼单抗主要用于治疗 5-FU、伊立替康、奥沙利铂治疗失败后的 K-ras 基因野生型的转移性结直肠癌患者。其他的生物治疗尚处于探索阶段,其确切价值还有待临床随机对照研究进一步证实。

五、中医中药治疗

中医中药治疗是我国肿瘤治疗的一大特色,近年来中西医结合治疗结直肠癌越来越被广大学者和患者接受,已成为结直肠癌综合治疗的有效手段之一。中医药与其他的治疗手段综合有序合理的应用,遵循辨证施治原则,在减少复发和转移、增强化疗疗效、减少不良反应、改善临床症状和生活质量等方面起着重要作用。目前中医药抗肿瘤机制的基础和临床研究还比较落后,但随着中医药研究的不断深入和广泛应用,中医中药治疗在结直肠癌的综合治疗中将拥有更为广阔的前景。

六、总结

总之,结直肠癌的综合治疗要求根据患者的身心状态、肿瘤的具体部位、病理类型、侵犯范围(病期)和发展趋势,结合细胞、分子生物学改变,在多学科综合治疗团队的指导下,有计划地、合理地应用现有的多学科治疗手段,以最适当的经济费用取得最好的治疗效果,同时最大限度地改善患者的生活质量和生存时间。个体化治疗是根据患者个人的具体情况而设计最适合的治疗方案,它具有量体裁衣的优点,最大化的适应该患者的情况,是肿瘤治疗的发展方向。如何在个体化治疗的原则下将各种治疗手段更有机地结合,进一步提高患者远期生存率和生活质量是临床工作者的迫切使命。我们认为,在临床组织架构上保证多学科综合治疗团队的决策权,以及在整个治疗过程中始终坚持综合治疗和个体化治疗的理念,将是今后主要的发展方向。

第六节   结直肠癌的辅助和新辅助治疗

40%～50%的结直肠癌患者单纯采用根治性手术治疗后仍可能复发,甚至因转移而死亡。Ⅱ期和Ⅲ期结肠癌患者根治术后体内仍可能存在残留微转移病灶,随着人们对肿瘤生物学特性的进一步了解,大多数外科医生认识到单纯手术无法完全征服结直肠癌,必须结合其他辅助治疗才能大幅度提高术后生存率。术后辅助化疗的目的是清除患者体内可能存在的微转移病灶,尽管Ⅱ期肠癌发生微转移的风险远低于Ⅲ期肠癌,但现在很多治疗策略是基于含有Ⅱ期和Ⅲ期肠癌患者的临床试验来制定的。Ⅱ期肠癌患者辅助化疗的价值仍存在争议。

一、辅助化疗的早期探索

结肠癌辅助化疗最早的临床试验是在 20 世纪 50 年代使用当时有限的抗肿瘤药物。70年代时曾尝试甲基环己亚硝脲(Me-CCNU)联合 5-FU 用于胃肠道肿瘤的化疗,从 70 年代中期到 80 年代中期,共有 5 个大的协作组进行结直肠癌临床试验,病例总数近 5000 例,但与单纯手术组比较,在结肠癌患者中 5 年生存率并无显著性差异;在直肠癌患者中,Me-CCNU/5-FU 加放疗的 5 年生存率比单纯手术组高(P<0.05)。术后放化疗的 5 年生存率比手术加放疗组高(P<0.05)。但是由于 Me-CCNU 严重的毒副作用及其相关的继发白血病风险。所以目前流行的辅助化疗方案中,未再使用 Me-CCNU。

中北部癌症治疗组(NCCTG)和 Mayo 医院比较了单纯手术,术后加左旋咪唑,手术加左旋咪唑加 5-FU 三组治疗 II 期或 III 期结肠癌的效果,总例数达到 401 例,联合用药使无瘤生存率明显提高,而且对淋巴结阳性病例的总 5 年生存率亦优于单纯手术组(62% vs. 55%,P<0.05)。随后,协作组间研究(Intergroup-0035)共计 1297 例 II 期和 III 期的患者,900 多例 III 期患者随机纳入单纯手术、加左旋咪唑或加 5-FU/左旋咪唑组,而 325 例 II 期患者随机分入单纯手术组或加 5-FU/左旋咪唑组。1995 年报告显示术后加 5-FU/左旋咪唑对淋巴结阳性的患者有好处,中位随访 7 年,复发率单纯手术组为 53%,加入左旋咪唑组为 52%,加入 5-FU/左旋咪唑为 37%,而总 5 年生存率分别为 51%、54% 和 64%。5-FU/左旋咪唑减少复发风险 39%,减少死亡风险 31%。7 年生存率 5-FU/左旋咪唑组为 60%,远较单纯手术组 46% 高(P<0.05),明显改善了 III 期结肠癌的预后。且辅助化疗患者的耐受性好,毒副作用不大,偶尔产生骨髓抑制,较少发生 III/IV 度不良反应。极少因为不良反应导致治疗中断。由于 5-FU/左旋咪唑在 III 期结肠癌术后患者中具有良好的耐受性和有效性,它在美国被广泛接受为标准治疗方案。在该研究中,II 期患者病例数较少,5-FU/左旋咪唑治疗组 7 年无瘤生存率为 79%,而单纯手术组为 71%,差异无统计学意义(P=1.10)。而且 7 年的总生存率也没有差别,均为 72%(P=0.83)。一项荷兰结直肠癌辅助化疗的研究(NACCP)最终的研究结果表明 5-FU/左旋咪唑效果与 INT-0035 研究几乎相同,在 III 期结肠癌患者中,5 年无瘤生存率提高 20%,而且在 II 期患者中,生存率的提高同样有统计学意义。

按现在的标准,20 世纪 50 年代到 80 年代的辅助化疗规模较小,1988 年 Buyse 等发表了第一个对辅助化疗的随机对照研究的 meta 分析,包括了 8 个直肠癌手术并用放疗的试验和 17 个各种类型化疗的随机试验,后者比较了结直肠癌术后辅助化疗与单纯手术的效果,总病例数达到 6800 例,结果显示患者总生存差异无统计学意义。

二、5-FU 辅助化疗的演进

在 C-01 试验中,NSABP 协作组将 1166 例 DukesB 和 C 期结肠癌患者随机分配至单纯手术组、使用卡介苗(BCG)组和 MOF 方案化疗组(包括 me-CCNU,Vincristine 和 5-FU),结果显示 BCG 和单纯手术组之间的差异无统计学意义,MOF 治疗组较对照组有更好的无病生存期和总生存期(P 值分别为 0.02 和 0.05)。这是首个证明局部晚期结肠癌术后接受辅助化疗能够获得生存益处的临床试验。

5-FU 的基本作用机制是 CF 通过稳定和延长由 5-FU 的活化代谢物 FdUMP(氟尿嘧啶脱氧核苷)、胸苷酸合成酶和甲撑四氢叶酸组成的三重复合物令 5-FU 的细胞毒作用明显增加。在确定 5-FU/CF 对晚期结直肠癌有效的基础上,将 5-FU/CF 引入辅助治疗中,并进行了一系列随机对照试验。

　　首先是国家乳腺和大肠外科辅助治疗组进行 C-03 临床试验（NSABP C-03）比较了 MOF 与 5-FU/CF 对Ⅱ、Ⅲ期结肠癌辅助治疗效果。1987—1989 年间共入选了 1081 例结直肠癌患者，随机分配到 5-FU/CF 组 539 例，（CF 500mg/m^2，滴注 2 小时，每周 1 次，共 6 次，5-FU 500mg/m^2，在 CF 滴注一半后推注，每周 1 次，共 6 次，每疗程结束后休 2 周再重复，共用药 8 个疗程）；MOF 组 542 例（Me-CCNU 130mg/m^2，第 1 天口服，每 10 周 1 次，共用 5 次，VCR 1mg/m^2，静注，第 1 和第 36 天，5-FU 325mg/m^2，静注，第 1～5 天和第 36～40 天，10 周为 1 个疗程，共用 5 个疗程）。结果显示 5-FU/CF 组比 MOF 组有更高的 5 年无瘤生存率（66％ vs 54％，P＝0.0004）和更高的 5 年生存率（76％ vs. 66％，P＝0.003）。

　　此后为了回答辅助化疗方案选用 5-FU/Lev 还是 5-FU/CF 的问题，NSABP 在 1989—1990 年间进行了 C-04 临床试验，共有 2051 例结直肠癌患者加入随机试验。5-FU/CF 组 719 例（剂量同 C-03），5-FU/Lev 组 715 例（5-FU 450mg/m^2，术后 3 周静注，每天 1 次，连用 5 天，术后第 29 天开始每周 1 次，连用 48 次；Levamisole 50mg 每日 3 次，连服 3 天，停 11 天重复，用药 1 年）；5-FU/CF/Lev 组 717 例（5-FU、CF 和 Lev 剂量用法同前）。5 年随访结果表明，采用 5-FU/CF 组方案比 5.FU/Lev 组有更高的无瘤生存率（65％ vs. 60％，P＝0.04）和生存率也有所提高（74％ vs. 70％，P＝0.07）；而 5-FU/CF/Lev 组比 5-FU/CF 组没有增加生存率（5 年无瘤生存率为 65％ vs. 64％，P＝0.67）；5 年总生存率为 74％ vs. 75％，P＝0.99。这些结果与 C-03 试验结果相同，从而认为 5-FU/CF 是Ⅱ期和Ⅲ期结肠癌患者可以接受的标准辅助治疗方案。

　　1991—1994 年间 NSABP 进行了 C-05 试验，病例数达到 2176 例，将 5-FU/CF 与 5-FU/CF/a-IFN（干扰素）进行比较，结果表明增加干扰素只能增加毒性而不能提高生存率。

　　在认可 5-FU/CF 为结直肠癌标准辅助化疗方案的同时，又在 CF 剂量高低，用药时间长短（6 个月或 12 个月）问题上进行了临床试验，QUASAR 结直肠癌研究组报道了一项大型的 2×2 临床试验，结直肠癌患者接受根治性手术后接受 5-FU 370mg/m^2 的辅助化疗，然后随机接受 Levamisole 或者安慰剂的治疗，以及低剂量（25mg）或高剂量（175mg）CF 的治疗。这个临床试验试图为临床医生解答是选择 5 天化疗，每 4 周重复 1 次，共 6 个月的方案还是每周 1 次，共 30 周的化疗，结果显示高剂量和低剂量组 CF 在总生存上没有差异（3 年生存率为 70％ vs. 71％，P＝0.16），使用左旋咪唑组的生存差于安慰剂组（69.4％ vs. 71.5％，P＝0.06），5 天方案和每周一次的方案生存没有差异。尽管该研究不是随机对照研究，但各组之间在患者临床特征方面平衡性较好，每周一次方案在黏膜炎、腹泻和粒细胞缺乏方面的毒性较 5 天方案低。

　　INT-0089 研究是一个多中心多组间的随机前瞻性研究，研究对象是高危Ⅱ期结肠癌患者（$T_4N_0M_0$）和Ⅲ期结肠癌患者，共有 3759 例患者纳入研究，至少随访 5 年。随机分配到下列四组：①5-FU/Lev 术后 12 月标准治疗组；②5-FU/低剂量 CF（5-FU/LDCF）7～8 个月治疗组，5-FU 425mg/(m^2·d)、CF 20mg/(m^2·d)，每周给药 5 天，4～5 周为 1 个疗程，共 6 个疗程；③5-FU/高剂量 CF（5-FU/HDCF）治疗组，5-FU 和 CF 的剂量均为 500mg/(m^2·d)，每周给药一次，共 6 周，休 2 周后重复。即 8 周为 1 个疗程，共 4 个疗程；④5-FU/LDC F/Lev，结果显示 5-FU/Lev 与 5-FU/LDC F/Lev 比较，5 年生存率有显著差别（56％ vs. 60％，P＝0.014）。按肿瘤分期进行分层分析，Ⅲ期患者 5 年生存率为 60％ vs.65％（P＝0.054），Ⅱ期患者未见差

别（Ⅱ期患者占总病例数的 20%），统计学结果显示，虽然在总生存率方面 5-FU/LDCF/Lev
优于 5-FU/Lev，但并不优于 5-FU/LDCF 的治疗。这提示着左旋咪唑在 5-FU/CF/Lev 治疗
中不是必需组成部分，用 5-FU/CF 不必添加左旋咪唑，5-FU/CF 辅助化疗 6 个月是目前标准
的辅助治疗方案。

NCCTG 和加拿大国家肿瘤中心评估了 CF 能够增加 5-FU/Lev 的疗效，在 2×2 的研究
中还评估了术后 6 个月辅助化疗和 12 个月辅助化疗的疗效差异，结果显示在 5-FU/Lev 基础
上增加 CF 并没有生存益处，且 12 个月的辅助化疗并不比 6 个月的化疗好。

在用药时间长短的探索上，Saini A 等评估了术后 12 周辅助化疗的价值，共有 716 名
Dukes B 和 C 期结直肠癌患者随机接受 5-FU/CF（Mayo 临床方案）6 个月的化疗或持续静脉
灌注的 5-FU300mg/m²，12 周的化疗。结果显示接受 6 个月 Mayo 方案化疗的患者无复发生
存率比接受 12 周 5-FU 患者差，（分别为 68.6% vs. 80.0%，P＝0.023）。6 个月化疗组的 3 年
生存率是 83.2%，12 周组为 87.9%，两组之间差异无统计学意义，P＝0.76，12 周组的Ⅲ度中性
粒细胞减少、腹泻、黏膜炎和脱发发生率明显低于对照组。作者认为 12 周的化疗与 6 个月化
疗的生存率相似，但副作用较少，但由于该研究的样本量较小，后面也没有类似的大规模临床
试验来证实这样的结果。因此 12 周化疗方案没有得到推广。

O'Connell 等报道了另一个有意义的临床试验——NCCTG894651，论述了结肠癌患者术
后是否需要 12 个月或者 6 个月的辅助化疗这个问题，共入选了 890 例患者，随机分配试验，比
较了 5-FU/LDCF/Lev 12 个月和 6 个月以及 5-FU/CF12 个月和 6 个月，其中三药 5-FU/LD-
CF/Lev 6 个月与 5-FU/Lev 6 个月比较，有更高的 5 年生存率（75% vs.63%，P＜0.03），
5-FU/Lev 12 个月方案与 5-FU/CF/Lev 6 个月方案生存率相同，结合 INT-0089 研究结果，推
荐 5-FU/CF 6 个月方案，而不需添加 Lev。

研究发现，5-FU 的给药途径、方式及剂量可影响 5-FU 的疗效。临床上常用的含 5-FU/
LV 的基础方案包括：Mayo 方案、Rosewell-Park 方案、DeGramont 方案、AIO 方案等。

Mayo 方案：5-FU 425mg/m²，联合 LV 20mg/m²，第 1 天至第 5 天快速输注，每 4 周 1 次。
结肠癌术后伴有高危因素患者行 6 个周期治疗后，复发时间及总生存期与对照组明显延长。

Rosewell-Park 方案：5-FU 500mg/m²，联合 LV 500mg/m² 推注，每周 1 次，连续 6 周，8
周为 1 个周期。

De Gramont 方案：LV 400mg/m² 静脉滴注 2 小时以上，第 1 天至第 2 天，快速输注 5-FU
400mg/m²，然后持续静脉滴注 5-FU 600mg/m² CIV 22 小时，第 1 天至第 2 天，每 2 周 1 次。
此方案由多中心试验验证，进展期结肠癌患者应用高剂量 LV 联合 5-FU 快速输注＋持续静
脉滴注后，疾病无进展生存期较 Mayo 方案长（27.6 周 vs. 22 周），但尚无明显延长总生存期的
证据。

AIO 方案：LV 500mg/m² 滴注，5-FU 1500～2000mg/m² 静脉滴注 24 小时，每周 1 次，连
续 6 周，8 周为 1 个周期。此方案由 Weh HJ 等人设计，应用高剂量 5-FU 每周一次，对转移结
直肠癌患者的部分缓解率及疾病进展时间均有提高。

PIV（protracted IV 5-FU）方案：单一应用 5-FU300mg/（m²·d）延续滴注共 12 周。法国
的一项研究比较了 PIV 和 Mayo 方案对Ⅱ、Ⅲ期结肠癌患者术后辅助化疗疗效，结果表明两者

疗效相仿,而 PIV 方案 3/4 度毒副作用明显少。

5-FU 的主要副作用和给药方法有关。5-FU 每 4 周或 5 周静脉快速输注连续 5 天给药方案患者中性粒细胞减少症和口腔炎最常见;5-FU 每周 1 次静脉快速输注患者腹泻多见;5-FU 持续静脉滴注患者手足综合征更多见。尽管人们认为持续静脉滴注的花费较高,而且给患者带来不便,但近年来的分析表明,两者的花费和对生活的影响差别并不大,而持续静脉滴注较静脉输注疗效更佳。

三、口服氟尿嘧啶类制剂

1999 年 ASCO 联合报道两个 UFT 治疗进展期结直肠癌的Ⅲ期试验,病例达 1100 余例,UFT 与低剂量 5-FU/CF 比较,有效率和生存率相似,但毒副作用更小,应用方便,费用较低。这预示 UFT 作为辅助治疗将有进一步发展,NSABP 的 C-06 试验目的是比较 UFT+CF(口服)与 5-FU/CF 对Ⅱ期、Ⅲ期结肠癌辅助治疗作用,共 1452 例患者,UFT+CF 组术后服 UFT 300mg/(m² · d)、CF90mg/(m² · d),分 3 次服用,连服 28 天,休息 1 周后重复。5-FU/CF 组两药均用 500mg/m²,每周 1 次,6 周为 1 个疗程,中间休 2 周,共 3 个疗程。目前正在随访观察中,DFS 与 OS 无显著性差异。

早期的氟尿嘧啶口服剂疗效不佳,随机对照试验认为静脉用药疗效更好。药物代谢动力学认为肠道黏膜上有二氢嘧啶脱氢酶(DPD 酶)不同浓度分布而致,DPD 酶是口服氟尿嘧啶的主要代谢酶,从而导致药物吸收不完全。为克服此缺点而研制的氟尿嘧啶前体药物可以经肠道完全吸收后,代谢成有活性药物或者同时应用 DPD 酶抑制药物,减少口服制剂的分解。卡培他滨属 5-FU 前体药,口服后在肝内经羧酸酯酶生成 5'-脱氧氟胞苷(5'-DFCR),再经胞苷脱氨酶作用产生 5'-脱氧氟尿苷(5'-DFUR),在肿瘤组织中高量的胸苷磷酸化酶(TP)作用下产生 5-FU。X-ACT 试验研究随机对比了卡培他滨和 Mayo 方案对Ⅲ期结肠癌术后患者化疗疗效,共 1987 例患者纳入试验,试验组 1004 例,口服卡培他滨 1250mg/m²,2 次/天,第 1 天至第 14 天,每 21 天为 1 个周期,对照组 983 例,予以 Mayo 方案,结果显示卡培他滨可以更好地延长无瘤生存期(P=0.04),而化疗副作用更轻。

四、联合化疗

近几年来新药如奥沙利铂、伊立替康(CPT-11)、Xeloda 以及靶向药物(Avastin、C225)等用于临床,证实对转移性结直肠癌有确实疗效,而且观察到奥沙利铂或 CPT-11 与 5-FU 有协同作用,联合化疗时效果更好,因此产生了更有效的方案如 5-FU/CF 加奥沙利铂或 CPT-11、Xeloda 加奥沙利铂或 CPT-11 已应用于辅助治疗。

欧洲的 MOSAIC 研究评价了 FOLFOX4 方案在结肠癌术后辅助化疗中的作用。2236 例根治性手术切除的Ⅱ期或Ⅲ期结肠癌患者随机分组,分别接受单纯 5-FU/LV 或 5-FU/LV 联合奥利沙铂治疗 12 个周期。6 年的随访结果显示Ⅲ期患者的 5 年无病生存率(DFS)分别为 58.9%和 66.4%(P=0.005),Ⅱ期患者则分别为 79.9%和 83.7%(P=0.258)。结果表明,

FOLFOX4 方案与 5-FU/LV 相比,复发的危险比为 0.77(P＝0.002),提示 FOLFOX4 可使复发危险降低 23％。5-FU/LV 组 3 年无瘤生存率为 72.9％,而 FOL-FOX4 组为 78.2％。FOL-FOX4 组中,3 度以上中性粒细胞减少性发热发生率为 0.7％,胃肠道不良事件发生率低,3 度感觉神经病变发生率在治疗期间为 12.4％,在随访 1 年时降至 1.1％。两组全因死亡率均为 0.5％。基于上述结果,FOLFOX4 方案被推荐为Ⅲ期结肠癌患者术后辅助化疗的首选化疗方案。尽管初始的临床试验是采用 FOLFOX4 作为研究方案,但 mFOLFOX6 已经成为目前 NCI(美国国立癌症研究所)所有辅助化疗临床试验的标准对照方案。辅助化疗中应用 FOL-FOX 这一推荐得到了一项 meta 分析结果的强烈支持,该 meta 分析综合了 18 个临床试验共 20898 名患者的资料,结果表明 2 或 3 年 DFS 是结肠癌术后以 5-FU 为基础辅助化疗临床试验的合适的研究终点,更新结果表明绝大多数的肿瘤复发发生于手术后的前 2 年内,而术后 5 年和 8 年的复发率仅分别＜1.5％和＜0.5％。Ⅲ期结肠癌患者中接受 FOLFOX 治疗组其 6 年生存率明显高于 5-FU/LV 组(78.5％ vs. 76％,HR 0.80,95％ CI 0.65～0.97,P＝0.023)。但同时接受 FOLFOX 化疗的患者 3 度外周感觉神经毒性发生率为 12.4％,安全性的长期随访结果显示大多数能逐渐缓解。然而,4 年后仍有 15.5％患者存在神经毒性,提示奥沙利铂诱发的神经毒性在某些患者可能是无法完全逆转的。另一项Ⅲ期随机临床试验(NSABP C-07)对比了 FLOX(5-FU 推注/LV/奥沙利铂)与 FULV(5-FU 推注/LV)在延长结肠癌术后 3 年 DFS 的疗效,共有 2407 例Ⅱ期和Ⅲ期结肠癌患者参与试验。FLOX 组和 FULV 组的 4 年 DFS 分别是 73.6％和 67.0％,提示在每周 FU/LV 方案中加入奥沙利铂显著提高了Ⅱ/Ⅲ期结肠癌术后的 4 年 DFS(P＝0.0034)。在 FLOX 组观察到了较 FULV 组为多的 3 度感觉神经障碍(NCI-赛诺菲标准)以及与肠壁增厚相关的腹泻或脱水。进行交叉比较研究发现,FLOX 方案中发生的 3～4 度腹泻也较 FOLFOX 方案明显增加。比如,MOSAIC 试验中接受 FOLFOX 和 5-FU 输注/LV 的患者,3～4 度腹泻的发生率分别是 10.8％和 6.7％,而在 NSABPC-07 试验中接受 FLOX 和 5-FU 推注/LV 的患者,3～4 度腹泻的发生率则分别是 38％和 32.2％。

针对早期结肠癌辅助化疗的其他方案,已经研究过的还包括:以 5-FU 为基础的方案联合伊立替康,美国的协作组试验 CALGB C89803 比较了伊立替康＋5-FU/LV(IFL)与 5-FU/LV(FL)辅助治疗Ⅲ期结肠癌的疗效。IFL 无论在总生存(P＝0.74)还是无病生存(P＝0.85)方面均无提高,而且,IFL 还带来了更大的毒性,包括严重的中性粒细胞减少、中性粒细胞减少伴发热,以及死亡。目前研究数据不支持在Ⅱ期或Ⅲ期结肠癌的辅助化疗中使用含伊立替康的方案。

对于Ⅱ期结肠癌,辅助化疗的价值还不明确。国际多中心结肠癌试验汇总分析(IMPACT)已完成。IMPACT-11526 例 Dukes B 和 C 期结肠癌患者入选,10 年随访结果显示 5-FU/CF 使 C 期患者死亡率降低 30％(P＝0.003),而 Dukes B 期患者仅降低 8％(P＝0.658)。IMPACT-2 目的是进一步探索 5-FU/CF 是否对高危Ⅱ期患者有效。入选患者 1016 例,中位随访时间 5.75 年,结果显示试验组无瘤生存率和总生存率无显著增加。所以认为,5-FU/CF 不能作为标准的辅助治疗方案推荐给所有高危Ⅱ期患者,但是 Wolmark 等对 NSABP 4 个临床试验(C-01、C-02、C-03、C-04)进行比较分析,4 个试验共 3820 例结肠癌患者,其中 1565 例(41%)是 Ⅱ 期,试验显示接受辅助治疗的患者 5 年总生存率和无瘤生存率都有提高,但分层分析发现,辅助化疗对 Ⅱ 期和 Ⅲ 期患者的作用并不一致,在 C-01 试验中,MOF 与单纯手术比较,Ⅱ 期患者 5 年生存率提高 3%(P=0.73),而 Ⅲ 期提高 9%(P=0.05);在 C-02 试验中,门脉灌注 5-FU 与单纯手术比较,Ⅱ 期患者 5 年生存率提高 12%(P=0.005),而 Ⅲ 期患者仅提高 2%(P=0.81);在 C-03 试验中,5-FU/CF 与 MOF 比较,Ⅱ 期患者 5 年生存率提高 8%(P=0.003),Ⅲ 期提高 11%(P=0.03);在 C-04 试验中,5-FU/CF 与 5-FU/CF/Lev 比较,Ⅱ 期患者 5 年生存率提高 4%(P=0.25),Ⅲ 期患者也提高 4%(P=0.21),结果表明辅助化疗的获益绝大多数发生在 Ⅲ 期患者身上,在复发率和无瘤生存率方面情况类似。

同样的一项 meta 分析综合了 7 个随机试验,结果提示早期结肠癌手术切除后行以 5-FU 为基础的辅助化疗,与单纯手术相比,辅助化疗后 OS 获益在淋巴结阳性患者显著增加,而在淋巴结阴性患者却没有获益,该结果表明在淋巴结转移高危的患者中,辅助化疗的临床获益更大。这些临床试验的结果也得到了社区临床实践资料的支持。通过分析 SEER 数据库中 Ⅱ 期结肠癌治疗结果的资料,按照是否接受辅助化疗分组,结果发现 5 年 OS 两组无显著性差异(78% vs. 75%),HR 为 0.91(95% CI 0.77~1.09)。Ⅲ 期结肠癌患者($T_{1\sim4}N_{1\sim2}M_0$)在完成主要的外科治疗后,专家组推荐为期 6 个月的辅助化疗,方案可选用作为标准治疗的 5-FU/LV/奥沙利铂,不适合用奥沙利铂的可选单药卡培他滨或 5-FU/LV。专家组总结每周推注的 IFL 方案不应该用于结肠癌的辅助化疗。最近的 QUASAR 试验得出了一个很微弱但是具有统计学差异的结论,认为 Ⅱ 期患者用 5-FU/LV 化疗有获益。高危的 Ⅱ 期结肠癌($T_{3\sim4}N_0M_0$)患者,即具有不良预后因素,包括 T_4 肿瘤(Ⅱ$_B$ 期)、组织学分化差(3 或 4 级)、血管淋巴管浸润、肠梗阻,局部穿孔的 T_3 肿瘤、肿瘤太近切缘、切缘不可评价或切缘阳性,以及标本检出淋巴结过少(少于 12 枚),对上述高危患者应考虑给予术后辅助化疗,方案可选用 5-FU/LV、卡培他滨或 5-FU/LV/奥沙利铂。MOSAIC 试验亚组分析的结果显示,随访 6 年后 Ⅱ 期患者仍然没有显示出使用 FOLFOX 的 DFS 优势(HR=0.84,95% CI 0.62~1.14,P=0.258)。亚组分析却显示了高危 Ⅱ 期患者使用 FOLFOX4 具有较长 DFS 的趋势(HR=0.74,95% CI 0.52~1.06),表明这部分患者可能会从中获益。然而,MOSAIC 试验发现低危 Ⅱ 期患者,患者未能从 FOLFOX 中获益。根据这些结果和使用奥沙利铂的远期后遗症,专家组不推荐 FOLFOX 用于无高危因素的 Ⅱ 期患者的术后辅助治疗。有关 Ⅱ 期患者是否需行辅助化疗的临床决策,应该让医生和患者进行个体化讨论,包括对疾病特征的详细解释、疗效的相关证据以及治疗可能引起的毒副作用,最终让患者做出选择。如 T_4 肿瘤浸润周围固定的结构,或者肿瘤复发时,应考虑给予放射治疗同期辅助以 5-FU 为基础的化疗。放射野可以通过术前影像资料和(或)术中标记来定位。如果有条件,可以对 T_4 患者或者复发患者进行术中照射。IMRT(调强放疗),通过计算机影像手段将放射集中在肿瘤部位,潜在减少正常组织的放疗毒性,但仅限于临床试验中使用。

一些正在进行中和将要开展的临床研究将对上述新药在结直肠癌辅助化疗中的地位做出进一步评价,特别是评价这些新药对 Ⅱ 期结直肠癌患者的疗效以及与分子靶向药物联合应用的效果。由于缺乏确定性的研究数据,Ⅱ 期结直肠癌患者开展术后化疗是否有益一直是一个有争议的问题。ECOG5202 是第一项根据分子生物学(18q 等位基因缺失和微卫星不稳定性)

标志检测提供的危险评价来确定治疗方案选择的研究,对低危患者只采取临床观察的方法;高危患者随机分组后分别接受 FOLFOX 方案或 FOLFOX 方案＋贝伐单抗的治疗,研究结果在等待中。

五、靶向药物

生物靶向 Bevacizumab 和 Cetuximab 都是单克隆抗体,分别对抗血管上皮生长因子(VEGFA)和上皮生长因子受体(EGFR)。临床试验表明他们与化疗联合应用能显著提高疗效,这两种药物均受到美国 FDA(2004 年)和欧洲 EuropeanCommission(2005 年初)批准用于转移性结直肠癌,现有的数据均不支持生物靶向贝伐单抗和西妥昔单抗用于结直肠癌的辅助化疗。

Bevacizumab(安维汀)是一种重组的人类单克隆 IgG1 抗体,通过抑制人类血管内皮生长因子(VEGF)的生物学活性而起作用。抗 VEGF 治疗恶性疾病的辅助治疗的第一个前瞻性随机对照研究没有观察到显著的益处。国家外科辅助乳腺和大肠计划(NSABP)C-08 研究显示 6 个月的 mFOLFOX 方案后续 1 年的 Bevacizumab 并没有延长 II 期和 III 期结肠癌的无病生存期,该研究将 2710 例患者随机分组到单纯 mFOLFOX 6 组 6 个月和 mFOLFOX 6 联合 Bevacizumab 12 个月(与化疗同时使用),中位随访 35.6 个月,Bevacizumab 组的 DFS 并没有显著的提高,(HR 为 0.89,95% CI 为 0.76~1.04,$P=0.15$)。II 期和 III 期结肠癌患者之间没有显著性差异,(组间比较 $P=0.68$)。

2010 年 ASCO 会议报道了 III 期临床试验 N0147 的结果,该实验将 1847 例 Kras 野生型的 III 期结肠癌患者随机分为 mFOLFOX6 辅助化疗组,和 mFOLFOX6＋Cetuximab 组,主要研究终点是 3 年 DFS。结果显示 mFOLFOX 组和 Cetuximab 组的 3 年 DFS 分别为 75.8% vs. 72.3%($P=0.22$),亚组分析显示在 70 岁以上的老年患者接受 Cetuximab 后的 3 年 DFS 更差(66.1% vs. 80.9%,$P=0.03$),Kras 突变亚组中,两组患者的 3 年 DFS 也无显著性差异,具体机制尚不明确。

六、腹腔化疗

腹腔化疗能够将高浓度的药物运送到门脉系统,而且能够提高腹腔表面药物的浓度,进而增加局部的细胞毒作用。FUDR 和 5-FU 的肝脏首过清除效应较大,腹腔给药能改变这两个药物的药代动力学,使其腹腔药物浓度比全身给药提高 200~400 倍。Scheithauer W 等开展了一个小型的随机研究,将 241 例 II 期和 III 期结直肠癌患者随机分组到腹腔化疗联合系统 5-FU/CF 和单纯的 5-FU/左旋咪唑两组,中位随访 4 年,在 II 期患者中未观察到腹腔化疗的生存益处,但在 III 期患者中,腹腔化疗组死亡率下降了 43%。但该研究的病例规模较小,需要进一步大规模的研究来证实腹腔化疗的价值。

七、门静脉灌注化疗预防结直肠癌肝转移的探索

肝血管灌注 5-FU 后,高剂量抗癌药首先进入肝,可以消灭微小转移灶或癌细胞,而有较小的全身毒性副作用,NSABP-02 试验将 1158 例 DukesA,B 或 C 期的结肠癌患者随机分组到 7 天的门静脉灌注 5-FU[600mg/(m² · d)]或单纯手术组,接受门静脉灌注组 4 年无病生存期明显优于单纯手术组(74% vs.64%),但是两组患者的肝转移发生率无差异。一项包含 10 个随机研究共 4000 例患者的门静脉化疗的大型 meta 分析结果显示门静脉灌注化疗可以提高 4% 的 5 年生存,但迄今为止,门静脉灌注化疗的意义还没有得到广泛的认可。

八、直肠癌术后辅助放化疗

由于直肠癌解剖位置淋巴引流的特殊性以及直肠癌本身的生物学特性,无论手术范围如何扩大,直肠癌根治术后仍有相当高的局部复发率,对于 T₃ 或 T₄ 或淋巴结阳性的直肠癌患者根治术后局部复发率在 25%～50%左右为了减少局部复发,提高无瘤生存,研究者早已开展辅助性放疗(术前、术中和术后放疗),并获得一定效果,但近期直肠癌辅助治疗多倾向于放化疗,不少临床试验表明放化疗比单纯放疗或单纯化疗为佳。

直肠癌术后辅助放化疗可以减少局部复发,能够控制明确的局部残留肿瘤,可能提高生存率。近 20 年的临床资料表明,辅助放化疗对 Ⅱ～Ⅲ 期直肠癌(Dukes B2-C 期)可明显降低局部复发率,提高生存率。胃肠肿瘤研究组(GITSG)将 DukesB2-C 期直肠癌分为单纯手术组、术后 MF 化疗组(Me-CCNU 加 5-FU)、术后放疗组、术后放化疗组,共 227 例,平均随访 80 个月,单纯手术组复发率为 55%,放化疗组为 33%(P=0.05),随访至 94 个月,放化疗组明显提高无瘤生存率,(P=0.05)。Krook 等报告另一随机研究表明术后放化疗可使复发的危险降低 47%,胃肠肿瘤研究组 GITSG-7175 随机试验表明,术后放化疗比单纯手术者疗效更好,5 年局部复发率为 11% vs. 20%;远处转移率为 26% vs. 36%;5 年生存率为 59% vs. 44%。另一个研究是中北部肿瘤治疗组/Mayo 794751 试验,亦证实放化疗对局部控制和提高生存率有好处,美国癌症研究所得共识会推荐对 T₃/₄ 期或淋巴结阳性的直肠癌做术后放化疗。术后放化疗的缺点是放疗引起的肠炎影响患者的生活质量,又因术后血运较差影响放化疗的效果。

九、小结

1.基本原则　Dukes A 或 Ⅰ 期结直肠癌根治术后不加辅助化疗,但要定期随访观察。Dukes B 或 Ⅱ 期患者术后可选用 5-FU/CF 方案辅助化疗 6 个疗程,也可选用口服 UFT/CF 或 xeloda 8 个疗程,如属 Dukes B1 期或复发风险低、年纪偏大者可以采取定期随诊,不用化疗药物,Dukes C 期或 Ⅲ 期患者术后应行辅助治疗,可以选用 5-FU/CF 方案辅助化疗 6 个疗程,如果复发危险性更高或怀疑切除范围不够或怀疑可能远处转移则选用 5-FU/CF/奥沙利铂方案或 XELOX 方案。DukesC 期或 Ⅲ 期直肠癌必须加辅助治疗,术前放化疗或/及术后放化疗。

目的是加强局部控制和预防远处转移。Dukes B 期或Ⅱ期直肠癌也应行辅助治疗,尽管目前仍有争议,因为Ⅱ期患者特别是高危Ⅱ期(B_2)人群根治术后仍有相当高的局部复发率和远处转移,5 年生存率也只介于 50%～70% 之间。

　　2.结直肠癌辅助治疗需要注意的几个问题

　　(1)选择辅助治疗要注意个体化,充分考虑患者的体制、病期、经济状况、依从性和就医条件。首先选用较成熟的辅助治疗方案。

　　(2)辅助治疗并不意味着可以降低手术水平。目前结直肠癌的基本治疗方法是根治性切除,切除范围要足够,手术操作要轻巧。

　　(3)要多学科医生配合进行综合治疗,需要内科、放疗科和外科医生的充分讨论,制定最适合患者的治疗方案。

　　(4)加强治疗后随访,及时处理并发症,更好地提高治愈率和生活质量。由于尚未确立标准的辅助治疗方案,在临床实践中更应密切观察。

第七节　结直肠癌的姑息性化疗和靶向治疗

　　目前晚期结直肠癌的常用有效药物化疗包括 5-FU 或卡培他滨、伊立替康和奥沙利铂等,它们之间的有效组合和序贯给药方式显著改善晚期结直肠癌患者的生存。复发转移性结直肠癌患者接受最佳支持治疗(BST)的中位生存时间(OS)约为 4～6 个月,20 世纪 70～90 年代单药氟尿嘧啶(5-FU)联合亚叶酸钙(LV)或卡培他滨的应用使患者的中位 OS 延长至 11～12 个月,90 年代以后,氟尿嘧啶类药物联合伊立替康(CPT-11)或奥沙利铂(L-OHP),患者的中位 OS 时间达到 20 个月。21 世纪以来,靶向药物如针对抗血管内皮生长因子(VEGF)的人源化单克隆抗体贝伐单抗和表皮生长因子受体(EGFR)单克隆抗体如西妥昔单抗(Cetuximab,C225)和帕尼单抗引入复发转移性结直肠癌的治疗,患者的中位 OS 达到 24～30 个月。

　　大多数晚期结直肠癌的治疗目的是延长生存和改善生活质量,通过整体规划制定长期治疗策略,合理安排治疗顺序、能够应用所有活性药物且尽可能降低化疗毒副作用和治疗费用等,使患者有更多生存获益。然而,近年研究结果表明如果选择性地给结直肠癌肝转移患者手术切除肝转移瘤,R_0 切除后患者仍然有获得治愈的可能。因此,对转移性结直肠癌的整体治疗目标已从较单一的姑息性治疗转变为潜在治愈性治疗和姑息性治疗两种,我们应根据治疗目标来选择治疗方案。

　　晚期结直肠癌的治疗选择首先取决于治疗目标(姑息性 vs. 潜在治愈),同时考虑到患者既往治疗的类型和时限、治疗方案构成中各种药物不同的毒副作用谱和患者的临床特征,临床特征包括 PS 评分、年龄、合并症、疾病侵犯的广泛程度、辅助化疗后疾病进展时间(1 年 vs. 1年后)、器官功能(如心肝肾功能)、不可控制的高血压、出血风险和肿瘤的生物特征如 KRAS 基因状态(野生型 vs. 突变型)等。通常,对于高龄状态、一般情况欠佳、肿瘤负荷较小、发展缓慢、非重要脏器转移、无症状者可采用单药如 5-FU/LV 或卡培他滨治疗,对于一般状况较好、肿瘤负荷较大且发展迅速、存在肿瘤引起的症状、转移瘤潜在可切除等适合接受高强度治疗的患者应采用两药或三药联合方案如 FOLFOX、FOLFIRI、CapeOX、或 FOLFOXIRI 等,上述化疗基础上可进一步联合靶向药物如贝伐单抗、西妥昔单抗和帕尼单抗。

一、晚期结直肠癌患者的姑息性化疗

(一)单药氟尿嘧啶及其衍生物

5-氟尿嘧啶(5-FU)作为一有效的化疗药物治疗进展期结直肠癌已有超过 40 年的历史,Mayor 方案、Rosewell Park 方案、de Gramont 方案、小剂量长期持续灌注(PVI)方案、大剂量持续灌注(AIO、TTD)方案等均被证明治疗晚期结直肠癌有效。目前专家共识,不论单药使用,或者联合使用伊立替康或奥沙利铂,5-FU 推注均不适宜,应该推荐 5-FU 双周静脉输注方案。对于晚期结直肠癌,目前充分证据显示卡培他滨可以替代单药 5-FU。

一项 meta 分析论证了 5-FU 持续静脉滴注相比 5-FU 推注的疗效和生存优势,纳入 6 项研究和 1219 例晚期结直肠癌患者,结果显示两者的 ORR 分别为 22% 和 14%(P=0.0002),中位 OS 分别为 12.1 个月和 11.3 个月(P=0.04),从毒性反应来看,5-FU 推注组患者 3～4 度血液学毒性更常见(31% vs. 4%,P<0.0001),5-FU 持续静脉滴注组手足综合征更多见(34% vs. 13%,P<0.0001)。

二项随机对照临床研究比较了卡培他滨和 5-FU 推注方案治疗晚期结直肠癌的疗效和安全性,共纳入 1200 名患者,两项试验综合回归分析结果显示卡培他滨组的 ORR 高于 5-FU 推注组(19%～26% vs. 15%～16%),两种治疗方案的 TTP 或 OS 相似,卡培他滨治疗组患者的手足综合征发生率更高,但口腔溃疡、腹泻、恶心、脱发和骨髓抑制的发生率明显低于 5-FU 推注组,同时卡培他滨避免中心静脉置管的需要,安全性和便利性更好,提高患者治疗的依从性。

(二)两药联合

两药联合为最常用的方案为 5-FU/CF(de Gramont 方案)与奥沙利铂联合组成的 FOL-FOX 方案,或与伊立替康联合组成的 FOLFIRI 方案,FOLFOX 中的 5-FU/CF 可采用卡培他滨代替组成 XELOX 或 CapeOX 方案,而卡培他滨与伊立替康的联合化疗方案 XEIRI 则因既往研究显示的毒性问题,目前临床不常规推荐。对于可接受高强度治疗的转移性患者,mFOLFOX6,FOLFIRI,XELOXC 等方案均推荐用于转移性结直肠癌的一线化疗,目前研究证据表明三者疗效相似,毒性反应存在差异。与既往单药氟尿嘧啶治疗低于 20% 的有效率相比,以伊立替康或奥沙利铂为主的二药联合化疗方案一线治疗转移性结直肠癌的有效率为 35%～50%,中位 OS 为 14.8～21.4 个月。

De Gramont 等进行的一项Ⅲ期临床研究结果显示 FOLFOX4 方案与 5-FU/LV 方案比较,中位 OS 提高了 1.5 个月,FOLFOX4 方案主要的毒副作用是 3～4 度的中性粒细胞下降、腹泻和神经毒性,两组患者的生存质量无差异。来自包括美国、加拿大等 6 个协作组的 N9741 Ⅲ期临床研究纳入 795 例晚期结肠癌患者,结果表明 FOLFOX 方案被证明优于伊立替康联合 5-FU/LV 推注组成的 IFL 方案和伊立替康联合奥沙利铂组成的 IROX 方案,ORR、TTP 和 OS 均优于其他两个方案,IFL 组的早期死亡率(开始治疗后 60 天内的死亡率)达到 4.5%,

高于另外两组的 1.8%。

法国的一项比较 XELOX 方案和 FOLFOX6 方案一线治疗晚期结直肠癌患者的Ⅲ期研究分别纳入 156 例和 150 例患者,结果显示从 ORR、PFS 和 OS 来看,XELOX 与 FOLFOX6 疗效等同,但毒性反应存在差异,XELOX 组患者血小板下降和腹泻更多见,而 FOLFOX6 组患者神经毒性和白细胞下降更多见。

国际多中心Ⅲ期临床研究 N016966 第一阶段共入组 634 名患者,随机分为 2 组,分别接受 XELOX 方案或 FOLFOX4 方案的化疗,结果发现两组患者的 PFS 很接近,分别为 8.0 个月和 8.5 个月(HR,1.04;97.5% CI,0.93 to 1.16),中位 OS 分别为 19.8 个月和 19.6 个月(HR,0.99;97.5% CI,0.88 to 1.12),表明 XELOX 方案的疗效不劣于 FOLFOX4,XELOX 方案的主要毒副作用是手足综合征和腹泻,而 FOLFOX4 方案在中性粒细胞缺乏和粒细胞缺乏性发热方面更多见。

Fuchs 等在 BICC-C 临床试验中比较了含伊立替康的 3 种不同化疗方案治疗初治转移性结直肠癌患者的疗效和安全性。430 例患者随机入 FOLFIRI 方案组、改良的 IFL 方案组和 XELIRI 方案组。结果显示 FOLFIRI 方案组在 TTP 和 OS 方面较其余两组均有优势,XELIRI 方案组恶心、呕吐、腹泻、脱水和手足综合征等发生率高于较其他两组。

目前研究证据表明 FOLFOX 与 FOLFIRI 在复发转移性结直肠癌一线化疗中疗效相当,毒性反应存在差异,可互为一、二线治疗。Colucci 等报道的一个交叉对比随机临床试验的结果,入组 336 患者,分别接受 FOLFOX 或 FOLFIRI 作为一线治疗,当出现肿瘤进展时分别交叉到另外一个方案继续治疗,两组患者的中位 OS 相似。更成熟的证据来自 Tournigand 等报道的 V308 研究结果,复发转移结直肠癌患者随机分别接受 FOLFOX 或 FOLFIRI 方案的一线治疗,当出现肿瘤进展时分别交叉到另外一个方案继续治疗,结果显示,两组的反应率分别为 56% 和 54%,总生存期分别为 21.5 个月和 20.6 个月,提示 FOLFIRI 序贯 FOLFOX4 抑或相反顺序的方案治疗晚期结直肠癌的有效率和生存期无明显差异,但毒副作用谱不同,FOL-FIRI 方案腹泻多见,FOLFOX 方案神经毒性和中性粒细胞缺减少多见。

S-1 在大肠癌的探索主要在日本、韩国和中国等亚洲国家。S-1 联合奥沙利铂的Ⅰ期临床试验初步证明了二药联合治疗大肠癌的可行性。2011 年 ASCO 上,PARK 等发表了一项关于 S1 联合奥沙利铂方案(SOX)对比 XELOX 治疗晚期结直肠癌的随机Ⅲ期临床研究。SOX 组和 XELOX 组的 PFS 分别为 7.1m 和 6.3m(P=0.087),OS 为 20.9m 和 19.9 个月(P=0.530),两组的毒性反应无明显差别。从目前的结果来看,S-1 可能成为结直肠癌治疗的又一选择,能否替代 5-FU 或卡培他滨尚需要更多的临床数据来论证。

(三)三药联合

NCCN 指南中,三药联合方案 FOLFOXIRI 作为 2B 类证据被列为转移瘤不可切除患者初始治疗的一种选择。2 项随机研究(HORG 研究和 GONO 研究)比较了 FOLFOXIRI 和 FOLFIRI 作为转移性肿瘤的初始治疗方案的疗效,两项研究生存结果比较不一致,原因可能 HORG 研究中 FOLFOXIRI 方案的奥沙利铂和伊立替康剂量较少有关。HOGR 研究入组 283 例晚期结直肠癌患者,结果显示 FOLFOXIRI 组和 FOLFIRI 组的 mOS 分别为 21.5 个月和 19.5 个月,TTP 为 8.4 个月和 6.9 个月,ORR 为 43% 和 33.6%,均无统计学差异,但三药方案组患者脱发、腹泻和神经毒性等发生率明显增加。GONO研究入组224例晚期肠癌患者，随机接受FOLFOXIRI方案或FOLFIRI方案一线治疗，结果显示两组患者在RR、PFS和OS上有显著差异，分别为60%、9.8个月、22.6个月和34%、6.9个月、16.7个月，转移灶R₀切除率也有显著差异，分别为15%和6%（仅有肝转移者分别为36%和12%），FOLFOXIRI方案组神经毒性和粒细胞减少的发生率虽然增加，但可以处理，两组的化疗毒性相关死亡率无差异。因此，目前专家共识，对于PS好且需要接受强烈化疗的晚期结直肠癌患者，可以考虑采用FOLFOXIRI三药方案治疗。

（四）序贯治疗策略

复发转移性结直肠癌的姑息化疗主张消除分线和序贯应用各种有效治疗方案于疾病治疗的各个阶段的理念。对于不同病例，如何选择化疗药物组与优化治疗方案以最大程度提高疗效和减少毒性是晚期结直肠癌治疗一直思考和探索的问题。一项收集了11个临床试验meta分析的多因素分析结果显示晚期转移性结直肠癌患者的总生存期长短与是否接受三个有效传统化疗药物(5-FU，伊立替康，奥沙利铂)治疗的比率呈正相关性，差异有统计学意义，而与选用哪个方案作为一线治疗没有关系。因此，对于晚期肠癌患者，强调有机会序贯使用所有有效的化疗药物的重要性。然而，先用哪种药物后用哪种药物、序贯给药还是联合给药，仍然存在争议。FOCUS、CAIRO、LIFE、FOCUS2和FFCD等研究陆续进行了联合化疗与序贯治疗的比较。

FOCUS研究入组2135例晚期结直肠癌患者，按照1∶1∶1的比例被随机分为3组，A组：先5-FU/CF直至失败后给予单药伊立替康；B组：先5-FU/CF直至失败后开始联合化疗；C组：开始即使用联合化疗，在B组和C组，患者又被随机分为使用氟尿嘧啶加伊立替康(B-ir组和C-ir组)或者使用氟尿嘧啶加奥沙利铂(B-or组和C-or组)。结果显示对照组A组的中位OS为13.9个月，其余各组的中位OS均长于对照组(B-ir组15.0个月，B-ox组15.2个月，C-ir组16.7个月，C-ox组15.4个月)，进一步分析发现，只有以伊立替康为主的联合方案的OS有明显改善优势，在初始单药治疗组，能够接受挽救治疗的患者数量明显低于联合治疗组。提示对于转移性结肠癌，以单药开始的序贯治疗只适用于经过临床选择的特定患者，不建议作为起始治疗的标准。

CARIO研究中入组803例转移性结直肠癌患者，随机分组，A组采用单药序贯：一线卡培他滨，二线伊立替康，三线奥沙利铂＋卡培他滨；B组采用两药联合和序贯：一线采用卡培他滨＋伊立替康，二线卡培他滨＋奥沙利铂。结果显示一线化疗两药联合组的有效率明显高于单药组(41% vs. 20%)，PFS也更长，但两组患者的中位OS无明显差异，不良反应以单药组为轻。提示对于PS状况较好患者，若要获得更优的PFS，首先考虑选择联合化疗方案。

（五）间歇治疗策略

对于不可治愈的复发转移性结直肠癌患者，姑息治疗在追求疗效和生存获益的同时，需要兼顾患者的生活质量。转移性结直肠癌患者的总生存期已经超过2年，在整个治疗期间患者不可能始终接受相同强度的化疗，特别是某些药物长期使用可能导致累积毒性。奥沙利铂的慢性感觉神经病变的发生及其严重程度与药物累积剂量密切相关，然而，在停止使用奥沙利铂后绝大多数患者可以从药物相关的治疗毒性中恢复。因毒性而并非耐药性限制了奥沙利铂在一线化疗的使用时间,这就促使人们去寻找无奥沙利铂的化疗间歇期,提出有关化疗假期的概念并进行了相关研究,目的是降低化疗药物的累积毒性,保存患者继续接受进一步治疗的能力,降低治疗费用,提高患者的生活质量。在高强度的联合化疗中间停止化疗或采用维持治疗来控制肿瘤的"STOP AND GO"策略已经逐渐为临床医生及患者所熟悉。维持治疗是指在完成一线化疗既定的治疗周期后,对获得疾病控制的患者继续给予有效、低毒和给药方便的药物治疗,以巩固一线化疗的临床获益,延长疾病控制时间(DCC)。当前多项研究结果显示对于转移性结直肠癌患者,与完全停止治疗相比,维持化疗有使其生存期延长的趋势;与持续化疗相比,单药维持治疗不影响疾病控制率,且毒副作用低,患者耐受性良好,对生活质量影响不大,减少患者经济负担。

只停掉那些产生明显累积性毒性的化疗药物,继续使用其余的化疗药物作为维持治疗持续至肿瘤进展的相关研究包括 OPTIMOX-1、CONcePT、XelQuali、MACRO、OPTIMOX-3 研究等。OPTIMOX-1 和 CONcePT 都是关于间歇使用奥沙利铂的研究,患者在完成预先设定的奥沙利铂化疗周期数后,将继续接受 5-FU/LV(OPTIMOX-1)或 5-FU/LV 联合贝伐单抗(CONcePT)作为维持治疗,疾病进展后再继续引入奥沙利铂,两项研究都证实奥沙利铂的间歇疗法可以降低奥沙利铂相关毒性,改善患者生活质量,但不影响疗效。

全部停掉所有化疗药物,给患者一个完整的无化疗间歇期与持续化疗直至肿瘤进展进行比较的相关研究包括 Medical Research Council、OPTIMOX-2、COIN、GISCAD 研究等。COIN 研究比较 FOLFOX 或 XELOX 间歇化疗 3 个月肿瘤进展后再化疗 3 个月与 FOLFOX 或 XELOX 持续化疗直至肿瘤进展两组患者的总生存,结果显示两组患者 OS 无明显差异,分别为 14.3 月和 15.6 月(HR 为 1.084,80% CI 1.008～1.165),但间歇化疗组 3/4 度的手足综合征和神经毒性发生率较持续化疗组明显减少。GISCAD 研究比较了 FOLFIRI 方案持续化疗和间断化疗的情况,一组给予 FOLFIRI 方案化疗持续至肿瘤进展,一组给予 FOLFIRI 方案化疗 2 个月,停止 2 个月,再化疗 2 个月,停止 2 个月间断化疗直至肿瘤进展,结果显示,两组的有效率分别为 33.6% 和 36.5%,中位无进展生存时间分别为 6.5 个月和 6.2 个月,中位总生存分别为 17.6 个月和 16.9 个月,提示伊立替康"打打停停"的治疗方式,在保证疗效基础上,可进一步改善患者生活质量,真正达到"化疗假期"。

OPTIMOX-2 研究是在 OPTIMOX-1 研究的基础上,进一步比较患者在完成预先设定的 6 程 mFOLFOX7 方案化疗后,一组接受 5-FU/LV 作为维持治疗,另一组完全停止化疗,两组均在肿瘤进展时重复 FOLFOX 方案的疗效。该研究共 216 例患者入组,结果显示维持治疗组和间歇治疗组的疾病控制时间(DDC)分别为 13.2 个月和 9.2 个月,mTTP 分别为 8.6 个月和 6.6 个月,mOS 分别为 23.8 个月和 19.5 个月,维持治疗组的上述三个指标都优于间歇治疗组。

二、晚期结直肠癌患者的靶向治疗

靶向药物的出现为转移性结直肠癌的治疗带来了新希望,在化疗方案基础上联合靶向药物进一步延长患者的生存期。目前结直肠癌靶向治疗药物包括:以血管内皮生长因子

(VEGF)为靶点的单克隆抗体,代表药物是贝伐单抗(商品名:Avastin),和以表皮生长因子受体(EGFR)为靶点的单克隆抗体,代表药物为西妥昔单抗(商品名:Erbitux)和帕尼单抗(商品名:Vectibix)。2012年8月,FDA批准VEGFR融合蛋白阿柏西普联合FOLFIRI二线治疗转移性结直肠癌。2012年9月,FDA批准多激酶抑制剂瑞戈菲尼用于之前已接受氟嘧啶类、奥沙利铂和伊立替康为基础的化疗、抗VEGF治疗和抗EGFR治疗失败的难治性转移性结直肠癌的治疗。

(一)针对VEGF通路靶向药物

贝伐单抗是与血管内皮细胞生长因子(VEGF)结合的重组人源化单克隆IgG1抗体,能与VEGF-A结合,抑制VEGF的活性,包括内皮细胞增强血管通透性活性、促有丝分裂活性和其他促血管生成活性,从而抑制新生血管的形成,减少肿瘤的血供、氧供和其他营养物质的供应而抑制肿瘤生长。贝伐单抗单用有效率较低,目前被美国FDA批准联合常规化疗用于转移性结直肠癌的一线、二线和跨线治疗。贝伐单抗主要副作用是血压升高、蛋白尿、出血、伤口愈合延迟、胃肠穿孔和动脉血栓事件和静脉血栓事件等。

一项II期随机对照临床试验评价了不同剂量组别贝伐单抗联合5-FU/LV与单用5-FU/LV治疗转移性结直肠癌的疗效,结果显示,低剂量(5mg/kg)组和高剂量(10mg/kg)组贝伐单抗＋5-FU/LV均比单用5-FU/LV有效率高,TTP更长,中位OS更长,且低剂量组生存优势更明显,尽管贝伐单抗组患者发生出血、高血压及血栓形成的可能性要高于单纯化疗组,但总体患者耐受性良好。一项关于贝伐珠单抗联合5-FU/LV一线治疗转移性结直肠癌的几项II期临床试验的meta研究表明,与单用化疗相比,联合贝伐单抗组患者在PFS(8.8个月 vs. 5.6个月,P<0.001)和OS(17.9个月 vs. 14.6个月,P=0.008)方面均有明显优势。

2004年发表了一项随机、双盲、安慰剂对照III期临床研究(AVF2107g研究)结果,比较单纯化疗(氟尿嘧啶/亚叶酸钙静脉推注联合伊立替康,IFL方案)与化疗(IFL方案)联合贝伐珠单抗一线治疗转移性结直肠癌的疗效和安全性,研究表明化疗联合贝伐珠单抗能够明显降低患者疾病进展和死亡风险,显著延长患者生存期(20.3个月 vs. 15.6个月,P=0.00003),并提高有效率,联合治疗组的有效率为44.8%,而单纯化疗组为34.8%(P=0.004)。基于这项研究结果,2004年美国FDA批准贝伐珠单抗用于mCRC的一线治疗。BICC-C研究表明FOLFIRI方案联合贝伐珠单抗比IFL方案联合贝伐珠单抗,可明显延长mCRC患者的生存期(P=0.007),两组的1年生存率分别为87%和61%,且IFL方案的不良反应发生率较FOLFIRI方案高,目前NCCN指南中已不再推荐IFL方案联合贝伐单抗治疗mCRC。

TREE研究是一项比较奥沙利铂为基础的3个化疗方案mFOLFOX6、bFOL(氟尿嘧啶/亚叶酸钙静脉推注)和CapeOx分别联合贝伐珠单抗与单纯化疗进行比较的一线治疗晚期结直肠癌的III期随机对照临床研究。结果表明,3个化疗方案的有效率分别为41%、20%、27%,联合贝伐珠单抗后有效率均有不同程度提高,分别为52%、39%、46%;中位总生存时间单纯化疗组分别为19.2、17.9、17.2个月,而联合贝伐组也均有明显延长,分别为26.1、20.4、24.6个月,综合评价联合贝伐组患者总生存期为23.7个月,显著长于单纯化疗组的18.2个月。N016966研究比较FOLFOX4和CapeOx方案单纯化疗或联合贝伐单抗的一线治疗复发转移性结直肠的疗效,结果联合贝伐组疾病无进展时间比单纯化疗组显著延长,分别为9.4个月和

8.0 个月(P＝0.002),但总生存时间无明显改善,分别为 21.3 个月和 19.9 个月(P＝0.077)。E3200 研究是第一个将贝伐珠单抗联合 FOLFOX4 方案用于伊立替康耐药的复发转移性结直肠癌二线治疗的Ⅲ期研究,患者随机接受贝伐单抗联合 FOLFOX4 方案、FOLFOX4、贝伐珠单抗单药治疗,结果显示联合方案较 FOLFOX 方案有明显生存优势,PFS 分别为 7.3 个月和4.7 个月(P＜0.001),OS 分别为 12.9 个月和 10.8 个月(P＝0.0011)。上述研究结果提示,贝伐珠单抗联合以奥沙利铂为基础的化疗方案治疗复发转移性结直肠癌,可提高化疗有效率,显著延长患者的生存时间。

　　两项大型观察性研究 BEAT(n＝1965)和 BRiTE(n＝1953)试验评估了全球不同地区晚期肠癌患者接受贝伐单抗一线治疗的情况,结果显示,在更大规模的临床实践中,贝伐珠单抗安全性和有效性均与既往前瞻性临床研究结果相似,贝伐珠单抗联合奥沙利铂为基础的方案抑或联合伊利替康为基础的方案均能给患者进一步带来生存获益。

　　多数晚期肿瘤经过多周期的持续化疗后,最终因产生抗药性而导致治疗失败,靶向治疗如贝伐单抗作为维持治疗是一种选择。Ⅲ期临床研究 N016966 结果论证了奥沙利铂为基础的联合化疗方案联合贝伐珠单抗基础上可显著改善 PFS,然而,该方案中贝伐单抗带来的疗效和生存差异不如之前的 IFL 方案明显,进一步分析显示一线治疗结束后贝伐单抗持续治疗直至疾病进展这一组患者的生存获益更多,间接证实贝伐珠单抗持续治疗至肿瘤进展的重要性。MACRO 研究比较了 mCRC 患者一线 XELOX 联合贝伐单抗持续治疗直至肿瘤进展与接受 XELOX 联合贝伐单抗 6 个周期的治疗后用贝伐单抗单药维持治疗直至肿瘤进展的疗效,结果显示持续化疗组与维持治疗组的中位 PFS 分别为 11.0 和 10.3 个月,中位 OS 分别为 25.3 和 20.7 个月,均无统计学差异,然而,维持治疗组中手足和神经毒性的发生率较持续化疗组明显减少,结果表明 MCRC 一线治疗中 XELOX 联合贝伐单抗诱导治疗后继以贝伐单抗单药维持治疗至进展,疗效上不劣于 XELOX 联合贝伐单抗持续治疗至进展,且毒性作用减轻,为一种可行的方法。目前有几项研究正在进行,尝试探讨贝伐单抗作为维持治疗一部分的作用,鉴于目前研究现状,提示贝伐单抗联合一种氟尿嘧啶类例如 5-FU 或卡倍他滨可能是最有效的维持治疗方式。

　　既往 BRiTE 和 ARIES 非随机研究发现,一线应用贝伐珠单抗＋化疗治疗 mCRC 进展后继续应用贝伐珠单抗可以延长生存期。TML 研究是目前全球首项针对 mCRC 靶向药物跨线治疗的Ⅲ期随机对照研究,目的是评价 BEV 一线治疗进展后是否可以继续应用的问题。该研究设计为选择 BEV＋标准一线化疗治疗进展的 mCRC 患者(一线 PFS≥3 个月),随机分组给予 BEV＋标准二线方案或单纯化疗(其中化疗方案均根据一线化疗方案进行更换)。结果显示,入组 820 例患者,BEV＋化疗组生存期明显优于单纯化疗组(11.2 个月 vs. 9.8 个月,P＝0.0062),无进展生存(PFS)分别为 5.7 个月和 4.1 个月(P＜0.0001),有效率分别为 5.4％和3.9％,疾病控制率分别为 68％和 54％,该研究证实 mCRC 患者应用贝伐珠单抗联合化疗一线治疗进展后,继续联合二线化疗方案治疗仍可获益,OS 延长 1.4 个月,且安全性可,结果支持贝伐珠单抗联合标准化疗的跨线治疗。

　　目前为止,贝伐单抗疗效相关预测指标主要涉及高血压、影像学检查及生物学指标等方面。血浆 VEGF、血管细胞间黏附因子-1(VCAM-1)、细胞间黏附因子-1(ICAM-1)、血管紧张素-2(Ang-2)、E-选择素、全血中循环内皮细胞(CECs)等治疗前后浓度变化、肿瘤组织中 VEGF 及其受体 VEGFR 的表达水平等常被用于检测并分析与贝伐单抗疗效之间的关系,但迄今尚未得出确切结论。尽管已经证实标准化疗联合贝伐单抗可以提高转移性结直肠癌的疗效,但仍没有一个公认的可供临床选择的贝伐单抗疗效预测指标,仍有待我们进一步研究探索。

可溶性血管内皮生长因子受体融合蛋白阿柏西普是一种新型血管生成抑制剂,它可 VEGF-A、VEGF-B 和胎盘生长因子(PlGF)结合。VELOUR 研究评价 Aflibercept 联合 FOLFIRI 二线治疗 mCRC 的疗效。一线奥沙利铂治疗失败的 mCRC 患者 1200 例随机分为 Aflibercept＋FOLFIRI 组和 FOLFIRI＋安慰剂组,结果显示试验组较对照组有明显生存优势,PFS 分别为 6.9 个月和 4.67 个月(P＝0.00007),OS 分别为 13.5 个月和 12.06 个月(P＝0.0032)。亚组分析显示,直肠癌肝转移患者更能从阿柏西普治疗中得到 OS(P＝0.09)和 PFS(P＝0.008)获益,既往是否接受过贝伐珠单抗治疗对后续联合 aflibercept 治疗的 OS 和 PFS 无显著影响。aflibercept 治疗的副作用如高血压、出血、静脉血栓栓塞和动脉血栓栓塞等发生率与贝伐珠单抗相似。该研究提示作为针对 VEGFR 的新靶向药物,Aflibercept 与化疗联合应用可改善 mCRC 预后,中位生存期延长 1 月余,但不良反应增加。基于此研究结果,Aflibercept 被 FDA 批准联合 FOLFIRI 二线治疗 mCRC。

(二)针对 EGFR 通路靶向药物

西妥昔单抗是一种人鼠嵌合的单克隆抗体,可高选择性地与 EGFR 结合从而抑制 EGFR 介导的细胞内信号转导。帕尼单抗是一种全人源化的单克隆抗体,也是针对 EGFR 靶点的药物。这 2 种抗 EGFR 的靶点药物都作用于 EGFR 及其下游的信号转导通路,可通过促进细胞周期停滞和细胞凋亡、抑制血管生成和转移等起到抗肿瘤作用。西妥昔单抗和帕尼单抗均被批准用于 K-ras 野生型转移性结直肠癌患者的一线和二/三线治疗。

大约 40% 的结直肠癌伴有编码 KRAS 基因的突变,K-ras 基因最常见的突变方式为点突变,突变位点主要在 2 号外显子的第 12、13 密码子(两者约占 90%)和 3 号外显子的第 61 密码子。这种点突变使 K-ras 基因激活,影响其编码蛋白的 G 蛋白结合域,导致内在 GTP 酶的持续活化,KRAS/RAF/MAPK 通路将不再依赖 EGFR 上游信号指令的影响而持续激活。已有大量文献报道肿瘤 KRAS 基因的第 12 号和 13 号密码子突变后对 EGFR 抑制剂(如西妥昔单抗、帕尼单抗)治疗均不敏感。因此,目前强烈推荐所有转移性结直肠癌患者均应进行 KRAS 基因型检测,原发灶或转移灶肿瘤组织均可。若已知密码子 12 和 13 有突变,则无论单药或联合均不应使用西妥昔单抗或帕尼单抗。

西妥昔单抗

2007 年Ⅲ期临床研究 CO.17 研究结果表明,对伊立替康和奥沙利铂为基础的化疗均无效或者有化疗禁忌证的 mCRC 患者,西妥昔单抗单药与最佳支持治疗相比,显著延长患者生存期(6.1 个月 vs. 4.9 个月,P＜0.001),而且生活质量也明显改善(P＜0.05)。

BOND 研究是一项有关西妥昔单抗二线治疗的国际多中心的随机Ⅱ期临床研究,329 例伊立替康治疗失败(含伊立替康化疗方案治疗期间或治疗后 3 个月内出现疾病进展)、EGFR 表达阳性的 mCRC 患者随机入西妥昔单抗＋伊立替康治疗组和西妥昔单抗单药治疗组,结果显示,联合组较单药组有明显优势,有效率分别为 22.9％和 10.8％(P＝0.007),TTP 分别为4.1个月和 1.5 个月(P＜0.001),总生存时间虽有延长,但无统计学差异(8.6 个月 vs. 6.9 个月,P＝0.48),提示西妥昔单抗可以逆转伊立替康耐药。

EPIC 研究纳入 1298 例既往一线使用奥沙利铂和 5-FU 化疗失败的 EGFR 表达阳性的转移性结直肠癌患者,随机入组接受二线的西妥昔单抗联合伊立替康或伊立替康单药化疗,结果显示,联合西妥昔单抗治疗组的有效率和 PFS 均明显优于单药伊利替康组,但总生存时间两者无明显差异。

CRYSTAL 研究是西妥昔单抗联合 FOLFIRI 对比 FOLFIRI-线治疗 mCRC 的 Ⅲ 期临床研究,共 1217 例患者入组,在意向治疗人群(ITT)中,FOLFIRI 联合西妥昔单抗方案可以提高患者 ORR 和 PFS。2008 年 ASCO 会议上,对 CRYSTAL 研究中的 540 例标本回顾性地进行了 K-ras 基因的检测,突变型占 1/3(35.6％)。在 K-ras 野生型患者中,西妥昔单抗联合 FOLFIRI 治疗组 ORR 显著优于单纯 FOLFIRI 治疗组(59％ vs. 43％,P＝0.0025),PFS 从 8.7 个月提高到 9.9 个月(HR0.68,P＝0.0167),OS 延长近 4 个月(24.9 个月 vs. 21 个月,HR 0.84.P＝0.22),有延长的趋势,而在 K-ras 突变型患者中,两组 ORR(36％ vs. 40％,P＝0.46)和 PFS(7.6 个月 vs. 8.1 个月,P＝0.75)无显著差异,甚至西妥昔单抗组显示下降趋势。

OPUS 研究是西妥昔单抗联合 FOLFOX 对比 FOLFOX 一线治疗 mCRC 的 Ⅱ 期临床研究,入组 344 例初治患者,结果显示,42％的患者检测到 KRAS 突变,对于 KRAS 野生型患者,化疗加用西妥昔单抗进一步提高有效率(61％ vs 37％,P＝0.011),降低了疾病进展风险 43％(P＝0.0163),差异均有显著性,对于 K-ras 突变的患者,西妥昔单抗组的有效率和 PFS 要劣于对照组,结果提示 K-ras 基因突变的转移性结直肠癌患者不适合接受西妥昔单抗治疗,只有 K-ras 野生型的患者才可以从西妥昔单抗治疗中获益,结论与 CRYSTAL 研究一致。

COIN 研究是对比西妥昔单抗联合 FOLFOX/XELOX 对比 FOLFOX/XELOX 一线治疗 KRAS 野生型 mCRC 的 Ⅲ 期临床研究,入组 1630 例患者,结果显示以奥沙利铂为基础的化疗(XELOX/FOLFOX)联合西妥昔单抗未能给 KRAS 野生型转移性结直肠癌患者带来生存获益,中位 OS 在化疗联合西妥昔单抗组较单纯化疗组缩短(17 个月对 17.9 个月,P＝1.04),两组 PFS 均为 8.6 个月,亚组分析显示西妥昔单抗联合 FOLFOX 组相对于西妥昔单抗联合 XE-LOX 组获益更多,但无显著差异。

Ⅲ 期研究 NORDICⅦ研究入组 566 例 mCRC 患者,随机分为 A 组、B 组和 C 组。A 组给予标准 FLOX 方案治疗至疾病进展,B 组在 FLOX 方案基础上联合西妥昔单抗治疗至疾病进展,C 组为 FLOX 方案联合西妥昔单抗治疗,16 周后停用化疗,西妥昔单抗维持治疗直至疾病进展时再使用联合方案治疗。结果显示,联合西妥昔单抗的 B 组、C 组较单纯化疗的 A 组均未显著改善患者生存,A 组、B 组、C 组的 PFS 分别为 7.9、8.3 和 7.3 个月,OS 分别为 20.4、19.7 和 20.3 个月;对于 KRAS 野生型患者,B 组(20.1 个月)、C 组(21.4 个月)的中位 OS 较单纯化疗的 A 组(22.0 个月)并未延长,A 组和 B 组的 PFS 亦无显著差异(8.7 个月对 7.9 个月,P＝0.66);对于 KRAS 突变型患者,A 组、B 组、C 组的中位 OS 亦无显著差异,分别为 20.4、21.1 和 20.5 个月。安全性数据显示,加用西妥昔单抗的 B 组和 C 组的 3～4 级不良反应如皮疹、过敏反应、腹泻等发生率较 A 组更高。

回顾西妥昔单抗治疗晚期结直肠癌的多个临床研究发现,无论西妥昔单抗用于三线治疗的 BOND 试验、二线治疗的 EPIC 试验、抑或是一线治疗的 CRYSTAL 试验,KRAS 基因野生型患者均可从西妥昔单抗联合伊立替康为主方案的治疗中取得生存获益。分析西妥昔单抗联合奥沙利铂为主的方案治疗的临床研究,OPUS 试验虽然在有效率方面看到了提高,延长了 PFS,但 OS 方面并未看到有统计学意义的延长,COIN 试验和 NORDIC 试验则在 PFS 和 OS 方面均得到了阴性结果,提示对于转移性结直肠癌患者,奥沙利铂可能不是西妥昔单抗一个很好的联合药物。综合分析这些临床研究的结果,目前 NCCN 指南新版推荐西妥昔单抗宜与伊立替康为主的方案的联合治疗,并强烈推荐对于初治Ⅳ期或手术后复发转移的结直肠癌患者,进行原发肿瘤或转移病灶的 KRAS 基因检测,以便为后续治疗方案的选择做计划,为规范化治疗理念下开展个体化治疗提供了重要依据。

帕尼单抗

一项Ⅲ期临床研究对经标准化疗失败、EGFR 阳性的转移性结直肠癌患者,随机予以帕尼单抗单药或最佳支持治疗,纳入 463 例患者,结果显示,帕尼单抗治疗组在有效率(8% vs. 0,$P<0.001$)和 PFS(96 天 vs. 60 天,$P<0.001$)明显优于最佳支持治疗,两组患者的 OS 时间无差异,主要原因是最佳支持治疗组 75% 的患者在疾病进展后改用了帕尼单抗治疗。

PRIME 研究比较帕尼单抗联合 FOLFOX4 对比 FOLFOX4 用于初治转移性结直肠癌的疗效及安全性。1183 例随机分组患者中,93% 患者的组织标本进行了 KRAS 检测。结果显示 KRAS 野生型患者中,帕尼单抗组 ORR 明显提高(57% vs. 48%,$P=0.018$),PFS 显著改善(10 个月 vs. 8.6 个月,$P=0.009$),OS 有改善,但无显著意义(23.9 个月 vs. 19.7 个月,$P=0.17$),在 KRAS 突变型患者中,两组患者的 ORR 没有明显差别,但帕尼单抗组 PFS 更差(7.4 个月 vs. 9.2 个月,$P=0.02$),OS 也有下降趋势(19.3 个月 vs. 15.5 个月,$P=0.068$)。该研究进一步表明,K-ras 突变型的结直肠癌患者对抗 EGFR 单克隆抗体无效。

181 研究是一项比较 FOLFIRI 和帕尼单抗＋FOLFIRI 二线治疗 mCRC 的疗效的Ⅲ期临床研究,1186 例患者随机入组,其中 597 例患者(55%)为 KRAS 野生型,结果显示,对于 KRAS 野生型患者,帕尼单抗联合治疗组的有效率较单纯 FOLFIRI 化疗组高(35% vs. 10%),PFS 显著改善(5.9 个月 vs. 3.9 个月,$P=0.004$),OS 有延长但未达统计学意义(14.5 个月 vs.12.5 个月,$P=0.12$)。

PACCE 试验发现在以奥沙利铂或伊立替康为基础化疗＋贝伐珠单抗的治疗组合中加入帕尼单抗,不论 KRAS 野生型还是突变性,均明显缩短 PFS,显著增加治疗毒性。CAIRO2 试验也得到了类似的结果,该试验是在含有卡陪他滨、奥沙利铂和贝伐珠单抗的治疗组合中加入西妥昔单抗。这两项随机Ⅲ期临床试验的结果均表明一种以上的生物靶向制剂联合应用并没提高疗效,反而增加了治疗毒性,由此,专家组强烈反对同时应用贝伐珠单抗和西妥昔单抗或帕尼单抗。

尽管 K-ras 基因突变预示着对抗 EGFR 单抗治疗无效,但很多 K-ras 基因野生型的患者也对抗 EGFR 单抗治疗无效。因此,许多研究探索了位于 K-ras 基因下游的很多因素,期望能寻找到更多的分子标志物来预测西妥昔单抗和帕尼单抗的疗效。现有的资料强烈提示患者存在 BRAFV600E 突变时,在非一线治疗中使用抗 EGFR 单抗治疗是无效的,但是如果在一线治疗中将 EGFR 单抗加入到 FOLFOX 或 FOLFIRI 方案中，可能仍然可以给突变患者带来一些生存获益。目前，美国 NCCN 指南推荐在患者被诊断为 K-ras 野生型的Ⅳ期肿瘤时，应对肿瘤组织（原发灶或者转移病灶）进行 BRAF 基因检测。EGFR 的表达及其表达强弱、EGFR 突变、EGFR 配体包括表皮调节素（epiregulin/EREG）和双调蛋白（amphi-regulin/AREG）等的表达、PIK3CA 突变、PTEN 蛋白表达与抗 EGFR 单抗的疗效的关系也得到关注，但迄今未规范推荐应用于临床，仍需更大样本量的研究证实。

（三）瑞戈非尼

regorafenib 是一种口服多激酶抑制剂。CORRECT 试验纳入 760 例经现有标准治疗失败的 mCRC 患者，随机分配到 regorafenib 加最佳支持治疗组和安慰剂加最佳支持治疗组，结果显示 regorafenib 组患者的中位 OS 为 6.4 个月，而安慰剂组的 mOS 仅为 5 个月，两组的中位 PFS 分别为 2 个月和 1.7 个月，提示对于现有标准治疗失败的转移性结直肠癌患者，Regorafenib 治疗可延长总生存期和无进展生存期。与 Regorafenib 治疗相关的最常见不良反应包括虚弱或疲劳、食欲减退、肢端红肿症、腹泻、黏膜炎、体重减轻、感染、高血压和发声困难。基于此项研究，2012 年 9 月，美国 FDA 批准 Regorafenib 用于之前已接受 5-FU、奥沙利铂和伊立替康为基础的化疗、抗 VEGF 和抗 EGFR 治疗失败的 mCRC 患者。

第八节　结直肠癌的肝转移治疗

结直肠癌患者中约 60% 出现转移，约有 1/4 的结直肠癌患者就诊时已存在远处转移，另有 25%～35% 的患者在疾病进程中出现其他部位转移。远处转移中 40% 的患者仅出现。近年来，随着医学影像学、化疗药物和靶向药物研发的快速发展，结直肠癌肝转移的临床诊治有了显著的提高，但其临床疗效仍不尽人意，是结肠癌患者死亡的主要原因。肝转移灶无法切除患者的中位生存期仅 6.9 个月，几乎没有患者生存超过 5 年；而肝转移灶能根治性切除患者的中位生存期为 35 个月，5 年生存率可达 30%～50%，因此，结直肠癌肝转移瘤的治疗应争取手术切除。多学科团队综合治疗（MDT）可使更多患者获得接受手术切除机会以及降低术后复发风险，MDT 包括结直肠外科医生、肝胆外科医生、影像诊断医生、介入医生、化疗科医生、放疗科医生和病理科医生等人员参与。MDT 模式的开展可以减少结直肠癌肝转移的发生、提高肝转移灶手术切除率和术后长期生存率。

一、结直肠癌肝转移的诊断

对已确诊结直肠癌的患者，除检查血清 CEA、CA19-9、AFP 和病理分期评估外，应常规进行肝脏超声和（或）增强 CT、磁共振影像学检查以了解有无肝转移的发生。肝转移瘤多为乏血供型，CT 平扫多呈低密度，增强扫描动脉期强化不明显或为边缘环状强化，而同心圆状的"牛眼征"或"靶心征"对诊断该病有较大意义；双期增强 CT 有助于明确病灶性质，了解病灶的大小、数目、位置、与重要脉管的毗邻关系、评估手术可切除性，必要时可数字模拟计算重建病灶体积与残肝体积。对于病灶性质不明的病灶,增强 MRI 特异性较强,是鉴别诊断的有力工具,尤其是在与肝局灶性结节性增生、肝血管瘤、肝腺瘤等疾病的鉴别诊断,有独特的优势。PET/CT 检查虽然不作为常规推荐,但它有助于发现肝外转移病灶。相对于 CT、MRI 而言,PET/CT 存在空间分辨率低、解剖结构显示欠清缺点。一项 Meta 分析纳入了 11 个研究中 906 个术前被评估的肝转移病灶,在 MRI、CT、PET/CT 三者中,MRI 是最适合的影像学方法,CT 居其次,PET/CT 受化疗影响最大,不适合在新辅助化疗后行 PET/CT 检查。对于术前化疗后病灶缩小以至在 CT、MRI 等影像学无法发现的病灶,术中 B 超较 CT、MRI 有更高的敏感性,不同于常规超声检查,术中 B 超探头灵活、分辨率高,可检出术前 CT/MRI 未发现的病,因此,建议在结直肠癌肝转移术中常规使用高分辨率的术中 B 超。

二、结直肠癌肝转移手术

手术切除是结直肠癌肝转移的首选治疗方法,其治疗效果优于其他治疗方。随着肝脏手术外科学的发展,肝切除手术并发症发生率和死亡率均低。Simmonds 等 Meta 分析显示肝切除术后 30 天的死亡率 0～6.6%,术后并发症发生率 1.2%～20.1%,术后 5 年生存率 15%～67%。结直肠癌远处转移中约 40% 患者转移病灶仅局限于肝脏。未经手术切除的肝转移患者 5 年生存率低于 5%,手术切除肝转移灶能明显延长患者的生存时间,5 年生存率可达 30% 以上。目前结直肠癌肝转移的患者仅有 6%～25% 能获得接受手术治疗的机会。大多数结直肠癌肝转移患者,因为肿瘤数目、大小、部位以及肝功能等原因,初始时是不可切除的。

(一)结直肠癌肝转移的手术适应证与禁忌证

1.适应证　是否适合手术切除的标准一直在演变,目前比较公认的切除适应证为:①结直肠癌原发灶能够或已经根治性切除;②无同时性肝外其他转移灶,或肝外转移病灶可得到有效控制或治疗;③根据肝脏解剖学基础和病灶范围肝转移灶可完全切除,并保留充足的有功能的肝组织,尽管对于无肝硬化的肝脏切除体积可达到 70%,但鉴于化疗引起的肝损伤,术后残留肝体积应大于 30%～50%;分期切除原发病灶和肝转移灶,残肝体积大于或等于 50%,而同期切除原发灶和肝转移灶,残肝体积大于或等于 30%;④患者全身状况允许。随着外科技术和综合治疗的进步,肝转移灶的大小、数目、部位、分布等已不再是影响判断结直肠癌肝转移患者是否适宜手术的单一决定因素,没有绝对不可切除的肝转移病灶。最近有研究表明,手术切缘、可切除的肝内多发病灶可切除的肝外转移病灶等并非手术切除的禁忌。手术切除适应证已经从关注是否能达到 R_0 切除转变为关注切除后是否有足够的残留肝体积。

手术方式的选择不能单纯依靠病灶的大小和数目,必须结合肿瘤所在的位置、与肝内大脉管的关系、残肝体积和化疗相关的肝损伤程度。肝转移灶切除后,至少保留 3 根肝静脉中的 1 根。手术切缘一般应有 1.0cm 正常肝组织,若转移灶位置特殊(如紧邻大血管)时则不必苛求。如是局限于左半或右半肝的较大肝转移灶且无肝硬化者,可行解剖性半肝切除。建议肝转移手术时常规采用术中超声检查,有助于发现术前影像学检查未能诊断的肝转移病灶,约 30% 患者因此改变手术方式。对于化疗后影像学消失的病灶,手术医生视情况可考虑予以盲切,但需要外科医生相当的经验,不做常规推荐。

2.禁忌证　①结直肠癌原发灶不能取得根治性切除;②广泛的淋巴结转移、广泛的肺、腹膜、骨等肝外转移,合并肝外病灶的患者在以下情况下仍可考虑肝切除:可切除或局部消融的肺、脾、肾上腺、颅脑转移灶,肝转移灶直接侵犯胆囊、膈肌等组织,可一并切除;③预计术后残余肝脏体积不够;④患者全身状况不能耐受手术。

(二)结直肠癌原发灶和肝转移灶一期同步切除

同时性肝转移是指结直肠癌确诊时发现的或结直肠癌原发病灶根治性手术切除后 6 个月内发生的肝转移病灶;而异时性肝转移就是指原发病灶根治性切除术后 6 个月后发生的肝转移病灶。

就可切除的同时性肝转移病灶,不同的研究中心、不同的学者提出不同观点,2012 年 NCCN 指南中并没有明确界定同期或二期手术的治疗策略,但建议同期切除病灶,并强烈推荐 PET/CT 检查,协助诊断是否存在肝外病灶;一项 Meta 分析对同时性结直肠癌肝转移的手术时机进行了比较,同期切除组与分期切除组相比,术中出血方面、手术相关死亡率、复发率在两组间均无统计学差异;同期切除组住院时间较短和手术相关的总并发症发生率较低,两者在术后 1 年、3 年和 5 年生存率方面均无统计学差异。美国学者 Martin 等统计了 1997—2008 年收治的 230 例同时性转移性肝癌患者,其中 70 例患者接受同期切除和 160 例为分期切除,发现同期切除术并不增加患者的手术并发症发生率和病死率,同时还缩短住院时间。术后可更早的接受辅助化疗是同期切除的另一优点。同样,在患者全身状况允许时,如果肺和腹腔等肝外转移病灶可完全切除,也可以进行同步或分阶段切除。

法国学者 de Haas 研究认为,一期同步切除肝转移灶和原发结直肠癌病灶手术死亡率可能高于二期分阶段手术。因此,应由有经验的肝脏外科医师谨慎地选择能在结直肠癌原发灶根治术的同一手术切口或仅适当延长后的切口内完成肝转移灶切除,也是选择一期同步切除的依据之一,但在两切口内(如直肠和乙状结肠癌)一期同步切除并非不可能,只是应更为慎重选择合适的病例,不推荐选择需要行半肝或以上切除的患者。在 2011 年的 NCCN 结直肠癌治疗指南中,更强调了外科医生的肝切除术的经验积累。

(三)结直肠癌原发灶和肝转移灶二期分阶段切除

术前评估不能满足一期同期切除条件的患者,宜先手术切除结直肠癌原发病灶,二期切除肝转移灶。时机选择在结直肠癌根治术后 4~6 周:若在肝转移灶手术前进行化疗,肝转移灶的切除可延至原发灶切除后 3 个月内进行。急诊手术由于缺少详细全面的术前检查资料和较高的感染发生机会,不宜原发结直肠癌和肝脏转移病灶一期同步急诊手术切除。

二期分阶段或一期同步切除肝转移灶的选择标准仍尚无统一标准。二期分阶段切除的风险在于:①肝脏转移灶可能在原发病灶切除后进展;②累积住院时间明显延长,费用相对高昂;③患者必须接受二次手术,并且在等待二期手术时承受较大的心理压力。其优点则在于:①手术风险小于一期同步切除;②患者能接受肝脏转移灶切除前的化疗,用于指导术后辅助化疗。

(四)手术切除时机

新辅助化疗后肿瘤完全消失对于肿瘤内科医生而言是梦寐以求的追求,而对于肿瘤外科医生而言可能是"噩梦"。尽管 Blazer 等研究发现影像学评价完全缓解的患者往往预后良好,但更多的研究证实影像学消失的病灶,镜下残留的概率高达 80% 以上。初治能手术切除的同时性肝转移患者,其手术切除时机应在影像学消失之前。严格把握以"转化即止"或"限定周期"为目标的术前化疗,不应追求反应最大化而任意延长化疗周期,减少化疗肝毒性和肿瘤潜在进展。对于肝内多个病灶的新辅助化疗,只要能达到根治性切除,应尽快手术切除治疗,而不应追求病灶影像学的完全缓解。因此,对于手术切除时机的把握,需要有肝脏外科医生参与的 MDT 来保证,需要多学科的参与合作。

(五)手术切缘

手术切缘阳性往往与术后高复发率、低无瘤生存时间密切相关。但 2008 年法国的 Adam 等报道 202 例 R_1 切除(镜下切缘阳性)与 234 例 R_0 切除比较,两组 5 年总生存率分别为 61% 和 57%,5 年无瘤生存率亦无统计学差异,该结果的公布在学术界引起不小的争论。因此,有研究对 18 个研究共 4821 例病例进行 Meta 分析显示,手术切缘大于 1.0cm 的患者 5 年生存预后优于手术切缘小于 1.0cm 的患者(46% vs. 38%,$P=0.009$),这种差异可能与肝内微转移灶多位于瘤体周围 1cm 有关。因此,手术切缘一般应争取 1.0cm 或以上的正常肝组织。若转移灶位置特殊(如紧邻大血管)时则不必苛求。

(六)手术技巧

开腹肝切除巨大肝转移病灶需要精细的手术技巧,这种不断提升的手术技巧带来低术后并发症发生率和死亡率。利用现代外科技术,输血已经不是常规。应该注意的是,肝转移瘤切除是一项团队合作的工作,麻醉医生在其中扮演重要角色,术中低中心静脉压(LCVP)控制能有效减少断肝过程中的出血,另外,维持肝门阻断时全身血流动力学平稳为特殊位置肿瘤的切除创造了条件。术中 B 超的使用能极大地提高术者触觉不能确定的深部病灶。全频超声乳化吸引刀(CUSA)利用低频超声(频率 25kHz 和 35kHz)的"空化效应"选择性的破坏打碎肝实质组织,而对血管、胆管等纤维管道不能破坏,但这需要有术者有一定的经验,使用不当仍可以将血管破坏,配合 Tissuelink 可较迅速地离断肝组织,产生较好的分离和凝血效果。而 CUSA、Tissuelink、结扎速血管闭合系统等肝切除器械的不断发展进步,为肝脏外科提供清晰的手术野,减少了手术出血。但是,不管什么形式的外科器械发展、何种切除方式,外科医生的经验与手术技巧比任何器械都更为重要。

(七)术后复发再切除

术后肝内复发在结直肠癌肝转移患者中较多见,即使肝内病灶达到 R_0 切除,术后肝内复发率亦可高达 37.5%～53.0%。目前学术界对这部分患者治疗选择上意见一致,仍是考虑首选手术切除为主的综合治疗,Antoniou 等通过 Meta 分析发现肝转移瘤术后肝内复发接受再次手术切除,可达到与第 1 次肝切除术相似的疗效。Adam 等报道即使第 3 次肝内复发,肝转移瘤的切除也能取得与前两次切除相似的效果。因此对于肝内复发患者,应争取手术治疗以获取更长的生存时间。

(八)肝外转移病灶的治疗

虽然肝脏是结直肠癌远处转移的最常见部位,但仍有不少患者合并肝外转移病灶。可切除的肝外转移灶可分为两类:肺转移和非肺转移。对于肝转移合并可切除的肺转移患者,仍首选手术治疗,但其预后较单纯肺转移灶手术疗效差。对于非肺转移灶(如腹膜转移等)是否手术治疗,Adam 等报道 840 例结直肠癌肝转移手术病例,其中 186(22%)例伴有可切除的肝外转移灶：即使接受了手术治疗,5 年存活率明显低于无肝外转移的患者(28％ vs. 55％,P＝0.02)。影响预后的独立因素包括：非肺转移灶、肝外转移灶伴肝转移复发、癌胚抗原(CEA)≥10μg/L、肝转移灶≥6 个和右半结肠癌。具有 3 个以上危险因素的患者 5 年存活率为 0,而没有以上任何危险因素者可达到 64％。因此,对于具有 3 个以上危险因素的患者,开展肝外转移灶的手术治疗,需更谨慎考虑和综合评估。一项国际多中心研究报道,1629 例肠癌肝转移患者接受肝转移瘤切除术,其中 171 例患者同时接受肝外转移病灶切除,单纯肝外转移者预后明显好于合并肝外转移者,对于合并肝外转移患者,宜选择转移病灶数较少、无淋巴结转移等患者。因此,对于合并肝外转移病灶患者,并不适推荐所有的患者接受手术切除治疗,需要更多的相关临床研究来解决这个问题。

(九)判断可切除性

传统观点认为肠癌肝转移的手术禁忌证包括：肝内转移灶不多于 4 个;单个转移病灶直径＞5cm;肝左右叶均有病灶;肝转移灶距离大血管＜1cm;合并有肝外转移灶。传统观点注重肝内转移灶的临床病理形态特征,这些因素可能影响患者远期生存。越来越多的研究表明相比较其他治疗方法,手术切除仍能为这部分患者带来生存获益,只要能够手术安全实施肝内外转移灶的切除,仍能显著改善患者的远期存活。

是否适合手术切除的标准一直在演变,但主要从以下三方面来判断：①结直肠癌原发灶、肝外转移灶能够或已经根治性切除;②根据肝脏解剖学基础和病灶范围肝转移灶可完全根治性切除,且要求保留足够的肝脏功能,肝脏残留体积大于或等于 30％～40％;③患者全身状况允许,没有不可切除的肝外转移病变。肝转移病灶的手术切除范围、残肝体积存在一定争议,原则上手术切除的范围需要兼顾病灶大小、数目、位置和肝损伤疾病基础。残肝功能正常,无肝硬化和化疗性肝损伤,切除范围可以达到 70％～75％,但一定程度的化疗性肝损伤限制了肝切除范围。

三、提高手术切除率

肝转移瘤切除的外科技术进展包括术前门静脉栓塞(PVE)、肝切除联合射频或微波消融术、以及分期肝切除。术前 PVE 和分阶段肝切除,可增加肝切除术后剩余肝脏的大小,减少术后肝衰竭的发生,使更多的肝转移瘤患者得到根治。

(一)门静脉栓塞术

门静脉栓塞术(PVE)可导致栓塞肝叶的萎缩,而对侧肝叶代偿性增生,从而增加功能性肝组织。PVE 进行几天后肝细胞即可再生并且在术后 12～14 天达到高峰。因此,肝切除术前 PVE 可扩大手术切除的指证,增加手术的安全性。

PVE 有以下 3 种途径实施：①超声或 X 光透视引导下经皮经肝门静脉栓塞术;②开腹手术中经回结肠静脉、胃网膜右静脉、结肠中静脉插管门静脉栓塞术;③腹腔镜下经回结肠静脉插管门静脉栓塞术。目前超声引导下经皮经肝门静脉栓塞术最为常用,易达到选择性栓塞,操作简便,无射线,患者痛苦小,恢复快,不影响后续治疗。栓塞材料较多,常用的有明胶海绵、氰丙烯酸盐、无水乙醇、PVA 颗粒、碘油等。各种栓塞剂均能使未栓塞叶肝体积增大,但何种为最佳材料,尚无定论。而最近一项系统性研究显示,在 44 个研究共 1791 例患者接受 PVE 治疗,临床成功率 96.1%,提示 PVE 技术安全可行,不同栓塞物质的栓塞效能无明显差异,栓塞后肝代偿增生能力未受化疗和肝脂肪变性影响。

PVE 治疗在促进对侧肝组织代偿增生的同时,也会存在肿瘤进展的可能。Hoekstra 等研究发现,PVE 后肿瘤生长速率较 PVE 前增加,可能的原因与生长因子的改变、肝血供的改变、细胞间宿主反应改变有关,虽然该研究纳入病例数 28 例,但不少研究建议缩短 PVE 和手术切除的间隔时间。

欧洲结直肠癌转移治疗小组建议:如果残余肝组织(FLR)的体积≤20%正常肝脏总体积(TLV),或经强烈化疗患者的 FLR 体积≤30%TLV,或合并肝纤维化、肝硬化的患者 FLR 体积≤40% TLV 时,为增加手术切除可能性和提高手术安全性,术前应给予 PVE 治疗;PVE 治疗 3~4 周后,应再次用影像学检查评价肝体积和增生程度;对于部分选择性的有或无慢性肝疾病的患者,肝切除术前行 PVE 的优势已经明确,没有必要再进行新的 PVE 临床试验。

PVE 常结合分阶段切除肝内转移病灶。分阶段肝切除术是指在多个肝转移病灶的患者中,第一阶段手术应尽可能切除病灶同时栓塞拟下一阶段切除肝叶的门静脉,术后待肝细胞再生并恢复代偿功能时,可同时配合进行全身化疗以控制转移病灶,第二阶段的手术可以在数周后进行。美国 MD Anderson 癌症中心 Brouquet 报道,在 65 例接受第一阶段切除后的患者中有 47 例(72%)完成了第二阶段切除,在 18 例未能完成第二阶段切除病例中有 11 例由于疾病进展,5 年生存率达到 51%,远远高于内科治疗的病例(15%),对于进展期结直肠癌肝转移,是否二期完整切除肿瘤是独立影响预后重要的因素。Adam 等研究显示,接受两阶段手术患者的 5 年生存率为 42%,中位生存时间为 31 个月。在另外一项研究中则强调 R_0 切除在二期手术切除的重要性。因此对于肿瘤较大、数目较多,无法一次手术根治性切除,可以采用分阶段手术争取达到 R_0 切除的方法,仍然可以取得良好的效果。PVE 结合分阶段切除肝内转移病灶可明显提高手术切除率,但该治疗方法的弊端在于第一阶段切除术后剩余肝内肿瘤可能继续进展而丧失第二阶段手术机会。

(二)初始治疗不可切除病灶转化为可切除病灶

对结直肠癌确诊时合并无法手术切除的肝转移患者,若原发灶存在出血、梗阻或穿孔等需急诊手术处理的情况,应先切除原发病灶,继而进行全身化疗(或加用肝动脉灌注化疗),可联合分子靶向治疗。每治疗 2~3 个周期后,进行肝脏超声、CT 或(和)MRI 检查,MDT 评估是否可切除。如果肝转移灶转成可切除,即予以手术治疗,不可追求病灶影像学完全缓解消失。如果肝转移灶仍不可切除,则继续进行综合治疗。

若原发灶无出血、梗阻或穿孔风险,可选择先切除原发病灶,继而进一步治疗(具体方案同上),或先行全身化疗(或加用肝动脉灌注化疗),治疗时间推荐为 2~3 个月,并可联合分子靶向治疗。如果转移灶转化成可切除,即进行手术治疗(一期同步切除或分期切除)。如果肝转移灶仍不可切除,则视具体情况切除原发病灶,术后继续对肝转移灶进行综合治疗。对肝转移灶有潜在切除可能性患者,建议适当增加化疗强度,可考虑 5-氟尿嘧啶＋亚叶酸钙＋伊立替康＋奥沙利铂(FOLFOXIRI)方案,并可联合分子靶向治疗。目前不建议多种靶向药物联合应用。对于不能切除的结直肠癌远处转移病灶,NCCN 指南不推荐姑息性切除作为初次治疗,除非明确即将出现梗阻或者急性大出血。

越来越多的患者在初始治疗时即诊断为不能切除的肝内转移病灶。然而,对于这些不能切除的病灶经过积极的化疗后可能可以转变为可切除病灶。Kemeny 等报道肝动脉灌注联合全身系统化疗奥沙利铂和伊立替康治疗 49 例初治不能切除的病例,有效率达 92%,其中有 23 例转化为可手术切除。Adam 等报道 148 例随访时间超过 5 年的患者,其中有 16% 患者初治时评估为不能切除通过新辅助化疗降期后获得根治性切除。Masi 等亦报道了类似结果。常用 FOLFIRI 或 FOLFOX 联合 EGFR 抑制剂作为此类 K-Ras 野生型患者的治疗方案。在接受化疗每 2 个月后,肝内病灶应由 MDT 中外科医生评估是否能手术切除。为避免奥沙利铂和伊立替康带来的化疗肝损伤,评估能根治性切除的患者应尽快接受手术治疗。

四、介入治疗

结直肠癌肝转移灶的介入治疗包括以局部消融为代表的非血管介入和以肝动脉栓塞化疗的血管介入治疗。

局部消融术

局部消融治疗是指在现代影像学技术引导下局部采用物理或化学的方法直接杀灭肿瘤的治疗手段,目前包括射频消融(RFA)、微波消融(MVA)、高强度聚焦超声(HIFU)、无水酒精注射治疗(PEI),目前以射频消融和微波消融治疗较为常用。

1.射频消融　射频消融(RFA)工作原理,利用射频发生器工作时,电极针皮肤电极之间的患者体内产生射频电流。电极针周围组织在电流作用下产生离子激发、振荡摩擦产热而直接损毁病灶。局部消融治疗经皮穿刺是常用的入路,最大的优势是创伤小、恢复快、对肝功能及其他一般情况要求相对较低,使用方便,且能高效破坏肝转移灶的肿瘤细胞,可反复多次治疗。meta 分析显示射频消融术的并发症发生率低于 9%,最常见的是腹腔内出血、败血症和胆道损伤,死亡率小于 0.5%。然而在结直肠肝转移治疗中的地位仍有争议,其缺点是局部复发率较高。消融术后的患者肿瘤复发多数限于局部,而且多为肿瘤外周边缘,提示肿瘤未能完全坏死。

肝转移病灶切除可使结直肠癌肝转移患者获得根治。但许多肝脏转移瘤因为多发或位置较深而无法切除,可选择局部消融术。射频消融的有效率较高,且使用安全,并发症少。但与手术相比,射频消融也有明显的缺点,即局部复发率高;数个研究表明,单独使用射频消融治疗肝转移的生存率仅略微高于其他非手术治疗者。EORTC4004 研究是一项比较射频消融联合化疗与单纯化疗的随机对照研究,对于不可切除的转移病灶患者,前者的死亡率高于后者;在生存获益方面,射频消融联合应用 FOLFOX 为基础的化疗使得中位无进展生存时间达到 16.8 个月,长于单纯化疗的 9.9 个月,但是在总生存方面两组未取得明显差异(中位总生存时间 45.3 个月 vs. 40.5 个月)。肝转移灶的解剖位置是制约射频消融应用的一个重要因素,肿瘤邻近大血管使瘤内温度下降过快,从而使肝转移灶不能完全消融,同时,也应注意肝外热损伤。

以下情况也可考虑射频消融:①不适宜接受手术治疗的可切除结直肠癌肝转移患者;②预

期术后残余肝脏体积过小时,可先切除部分较大的肝转移灶,对剩余直径小于 3cm 的转移病灶进行射频消融;③对化疗不敏感或化疗后进展的病灶,可试射频消融。

尽管目前尚无前瞻性随机对照研究显示对于结直肠癌肝转移患者,手术切除与射频消融孰优孰劣,但多数项研究支持手术切除较射频消融能带来更多生存获益。一项基于 Markov 模型的系统性回归分析显示,射频消融术后 5 年生存率 27.2%,切除术后 5 年生存率 38.2%,手术切除优于射频消融。Otto 等研究同样提示手术切除组局部复发率低于射频消融组。因此,目前射频消融治疗多作为化疗无效后的治疗选择或肝转移灶术后复发的治疗,2012 年 NCCN 结直肠癌指南不推荐将消融作为可切除的替代治疗。

2.微波消融术　尽管微波消融(MWA)与射频消融都是通过局部高温使肿瘤组织凝固性坏死,但相对于射频消融,微波消融在结直肠癌肝转移的研究热度逊色不少。不管是采取 B 超介导还是 CT 介导下,多数研究认为微波消融与射频消融两者治疗安全性及效果无明显差别。尽管两种治疗方法存在许多共性,但微波消融与射频消融还是有其各自特点:射频产热范围主要位于电极周围内,易因组织碳化影响消融范围,消融范围的扩大主要靠热能传导;而微波在组织中有一定的穿透力,且加热范围大,热场温度高,受组织碳化影响小,对血管凝固能力较强,凝固性状为椭圆形。随着技术的不断进步和操作经验的不断积累,两种治疗的特点也将随之发生变化。

3.肝动脉栓塞化疗　肝动脉栓塞化疗(TACE)是原发性肝癌非手术治疗的首选治疗方法,而肝动脉栓塞化疗术在肠癌肝转移的治疗中也有一席之地。肠癌肝转移血供不如原发性肝癌丰富,其治疗方法及选择与原发性肝癌相似,多采用 Seldinger 法穿刺方法行股动脉穿刺插管,导管置于腹腔动脉或肝动脉造影,根据肝内病变的数目、大小、分布及血供情况行肝固有动脉或肝左、右动脉留置导管或皮下埋置化疗泵,如可以超选择插管,使导管远端尽量超选肿瘤供养血管,减少正常肝组织损伤。注入栓塞剂时注意避开胃十二指肠动脉、胆囊动脉等空腔脏器器官的供血动脉,防止异位栓塞。整个栓塞过程应在透视监视下完成,既可以观察碘油在病灶内沉积情况,又能保证及时发现碘油反流情况。

既往研究对于 TACE 的地位存在争议。一项基于 156 例病例长达十余年随访时间的随机对照研究显示肝动脉灌注氟尿嘧啶化疗联合全身系统化疗优于单纯全身系统化疗。最近一项 Ⅱ 期临床随机研究显示,在切除术后辅助行肝动脉灌注贝伐单抗联合全身系统化疗与单纯全身系统化疗生存相比无明显优势,4 年生存率分别为 81% 和 85%。而一项多中心前瞻性随机对照研究显示,对于不能手术切除的、化疗药物不敏感的 44 例结直肠肝转移患者,钇 90 树脂微球肝动脉栓塞联合 5-FU 全身系统化疗明显优于单纯 5-FU 全身系统化疗。

五、放射治疗

对于无法手术切除的肝转移灶,若全身化疗、肝动脉灌注化疗或射频消融无效,可考虑进行放射治疗,但不作常规推荐。放疗可应用于严格挑选的、肝或肺转移瘤数目较局限的病例。放疗应该选用高度适型的方式,且不应替代手术切除治疗。常用的放疗技术包括 3D 适型放疗、立体定位放疗刀和 IMRT(调强放疗),后者通过计算机成像手段将放射集中在肿瘤部位,减少正常组织的潜在放疗毒性。虽然适当的放疗剂量可以显著地减轻由于肿瘤侵犯压迫胆管、腹膜后神经而引起的疼痛或黄疸,但尚没有依据表明能控制疾病或延长生命。为了减少放射性肝损伤,可采用超分割或限制肝脏受照射体积。一项多中心的临床研究显示,针对转移灶的局部剂量可提高到 60Gy,如果有足够的正常肝脏组织被保护,肝脏的一部分受高剂量照射是安全有效的,尤其对于 1～3 个病灶的患者。随着放疗设备的发展,最近出现的诸如射波刀等立体定向放射治疗(SBRT),对肿瘤直径小(直径小于 5cm)不能切除的结直肠癌肝转移进行低分割放疗是安全有效的,放疗前肝功能必须正常,肝脏受到射线的剂量必须在安全范围,防止放射性肝损伤出现。

六、结直肠癌肝转移的新辅助及辅助治疗

(一)新辅助化疗

新辅助化疗是指可切除或潜在可切除肠癌肝转移患者手术前使用的化疗,对单纯肝转移的结直肠癌患者进行新辅助化疗有以下几个作用。一是通过化疗使最初不能手术的转移病灶变为可切除的病灶。新辅助化疗能使肿瘤降期,而使得原先无法切除的肝转移灶变为可手术切除,提高 R_0 切除的机会,使原先可切除的病灶缩小而保证足够的切缘、减少肝实质的切除和最大限度地保留肝功能。二是提供"窗口期",观察有无新的转移灶出现,减少没有必要的手术。三是消灭微小转移病灶,降低肿瘤细胞的活力,减少种植和远处播散的可能。此外也可根据化疗后临床和病理上的反应情况判断预后,并为后续治疗选择合适的治疗方案提供依据。Lam 等系统分析了 10 个研究共 1886 例无法手术切除的结直肠癌肝转移行全身化疗的患者,化疗有效率 43%～79%(中位有效率 64%),22.5%病例化疗后能够行根治性手术,术后生存时间 36～60 个月(中位生存时间 45 个月),无瘤生存率 19%。

化疗开始前充分评估患者的身体状况和肿瘤分期。治疗前应制定患者的治疗计划,并视有无严重化疗不良反应时剂量和方案的调整。开始治疗时必须考虑有效的个体化治疗、化疗的安全性以及将来手术治疗的可能性。对于可以耐受联合化疗的初治患者、既往未化疗者或化疗停止超过 12 个月的患者建议使用 5-氟尿嘧啶＋亚叶酸钙＋奥沙利铂、5-氟尿嘧啶＋亚叶酸钙＋伊立替康或卡培他滨＋奥沙利铂方案或使用既往有效的方案,上述方案基础上可进一步联合分子靶向治疗,或联合肝动脉灌注化疗。对于一般状况良好、肝转移灶有潜在切除可能并可耐受强烈化疗的患者,也可考虑应用 FOLFOXIRI 方案。Sorbye 等对 EORTC40983 临床研究结果分析显示 FOLFOX 在 CEA 升高且在化疗过程中体力状态未受影响的患者中获益明显。一项比较三药方案(FOLFOXIRI)和两药方案(FOLFIRI)作为一线化疗方案的随机对照研究发现其有效率分别为 66%和 41%,R_0 切除率分别为 15%和 6%,三药组的毒性较两药组增加,但在尚可耐受的范围。多项临床试验也证明,西妥昔单抗或贝伐单抗联合化疗对比单纯化疗可以提高有效率和肝转移瘤的切除率。一项系统研究收集所有已发表和正在进行的临床试验和回顾性研究,在分析客观有效率以及手术切除率的结果时发现,肝转移瘤在化疗后的疗效与切除率是密切相关的,有效率越高,肝转移瘤的手术切除率越高。因此,对于初始不可切除的肝转移瘤,应在保证安全性的前提下,尽量提高治疗的有效率,从而提高肝转移瘤切

除率,达到提高生存率的目的。FOLFOX、FOLFIRI、CapeOX 方案或联合分子靶向治疗,如果病情进展可以考虑互为二线。如果病情第二次进展,则可以改用分子靶向治疗(未用过此类药者)或进行最佳支持治疗。5-FU/LV 联合分子靶向治疗可用于不能耐受伊立替康、奥沙利铂的患者,其不良反应低,但生存期也比上述方案短。如果病情进展,应改用 FOLFOX、FOL-FIRI 或 CapeOX(均可联合分子靶向治疗),病情再次进展时进行最佳支持治疗。对于最初联合化疗难以耐受的患者,推荐卡培他滨单药或 5-FU/LV 治疗,均可联合分子靶向治疗。肝转移患者在肝功能状况无法改善时应当接受最佳支持治疗,肝功能改善后应尽早进行联合化疗和(或)联合分子靶向治疗。

　　在结直肠癌肝转移的治疗中加入分子靶向药物,其有效性已得到广泛的证实。目前认为,化疗联合应用靶向分子药物治疗是提高肝转移灶切除率的最有前景的治疗方法。西妥昔单抗为 EGFR 的抗体,西妥昔单抗单用或联合应用伊立替康治疗结直肠癌肝转移有良好的临床效果,其中西妥昔单抗和伊立替康联合应用具有更高的局部缓解率。尽管分子靶向药物的治疗效果可喜,但目前的研究资料不建议多种靶向药物联合应用。K-ras 基因突变与 EGFR 单抗耐药密切相关;而且原发灶与转移灶 K-ras 状态高度一致,对原发灶或转移灶进行 K-ras 状态检测已经作为 EGFR 单抗敏感性的预测指标。靶向治疗亦有其不良反应,尤其是在含贝伐单抗在内的化疗,致命不良反应发生率 2.5%,包括出血 23.5%,中性粒细胞减少 12.2%,胃肠道穿孔 7.1%。值得注意的是,行 PVE 治疗的患者同时接受贝伐单抗治疗,肝细胞再生能力可能受影响。然而,Millet 等研究在 82 例接受半肝及以上的肝大部切除术的患者,其残余肝组织相对再生体积不受是否接受贝伐单抗治疗的影响,两组术后并发症亦无明显差异。

　　对于初治不能切除的病灶可采用新辅助化疗获得手术切除机会,但对于初治能手术切除的肝内病灶是否需要新辅助化疗,学术界有一定争议。最近一项 Meta 分析显示,对于初治不能切除的病灶可以采用新辅助化疗,但对于初治可根治性切除的患者,由于其不能带来生存获益,并增加手术相关并发症,不推荐新辅助化疗,而只推荐术后辅助化疗,该问题有待于进一步研究证实。

　　患者接受新辅助化疗后病灶进展往往提示预后不良,术后无瘤生存期短,有学者提出这部分患者适合接受相对保守治疗。但法国学者 Passot 等新近研究显示,新辅助化疗后进展的患者中位生存期可达到 31.4 个月,是否对新辅助化疗敏感并不是影响预后的因素,影像学出现缓解的患者与出现进展的患者预后无统计学差异。

　　新辅助化疗对肝脏的毒性问题也是一个值得关注的问题。术前化疗引起的非肿瘤部位的肝实质损伤可能增加围术期并发症,甚至导致患者无法接受手术治疗。肝实质损伤包括肝窦血管损伤、脂肪性肝炎、肝脏脂肪变性。肝窦血管损伤是一种常见的化疗相关并发症,表现为肝窦血管扩张出血,肝窦周围肝细胞坏死,肝窦纤维化及静脉闭塞。在术前接受以奥沙利铂为主化疗的患者,超过 50% 会出现肝窦损伤。虽然肝窦血管损伤并不会增加围手术死亡率,但是可能会增加手术并发症。脂肪性肝炎是另一种常见的化疗并发症,主要是由于使用伊立替康引起,在肥胖患者中则更易出现。肝脏脂肪变性是指肝细胞内的脂肪聚集,所有的结直肠癌肝转移的术前化疗药物都可能会引起肝脏脂肪变性。术前化疗所致肝脏脂肪变性也增加术后并发症发生概率,尤其是拟行大范围肝切除的患者。

对不可切除和可切除的肝转移患者，化疗方案基本一致，一般给予 4～6 周期的 FOLFOX/FOLFIRI/CapeOX＋分子靶向药物的新辅助化疗。延长新辅助化疗可以将术后并发症发生率从 13.6％增加到 61.5％化疗，疗效和毒性存在个体差异。采用药代遗传学分析有助于评估 5-FU、伊立替康和奥沙利铂的疗效和毒性。由 TYMS 基因异常表达或者由 MTHFR 多态性与疗效相关 ERRCl-118、GSTPl-105 A/G 和 XPD-751 的多态性可预测奥沙利铂的疗效和患者生存，这些研究结果有助于筛选化疗敏感的患者，避免过度治疗，但目前缺乏兼具特异性和敏感性的分子标志物。

（二）术后辅助化疗

术后辅助化疗主要目的是降低术后复发率，提高长期无瘤生存率。结直肠癌肝转移患者都属于高危患者，术后需要接受辅助化疗。2012 NCCN 指南明确指出既往接受过化疗的结直肠癌肝转移患者接受 R_0 切除，术后辅助化疗方案参考术前有效的方案。

数个临床研究显示结肠癌患者接受阿司匹林辅助治疗可减少术后远处转移，改善预后。有学者进一步探索预测阿司匹林治疗敏感性的肿瘤标志物，在一项纳入 964 例结肠癌患者的研究中分析了 K-ras、BRAF、PIK3 CA、微卫星不稳定性（MSI）、DNA 甲基化表型（CIMP）等标记物，发现 PIK3 CA 突变可作为预测阿司匹林辅助治疗敏感性，PIK3 CA 突变型的患者服用阿司匹林较未服用者可，而 PIK3 CA 野生型的患者未能显示生存差异。

七、不可切除的结直肠癌肝转移的综合治疗

对于初治不可切除的结直肠癌肝转移患者通过新辅助化疗后能获取手术切除机会，但仍有应采取综合治疗，包括全身化疗、分子靶向治疗及针对肝脏病灶的局部治疗（如射频消融、无水酒精注射、放射治疗等）。采用含开普拓和或奥沙利铂在内的 FOLFOXIRI 等尽可能强效的联合化疗能使部分初治不能切除的患者获得手术切除机会，而射频消融、无水酒精肿瘤内注射、冷冻治疗目前仅作为化疗无效后的治疗选择或肝转移灶术后复发治疗方法。其他方法包括中医药治疗等，可作为综合治疗的一部分，单独使用可能会失去其治疗意义。综合治疗也可明显延长无法手术结直肠癌肝转移患者的中位生存期、改善其生活质量。因此，积极的综合治疗对于不可切除结直肠癌肝转移患者的意义重大。

八、结直肠癌肝转移治疗的其他热点问题

（一）无法切除肝转移灶的病例是否切除结直肠原发病灶

对于肝转移灶不可切除的患者，初次制定治疗方案必须由外科医生、肿瘤科医生在内的多学科诊疗团队（MDT）共同完成。若同时性肝转移结直肠癌原发灶伴有出血或梗阻等症状，可选择切除原发灶或放置支架治疗缓解梗阻，而对于结直肠癌原发灶没有任何症状、肝内病灶无法手术切除的患者，是否行姑息性手术切除原发灶，目前仍存在争议。

2009 年美国斯隆-凯特林纪念癌症中心在美国临床肿瘤年会上报道了一组 233 例无出血、梗阻，但肝转移灶无法切除的结直肠癌患者资料，结果显示 93％的患者无须接受姑息性原发

灶切除,仅 7%患者因原发灶并发症需要急诊手术治疗,建议处理这类患者常规性治疗策略为选择化疗而不是预防性切除原发灶。但一项纳入 8 项回顾性研究共计 1062 例患者的 meta 分析显示,结直肠癌原发灶切除较单纯化疗患者中位生存期明显延长 6 个月(P<0.001),单纯接受化疗的患者原发灶出现出血、梗阻等并发症率为原发灶切除组的 7.5 倍(P=0.008)。Lin 等在 2011 年 ASCO 年会上公布了 1989—2008 年间美国加州癌症注册中心登记的 12239 例Ⅳ期结直肠癌患者,其中 9373 例(76.6%)行原发灶切除,2866 例(23.4%)未切除原发灶,原发灶切除组中位生存期 18 个月,明显高于未切除原发灶组的 9 个月(P<0.0001)。虽然以上研究均为回顾性分析,目前也缺乏大规模、前瞻性、随机对照研究的资料证实,但从现有的资料来看,先切除结直肠癌原发病灶再针对不可切除的肝转移灶进行综合治疗的疗效较好,但仍需更多的临床证据证实。

(二)肝转移灶先行处理模式

大约 30%的局部晚期的直肠癌患者合并同时性肝转移,部分患者肝转移灶可切除,而直肠癌原发灶不可切除。原发灶局部晚期的患者常需要接受一个较长的新辅助放化疗,接受新辅助放化疗后易导致肝脏手术出血等并发症发生率明显提高。因此提出了一个新概念,先切除肝转移灶,然后再对直肠癌原发灶行放化疗,最后处理原发灶的颠倒模式。

Brouquet 等报道 142 例结直肠癌同时性肝转移患者的治疗结果。43 例接受同期模式、72 例接受经典模式(先肠后肝)、27 例接受颠倒模式(先肝后肠)治疗。三组围术期死亡率和并发症发生率为无统计学差异,更重要的是三组 5 年存活率无统计学差异(55%、48%、39%),三种治疗模式效果相近,对于无症状原发灶并伴有进展的肝转移灶患者可选择颠倒模式治疗。2012 年 Andres 等通过对 787 例患者分析得来同样的结论,接受经典模式治疗的患者与接受颠倒模式治疗的患者无生存差异。因此颠倒治疗模式适合原发灶局部进展、近期无须急诊手术可能、且肝内病灶可切除的结直肠癌患者。

(三)腹腔镜手术

有 CLASSIC 和 COST 等数项临床随机研究显示腹腔镜手术与开放手术总存活率和局部复发率相似,腹腔镜手术治疗在结肠癌地位已确认。由于肝脏与结直肠解剖位置关系较远,尤其在直肠癌肝转移患者,腹腔镜手术的优势得到了显示,可避免腹部两个巨大切口,显著缩短由于腹部巨大切口而造成的住院时间延长,降低医疗费用。一项来自国际多中心报道显示,109 例结直肠癌肝转移患者接受腹腔镜手术的回顾性分析资料;11%接受了同时性肝转移灶和结直肠原发灶切除,肝转移灶手术以肝段切除、左外叶切除和右半肝切除最多见,切缘阴性率 94.4%,无围术期死亡发生,并发症发生率 12%,平均住院 4 天,较开腹手术明显缩短。术后 5 年存活率 50%,5 年无病存活率 43%。虽然目前暂无腹腔镜手术与开腹手术比较的前瞻性随机对照研究,但越来越多的研究支持,腹腔镜术在结直肠癌肝转移治疗将有更广阔应用前景。同时,COST 试验的分析提出患者获益与手术者腹腔镜手术经验有一定关系,因此,手术者需要接受腹腔镜技术规范化培训才能为腹腔镜术在肝转移瘤治疗更好地发展提供良好的基础。

腹腔镜肝切除的适应证目前尚无明确的统一规定。路易斯维尔 2008 声明中提到,建议适用于小于 5cm 的单个病灶,肿瘤位于肝Ⅱ～Ⅵ段。位于Ⅰ、Ⅶ、Ⅷ段由于暴露困难,不易控制出血,需要腔镜经验丰富的外科医生保证。尽管手术切缘与预后的关系目前仅能开腹手术中获得,但在腹腔镜手术中也同样推荐要达到 R_0 切除。一些小的、位于深部的病灶在腹腔镜手术中易遗漏,这也是腹腔镜手术的另一个缺点。

机器人手术近年来逐步兴起,国外关于机器人肝转移灶手术的报道逐渐增多,多为单中心的小样本探索研究。Giulianotti 等报道 1 例接受机器人乙状结肠癌手术切除和右半肝切除,结肠手术耗时 120min,右半肝手术耗时 330min,无严重并发症,术后随访 26 个月,无复发。2011 年 Giulianotti 等又进一步报道 24 例患者接受机器人右半肝切除,结直肠肝转移者有 11 例。在 24 例患者中仅 1 例中转开腹,无围术期死亡,在中位随访 34 个月内未发生转移。

九、结直肠癌肝转移灶完全切除术后的随访

结直肠癌肝转移灶完全切除术后,对患者应进行密切的随访。加强随访可以及早发现有无肝转移复发。科学合理的随访方案不仅可以提高早期发现复发,而且可以避免过于频繁的随访浪费医疗资源。

1.根据术前肿瘤标记物的升高情况。建议术后 2 年内每 3～6 个月随访,包括病史、详细体检、血清 CEA、血常规、肝功能、粪便潜血检查、胸部 X 线检查及肝、腹膜后淋巴结、盆腔 B 超扫描,以后的 3～5 年内每 6 个月随访 1 次。

2.术后 2 年内每 3～6 个月进行 1 次胸、腹和盆腔增强 CT/MR 扫描,以后每 6～12 个月进行 1 次,共 5～7 年。

3.其他随访内容和频次参照结直肠癌原发灶根治术后的随访进行。

第九节　结肠息肉样病变

结肠黏膜表面突向肠腔的任何可见突起,无论其形状、大小及组织学类型均统称为息肉。息肉是一种形态学上的描写,根据触诊、内镜及气钡双重灌肠可做出临床诊断。息肉既可以是肿瘤性的,也可以是炎性的,大多是良性病变,也可以是恶性肿瘤,故息肉均需要病理检查,以明确良性或恶性性质。

一、腺瘤

人体结、直肠黏膜的大肠腺体,在正常情况下,其基底部的 1/3 有细胞分裂及 DNA 合成功能,沿腺管向上逐渐成为成熟的无分裂合成功能的杯状细胞与吸收细胞。基底细胞的分裂及合成与腺体表面部分的脱落呈新陈代谢平衡状态,大肠腺体如合成超过表面脱落代谢,临床上就可见到向肠腔突出的隆起物,病理上称之为腺瘤。

发病率一般报道是 10%～30%,血吸虫病流行区发病率高,少纤维、多脂肪、高蛋白饮食的发病率亦高。男性多于女性,随着年龄增长,发病率也增高。

病因目前尚不清楚,一般认为是多种原因的综合结果,既有遗传学上因素,全身免疫机制的改变,也有局部的慢性刺激因素。

1.病理　早期大肠腺瘤为肠黏膜面向肠腔内突出的小肿物,直径仅数毫米,其后逐渐增大,有临床症状者,其腺瘤常较大,常见直径在 1cm 左右,偶尔超过 5cm。由于腺瘤的牵拉力及肠蠕动对其推动力作用,大多数较大腺瘤常有蒂。

镜下微小腺瘤表现为轻度增生,上皮大小、形态、核染色、杯状细胞数目等均与正常大肠黏膜相似。大的腺瘤核形态增大,分裂增多,杯状细胞减少,上皮细胞染色较深等不典型增生,如间质浸润即有癌变。

2.症状和诊断　结直肠腺瘤多见于 30 岁以上青壮年,多数无明显症状,在内窥镜检查时偶尔发现,X 线气钡双重造影检查能发现者常有症状,症状的轻重取决于腺瘤的大小、数目的多少,主要表现为少量便血,粪便隐血阳性,由于长期少量出血,全身呈贫血表现。

结直肠腺瘤可引起肠蠕动加快,排便次数增多及炎性分泌物增加,可有里急后重感。有蒂腺瘤,排便时可排出肛门外,见有息肉样肿块。

腺瘤是癌前期病变,临床上诊断是否癌变是重要的:①一般认为直径大于 2cm 癌变率明显增高,达 30％左右;②文献认为有蒂无蒂与是否癌变,关系不大,但应警惕 1～2cm 广基者;③腺瘤数目越多,癌变机会越多;④腺瘤活检如有明显的不典型增生,恶变机会大。

3.实验室及其他检查

实验室检查:粪便隐血阳性,黏液增多及少量脓细胞炎症表现。血液检查可表现贫血现象。

影像学检查:钡剂灌肠仅能发现大腺瘤,有充盈缺损表现。

内镜检查:纤维结肠镜检查能活检明确诊断,而且可以治疗(电灼摘除,坏死疗法治疗等)。

4.治疗　结肠腺瘤由于有恶变可能,一经发现应及时治疗。根据腺瘤大小、多少、部位,有无恶变等因素分别处理。

(1)经纤维结肠镜行腺瘤摘除:多数腺瘤可用高频圈套电灼摘除,一次以摘除 3～5 个为宜,第 2 次治疗应在 3 周后进行,以上一次创面是否愈合为准。摘除病变组织送病理检查,以明确是否恶变。

(2)经腹途径行结直肠腺瘤摘除:疑有恶变或经纤维结肠镜摘除有困难,剖腹可做肠段切除。

(3)经肛门途径行直肠腺瘤摘除:适用广基腺瘤内镜摘除有困难,直肠远端腺瘤,可在硬膜外麻醉下充分扩肛,暴露直肠远端腺瘤在直视下切除。也可用细针穿刺到腺瘤基底部黏膜下,注射肿瘤灵Ⅱ号药液,使黏膜水肿变灰白色腺瘤发生坏死,以后自行脱落。

(4)坏死疗法治疗:适用于基广腺瘤,多发性腺瘤,经纤维结肠镜用针穿刺到腺瘤基底处黏膜层,将肿瘤灵Ⅱ号药液注射到腺瘤基底黏膜,使黏膜水肿变白,范围超过基底黏膜 0.2cm,使基底部黏膜坏死连同腺瘤一道脱落。一次可治疗 5～10 枚,如为多发性腺瘤,3 周后可进行第 2 次治疗。注射时针头不能穿刺到肠壁肌层,只能穿刺到黏膜层注射药物,以避免肠肌层坏死造成肠穿孔。

多发性腺瘤治疗后,可以再发生腺瘤,故 3～6 个月重复检查一次,2 年内无新生腺瘤发现,可延长随访期,如发现恶变应作根治性切除。

二、乳头状腺瘤

乳头状腺瘤多为广基,多见于直肠,其次为乙状结肠。该病变易癌变,癌变率30%左右。多见于老年,40岁以下少见。

1.病理　乳头状腺瘤广基,扁平状瘤体稍高于正常黏膜,向腔内突出巨大肿块者少见,外观呈绒毛状,常呈暗红色、质柔软,单发为主。

镜下:细胞形态与腺瘤相同,但有较多绒毛状成分,即瘤细胞突起表面有较多纤维的乳头状突起,有分支,中心含有血管及结缔组织,表面为单层柱状或假复层柱状及杯状细胞,常呈重度不典型增生,1978年我国第一届大肠癌会议病理组建议,腺瘤绒毛成分占20%以下者称腺瘤,占25%～80%者称管状绒毛状腺瘤,78%者称绒毛状腺瘤即乳头状腺瘤。

2.症状　小乳头状瘤可无症状,有症状者主要是腹泻和便血,腹泻的特点是黏液样便,黏液内含有电解质,有较多的钾离子,可导致低血钾症,便血量不多,为无痛性便血,病变常位于直肠远端,故排便次数增多,有会阴下坠感,排便不尽感等。

3.诊断　根据症状,直肠指征可触及质柔软、较大的肿物时可以诊断,如肿瘤基底部较硬,常提示有癌变。

4.实验室及其他检查

影像学检查:气钡双重灌肠造影适用于直肠上段或降结肠乳头状瘤患者,可发现充盈缺改变。

内镜检查:可发现病变部位,大小形态、数目多少,并可活检确诊和治疗。

5.治疗　手术选择应根据病变大小、位置,有否癌变等情况而定。

(1)确定是否癌变:恶变可发生在腺瘤某一部位,应多处活检。病理确诊浸润型癌,就按大肠癌处理,如原位癌切除肿瘤即可。

(2)小的乳头状瘤:可在内镜下高频圈套电灼切除。

(3)直肠远端乳头状瘤:可在麻醉下扩肛后,经肛门途径切除。也可在肛门镜直视下用细针穿刺到腺瘤基底处黏膜下注射肿瘤灵Ⅱ号药液,使腺瘤基底黏膜水肿变灰白色,使腺瘤发生坏死脱落。

(4)坏死疗法治疗:近端结肠乳头状瘤,治疗方法同结肠腺瘤。

三、儿童型息肉

病变常位于直肠和直肠乙状结肠交界处,单发为主,占70%,部分儿童息肉在青春期后可自行脱落而消失,多数认为不会癌变。病因尚不明确,与遗传、炎性刺激等因素有关。

1.病理　外观呈球形或椭圆形,多数直径不超过1cm,表面光滑、淡红色、有细长蒂,蒂为正常黏膜组织,息肉表面因损伤及炎症可有糜烂。

镜下息肉本身为腺体、血管及疏松结缔组织,伴有炎性细胞浸润,黏膜腺体增生,黏液潴留,形成大小不等的潴留囊腔。

2.症状　大便带血,血在大便表面,有时便后滴血,鲜红色,无痛,直肠息肉有蒂者可随排便脱出于肛门外。

直肠指征及乙状结肠镜检查可确定诊断。

3.治疗

(1)经纤维结肠镜用高频圈套电灼切除,或坏死疗法治疗,经肠镜细针穿刺到息肉基底部黏膜处注射肿瘤灵Ⅱ号药液,使黏膜水肿变白,息肉坏死脱落。

(2)息肉位于直肠远端,可结扎蒂根部使其缺血、坏死脱落,达到治愈目的。

(3)息肉位于直肠远端,采用坏死疗法治疗经肛门镜用细针穿刺到息肉蒂根部黏膜,注射肿瘤灵Ⅱ号药液,使蒂黏膜变灰白,息肉坏死脱落,达到治愈目的。

四、增生性息肉

增生性息肉又称化生性息肉,是由大肠腺腺体的基底部腺细胞的分裂及 DNA 合成过于旺盛,超过腺管表皮细胞脱落,导致组织堆积聚成赘生物,是一类良性组织增生改变。

1.病理　肠黏膜表面的呈白色,扁平状,小隆起,直径在 2～5mm,罕见超过 1cm 者。镜下腺管下部细胞分裂增加,其余腺体组织结构与正常大肠腺相同。

2.症状　本病常见 30 岁以上成人,无明显临床症状,纤维结肠镜检查时可见到结肠内多个大小相似、扁平状、灰白色隆起。

内镜可见其外表形态大小,活检可明确诊断。

3.治疗　本病一般不需要治疗,去除刺激增生因素即可。

五、炎性息肉

炎性息肉是指在大肠炎性病变的基础上,形成的肠黏膜增生表面的局限性赘生物,又称假性息肉。常见大肠炎性病变有慢性非特异性结肠炎、溃疡性结肠炎、阿米巴性结肠炎、血吸虫性肠炎、大肠结核等。

1.病理　不同的炎症性肠道疾病有不同的病理改变,但就炎症性息肉而言有下述几种情况:①肠黏膜炎症,溃疡在愈合过程中,局限性隆起增生的黏膜岛,伴有该处淋巴回流障碍;②肠黏膜溃疡面的炎症刺激,其周围有肉芽组织增生呈息肉样;③吻合口溃疡或缝线刺激的异物反应,局部炎性组织增生,呈息肉样病变。

镜下可见各种不同类型的炎症改变,多数为非特异性,无肿瘤细胞。

2.症状　该病主要是肠道炎症性病变的临床表现,症状轻重取决于炎症病变的严重程度,主要是慢性腹泻与黏液血便,腹泻次数多少与炎症轻重有关。

内镜检查可见息肉大小、形态、数目、取标本做病理检查,能明确诊断。

3.治疗　主要是治疗肠道炎性疾病。

第十节　结肠、直肠家族性息肉病

家族性息肉病,是一种显性遗传性疾病。结、直肠内有弥漫性多发性腺瘤,其腺瘤数均在100个以上,多者腺瘤呈地毯样满布于整个结肠、直肠黏膜。根据息肉在结、直肠内分布情况,将其分为二大型,即弥漫型与节段性多发型。一般腺瘤常于左半结肠及直肠内呈密集分布,右半结肠内为散在分布。

本病婴幼儿时无息肉,到青少年才逐渐于肠黏膜面生长出息肉来,并出现临床症状,如不及时处理,有的息肉15～30年间产生癌变,故开始癌变的年龄常常是40岁左右。本病是一种典型的癌前期病变。

1.病因　本病为染色体显性遗传性疾病,父母均可将本病遗传给下一代,下一代中男女的发病机会相等,其遗传率约50%左右。

大多数儿时开始出现,最初常位于直肠、乙状结肠,随年龄增长,息肉数量增加,瘤体增大,往往至青年时,息肉可遍布全结、直肠。

本病的息肉大小不等,有蒂或无蒂不定,镜下见本病新生物均为腺瘤性息肉,部分呈乳头状改变。

2.症状和诊断　息肉可存在许多年无症状,多数有家族史,主要临床症状是大便带血,黏液样大便及大便次数增多,常误诊慢性肠炎。

3.实验室及其他检查

实验室检查,粪便隐血阳性,镜检有脓球,血常规可发现贫血。

影像学检查:气钡锁双重灌肠 X 线片,可见息肉所引起多发性充盈缺损,并了解结肠受累情况。

肠镜检查:可发现息肉部位、数量,取活检病理检查是否恶变。

4.治疗　家族性息肉病,迟早会发生癌变,故一旦发现应积极手术处理。

根据病变范围采用,全结、直肠切除,部分结肠切除,回肠切除等式式。

坏死疗法治疗:纤维结肠镜检查取活检病理学检确诊没有癌变,可经结肠镜用细针穿刺到息肉基底部黏膜下,注射肿瘤灵Ⅱ号药液,息肉基底部黏膜变灰白色,使息肉坏死脱落,一次可分别注射20个息肉左右,2～3周后做第二次另一批息肉注药治疗,依次逐渐将全部息肉治疗完为止。以后半年复查一次,如再有新的息肉发生可再进行治疗,可避免以后发生癌变做肠切除术。注意针不能穿刺肠壁肌层,避免肠壁肌层坏死,发生肠穿孔并发症。

(张明艳)

第七章　肝脏肿瘤

第一节　原发性肝癌的概述

原发性肝癌(以下简称肝癌)历来被称为"癌中之王",主要是由于肝癌与其他癌症相比,有几个"最":最难发现,最难诊断,最难治疗,发展最快,预后最差。经过几代人半个多世纪的不懈努力,肝癌已由"无法早期发现"变为"较易早期发现";肝癌的诊断已由"较难"变为"较易";肝癌的预后也由"不治"变为"部分可治"。促使这些转化的是半个多世纪以来科学技术上一些重要发现与发展。如 20 世纪 50 年代解剖学的进步,搞清了肝内各种管道的解剖,实现了大肝癌的规则性切除。60 年代乙型肝炎病毒和黄曲霉毒素的发现,更新了肝癌的病因学研究内容;移植免疫学的进步导致 1963 年肝移植的问世。70 年代甲胎蛋白(AFP)检测手段用于普查,开辟了肝癌临床研究的一个新领域——小肝癌的研究,使肝癌的疗效有了较大幅度的提高。80 年代,由于电子计算机与各种新技术的结合,促使医学影像学的飞跃发展,使 1cm 直径的小肝癌已不难检出;以放射介入与超声介入为代表的局部治疗以及综合治疗的兴起,使不能切除的肝癌的疗效进一步提高,并出现"不能切除肝癌的缩小后再切除"这一崭新途径。90 年代,分子生物学的进步、导向治疗的深入、复发与转移研究等的兴起,为肝癌的诊断与治疗提供了有潜在重要意义的前景。21 世纪初,索拉非尼的问世,给晚期肝癌患者带来了希望,同时改变了人们对肝癌治疗疗效判定指标的认识。

一、病因学

就全球而言,不同地区肝癌的致病因素不尽相同,而在我国,不同地区肝癌的危险因素也不完全相同,如北方部分地区肝癌的危险因素应该增加饮酒一项。总体而言,我国肝癌的主要致病因素有病毒性肝炎(主要是乙型和丙型)、食物黄曲霉毒素污染以及农村饮水污染。另外,近年来发现肥胖、糖尿病在肝癌的病因学研究中占有一席之地。其他还包括吸烟、饮酒、遗传等因素。

1.肝炎病毒　据文献报道,在已知的肝炎病毒中,除甲型、戊型肝炎病毒外,均与肝癌有关,但研究较多且意见较一致的是乙型肝炎病毒(HBV)及丙型肝炎病毒(HCV)。HBV 感染多见于我国、东南亚及非洲地区,而 HCV 感染多见于发达国家,如美国、日本、意大利、西班牙和法国等。

（1）HBV 感染：HBV 感染与肝癌发生的密切关系已被许多研究证实。国际癌症研究总局已经将 HBV 归类于人类致癌物。慢性 HBV 感染与人类（尤其是 HBV 流行地区）80％的肝癌有关，同时也是引起肝硬化的一大原因。肝癌的发生与 HBV 在染色体上的整合及整合后的染色体重排有关。HBV 在染色体上的整合是随机的，整合于染色体上的 HBV DNA 不完整，病毒基因组多有一定程度的缺失，可能导致癌细胞核内 HBV DNA 杂交信号减弱。病毒基因的整合多发生在癌变前期，在慢性肝病漫长的病程中不断有病毒基因的整合发生，其中 HBV DNA 的 4 个开放编码阅读框中的 HBx 片断是诱发肝癌的重要因子。HBx 片断通过抑制受损 DNA 的修复、反式激活多种癌基因和原癌基因、抑制细胞的凋亡等多种机制，促进肝癌的发生。同时，它对 p53 的转录激活有重要影响，能抑制 p53 与特异 DNA 序列的结合及其转录活性。此外，慢性乙型肝炎可引起肝纤维化，引起肝细胞生长的失控；且在炎性肝组织中存在的单核细胞可在局部产生活性氧，这种活性氧可以促进肝癌的发生。标志 HBV 持续活跃感染的 HBsAg，HBcAb，HBeAg 持续阳性的肝炎患者，发生肝癌的概率更高，尤其是有肝炎家族史的患肝癌的概率是无肝炎家族史的 4 倍，提示肝癌发生有一定的肝炎家族聚集性。普遍接种乙型肝炎疫苗后肝癌发病率下降的事实从反面表明乙型肝炎病毒感染是重要的肝癌致病因素之一。

（2）HCV 感染：HCV 属于黄病毒科，是一单链 RNA 病毒，可引起急、慢性病毒性肝炎，可发展成肝纤维化、肝硬化，甚至是肝癌。在发达国家肝癌患者血清中 HCV 流行率多数超过 50％。我国进行的全国 HCV 血清流行病学调查显示，普通人群抗-HCV 阳性率为 3.2％，全国约有 4000 万人感染 HCV。静脉注射和血液制品的应用是 HCV 主要传播途径，血液透析也是 HCV 的传播途径。对于高病毒血症或合并人免疫缺陷病毒（HIV）感染的妇女，母婴垂直传播的比例增大。虽然 HCV 致癌的机制模式目前仍不十分清楚，但肝硬化是发生肝癌的最主要危险因素。在 HCV RNA 阳性的肝癌的癌组织中检测到 HCV RNA 的表达。经过对 HCV RNA 的基因型分析，认为工 b 型可引起相对严重的肝病，是慢性丙型肝炎患者发展为肝癌的高危因素。这可能有两方面因素：Ⅰ b 型 HCV 可能具有特殊的致肝细胞病变因素，其次是Ⅰ b 型比非Ⅰ b 型病毒在体内存在时间长，因长期感染而导致肝硬化和肝癌。另有研究表明，HCV 致癌机制可能与 HCV 直接细胞毒作用和宿主介导的免疫损伤有关，反复再生的肝细胞则可能不断积累细胞基因的突变，最终发生恶性转化。HCV 的 C 蛋白、NS3 结构区通过调控相关基因的表达和参与信号传导调控，破坏细胞增殖的动态平衡，导致细胞癌变；NS5B 蛋白质可通过破坏抑制肿瘤发展控制细胞增殖的细胞蛋白质（视网膜母细胞瘤），促进肝细胞增殖，最终可导致癌症。有效的抗丙型肝炎病毒治疗能够降低肝细胞癌的发生率，一项系统综述表明，对于以利巴韦林为基础治疗的丙型肝炎患者，持续血清病毒学反应的患者肝细胞癌的发生风险下降（风险比为 0.25）。对于 HBV 与 HCV 合并感染者，发生肝癌的危险性进一步增加，因为二者在发生过程中具有协同作用，患者将更易发展为慢性肝炎及肝硬化。做好乙型肝炎及丙型肝炎的防治工作，对控制肝癌的发生有重要意义。

2.黄曲霉毒素　黄曲霉毒素有 10 多种，与肝癌有关的黄曲霉毒素 B1（AFB1）是最常见的一种。AFB1 是导致人类食品污染的最常见原因。AFB1 是剧毒物质，其致癌强度比二甲基亚硝胺高 75 倍,可诱发所有动物发生肝癌。大量流行病学调查及实验室研究均证明,肝癌发病与摄入黄曲霉毒素量呈等级相关,HBV 与黄曲霉毒素具有协同致癌作用。目前黄曲霉毒素被认为与抑癌基因 p53 的突变密切相关。在黄曲霉毒素高暴露区的肝癌病人体内均能检测到 p53 基因突变,并主要发生在 249～254 位密码子上。cDNA 微阵列技术研究 AFB1 诱发鼠肝癌形成过程中的基因变化,进一步证实了 AFB1 的致癌性涉及基因水平的变化。另外研究表明,黄曲霉毒素在体内第一阶段的代谢酶产物与其致癌作用密切相关。这些亲电子的代谢产物可以与 DNA,RNA 及蛋白质结合并造成其损害。第一阶段的代谢产物在经过第二阶段代谢酶,特别是谷胱甘肽转移酶(GSTs)的解毒代谢后,形成不同的终末代谢产物排出体外。一组资料显示,实验对象所有 4 个 GSTs 基因都表现为野生型时,其体内 GSTs 代谢酶的活性较高,可降低实验对象的黄曲霉毒素暴露水平。而当实验对象的 GSTs 基因型为杂合子或突变纯合子时,GSTs 代谢酶活性相对较低,从而导致该实验对象的黄曲霉毒素暴露较高水平。

3.饮用水污染　近年来,由于生活及工业性污染日趋严重,水体富营养化的程度加重,水体的生态结构与功能发生变化,导致藻类的异常繁殖,特别是沟塘水中富含蓝绿藻。苏德隆教授用高效液相色谱法和液相色谱-质谱法证实了蓝绿藻中微囊藻毒素的存在,并证明微囊藻毒素是一种强烈的促肝癌物质。微囊藻毒素具体促癌机制:①抑制蛋白磷酸酯酶,调节与细胞凋亡相关的癌基因和抑癌基因表达,使细胞失控性增长,DNA 复制错误及诱发或自发的突变频率增加;②增强致癌物的遗传损伤效应,可使细胞发生永久性、不可逆性改变,形成恶性转化细胞;③诱使相关细胞因子生成和活性氧类水平升高,致 DNA 氧化损伤、突变。

4.饮酒和吸烟　饮酒在肝癌的发生中主要起辅助作用。饮酒通过以下 3 种途径诱发肝癌:①乙醇引起肝硬化,然后引起肝癌;②乙醇本身作为一种促癌因素与其他因素一起共同引起肝癌;③酒精性肝病的进展与其他肝癌危险因素有关,如 HBV 及 HCV 等。

吸烟导致肝癌的风险随吸烟量的增加而增加。烟草中除含有多环芳烃外,还含有亚硝胺、尼古丁和可卡因等致癌物质,它们均可由 CYP2E1 代谢而活化。

乙醇能够诱导 CYP2E1,从而增强烟草的致癌作用。因而在肝癌的发生与发展中,吸烟与饮酒可能具有协同作用。

5.性激素　性激素与肝癌的关系极为密切。一方面,肝是性激素的主要代谢器官;另一方面,性激素能影响或改变肝许多功能。自从 1960 年口服避孕药推广应用以来,肝良性肿瘤发生率有明显上升的趋势。随后,Edward 等发现雌激素和孕激素类口服避孕药能引起肝肿瘤。人类长期服用含雄激素的口服避孕药可诱发肝肿瘤,长期使用雄激素制剂作替代疗法的患者发生肝癌的危险性增加,雄激素在治疗性功能紊乱、血液系统疾病时可诱发肝良、恶性肿瘤。提示雌激素及雄激素与肝肿瘤的发生、发展有某种内在联系。在大鼠肝肿瘤模型中,切除睾丸可抑制肿瘤生长,补充睾酮则促进肿瘤生长。性激素对靶细胞的作用必须通过受体介导。对正常肝组织及肝良、恶性肿瘤雌激素受体(ER)及雄激素受体(AR)的研究表明,哺乳动物肝内存在 ER 和 AR,其含量比性激素靶器官(如乳腺、前列腺)低,而且受垂体、性腺和年龄的影响。各研究机构报道的人类肝癌 AR 水平存在一定差异,但 AR 在肝癌的分布与动物诱癌过程中 AR 的变化趋势相一致,即通常慢性肝病时肝细胞 AR 含量升高,肝癌的 AR 表达较周围肝硬化、非肝硬化组织及正常肝组织明显增高。而且,体外研究表明,肝癌对雄激素的摄入量与

AR 浓度呈正相关,提示 AR 浓度高的肝癌对雄激素的敏感性增加。此外,雌激素受体 α 基因多态性与肝癌有关,X 等位基因、TA13 等位基因可能是其危险因素,而 P 等位基因、TA15 等位基因可能是其保护因素。

6.遗传因素 国内多项恶性肿瘤发病和死亡登记资料及临床流行病学调查结果表明,包括肝癌在内,多种恶性肿瘤都表现有癌家族聚集现象,表现在一个家族中有多个成员患一种或几种解剖部位类似的癌;且家属关系愈密切,患病率愈高,其本质就是遗传因素与肝癌之间存在密切的相关性。目前研究的遗传易感指标有:①GST 基因多态性,可影响机体代谢环境致癌物的功能。②细胞色素 P4501A 基因多态性,它可造成致癌物在体内大量聚积,使得致癌物结合到 p53 基因上的机会大大增加,从而造成 p53 基因的突变。③乙醛脱氢酶 2 基因多态性,它可影响乙醇的代谢,体内乙醛浓度升高可导致肝细胞癌变危险性的增加。④单核苷酸多态性(SNP),作为第 3 代遗传标记,充分反映了个体间的遗传差异。但是原癌基因、抑癌基因、毒物代谢酶基因、DNA 修复基因和其他肝癌相关基因等各类基因之间存在协同效应,并且肝癌的发生是几种基因同时改变的结果,某种基因型频率的改变只能代表该单倍型个体的肝癌易感程度,同时遗传因素在肝细胞癌发生中作用会受到慢性肝炎病毒感染的家族聚集性的影响。

7.寄生虫、幽门螺杆菌感染 1956 年,有学者报道香港 7 年间 200 例肝癌病理资料中发现 46 例有肝吸虫感染。人感染肝吸虫主要是通过吞食带囊蚴的鱼虾所致。一方面,肝吸虫对肝内胆管的刺激及其分泌物的毒性作用,导致肝内胆管上皮细胞增生,而长期慢性炎症的刺激会导致上皮发生癌变;另一方面,肝内虫卵形成的肉芽肿导致纤维化,如未经有效治疗可最终发展为肝硬化,继而发展为肝癌。另外,蒋国雄等对江苏昆山 1984—1986 年 15 周岁以上有或无日本血吸虫病史人群中肝癌死亡病例的资料进行了回顾性定群研究,结果发现,无论男女,有日本血吸虫病史人群的肝癌死亡率显著高于无日本血吸虫病史人群,有晚期日本血吸虫病史人群的肝癌死亡率更高,提示日本血吸虫病可能也是肝癌发生的危险因素之一。幽门螺杆菌是寄生于胃内致胃癌的重要病因之一,在原发性肝癌的组织标本中也检测到其 16SRNA 的存在,Xu 等研究表明,幽门螺杆菌在肝硬化及肝癌的血清 IgG 中逐渐升高,且血清 AFP 阳性的患者比阴性患者检出率高,Xuan 等的研究亦表明,幽门螺杆菌感染对原发性肝癌的发生有明显的促进作用。但是幽门螺杆菌致感染与肝癌的发病机制目前还未明确。

8.非酒精性脂肪变性肝炎(NASH) 近年的研究表明,肥胖、2 型糖尿病和非酒精性脂肪变性肝炎与肝癌的发生发展有关。由于肥胖、2 型糖尿病会导致肝脏脂肪浸润,进而导致 NASH,人们已经开始深入研究 NASH 的致癌潜能。美国学者报道,NASH 肝硬化患者的肝细胞癌发生危险较高,多因素回归分析显示,年龄大和酒精饮用量是 NASH 相关肝硬化患者发生肝细胞癌的独立影响因素,与非饮酒者相比,规律饮酒者的肝细胞癌发生危险更高(风险比为 3.6)。

总之,单一因素导致肝细胞癌发生的可能性不大,肝细胞癌的发生可能是多个致病因素参与、多阶段、多步骤的过程,而且各因素之间可能存在复杂的相互作用。遗传因素可能不是主要的病因,而环境因素和肝细胞癌的发生更为密切,尤其是慢性肝炎病毒的感染。

二、病理学

原发性肝癌的科学基础主要是基于病理学的研究。肝癌的病理学研究已有百余年历史，发展令人瞩目。

1.大体分型　1901年，Eggel将肝癌分为巨块型、结节型和弥漫型的分类沿用至今。巨块型指单个肿瘤几乎占据整个肝叶；结节型指单个结节的肿瘤或多个大小不一的结节性肿瘤；弥漫型指弥漫分布于全肝的无数小的癌结节。

20世纪70年代，由于AFP用于普查，发现了亚临床肝癌或小肝癌。对此，1982年我国肝癌病理协作组在Eggel分类的基础上分为：块状型——肿瘤直径＞5cm，其中＞10cm者为巨块型；结节型——癌结节通常＜5cm，又可分为单结节型、融合结节型和多结节型3个亚型；小癌型——单个癌结节≤3cm，或相邻两个癌结节直径之和≤3cm；弥漫型——癌结节小，呈弥漫性分布，与肝硬化结节易混淆。

最新肝癌诊治专家共识，肝癌的大体分型：①弥漫型，小癌结节弥漫分布全肝；②巨块型，瘤体直径＞10cm；③块状型，瘤体直径在5～10cm，根据肿块数量和形态，又分为单块型、融合块状型、多块状型；④结节型，瘤体直径在3～5cm，根据结节数量和形态，又可分为单结节型、融合结节型、多结节型；⑤小癌型：瘤体直径＜3cm。

日本Okuda(1984)则按肝癌生长方式与癌周肝病背景分为：①膨胀型——肿瘤边界清楚，有纤维包膜，常伴有肝硬化，并再分为单结节与多结节型；②浸润型——肿瘤边界不清，多不伴有肝硬化；③混合型——再分为单结节型与多结节型；④弥漫型；⑤特殊型——如带蒂外生型，仅见门静脉癌栓而未见癌块者等。

2.组织学分型　通常原发性肝癌主要包括肝细胞性肝癌（HCC）、肝内胆管细胞性肝癌（ICC）以及混合细胞性肝癌。肝细胞癌的定义是："由类似肝细胞样细胞组成的一种恶性肿瘤，常发生于肝硬化基础上，可有局部血管及淋巴道转移"。肝内胆管细胞癌的定义是："由胆管上皮样细胞组成的肝内恶性肿瘤"。混合细胞性癌的定义是："具有肝细胞性肝癌及胆管细胞性肝癌共同特征的肿瘤"。在肝细胞性癌中，包括小梁板样型（窦状）、假腺体型（腺泡或腺样）、致密型、硬癌型，还有一特殊的亚型——纤维板层型肝癌，其病理特征为癌细胞较大呈多角形，有强嗜酸性颗粒状的癌细胞质，癌细胞巢间有大量平行排列的板层状纤维基质。在我国原发性肝癌90%以上为肝细胞性肝癌，而肝内胆管细胞性肝癌及混合细胞性肝癌约各占不到5%。通常所说的肝癌主要是指肝细胞性肝癌。

病理诊断报告的内容应包括肿瘤的部位、大小、数目、细胞和组织学类型、分化程度、血管和包膜侵犯、卫星灶和转移灶，以及癌旁肝组织病变情况等。报告还可附有与肝癌药物靶向分子、生物学行为以及判断预后相关的免疫组化和分子标志物的检测结果，以供临床参考。

3.肝癌细胞组织学分级　1954年Edmondson和Steiner根据分化程度将肝细胞癌分为Ⅰ～Ⅳ级。分级的主要依据是癌细胞胞质酸性着色程度、胞核大小及其深染程度、胞核/胞质比例以及细胞黏合性状等。在一个肝癌结节内可以看到不同分级的细胞并存。Ⅰ级：癌细胞呈高分化状态，核/质比接近正常；Ⅱ级：癌细胞中度分化，但核/质比增加，核染色更深；Ⅲ级：

癌细胞分化较差,核/质比更高,核异质明显,核分裂多见;Ⅳ级:癌细胞分化最差,胞质少,核染色质浓染,细胞形状极不规则,排列松散。该分级系统存在两端难识别的不足,即Ⅰ级难以与肝细胞腺瘤区分,Ⅳ级则很难与转移癌鉴别,这使得精确分级成为难题。近年来,WHO 分级系统采用了一套与 Edmondson-Steiner 分类系统相类似的分级方法,分为高、中、低与未分化型。

4.肝病背景　我国肝细胞性肝癌病人绝大多数有病毒性肝炎背景,合并肝硬化者占85%～90%,其中绝大多数为病毒性肝炎(乙型和丙型)后肝硬化。肝硬化通常分为大结节性、小结节性和混合性肝硬化。小结节性肝硬化:硬化结节直径<3mm,结节均匀,极少含汇管区和中央静脉,纤维间隔细而均匀,肝大小形态正常或略小。大结节性肝硬化:硬化结节>3mm,肝硬化结节大小不一,其中部分含有异常的汇管区和中央静脉,纤维间隔宽窄不一,肝常缩小。混合型:上述两者之混合,大小结节数量相似。肝癌合并肝硬化者,约 1/3 为小结节性肝硬化,2/3 为大结节性肝硬化。

5.肝癌的分子分型　传统的肝癌病理诊断、分类、分型方法(TNM 分期、Edmondson 分级等)主要是依据肿瘤大小、数目、分布、血管侵犯、淋巴结和远处转移情况以及显微镜下肿瘤组织细胞类型、分化程度等组织细胞学特征而得出的,并以此为依据来推断肿瘤的生物学行为如肿瘤的进展情况、转移潜能、预后等。在过去的几十年里,这种病理诊断分类方法确实对制定相应临床治疗方案起了较大的指导作用。但临床上我们经常发现同一病理类型、同一分期、采用同一治疗方案的肝癌患者却有完全不同的疾病过程和预后,这就说明肝癌中存在不同的分子亚型,其分子特征在影响肝癌生物学行为过程中起了非常重要的作用,仅从组织细胞水平无法解决肝癌的异质性(特殊性)问题,应该从分子水平研究肝癌的本质特征。

随着人类基因组计划(HGP)的实施,基因芯片和蛋白质芯片等高通量检测技术的应用,使从分子水平对肿瘤进行更精确地分类分型成为可能。复旦大学肝癌研究所与美国国家癌症研究所(NCI)合作进行的研究表明,肝癌转移灶与原发瘤之间基因表达总是惊人的相似,它们之间有差异的基因数目非常少且没有显著性;而伴有转移的肝癌与不伴有转移的肝癌之间基因表达谱却有非常明显的差异,在 9180 个基因中发现 153 个基因表达差异有统计学意义;而且这些差异与肿瘤大小、有无包膜、肝硬化程度等临床病理因素无关,仅与是否伴有转移有关,其结果高度提示促进肝癌转移的基因改变可能在原发肿瘤阶段就已经发生。Iizuka 等也用基因芯片回顾性分析了 33 例根治性切除肝癌组织标本的基因表达谱,建立了一个由 12 个差异基因组成的预测系统,此预测系统准确预测了 27 例待测肝癌组织标本中的 25 例,预测准确率达 93%,可能用于预测肝癌术后早期复发转移倾向。但是,Kurokawa 等通过 60 例肝癌患者的分析,从 92 个候选基因中筛出 20 个基因组成的预测早期复发的分子模型,对 40 例待测肝癌的预测准确率却仅有 73%,而且与前述研究之间也不存在相同的基因。

Katoh 等利用比较基因组杂交芯片分析了 87 例肝癌患者,发现染色体 1q,6p,8q 的扩增以及 8p 的缺失的患者预后明显不佳。Laurent-Puig 等利用系统生物学技术,联合分析了 335 个微卫星标志物等位基因的缺失与 p53 及 Axin 1 和 β-catenin 的基因突变,发现高等位基因失衡指数与 p53 及 Axin 1 突变与 HBV 的感染、肿瘤分化不良及预后不佳密切相关。用蛋白质技术比较不同手术标本,发现热休克蛋白 27 也是人肝癌转移的重要蛋白,CK19 表达者,门静脉癌栓发生率高。最近复旦大学肝癌研究所与美国(NCI)合作在癌周肝组织中发现 17 个免疫相关的基因也能预测肝癌的转移。基于基因芯片/蛋白质芯片技术建立的肝癌分子分型具有更高的准确性,并能预测肿瘤对治疗的反应、预后、转移复发倾向等,具有非常广泛的应用前景。

第二节 肝癌的诊断

一、临床表现

1.症状 肝癌在生长早期往往呈现隐匿性,在进展期由于某些原因才会出现症状,而在侵犯邻近器官或组织前,肿瘤通常已经长到一定体积。肝的储备功能使得肝实质能够在被大量癌细胞代替前不出现肝功能失代偿的表现,从而掩盖了某些与肝功能异常相关的症状。并且出现的临床症状通常也不具有肝癌的特异性。特别是亚临床期肝癌,由于无任何肝癌的症状,有些病人会怀疑肝癌的诊断,从而错失了根治性治疗的机会。肝癌的临床症状可由肝癌与合并的肝炎、肝硬化所引起。常见的症状如下。

(1)肝区疼痛:表现为间歇性或持续性钝痛或刺痛、呼吸时加重的肝痛和急腹痛。多数位于剑突下或右季肋部。如肿瘤位于右肝上部,由于刺激横膈,也可以出现右肩部或右肩背部疼痛。如突发上腹部剧烈疼痛,有发生肝癌破裂出血的可能。

(2)消化道症状:包括食欲缺乏、食欲缺乏、腹胀、腹泻、恶心等。

(3)出血倾向:表现为牙龈出血或鼻出血,也可因严重的肝硬化并发门脉高压性上消化道出血等。

(4)发热:不明原因的间隙性发热(伴白细胞增多)也是肝癌的一个临床表现,6%～54%的患者出现过这种症状。虽然认为肿瘤坏死是引起发热的一种可能解释,但引起发热的真正原因目前尚不清楚。

(5)其他:乏力、消瘦;病人主诉上腹部肿块;黄疸;远处转移时的相关症状,如骨转移时疼痛、麻木感,肌力下降等;肺转移偶可出现咳嗽或咯血等;此外部分患者可表现为不同类型的副癌综合征,如自发性低血糖等。

2.体征 亚临床肝癌应无特征性体征。临床肝癌的体征同样可由肝癌与合并的肝炎、肝硬化所引起。常见体征如肝大、伴或不伴结节,上腹部肿块、黄疸、腹水、脾大、下肢水肿、右侧胸腔积液等;如肝硬化明显,可有肝掌、蜘蛛痣或前胸、腹部的血管痣,腹壁静脉曲张等。

(1)肝大:进行性肝大为最常见的特征性体征之一。肝质地坚硬,表面及边缘不规则,常呈结节状,少数肿瘤深埋于肝实质内者则肝表面光滑,伴或不伴明显压痛。肝右叶膈面癌肿可使右侧膈肌明显抬高。

(2)脾大:多见于合并肝硬化与门静脉高压病例。门静脉或脾静脉内癌栓或肝癌压迫门静脉或脾静脉也能引起充血性脾大。

（3）腹水：草黄色或血性，多因合并肝硬化、门静脉高压、门静脉或肝静脉癌栓所致。向肝表面浸润的癌肿局部破溃糜烂或肝凝血功能障碍可致血性腹水。

（4）黄疸：癌肿广泛浸润可引起肝细胞性黄疸；当侵犯肝内胆管或肝门淋巴结肿大压迫胆道时，可出现阻塞黄疸。有时肿瘤坏死组织和血块脱落入胆道引起胆道阻塞可出现梗阻性黄疸。

（5）肝区血管杂音：由于肿瘤压迫肝内大血管或肿瘤本身血管丰富所产生。

（6）肝区摩擦音：于肝区表面偶可闻及，提示肝包膜为肿瘤所侵犯。

（7）转移灶相应体征：可有锁骨上淋巴结肿大，可出现胸腔积液或血胸。骨转移可见骨骼表面向外突出，有时可出现病理性骨折。脊髓转移压迫脊髓神经可表现截瘫，颅内转移可出现偏瘫等神经病理性体征。

二、实验室及医学影像学检查

1.实验室检查　为了获得正确的临床诊断，除依据临床表现外，实验室检查是重要一环。肝癌的标记物在实验室检查中占有最重要地位。甲胎蛋白（AFP）作为肝癌特异性标记物，至今仍未发现诊断价值超过其的新肿瘤标记物，但是 AFP 的阳性率仅为 $60\%\sim70\%$。随着肝癌高危人群的定期筛查工作的开展，部分病人 AFP 的绝对值处于轻度升高阶段，动态观察其变化显得尤为重要。另外，具有鉴别诊断价值的癌胚抗原（CEA）与糖类抗原 19-9（CA19-9）也是实验室检查中的必须检查的项目。CEA 阳性多有可能是胃肠道癌肿肝转移，而 CA19-9 阳性往往与肝内胆管细胞癌、胆囊癌、胰腺癌有关。另据报道 AFP 的亚型 AFP-L3 是肝癌患者血清中的主要类型，α-L-岩藻糖苷酶（AFU）以及脱-γ-羧基凝血酶原（异常凝血酶原，DCP）可以作为 AFP 的很有价值的补充指标。由于我国肝癌绝大多数合并肝硬化，无论从诊断还是治疗的角度，肝功能检查都不可缺少。常规的肝功能检查包括血清总胆红素/直接胆红素、白/球蛋白、丙氨酸转氨酶（ALT），天冬氨酸转氨酶（AST），碱性磷酸酶（ALP）、谷氨酰转移酶（γ-GT）及前白蛋白、凝血酶原时间等。吲哚氰绿（ICGis）排泄试验可以在一定程度上反映肝的储备功能。肝炎病毒感染是我国肝癌最主要的致病因素，因此 HBV 与 HCV 相关标记的检查有助于肝癌的诊断。对 HBV 而言，应全面检测 HBsAg，HBsAb，HBeAg，HBeAb，HBcAb 与 HBV-DNA。其他脏器与疾病的检查也不容忽视，血糖水平、血细胞计数、肾功能及心、肺功能的检查都应在常规检查之列。

2.医学影像学检查

（1）超声显像（US）：US 具有敏感性高、非侵入性、易于重复及相对低廉价格的优点，是目前最常用的肝癌筛查的手段，也是最常用的定位诊断方法。

1）彩色多普勒超声：肝癌典型的彩色多普勒超声的影像为在肝实质光点增粗、增强、分布不均的背景下，可见圆形或类圆形高回声、低回声或等回声团块，周围往往可见 $2\sim5mm$ 的晕圈。肿瘤内部探及线条状、分支状或簇状彩色血流，平均流速呈现高速型，阻力指数多在 0.6 以上。另外，还可检出卫星灶、门静脉、肝静脉、下腔静脉及胆管内癌栓。

2）超声造影：一项研究表明，超声造影在肝恶性肿瘤的鉴别诊断中，敏感性为 90%，特异性为99%,准确度为89%。经静脉注射声诺维后,95%肝细胞癌动脉期增强成强回声,85%门脉期或实质期退出,11%延迟期退出。

(2)动态增强CT

1)CT的优势:CT增强扫描可清楚地显示肝癌的大小、数目、形态、部位、边界、肿瘤血供丰富程度以及与肝内管道的关系;对门静脉、肝静脉和下腔静脉是否有癌栓,肝门和腹腔淋巴结是否有转移,肝癌是否侵犯邻近组织器官都有重要的诊断价值;还可通过显示肝的外形、脾的大小以及有无腹水来判断肝硬化的轻重,因此CT已经成为肝癌诊断的重要常规手段。特别是CT动态增强扫描可以显著提高小肝癌的检出率;肝动脉碘油栓塞3～4周后进行CT扫描也能有效发现小肝癌病灶。

2)动态增强CT的典型表现:平扫多为圆形或椭圆形低密度灶,也有等密度和高密度病灶;增强扫描动脉期肝癌病灶绝大多数可见到明显强化;增强扫描门静脉期大多数病灶呈低密度,也有呈等密度,个别可表现为高密度;增强扫描平衡期大多数病灶仍呈低密度。肝癌典型的CT强化方式为"早出早归"或"快进快出"型。此外,门静脉期对肝内血管结构显示较佳,对于血管侵犯和癌栓形成的判断最佳。

3)门静脉癌栓的CT表现:门脉血管内充盈缺损,可为结节状、条状、分支状或呈现Y形或新月形;受累静脉因滋养血管扩张,可见管壁强化;主干及大的分支血管旁形成侧支血管;胆囊周围侧支血管建立;门静脉血管扩张,癌栓部分分支血管直径大于主干或主干和分支粗细不成比例;门静脉癌栓形成时,可加重原有门静脉高压程度,故常伴有腹水,且难以控制。

(3)磁共振成像(MRI):MRI具有很高的组织分辨率和多参数、多方位成像等特点,而且无辐射影响,因此MRI是继CT之后的又一高效而无创伤性的肝癌检查诊断方法。MRI扫描一般包括TIWI,T_2WI、弥散加权(DWI)、动态增强扫描。T_1WI扫描多为低信号;T_2WI上肝癌多为高信号;DWI扫描为高信号。"镶嵌征"为肝细胞癌的特征性表现;包膜征、肿瘤侵犯血管也是肝细胞癌的重要特征之一。

动态增强扫描表现:

1)动脉期:肝癌病灶明显强化,大的病灶,因中心坏死液化多见,因而病灶强化不均匀,往往表现为周边强化。

2)门静脉期:大部分病灶呈低信号。

3)延迟期:病灶多为低信号或等信号。此期对病灶的检出意义不大,一般用于同血管瘤和局灶性结节性增生等进行鉴别诊断。

肿瘤包膜强化见于各个时期,相对而言,以门静脉期和延迟期包膜强化较清晰。应用肝特异性MRI造影剂能够提高小肝癌检出率,对肝癌与肝局灶性增生结节、肝腺瘤等的鉴别亦有较大帮助;另外,对于肝癌患者肝动脉化疗栓塞(TACE)疗效的跟踪观察,MRI较CT有更高的临床价值,对肝内小病灶的检出、血管的情况以及肿瘤内结构及其坏死状况等的显示有独到之处,可以作为CT检查的重要补充。

(4)正电子发射计算机断层扫描(PET-CT):PET的产生是核医学发展的一个新的里程碑,是一种无创性探测生命元素的生理、生化代谢的显像方法。[18]氟-脱氧葡萄糖(^{18}F-FDG)PET除用于诊断肝癌外,亦用来估计肝癌病人的肿瘤存活情况和寻找肝外转移灶。FDG是一种类似糖类的物质,可浓聚于代谢旺盛的肝肿瘤组织内。存活的肿瘤组织可主动摄取这一标记的参与代谢物质,而坏死组织则不能。PET-CT 是将 PET 与 CT 融为一体而成的功能分子影像成像系统,既可由 PET 功能显像反映肝占位的生化代谢信息,又可通过 CT 形态显像进行病灶的精确解剖定位,并且同时全身扫描可以了解整体状况和评估转移情况,达到早期发现病灶的目的,同时可了解肿瘤治疗前后的大小和代谢变化。FDG-PET 在检查肝癌的敏感性为 30%～40%,而利用^{11}C-醋酸盐作为示踪剂的 PET-CT 检测肝细胞癌的敏感性超过80%,将^{11}C-醋酸盐与 FDG 结合已经展现出将肝癌探测的敏感性增加到 100%。

(5)数字减影血管造影(DSA):由于其属于侵入性操作,DSA 不作为首选的诊断手段。

1)DSA 的指征:临床怀疑肝癌或 AFP 阳性,而其他影像学检查阴性者;多种显像方法结果不一;疑有卫星灶需做 CTA 者;需做经导管肝动脉化疗栓塞(TACE)者;肝癌手术切除后疑有残癌者。

2)肝癌 DSA 检查的特征:肿瘤血管(肝癌最富特征的表现,常见肿瘤血管的增粗、扩张、移位和扭曲);肿瘤染色(肿瘤密度较周围肝实质浓密,常勾画出肿瘤的大小和形态);肝内动脉移位、扭曲、拉直或扩张;肿瘤包绕动脉;动-静脉瘘;肝内血管癌栓。DSA 对多血管型肝癌可检出 1cm 左右的小肝癌。小肝癌通常以肿瘤血管和肿瘤染色为主要表现。

三、诊断及鉴别诊断

1.临床诊断标准

(1)病理诊断:肝内或肝外病理学检查证实为原发性肝癌。

(2)临床诊断

1)AFP>400μg/L,能排除活动性肝病、妊娠、生殖系统胚胎源性肿瘤及转移性肝病,并能触及有坚硬肿块的肝或影像学检查有明确肝癌特征的占位性病变者。

2)AFP≤400μg/L,能排除活动性肝病、妊娠、生殖系统胚胎源性肿瘤及转移性肝病,并有两种影像学检查具有肝癌特征性占位性病变或有两种肝癌标志物(AFP 异质体、异常凝血酶原、γ-谷氨酰转肽酶Ⅱ、α-L-岩藻糖苷酶等)阳性及一种影像学检查具有肝癌特征性占位性病变者。

3)有肝癌的临床表现并有肯定的肝外转移灶(包括肉眼可见的血性腹水或在其中发现癌细胞),并能排除转移性肝癌者。

2.亚临床肝癌的诊断标准　可采用的影像学检查方法:超声造影、动态增强 CT 及动态增强 MRI。

1)局灶性病灶≤2cm,合并肝硬化,两项影像学检查均表现为动脉期富血供和静脉期清除。

2)局灶性病变>2cm,合并肝硬化,一项影像学检查表现为动脉期富血供和静脉期清除。

3.鉴别诊断

(1)AFP 阳性鉴别诊断:甲胎蛋白(AFP)是胎儿肝细胞产生的一种特殊蛋白——糖蛋白,它是胎儿血清的正常成分,主要由人的肝和卵黄囊(胎儿具有的)产生的一种胚胎性蛋白,只有胎儿才有,当胎儿出生后不久血中就检查不出或者含量很低。AFP$>400\mu g/L$除原发性肝癌外,尚可见于妊娠、新生儿、生殖腺胚胎性肿瘤、急慢性肝炎、肝硬化、肝内胆管结石、胃癌及胰腺癌肝转移、前列腺癌等,因此,在鉴别诊断中应该注意性别、年龄、地区、病史、体征及相应检查资料综合分析。

1)妊娠:妊娠期可以有AFP增高,但一般不超过$400\mu g/L$,妊娠16周以后浓度逐渐降低,分娩后1个月即恢复正常。如分娩后AFP仍持续保持高水平,应结合酶学、影像学等进一步检查确定。

2)生殖腺胚胎瘤:因其为胚胎源性肿瘤,多含卵黄囊成分,故AFP增高,结合妇科或男科体检和影像学检查,基本上可以肯定或排除来源于睾丸或卵巢的肿瘤。

3)胃癌、胰腺癌伴肝转移:有肝转移的胃癌常见AFP升高,个别可$>400\mu g/L$,如肝内未发现占位性病变,应注意胃肠道检查。如肝内存在大小相似多个占位性病变则提示转移性肝癌,可以通过检测AFP异质体、CEA及影像学检查加以判别,内镜结合病理学诊断,可以确定肿瘤的原发灶来源。另外,肝病背景资料也是辅助诊断的重要参考依据。

4)良性肝病:慢性活动性肝炎、肝硬化伴活动性肝炎常见AFP升高,多在$400\mu g/L$以下。鉴别多不困难,即有明显肝功能障碍而无肝内占位病灶。对鉴别有困难者可结合超声与CT等影像学检查以进一步确诊。如动态观察AFP与ALT,曲线相随者为肝病,分离者为肝癌。AFP异质体有助鉴别。有些病人需要长达数月甚或更长才能弄清,需要耐心随访。

5)前列腺癌:多见于老年男性,常无肝病病史,体检和影像学检查可以发现前列腺肿大,酸性磷酸酶和CEA水平常增高,前列腺液及前列腺穿刺细胞学检查可以确诊。

(2)AFP阴性鉴别诊断:AFP阴性肝癌占总数的$30\%\sim40\%$。近年随着影像诊断的发展,该比例有增高的趋势。需与AFP阴性肝癌鉴别的疾病甚多,现选择主要的概述。

1)继发性肝癌:①常可以发现原发病灶。常有原发癌史,常见原发癌为结直肠癌、胃癌,胰腺癌亦多见,再次为肺癌和乳腺癌,鼻咽癌、甲状腺癌等也可见肝转移。②多数无肝硬化背景,癌结节多较硬而肝较软。③多数HBV标记物为阴性。多无肝病背景,如HBV及HCV均阴性,应多考虑继发性肝癌。④部分来源于消化系统的肿瘤CEA及CA19-9等肿瘤学指标可升高。⑤影像学各种显像常示肝内有大小相仿、散在的多发占位。且多无肝硬化表现。彩超示肿瘤动脉血供常不如原发性肝癌多。动态增强CT典型表现为"牛眼征"即病灶中心为低密度,边缘强化,最外层密度又低于肝实质,而延迟扫描病灶一般都是低密度。⑥^{99m}Tc-PMT扫描为阴性。PET-CT检查对肝转移肿瘤有很高的诊断价值,多表现为高摄取值,尤其是大肠癌肝转移瘤阳性发现率更高。肝表面的转移灶大体上表现为"有脐凹的结节",组织学表现取决于原发肿瘤。

2)肝脓肿:多有发热,肝区叩痛。如超声显像为液平,不难鉴别;尚未液化者颇难鉴别,HBV或HCV多阴性,超声显像示边界不清,无声晕;必要时可行穿刺。①近期有感染病史;②无慢性肝病史;③有畏寒高热、肝区疼痛或叩击痛临床表现;④影像学检查可见病灶内液平,典型CT平扫呈低密度占位,周围出现不同密度的环形带,增强后液化区CT值不变周围环均有不同程度的强化,环征比平扫更清晰,多房脓肿显示房内单个或多个分隔,常有强化;⑤肝动脉造影无肿瘤血管及染色。

3)肝囊肿:一般无症状及肝病背景。超声检查呈液性暗区,已能诊断,必要时可加做 CT 增强扫描,造影剂始终不进入病灶是其特点。①病程长,病情进展缓慢;②常无肝病背景;③一般情况良好;④超声检查可见囊性结构和液平。

4)肝血管瘤:肝海绵状血管瘤是最常见需与 AFP 阴性肝癌鉴别的疾病。肝海绵状血管瘤一般无症状,肝脏质软,无肝病背景。直径＜2cm 的血管瘤在超声检查时呈高回声,而小肝癌多呈低回声。直径＞2cm 的血管瘤应做 CT 增强扫描。如见造影剂从病灶周边向中心填充并滞留者,可诊断为血管瘤。MRI 对血管瘤灵敏度很高,有其特征性表现。在 T_1 加权图像中表现为低或等信号,T_2 加权则为均匀的高亮信号,即所谓的"亮灯征"。病理特征:肉眼可见紫红色结节,多可压缩,切面呈海绵状,富含血液。稍大者中央可见纤维瘢痕。镜下可见大小不等的血管腔,腔内有血栓。血管缺乏结缔组织支持。极少伴有肝硬化。肝血管瘤表现特点:①病程长,进展缓慢;②常无慢性肝病史;③一般情况良好;④女性较多见;⑤^{99m}Tc-RBC 核素扫描呈"热"区;⑥影像学检查无包膜,注入造影剂后自周边开始增强;⑦肝功能及酶谱学检查正常。

5)局灶结节性增生(FNH):为增生的肝实质构成的良性病变,其中纤维瘢痕含血管和放射状间隔。多无肝病背景,但彩超常可见动脉血流,螺旋 CT 增强后动脉相可见明显填充,延迟期病灶中心区不规则强化,甚至呈放射状。MRI 检查病灶呈等或略高信号。中心瘢痕高信号是其特征,多无类圆形包膜征象。FNH 颇难与小肝癌鉴别,如无法确诊,仍宜手术。

6)肝腺瘤:女性多,常无肝病背景,有口服避孕药史。各种定位诊断方法均难与肝癌区别,但如^{99m}Tc-PMT 延迟扫描呈强阳性显像,则有较特异的诊断价值。因肝腺瘤细胞较接近正常肝细胞,能摄取 PMT,但无正常排出道,故延迟相时呈强阳性显像,其程度大于分化好的肝癌。肝腺瘤属于良性肝肿瘤,但可反复发生,肿瘤由 2~3 个细胞厚度的肝小梁组成,与正常肝细胞大小形态一致,但瘤细胞内糖原明显增加,有丝分裂少。

7)肝肉瘤:多无肝病背景。各种显像多呈较均匀的实质占位,但仍颇难与肝癌鉴别。

8)肝脂肪瘤:少见,多无肝病背景。超声显像酷似囊肿,但后方无增强。

9)肝硬化结节:大的肝硬化结节与小肝癌鉴别最困难。整个肝质地对判断有一定帮助。MRI 检查能显示肝癌的假包膜及纤维间隔,对鉴别有较大价值。腹腔镜检查能判断位于肝表面的良恶性结节。近年来注意到在肝硬化的腺瘤样增生结节中常已隐匿有小肝癌结节,故最好争取做病理检查以资鉴别。

10)炎性假瘤:为类似肿瘤的单发或多发的炎性病变,多无肝病背景,多无症状与体征。超声显像有时呈分叶状、无声晕,彩超多无动脉血流。增强扫描动脉期无强化,部分病灶在静脉期及延迟期可见边缘轻度强化及附壁小结节样强化。由于临床难以确诊,故仍主张手术。炎性假瘤的病灶内含有纤维组织和大量的炎性细胞,主要是浆细胞和散在的巨噬细胞,常见血管炎,不伴有肝硬化。

11)肝棘球蚴病:又称肝包虫病,属自然疫源性疾病,人作为中间宿主而受害。流行于牧区,发病与密切接触犬类有关。一般无症状及肝病背景。触诊时包块硬韧,叩有震颤即"包虫囊震颤"是特征性表现。超声检查呈现多囊性液性暗区,仔细观察可见有子囊孕于母囊中的现象。CT 检查囊肿壁可见钙化,呈壳状或环状,厚薄可以不规则。棘球蚴抗原(Casoni 试验)皮试阳性。

四、临床分期

1.我国 1977 年的分期标准

Ⅰ期(亚临床期):无明确肝癌的症状和体征。

Ⅱ期(临床期):超过Ⅰ期标准而无Ⅲ期证据。

Ⅲ期(晚期):有明确恶病质、黄疸、腹水或远处转移之一者。

2.我国 2001 年分期标准

Ⅰa:单个肿瘤最大直径≤3cm,无癌栓、腹腔淋巴结及远处转移;肝功能分级 Child A。

Ⅰb:单个或两个肿瘤最大直径之和≤5cm,在半肝,无癌栓、腹腔淋巴结及远处转移;肝功能分级 Child A。

Ⅱa:单个或两个肿瘤最大直径之和≤10cm,在半肝或两个肿瘤最大直径之和≤5cm,在左、右两半肝,无癌栓、腹腔淋巴结及远处转移;肝功能分级 Child A。

Ⅱb:单个或两个肿瘤最大直径之和>10cm,在半肝或两个肿瘤最大直径之和>5cm,在左、右两半肝,或多个肿瘤无癌栓、腹腔淋巴结及远处转移;肝功能分级 Child A。肿瘤情况不论,有门静脉分支、肝静脉或胆管癌栓和(或)肝功能分级 Child B。

Ⅲa:肿瘤情况不论,有门静脉主干或下腔静脉癌栓、腹腔淋巴结或远处转移之一;肝功能分级 Child A 或 Child B。

Ⅲb:肿瘤情况不论,癌栓、转移情况不论;肝功能分级 Child C。

3.Okuda(1985)肝癌分期　Okuda 曾于 1985 年提出一个分期方案,即根据①肿瘤大小占肝:>50%为阳性,<50%为阴性;②腹水:有为阳性,无为阴性;③白蛋白:<30g/L 为阳性,>30g/L 为阴性;④胆红素:>51.3μmol/L(3mg/dl)为阳性,<51.3μmol/L(3mg/dl)为阴性。

Ⅰ期:均阴性。

Ⅱ期:1 或 2 项阳性。

Ⅲ期:3 或 4 项阳性。

4.肝癌 TNM 分期(AJCC 第 6 版)

T_1:孤立病灶,无血管侵犯。

T_2:孤立病灶伴血管侵犯;或多个病灶直径<5cm。

T_3:多个病灶直径>5cm 或肿瘤侵犯或肿瘤侵犯门静脉或肝静脉的主要分支。

T_4:单个或多个病灶,伴胆囊外邻近器官直接侵犯或穿破脏层腹膜。

N_0:无区域淋巴结转移。

N_1:有局部淋巴结转移。

M_0:无远处转移。

M_1:远处转移。

并进一步分为Ⅰ～Ⅳ期。

Ⅰ期:$T_1 N_0 M_0$。

Ⅱ期:$T_2 N_0 M_0$。

Ⅲa 期：$T_3 N_0 M_0$。

Ⅲb 期：$T_4 N_0 M_0$。

Ⅲc 期：任何 T $N_1 M_0$。

Ⅳ期：任何 T 任何 N M_1。

组织学分级（G）：

Gx：组织学分级无法评估。

G_1：分化良好。

G_2：分化中等。

G_3：分化差。

G_4：未分化。

纤维化分级（F）：Ishak 定义的纤维化分级被推荐应用，与生存率预后相关。分级系统共分为 6 级。

F_0：纤维化得分 0～4 分（没有-中度纤维化）。

F_1：纤维化得分 5～6 分（严重纤维化或肝硬化）。

5.巴塞罗那（BCLC）的肝癌分期

极早期（0 期）：Child A；PST0；单发肿瘤，<2.0cm。

早期（A 期）：Okuda 1～2；Child A-B；PST 0；单发或多发肿瘤，<3.0cm；数量≤3 个。

中期（B 期）：Okuda 1～2；Child A-B；PST 0；多发肿瘤。

晚期（C 期）：Okuda 1～2；Child A-B；PST 1～2；门静脉浸润，N_1，M_1。

终末期（D 期）：Okuda 3；Child C；PST>2。

6.意大利（CLIP）的肝癌分期　CLIP 评分

0：Child A；单发肿瘤，占肝体积≤50%；AFP<400μg/L；无门静脉侵犯。

1：Child B；多发肿瘤，占肝体积≤50%；AFP≥400μg/L；伴有门静脉侵犯。

2：Child C；肿瘤占肝体积>50%。

7.各分期系统的评价　TNM 分期系统是为行肝切除或肝移植患者进行的病理学分类，即使是第 6 版也存在忽略肿瘤特性和肝功能的不足。Okuda 临床分期虽被应用多年，但也存在诸多不足，尤其是缺少对该系统的前瞻性研究。CLIP 分期兼顾了肿瘤特性及肝功能，适用于所有肝癌患者，易于应用，并且有前瞻性研究证据，但在合并慢性乙型肝炎的肝癌患者中对预后的判断较差。BCLC 分期系统具有很多优点，它考虑到肿瘤的特性（包括血管侵犯、肿瘤的数目与直径），潜在的肝疾病（Child-Pugh 评分和门脉高压）以及患者的总体状况，最终为治疗提供指南。不足之处在于该分期系统对门脉高压的界定欠准确，总体评分难以实施。另外有作者认为，BCLC 模式为疗效判断模式，而非预后模式。运用随机对照研究方法建立一个适用于所有肝癌患者的单一分期系统几乎是不可能的，因此到目前为止还没有理想的预后模式出现，基于分子生物学、遗传学的分期系统值得期待。

第三节　原发性肝癌的手术治疗

　　肝脏的治疗目标:早、中期病人力求根治,晚期力求减轻痛苦,延长生存期,提高生活质量。PHC 的治疗应确保早期、综合、积极这三个重要的原则,治疗方案的选择必须结合病人的病理、分期、肝功能的状态、病人的一般状况等综合考虑,充分遵循个体化的原则,坚决反对不结合病人具体实际千篇一律、照本宣科的固定治疗模式。

　　理论需结合实践,按理论设计的治疗方案应经得起实践的检验,一方面理论能指导实践,另一方面实践又可以不断修正和完善理论观点。我们认为按理论设计的治疗计划并不适宜每一个个体,对于达不到治疗的目的、治疗失败的个体病人而言属于治疗方案选择错误,每个病人都有各自的特殊性,应充分尊重每一个特殊的个体,治疗方案应因人而异。

　　应权衡利弊,一旦实施治疗,病人应当在治疗中受益,应益大于弊,应放弃弊大于利的治疗方案,不得为了治疗而治疗,也不得过度治疗。

一、肝脏切除术的种类

(一)规则性与非规则性肝切除

　　根据手术是否按肝脏分叶、分段解剖将肝脏手术分为规则性与非规则性肝切除术两类。规则性肝切除是指切肝前预先解剖、阻断或断离相应肝叶、肝段的入肝血流,然后按解剖学标志切除相应的肝段、肝叶、半肝或三叶的所有肝组织。随着手术技术的改进,切肝前不需预先解剖肝门及入肝管道,仅间歇性阻断肝门,减少出血,将相应解剖部位的肝叶或肝段完整切除,也符合规则切除的要求。非规则性肝切除术是指切肝前不预先解剖和离断直接供应肿瘤及肿瘤周围组织的入肝血流,切除范围仅包括肿瘤和肿瘤周围肝组织,而不是解剖部位完整的肝叶或肝段,即切除的范围与肝段、肝叶分布并不一致。

　　经典的规则性肝叶切除通常包括:肝左外叶切除、左半肝切除、左三叶切除、右半肝切除、肝右三叶切除、右后叶切除等(图 7-1)。

　　规则性肝段切除包括单段肝切除及联合肝段切除,手术中某肝段的完整范围常在 B 超指导下确认,常见的规则性肝段切除:Ⅳ段肝切除术、Ⅴ段肝切除术、Ⅵ段肝切除术、Ⅶ段肝切除术、Ⅷ段肝切除术、Ⅴ-Ⅵ联合切除、Ⅶ-Ⅷ肝段联合切除等。

　　不规则性肝切除术包括:肿瘤剔除术、楔形切除、局部切除,部分切除等。自 20 世纪 70 年代以来,肝脏局部切除术在我国逐渐开展,目前此手术已成为我国肝癌外科治疗中最主要的肝脏切除术式。在世界范围内我国也是肝脏局部切除治疗经验最为丰富的国家之一,所取得的成果举世瞩目。唇形切肝法的肝切口形状为唇形,关闭肝断面恰似口唇闭合一样,故命名为唇形切肝法,该法是肝脏局部切除术最常见的一种,因肝断面并发症少,有逐渐普及的趋势。

　　下面简要介绍几种常见的肝切除方法:

1.右半肝切除术

(1)术前准备:围手术期给予抗生素,纠正任何血液成分的缺乏。通过术前检查应尽可能地排除肺及腹腔的转移。

(2)麻醉:要求用对肝脏潜在损害最小的全身麻醉。

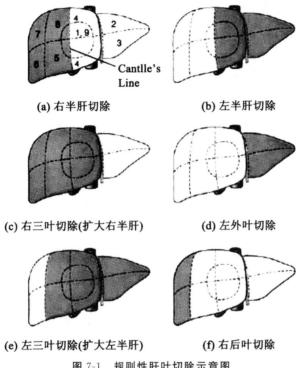

(a) 右半肝切除　　　　(b) 左半肝切除

(c) 右三叶切除(扩大右半肝)　　　　(d) 左外叶切除

(e) 左三叶切除(扩大左半肝)　　　　(f) 右后叶切除

图 7-1　规则性肝叶切除示意图

(3)体位:取右侧抬高约 30°体位以便操作。

(4)手术准备:消毒准备胸部和腹部的皮肤。建立适当的静脉通道。

(5)切口与暴露:右肋缘下切口或双侧肋缘下"人"形切口,或从剑突上方至脐下的长的正中切口或倒 T 形切口。

(6)手术步骤:

探查:明确肝右叶肿瘤的位置及有无左肝播散,术中超声有利于判断并可明确与主要血管的关系。探查温氏孔了解能否控制肝十二指肠韧带。对肝转移癌,尤其需注意 douglas 腔以及整个结肠、小肠、肠系膜、大网膜和腹膜,腹盆腔有多处病灶转移者应取消预期手术。

游离肝脏:离断肝圆韧带、镰状韧带及右三角韧带,游离肝裸区将肝脏与膈肌分离,而左三角韧带起到稳定和支持肝左叶的作用,可不予以切断。肿瘤侵及膈肌不是肝切除的绝对禁忌证。

解剖肝门:胆囊床是肝左、右叶的脏面分界点,切除胆囊对于分离和暴露右肝近肝门处的管道尤为重要。第一肝门处,先分离并切断右肝管,可行贯穿缝合或双重结扎;然后分离并暴露肝动脉,因肝动脉位置常有变异,术者应仔细阅读血管造影片并牢记左、右肝动脉血供的变异,尤其警惕肝右动脉起源于肠系膜上动脉的变异,必须肯定肝左动脉没有阻塞或没有损伤后才可结扎切断肝右动脉;再暴露门静脉左、右分支,离断门静脉右支;其中注意切开肝门板,在其下方游离出左肝管、肝左动脉及门静脉左支,这些管道在肝圆韧带附近进入肝脏。将右肝向左侧翻转,显露第三肝门处下腔静脉右侧的肝短静脉,小心牢固地结扎这些小血管。之后沿肝后下腔静脉向上分离并暴露第二肝门的肝右静脉,离断后断端妥善缝合。

离断肝实质:出入右肝管道离断后出现的右肝组织变色线即为左、右肝叶的分界线,在肝表面上用电刀标记。然后沿此线分离肝实质,保留断面出现的血管及胆管需仔细一一结扎,且彻底止血。离断面应能显露肝中静脉主干全长,其右侧属支在根部一一结扎离断;而主干本身则视肿瘤侵犯程度而决定是否保留。标本术中快速病理检查以确定肝切缘无瘤。检查肝左叶的入肝管道并确认无扭曲成角,可将残余镰状韧带重新缝合以固定左肝。于右膈顶置引流管。

2.左半肝切除术

(1)术前准备:同右半肝切除。

(2)麻醉:同右半肝切除。

(3)体位:右侧稍抬高体位。

(4)手术准备:同右半肝切除。

(5)切口与暴露:双侧肋缘下"人"形切口,或从剑突上方至脐下的长的正中切口或倒 T 形切口。

(6)手术步骤:仔细探查腹盆腔有无转移病灶,尤其是肝转移癌,任何可疑处应取标本送冷冻切片证实;检查肝脏以明确左肝病灶范围及有无右肝转移;探查温氏孔了解能否控制肝十二指肠韧带。离断肝圆韧带、镰状韧带、左冠状韧带及左三角韧带并与膈肌分离,打开小网膜囊。因肝左叶内侧缘延伸至胆囊床,故切除胆囊可为分离找出主要入肝管道提供更好的暴露。解剖第一肝门,分别分离出左肝血管及胆管并离断结扎,同时确认右肝入肝管道无损伤或扭曲成角;或者在左侧 Glisson 鞘的起始部位将左 Glisson 鞘一并处理,也安全有效。向足侧牵引肝左外叶,充分显露第二肝门并分离、暴露肝左、中静脉汇合干,通过肝实质缝扎肝左静脉主干根部以阻断血流,必要时可借助术中超声判断;肝中静脉则视肿瘤侵犯程度而决定是否保留,如不保留肝中静脉,可在肝外将肝左、中静脉汇合干直接处理,而不单独处理肝左静脉。翻转左尾状叶与下腔静脉分离,离断左侧的下腔静脉韧带并一一离断结扎左侧肝短静脉。沿出入左肝管道离断后出现的左、右肝分界线,离断肝实质,保留断面出现的血管及胆管需仔细结扎,且彻底止血。放置引流管。原则上对于原发性肝癌,左半肝切除是指左半肝和左侧尾状叶的一并切除;保留尾状叶的术式适合肝转移癌和肝移植供肝者。

3.左外叶肝切除术

(1)术前准备:同左半肝切除。

(2)麻醉:同左半肝切除。

(3)体位:右侧稍抬高体位。

(4)手术准备:同左半肝切除。

(5)切口与暴露:同左半肝切除。

(6)手术步骤:进腹后先确认肿瘤局限于肝左外叶而无其他部位转移,探查温氏孔,了解能否控制肝十二指肠韧带。离断肝圆韧带、镰状韧带、左冠状韧带及左三角韧带并与膈肌分离,打开小网膜囊。将左外叶向足侧牵拉,显露第二肝门,在肝左静脉主干根部(相当于镰状韧带膈面附着点延长线上)将其贯穿缝扎。离断肝实质时可采用 Pringle 法或半肝阻断法,沿镰状韧带左侧 1cm 预切线切开肝包膜,分离肝实质,找到门静脉矢状部后,在其左侧离断结扎Ⅱ、Ⅲ段 Glisson 系统;或在门静脉矢状部左侧游离出Ⅱ、Ⅲ段 Glisson 系统结扎离断后再切肝。由下至上分离肝组织,最后在肝左静脉根部结扎离断之。保留的肝断面仔细缝扎小胆管或小血管以防出血与胆瘘。可将镰状韧带向下翻转,与静脉韧带对合缝合覆盖肝断面,以利于断面止血。在温氏孔和肝断面留置引流管。

4.中肝叶切除术

(1)术前准备:同右半肝切除。

(2)麻醉:同右半肝切除。

(3)体位:同右半肝切除。

(4)手术准备:同右半肝切除。

(5)切口与暴露:同右半肝切除。

(6)手术步骤:此区域肿瘤可与第一、二肝门关系密切,紧邻肝内主要的大血管,术中超声有助于分析肿瘤与管道之间的关系。离断肝圆韧带、镰状韧带、左右冠状韧带,游离第二肝门显露出肝右静脉和肝左中静脉汇合干,经肝实质缝扎肝中静脉主干根部。切除胆囊并沿肝门右切迹分离显露 Glissori 系统右前支,在根部结扎离断。在左纵沟右侧分离出左内叶肝动脉并结扎离断,在左横沟上缘切开肝包膜后,确认左内叶肝管及左内叶门脉支,予以结扎离断。阻断肝门血流,分别沿左、右叶间裂膈面标线向下断肝,结扎肝内小血管和胆管并离断,当靠近下腔静脉时注意避免损伤,将下腔静脉前方的肝短静脉结扎离断,最后切断已结扎的肝中静脉移去标本。肝断面彻底止血,有条件的对拢缝合固定,注意避免扭曲第一肝门血管与胆管。温氏孔和肝切除创面低处各置引流管一根,开胸者并置胸腔引流。

(7)中肝叶切除术注意点:①如肝门黏连或肿块较大,可先游离肝脏后,采用常温下肝门间断阻断法,将中肝切除,所有中肝血管均在肝内处理。此方法简单,操作方便,但必须十分熟悉肝中叶的解剖;②第二肝门处结扎和切断肝中静脉时,不可损伤肝左、肝右静脉;③中肝叶切除时,切面斜向下腔静脉,两侧于下腔静脉前会师,标本应呈楔形,膈面宽,脏面窄。

5.右后叶肝切除术

(1)术前准备:同右半肝切除。

(2)麻醉:同右半肝切除。

(3)体位:同右半肝切除。

(4)手术准备:同右半肝切除。

(5)切口与暴露:同右半肝切除。

(6)手术步骤:首先阻断肝门控制出血,沿肝门右切迹外侧分开肝实质,找出门静脉的右后叶分支及胆管、动脉支予以结扎,当再放松肝门后,即显示右后叶的分界线,再阻断肝门,沿此分界线切开肝实质,所遇血管及胆管均在肝内结扎,肝右静脉及肝短静脉处理同右半肝切除术。肝圆韧带及镰状韧带固定于原位。膈下置引流管一根。如开胸,应置胸管引流。

(7)右后叶肝切除注意点:如术中肝门右切迹解剖困难,或这些管道结扎后右后叶分界不明显,可先结扎肝右静脉,再沿肝右静脉走向切除右后叶。

6.肝右三叶切除术 肝右三叶切除包括右前叶、右后叶和左内叶的一并切除,有时也包括尾状叶,在解剖学上是肝脏切除范围最广的。位于该区域内的肿瘤主要为巨块型,呈膨胀性生长。行此术式的几乎都是无肝硬化的正常肝脏,作为残肝的左外叶一般都有增大,否则术后发生肝衰的可能性增大。故需谨慎为之。

(1)术前准备:给予抗生素,纠正任何血液成分的缺乏。通过图像扫描(CT、MRI 或 PET)及肝血管造影定位肝内病灶。

(2)麻醉:需全身麻醉。建立适当的中心静脉通道。

(3)体位:同右半肝切除。

(4)手术准备:因切口可能从胸骨下段延伸至脐下,胸部和腹部的皮肤均需准备。

(5)切口与暴露:该手术需要大范围的暴露。将右肋缘下切口延伸至左肋缘下,且在中线处向上延至剑突,或倒 T 形切口均对暴露有帮助。

(6)手术步骤:术中超声确认肝右叶及左内叶肿瘤侵犯程度;仔细探查腹盆腔,若有多处的种植转移则应取消此手术,但也有人选择切除或电灼偶然发现的很小的转移灶,尔后继续施行肝切除;探查温氏孔了解能否控制肝十二指肠韧带。离断肝圆韧带、镰状韧带、左右冠状韧带、右三角韧带,游离第二肝门显露出肝右静脉和肝左、中静脉。切除胆囊并清楚地暴露出右肝管对于防止损伤与左肝管相连的肝总管分叉处至关重要,离断右肝管,如果胆管走行不清,可以断肝后再处理。分离并切断肝右动脉,同时注意肝左动脉并确认其没有阻塞或扭曲成角。清楚暴露门静脉左、右支后,切断门静脉右支。结扎切断门静脉右支前要对其根部仔细分离,注意勿损伤尾状叶支。向左旋转肝右叶,暴露与下腔静脉连接的右侧肝短静脉,仔细地结扎这些小血管,之后沿肝后下腔静脉右侧壁向上分离暴露肝右静脉,离断。继续分离下腔静脉前缘,露出肝中静脉根部。沿左叶间裂划出肝切除线,阻断肝门,离断肝实质,保留断面出现的血管及胆管需仔细一一结扎。需注意充分显露门静脉左支矢状部,沿着其右侧逐一处理朝向左内叶的属支;在肝内切断肝中静脉主干并将其根部断端缝扎。胆管及血管在进入较小的残存的左叶时可能暴露在外。尤其小心避免损伤。术中快速检查标本,确认切缘无肿瘤残留。检查肝左外叶的入肝管道并确认无扭曲成角,可将残余镰状韧带重新缝合以固定左肝。置管引流。该术式在解剖学上是肝脏切除中范围最广的,有时因肿瘤巨大而无法翻转右肝以暴露肝后下腔静脉,此时应慎重评估肿瘤与下腔静脉之间的紧密程度,预计有可分离间隙时,可考虑在全肝血流阻断(即肝后下腔静脉上、下方各放置一个阻断带,联合第一肝门的阻断)下经前入路行肝切除,肝右、中静脉及肝短静脉均在肝内离断结扎。

7.肝局部切除术

(1)体位:视病变部位而定,位于左叶或右叶者,体位同左半或右半肝切除。

(2)切口:位于左半肝,上腹正中切口或经右腹直肌切口即可;位于右叶者,则一般右肋缘下切口即可。

(3)游离:根据肿瘤部位不同,游离方法同左或右半肝切除者,而位于肝缘之肿瘤切除,一般不需游离。

(4)切除局部肿瘤:如位于肝脏边缘,则阻断肝门后,距肿瘤边缘 2～3cm,切开肝包膜,沿预切线切除肿瘤,边切除边结扎所有血管及胆管,彻底止血后用大网膜覆盖。如肿瘤切除后肝切边缘可对拢缝合者,则可在彻底止血后将断缘对拢缝合。

(二)根治性肝切除与姑息性肝切除术

肝切除术的基本原则包括:彻底性:完整切除肿瘤,切缘无残留肿瘤;安全性:最大限度地保留正常肝组织,降低手术死亡率及手术并发症。对于肝癌而言,关于根治性切除与姑息性切除并无统一公认的概念,对于切缘距肿瘤几厘米为根治性切除界限也无明确的说法。相对合理并容易接受的根治性切除概念为:肿瘤数目不超过 2 个;无门Ⅴ主干及一级分支、总肝管及一级分支、肝Ⅴ主干及下腔Ⅴ癌栓;无肝内外转移;完整切除肉眼所见肿瘤,病理切缘无癌残留;术后影像学检查未见肿瘤残存,术前 A-FP 阳性者术后随访 2 个月内血清 A-FP 降至正常。达不到根治性切除标准则为姑息性切除。2011 年版原发性肝癌诊疗规范将肝癌根治性切除分为Ⅰ、Ⅱ、Ⅲ级标准。Ⅰ级标准:完全切除肉眼所见肿瘤,切缘无癌残留。Ⅱ级标准:在Ⅰ级标准基础上增加 4 项条件:①肿瘤数目≤2 个;②无门Ⅴ主干及一级分支、总肝管及一级分支、肝Ⅴ主干及下腔Ⅴ癌栓;③无肝门淋巴结转移;④无肝外转移。Ⅲ级标准:在Ⅰ、Ⅱ级标准的基础上,增加术后随访的阴性条件,即术前血清 A-FP 增高者,术后 2 个月内 A-FP 应降至正常和影像学检查未见肿瘤残存。

可行根治性切除的局部病变必须满足下列条件:单个肿瘤,表面较光滑,周围界限较清楚或有假包膜形成,受肿瘤破坏的肝组织少于 30%;虽受肿瘤破坏的肝组织大于 30%,但无瘤侧肝脏明显代偿性增大,达到全肝组织的 50% 以上;多发性肝肿瘤:肿瘤结节少于 3 个,且局限在肝脏的一段或一叶内。若肿瘤数目>3 个,手术切除疗效并不优于 TACE 等非手术手段。

腹腔镜肝切除术:目前腹腔镜肝癌切除术开展日益增多,其主要适应证为孤立性病灶,<5cm,位于 2～6 肝段,因具有创伤小、失血量少和手术死亡率低的优点,所以有学者认为对于位置较好的肝癌,尤其是早期肝癌者,腹腔镜肝切除术表现较好。但必须指出:开展腹腔镜切肝所积累的经验不多,准确的疗效需与传统的开腹手术进行前瞻性比较研究,临床上应谨慎应用。

可行姑息性切除的局部病变包括:3～5 个多发肿瘤,即使超过半肝范围内,可行多处局部切除者;肿瘤局限于相邻 2～3 个肝段或半肝内,无瘤肝组织明显代偿性增大达全肝的 50% 以上者;肝中央区(中叶或Ⅳ、Ⅴ、Ⅷ段)肝癌,无瘤肝组织代偿性增大达全肝的 50% 以上;肝门部有淋巴结转移,肿瘤切除同时可行淋巴结清扫或术后治疗者;周围脏器受侵但可一并同时切除者。姑息性切除还涉及以下几种情况:PHC 合并门Ⅴ癌栓(PVTT)和/或腔Ⅴ癌栓、肝癌合并胆管癌栓、PHC 合并肝硬化门Ⅴ高压、难切性肝癌的切除等。

1.PHC 合并门Ⅴ癌栓和/或腔Ⅴ癌栓姑息性切除的适应证

(1)门Ⅴ主干切开取栓术,同时作姑息性肝切除。

①按 PHC 手术适应证的判断标准,肿瘤是可切除的。

②癌栓充满门Ⅴ主干或/和主支,进一步发展,很快将危及患者生命。

③估计癌栓形成时间较短,尚未发生机化。

(2)如做半肝切除,可开放门Ⅴ残端取癌栓。

(3)如癌栓位于肝段以上小的门Ⅴ分支内,可在切除肿瘤的同时连同该段门Ⅴ分支一并切除。

(4)如发现肿瘤不可切除,可在门 V 主干切开取栓术后,术中做选择肝 A 插管栓塞化疗或门 V 插管化疗、冷冻或射频治疗等。

(5)合并腔 V 癌栓时,可在全肝血流阻断下,切开腔 V 取癌栓,并同时切除肝肿瘤。

2.PHC 合并胆管癌栓姑息性手术适应证　基本要求同肝切除术,但这类病人梗阻性黄疸不能完全按 Child-pugh 分级判定肝功能,应强调患者的全身情况,A/G 比值和 PT 等。

(1)胆总管切开取癌术,同时做姑息性肝切除。

①按 PHC 手术适应证的标准判断,肿瘤是可切除的。

②癌栓位于左肝管、右肝管、肝总管、胆总管。

③癌栓未侵及健侧二级以上胆管分支。

(2)如癌栓位于肝段以上小的肝管分支内,可在切除肝肿瘤的同时连同该段肝管分支一并切除。

(3)如术中发现肿瘤不可切除,可在切开胆总管取栓术后,术中做选择性肝 A 插管栓塞化疗、冷冻治疗或射频治疗。

(4)对于肝癌伴胆管癌栓,在去除癌栓的同时,若肿瘤已部分侵犯胆管壁,则应同时切除受累胆管并重建胆道,以降低局部复发。

3.PHC 合并肝硬化、门 V 高压姑息性手术适应证

(1)可切除肝癌。

①有明显的脾肿大、脾功能亢进表现者,可同时做脾切除术。

②有明显食管胃底 V 曲张,特别是发生过食管胃底曲张破裂大出血者,可同时做贲门周围血管离断术。

③有严重胃黏膜病变者(胃黏膜发生不同程度以糜烂、浅溃疡和出血为特征的病变),应做脾肾分流术或其他类型的选择性门腔分流术。

(2)不可切除 PHC。

①有明显脾肿大、脾功能亢进表现,无明显食管胃底 V 曲张者,应做脾切除的同时,在术中做选择性肝 A 栓塞化疗、冷冻治疗或射频治疗等。

②有明显食管、胃底 V 曲张,特别是发生过食管、胃底 V 破裂大出血,无严重的胃黏膜病变,可做脾切除术,或脾 A 结扎加冠状 V 缝扎术,是否做断流术,根据患者术中所见决定。肝癌可术中冷冻或射频治疗,不宜做肝 A 插管栓塞化疗。

4.难切性肝癌的姑息性切除　常包括以下几种情况:肿瘤侵犯膈肌或相邻器官;Ⅴ、Ⅶ、Ⅳ段、Ⅰ肝癌,位置特殊,如Ⅰ段即尾叶,骑跨下腔 V 之上,夹在下腔 V 及门 V 之间。Ⅳ段,左内段,其下方紧贴左右肝管汇合部及门 V 左右支分叉处,上方紧贴肝中 V 与腔 V 汇合部。Ⅶ段,右后上段,该段紧贴肝右 V 与下腔 V 汇合部及右膈下裸区之间,与下腔 V 关系最为密切。Ⅷ段,右前上肝段,上方及深部紧贴肝中、肝右 V 与下腔 V 汇合部;肿瘤巨大,术野显露困难;肝癌累及下腔 V、门 V 主干分支或主干者;二步切除因反复介入、放疗等治疗而致广泛黏连者。

提高肝肿瘤可切除性的手段有:术前经肝 A 化疗栓塞可使部分患者的肿瘤缩小后再切除。经门 V 栓塞主瘤所在的肝叶,使余肝代偿性增大后再切除,较为安全有效。对于巨大肿

瘤可采用不游离肝周韧带的前径路肝切除法,直接离断肝实质及肝内管道,最后再游离肝周韧带并移除肿瘤。对于多发肿瘤可采用手术切除结合术中消融等方式、切除肝边缘肿瘤、射频等处理深部肿瘤。对于门V、肝V癌栓者,行门V取栓术时须阻断健侧门V血流,防止癌栓播散。对于肝V癌栓者,可行全肝血流阻断,尽可能整块去除癌栓。

二、肝癌切除的适应证与禁忌证

(一)适应证

1.已诊断明确的肝癌病人　诊断已明确,术前判定有根治性切除可能的病人应首选手术切除,包括:小肝癌、大肝癌、周缘型肝癌、肝门区肝癌、表浅型肝癌与深在性肝癌、伴肝硬化肝癌及肝癌破裂者等,随着肝切除术水平的提高,较多的单位已可行肝脏各个部位的肿瘤切除术。

2.不能排除肝癌诊断患者　A-FP阴性,肝实质占位性病变确实存在,影像学检查肝癌特征不典型但又不能排除肝癌者可考虑剖腹探查术,理由:除血管瘤外,肝脏良性实质性占位性病变甚为少见,在排除血管瘤诊断后,通常对实质性占位性病变可考虑切除术,该类患者肝切除的风险远远小于肝癌延误治疗带来的危害。

(二)禁忌证

应理解为相对禁忌证,随着切除水平的提高和术后处理措施的广泛开展,手术适应证逐渐放宽。

相对禁忌证应包括三个方面:全身情况、肝脏情况、肿瘤情况。

(1)全身情况:年老体弱,合并有严重心、肺、肾及代谢性疾病等,不能耐受手术者。

(2)肝脏情况:严重肝功能障碍,严重肝硬化、肝萎缩,肝功能 Child-pugh 分级 B、C 级,尤其 C 级,肝脏储备能力试验尚不能达标,低蛋白血症(总蛋白<65g/L,ALB<35g/L,A/G<1.0),总胆红素>30μmol/L,凝血功能障碍,失代偿性腹水等。

(3)肿瘤多处或肿瘤巨大且边界不清,累及肝内大血管或伴门静脉主干癌栓、胆管癌栓、腔静脉癌栓和远处转移者。但门静脉、胆管、肝静脉、腔静脉癌栓可连同肝肿瘤一并切除者应除外;单个或者局限性肺多灶转移病人如肝原发灶无复发,行转移灶切除疗效好,也有联合切除的报道。

以上禁忌证都不是绝对的,术者经验丰富、术后处理措施齐全、手术难度相对小者手术指征可适当放宽;反之,手术指征应从严掌握。

三、PHC 根治性手术切除的疗效

肝切除术是迄今为止能使 PHC 病人获得长期生存的主要治疗手段,在肝癌的综合治疗中处于主导地位。

大样本统计资料表明:小肝癌手术切除的 5 年生存率高达 60%～70%,大肝癌手术切除的 5 年生存率接近 30%,而不可手术切除,仅选用放疗、化疗等综合治疗手段,病人的 5 年生存率往往低于 10%,达到 10% 的 5 年生存率也与其中部分病人通过非手术综合治疗,瘤体缩小,施行了二步、二期手术有关,由此可见手术切除的疗效远远高于非手术治疗的效果。

我们认为只要病人有手术的适应证,只要有根治性切除的可能,只要病人经济承受力许可,手术切除必须作为首选治疗手段加以选择。

第四节　原发性肝癌的化疗

从 20 世纪 50 年代起,多年来系统性全身化疗一直都在尝试性用于 PHC 的治疗。系统化疗是指主要通过口服、肌肉或静脉途径给药进行化疗的方法。根据药物的选择秩序可分为三个阶段:第一阶段为 20 世纪 50～60 年代,主要选用抗代谢药 5-Fu、MTX 和肿瘤抗生素 MMC 等;第二阶段为 20 世纪 70～80 年代,在第一阶段的基础上加用蒽环类(ADM、THP、EPI 等)、金属类(DDP、CDBCA 等),前两阶段单药有效率均较低,一般<10%,可重复性差,不良反应明显,且没能改善病人的生存时间,仅个别研究提示:与 BSC 相比,含 ADM 的系统化疗可能延长晚期 HCC 患者总的生存时间,但缺乏高级别的循证医学证据支持系统化疗具有生存获益的作用,因此多年来全身化疗的研究停滞不前,迄今尚无治疗 PHC 的标准化疗方案;第三阶段为 20 世纪 90 年代以后,新一代的细胞毒性药物(如 LOHP、Xeloda、Gemz、CPT_{11}、AS_2O_3 等)的相继问世,使得胃肠道恶性肿瘤的化疗有了长足的进步,预后显著改善,取得了一次深刻的革命,也推动了 PHC 系统全身化疗的研究。

对合并已有肝外转移的晚期 PHC 患者,合并门Ⅴ主干癌栓患者,虽为局部病变,但不适合或患者不愿接受手术和其他局部治疗如射频、微波和 TACE 患者,在无化疗禁忌证的前提下,上述新一代的细胞毒性药物的临床研究和探索应用,使 PHC 不适宜系统化疗的传统观念正在受到挑战和质疑。近年来已有一些小样本研究和临床观察,如应用 DDP＋Gemz、LOHP＋Xeloda、LOHP＋Gemz、CPT_{11}＋Gemz 等方案治疗晚期 PHC 患者的近期客观有效率高达 40% 以上,而且可以控制病情的发展,减轻症状,可能延长生存时间,提示系统化疗优于一般性支持治疗(BSC),不失为一种可供选择的有效治疗方法。毕竟已公开发表的此类文献较少,且多数为小样本研究或临床观察,缺乏随机性,资料的真实性和结论的可信度值得进一步论证,仅只能作为临床参考,迫切需要大宗病例的随机对照、多中心临床研究的结论来进一步证实。

2006 年开始,中国、韩国和泰国 38 家大型医疗中心正在进行以 LOHP 为主的联合系统化疗治疗 PHC 的国际多中心Ⅲ期临床研究,对确定全身化疗的作用和地位有着深远的意义。该研究(EACH)主要比较中晚期肝癌接受 FOLFOX。化疗方案与 ADM 单药治疗的疗效,2010 年 EACH 研究结果已经公布,已证明含 OXA 的联合化疗可以为晚期 HCC 患者带来较好的客观疗效,能控制病情和使病人生存获益,而且安全性好。该项研究得到了国际学术界的高度重视,改变了晚期 HCC 患者系统化疗长期缺乏标准方案的现状,引起了肝癌治疗观念的重大变革。

目前认为:HCC 是对含 OXA 等药物的新型化疗方案具有一定敏感性的肿瘤,对于没有禁忌证的晚期 HCC 患者,系统化疗明显优于一般性支持治疗,不失为一种可以选择的治疗方法。

由于我国 PHC 高发,大多数患者具有乙肝和肝硬化背景,不能手术切除或 TACE 治疗的患者较多,生存期较短和预后较差。积极探寻高效低毒的新的系统化疗方案及其与分子靶向药物合理的联合应用应理解为必不可少,为甚有前途的研究,值得关注。

全身化疗疗效差的主要原因:肝癌组织中嘧啶脱氢酶(DPD)水平较高,因而对氟尿嘧啶及其衍生物抗拒;肝癌细胞大多有 MDR1(多药耐药基因Ⅰ)和 P 糖蛋白表达,容易发生耐药;肝细胞型肝癌大多数分化程度较好,对多数抗肿瘤药物不敏感;全身静脉化疗,药物经全身血液循环,实际上能进入肝脏肿瘤细胞内的药物量已很少,很难达到有效的抗癌浓度和在肿瘤细胞内持续一定的时间。大家知道:化疗药物产生疗效必须具备三个前提,一是药物要进入肿瘤细胞内,二是药物要在肿瘤细胞内达到一定的有效抗癌浓度,三是药物能在肿瘤细胞内持续一定的治疗时间,药物在肿瘤细胞内达到有效的抗癌浓度是化疗产生疗效的基础。

目前对 PHC 病人多不主张全身化疗,只有在病人已失去肝 A、门 V 化疗机会时,才可考虑尝试性姑息性全身化疗。推荐方案 FOLFOX4,具体用法:LOHP 85mg/m², d1,静滴;CF 200mg/m²,静滴 2 小时, d1 和 d2;在 CF 后选用 5-Fu 400mg/m² 静注, d1 和 d2;在 5-Fu 推注后选用 5-Fu 600mg/m² 静滴 22 个小时, d1 和 d2,用 1 周,休 1 周,即 2 周为一周期。另外,亚砷酸(As₂O₃)注射液(伊泰达)也是 2011 年版原发性肝癌诊疗规范所推荐的系统化疗用药。三氧化二砷是中药砒霜的主要成分,我国学者首创应用亚砷酸注射液治疗早幼粒细胞白血病,取得了重大突破。2004 年国内多中心协作临床研究结果表明:采用亚砷酸注射液治疗中晚期原发性肝癌具有一定的姑息治疗作用,可以控制病情进展,改善患者生活质量,减轻癌痛和延长生存期,同时不良反应较轻,患者的耐受性较好。因此,亚砷酸注射液已经获得国家食品药品监督管理局(SFDA)批准增加其治疗晚期肝癌的适应证。具体用法:每日一次给药,每次 7～8mg/m²,用 5％葡萄糖或生理盐水 500ml 稀释后静脉滴注 3～4 小时,两周为一疗程,间歇 1～2 周可进行下一疗程。由于本品在肝癌患者中的半衰期延长,因此在临床应用中应关注砷蓄积及相关不良反应。

系统化疗的适应证:合并有肝外转移的晚期肝癌患者;虽为局部病变,但不适合手术治疗和肝 A 介入栓塞化疗者,如肝脏弥漫性病变或肝血管变异等;合并门 V 主干或下腔 V 癌栓者;多次 TACE 后肝血管阻塞和/或介入治疗后复发的患者;病人拒绝应用其他肝癌治疗手段,强烈要求系统化疗者。

系统化疗的禁忌证:ECOG＞2 分,Child-pugh＞7 分;白细胞＜3.0g/L 或中性粒细胞＜1.5g/L,血小板＜60g/L,血红蛋白＜90g/L;肝肾功能明显异常,ALT 或 AST＞5 倍正常值和/或胆红素显著升高＞2 倍正常值,血清白蛋白＜28g/L,肌酐(Cr)≥正常值上限,肌酐清除率(CCr)≤50ml/min;具有感染发热、出血倾向、中大量腹腔积液和肝性脑病等。

提高抗癌药物的浓度,进行肝 A、门 V 区域性化疗是提高化疗疗效的重要措施,但肝 A、门 V 化疗又与肝 A 结扎、栓塞、门 V 分支结扎、栓塞(肿瘤供血阻断)治疗密不可分,属于区域性综合治疗的两个方面,往往同时应用才能达到良好的效果。

一、肝 A、门 V 分支阻断，区域性化疗的理论依据及常用方法

（一）PHC 血供的特点

正常肝组织血供的 70%～75% 来自门 V，肝 A 血供仅占 25%～30%。肝癌的血供来源与瘤体的大小密切相关，Φ<1mm 的肿瘤结节血供几乎都来自门 V，当肿瘤增大，Φ 超过 1mm 时就需要有 A 血供的参加，以保证瘤细胞生长供血、供氧的需要，随着瘤体的进一步增大，肝 A 供血所占比例逐渐增高。当 Φ<5mm 肿瘤的血供仍以门 V 为主，Φ>5mm 时，肿瘤的血供以肝 A 为主。当 Φ>1cm 时肝 A 供血更加显著，门 V 供血显著下降。当 Φ>3cm 以上时，肝 A 供血占绝对优势，约大于 95% 的血供来源于肝 A，仅小于 5% 的血供来源于门 V，与正常肝组织的血供完全相反。

一般而言当肿瘤直径大于 1mm 时，瘤体由肝 A、门 V 提供双重血供，随着瘤体的增大，肝 A 供血所占比例逐渐增高，而门 V 血供逐渐减少。且肝 A 主要提供瘤体中央区域血供，而门 V 主要提供肿瘤周边的血供，肿瘤边缘正是肿瘤生长最活跃的部位。但有完整包膜的肝癌例外，几乎完全来源于肝 A 供血。

（二）PHC 区域性灌注化疗的优势与不足

1950 年 Klopp 和 Bierman 首先报道肝 A 插管灌注化疗治疗 PHC，1972 年 Rochlim 报道经门 V 灌注化疗，而我国在 20 世纪 70 年代后期至 80 年代广泛应用于临床，多数研究者认为区域性化疗是 PHC 姑息性治疗的有效方法，少数持相反的态度。

1.与全身化疗相比，区域性化疗的优势　①局部肿瘤组织化疗药物的浓度显著提高，可使化疗药物直接作用于肿瘤组织，全身体循环药物浓度明显降低，就肝 A 化疗而言，约 2/3 的药量在靶器官内，仅不到 1/3 的药量进入身体的其他部位，肝脏的浓度为全身化疗的 100～400 倍，肝肿瘤与正常肝组织的浓度之比 5∶1～20∶1；而门 V 化疗所能提高肝脏和肿瘤的药物浓度的数值尚缺乏大样本的试验结论，但能提高肝脏和肝肿瘤的药物浓度是显而易见的。②随着药物浓度的提高，疗效相应提高，文献报道就浓度依赖性药物而言，浓度提高一倍，杀癌能力可提高 10～100 倍，即使肝癌对化疗药物的敏感性差，但对已切除的肝癌标本细胞学培养，用流式细胞仪进行药敏性测定，发现 5-Fu、ADM、DDP 等化疗药物均有一定的杀伤力，有待于新药的应用、研制和开发，寻找到有效的化疗药物是区域性化疗成功的关键因素。③全身循环化疗药量减少，全身不良反应减轻，增强患者对化疗的耐受性，使化疗药物的剂量大幅度提高，但必须强调，区域性化疗使所灌注的局部脏器的不良反应相对加重。

2.区域性单纯化疗的缺点　①目前为止尚未研制出高度敏感的化疗药物，尽管区域性化疗是目前公认的一种姑息性方法，但总的效果仍不理想，绝大多数病例很难达到预期的效果，实践证明单纯灌注化疗能达到肿瘤明显缩小而获得Ⅱ期手术切除的病例少见。②化疗药物使肿瘤细胞死亡往往为指数死亡（或对数死亡），为Ⅰ级动力学水平，一定的化疗药物仅杀灭一定数量的癌细胞，即使达到临床 CR，亦存在残留不敏感细胞。③尽管区域性化疗能短暂提高药物浓度，因血流的冲洗，药物在细胞内停留的时间较短，很难达到长时间持续的抗癌作用。④门 V 灌注化疗是肝肿瘤治疗的新途径，但也存在诸多其他问题：A.目前门 V 穿刺治疗多用

于晚期肝癌患者,早期肝癌和预防性治疗仍报道较少,积累的经验尚不多;B.门Ⅴ灌注化疗往往与门Ⅴ分支栓塞需同时进行以提高疗效,但门Ⅴ化疗尚无标准方案,用药不规范,疗程长短不统一,且适宜的栓塞范围,尤其是在双重栓塞时尚无定论;C.远期疗效的判断尚有待于进一步观察。

综上所述,笔者建议在无特殊情况下,尽量少采取单纯的灌注区域性化疗,而应与栓塞、内、外放疗、PEI、微波、射频、氩氮刀等综合治疗措施等联合应用,以达到提高疗效的目的。

3.肝A化疗的禁忌证 ①肝功能严重障碍者;②大量腹水者;③全身情况衰竭者;④严重骨髓抑制,白细胞和血小板显著减少者。

(三)肝A结扎、栓塞治疗

1.肝A结扎、栓塞的机理 正因为正常肝组织和肝癌组织中血供来源存在高度的差异,肝A结扎或栓塞可使肿瘤组织缺血、缺氧而大片坏死,而正常肝组织主要血供来源于门Ⅴ,即使作肝A结扎、栓塞,正常肝组织供血量仅减少25%~30%,仍能维持基本的血、氧供应而免于坏死,从而维持基本的生理功能,因此肝A阻断本身为肿瘤治疗的重要手段。

2.肝A结扎的方式

(1)永久性肝A结扎术:通常与肝A插管术一并完成,多选用胃网膜右A,直视下经胃十二指肠A至肝固有A或患侧肝A支,由于多数情况下胃十二指肠A与肝总A成钝角,与肝固有A成锐角,因此插管前以套线方式暂时阻断肝总A,有助于导管顺利插入预定位置,近年来临床上已采用前端带竹节的埋入式A导管,当明确导管到达预定的位置(注射美蓝观察肝脏染色范围以核实)时,在竹节后方结扎患侧肝A支或肝固有A(一般以患侧肝A支为首选部位)。该方法不仅可结扎A,而且插入的A导管能作A化疗或(和)栓塞治疗,减少靶器官的血流,可提高血液浓度数倍至数十倍,从而提高疗效。

鉴于肝A的肝外变异,有时需在肝门处直接插管至异位起源的肝固有A、肝右A或肝左A,此时应妥善结扎A和固定导管尤为重要,以免导管脱落。

影响肝A结扎疗效的重要因素之一为肝A结扎(尤其肝固有A)后,侧支循环多在短期内(4~6周)重新建立,既提供肿瘤新的血供来源(肿瘤血供恢复到结扎前水平),又影响区域化疗和栓塞的疗效。肝癌的侧支循环较多,通常分为肝内侧支循环和肝外侧支循环,肝内侧支循环有肝叶内及肝叶间侧支循环两种,前者表现为丰富的网状血管连接闭塞的肝A分支,后者表现为邻近肝叶的A增粗,经原来的叶间A所形成交通支供应病灶或病灶直接从邻近的肝叶A分支获得供氧。肝外侧支循环可来源于:腹腔A系统,如胃十二指肠A、肝总A、网膜A、胃左或右A、胰背A等;左右膈下A及邻近的肋间A;肠系膜上A系统,多为经胰弓A供应肝脏;其他,如右肾A、肾上腺A、胸廓内A等。肝肿瘤侧支循环形成的原则为就近取材,通过大量尸检发现人的迷走肝A的侧支循环可多达26支。

(2)肝去A化:切断、结扎所有的肝周韧带,包括镰状韧带、三角韧带、冠状韧带和肝胃韧带,结扎肝固有A,仅保留肝十二指韧带内胆总管和门静脉,理论上可减少侧支循环的建立,但实践证明,肝固有A结扎后,大多数病人4~6周左右侧支循环仍再度建立完毕。(Tygatip于1962年首次发现肝A阻断后,肝肿瘤的血供下降90%~95%,而正常肝组织仅下降30%左右,因而在20世纪六七十年代,肝A结扎术成为不能切除肝癌的重要治疗方法之一,但后来研究发现,单纯肝 A 结扎后,侧支循环在 24 小时内开始建立,即使采取肝脏去 A 化,效果仍不理想,侧支循环在 4 天内开始重新建立。)

(3)暂时性肝去 A 化:用聚乙烯导管(PE50 或 PE60)环绕住已游离的肝 A,作为束带(索带)经腹壁引出体外,或者用内侧面贴有橡胶球囊的袖套环绕已游离的肝 A,缝合对拢,球囊经一导管与特别的容器连接,该容器置于右肋缘的皮下,当收紧作为索带细导管或者在容器内注射生理盐水时,球囊隆起均可压迫阻断肝 A 血流(后者为 Person 设计的全埋入式系统),相反松开作为索带的细导管或容器抽出生理盐水,肝 A 恢复血流,阻断血流和恢复血流的时间均能人为控制,该法称为暂时性肝去 A 化即反复暂时性肝 A 阻断术(RTBHA),Person 研究认为,RTBHA 能有效地防止肝 A 侧支循环的建立,最理想的阻断时间为 2h/d,且发现应用 RTBHA 治疗 PHC 9 个月以上,仍未见侧支循环的建立,因此,RTBHA 与肝 A 插管、栓塞治疗联合应用有专家认为开创了根据肿瘤的生物学行为进行肝 A 阻断治疗 PHC 的新时代。

RTBHA 除了能使肿瘤缺血坏死并缩小,防止肝 A 侧支循环形成外,组织通过缺血再灌注,分子氧进入组织细胞,诱发产生活性极强的氧自由基,能分解细胞内的透明质酸,增强肝细胞膜脂质的过氧化反应和细胞核 DNA 断裂,使细胞受损。

(4)肝 A 结扎术的禁忌证:肿瘤巨大占全肝体积 75% 以上;门静脉主干癌栓(以免因肝脏严重缺血而引起急性肝功能衰竭或因肝脏缺血和癌细胞缺期内大量坏死引起体内代谢物质大量积聚而导致急性肾功能衰竭);严重肝硬化,Child-pugh 分级 C 级者。

3.TACE(经导管肝 A 化疗栓塞)　上述的肝 A 结扎、栓塞与插管术多需剖腹进行,创伤大,尤其对术前判定不可切除肝癌病人增加了医疗费用和手术的痛苦,腹腔镜下也可进行,但尚未普通推广,积累的经验尚不够,本段落主要介绍经肝 A 穿刺的导管肝 A 化疗栓塞(介入治疗手段之一)。

20 世纪 80 年代已形成 TACE 的治疗体系,我国学者对此疗法进行了大量的研究,使PHC 的介入治疗在我国得以开展并迅速推广并取得了举世瞩目的成就。TACE 要求在数字减影血管造影机下进行,通常采用 Seldinger 方法,经皮穿刺肝 A 插管,导管置于腹腔干或肝总 A 造影,造影图像采集应包括动脉期、实质期及静脉期,也应作肠系膜上 A 造影,注意寻找侧支的血供。

20 世纪 90 年代以后已发展到采用节段或亚节段化疗栓塞,即采用微导管技术,作供应肿瘤的肝节段和亚节段 A 超选性插管,导管头端应越过胆囊、胃右动脉与胃网膜动脉等血管,尽量避免栓塞剂栓塞正常肝组织或非靶器官。因肝 A 和门 V 间常有交通支,注入一定剂量的碘油和抗癌药物,部分混合液可通过交通支进入肝癌周围的门 V 分支,可起到双路治疗的作用和肝段切除的效应,已完全替代 A 内 1 次性灌注化疗药物的单一方法。但对于重度动静脉瘘者,一般主张仅采取 TAI 治疗。

TACE 包括 TAI(肝 A 灌注化疗药物)、TAE(肝 A 栓塞)或栓塞剂与化疗药物的混合肝 A 注入两部分,单纯 TAI 疗效差,即使药物浓度明显提高,但由于局部药物很快被血流冲刷,在肿瘤内滞留时间短,对化疗敏感性差的肝癌而言,很难达到疗效,通过大量病例的观察:单纯TAI 能达到Ⅱ步切除的病例数极少。目前尚无单纯肝 A 灌注化疗较有效的明确结论。目前已较少单独应用,多只用于不宜进行栓塞的患者,实施 TAI 时,化疗药物应适当稀释,缓慢注入靶血管,灌注时间不得短于 20 分钟。必须明确 TACE 中栓塞的作用远远大于化疗的作用。循证医学证据已证实 TACE 能有效地控制肝癌的生长,明显延长患者的生存期,使肝癌患者受益,已被多数学者推荐作为不能手术切除的中晚期肝癌的首选和行之有效的治疗方法。但由于可能栓塞不彻底和肿瘤侧支血管建立等原因,TACE 常难以使肿瘤达到病理上的完全坏死,所以只能将 TACE 理解为一种姑息治疗手段。

近年来 TACE 治疗的适应证逐渐放宽,原认为肝癌伴门静脉主干癌栓为 TACE 禁忌证,但多年实践证明,该类病人大多数能耐受阻断肝 A 疗法,究其原因:①门静脉主干癌栓的形成常常需缓慢的过程,在形成癌栓的同时常伴有大量侧支循环的形成;②大多数门静脉主干癌栓形成并未将门静脉主干完全阻塞,绝大多数病人其肝脏的门静脉血供仍然存在,只是不同程度地减少;③门静脉癌栓本身肝 A 供血占较高的比例,学者报道门静脉癌栓肝 A 供血占 1/3,1/2 由门静脉供血,其余为双重供血,为此肝 A 阻断除控制肿瘤外,对门静脉癌栓也有治疗作用;④门静脉癌栓的疏通技术已取得实质性进展,除门静脉癌栓治疗外,还可先行门静脉支架植入术等,以复通门静脉,改善肝功能和降低门静脉高压,为阻断肝 A 创造条件;⑤近年来开展的微导管节段性、亚节段性介入治疗,肝损害明显减少。因此门静脉癌栓并非 TACE 的绝对禁忌证,应结合病人的具体情况综合考虑,谨慎应用。

TACE 的适应证:巨块型肝癌,肿瘤占整个肝脏的比例小于 70%;多发结节型肝癌;门 V 主干未完全阻塞,或虽完全阻塞但肝 A 与门 V 间代偿性侧支血管形成;外科手术失败或术后复发者;肝功能分级(Child-pugh)A 或 B 级,ECOG 评分 0～2 分;肝肿瘤破裂出血及肝 A-门 V 分流造成门 V 高压出血者;以上 6 条主要是指无肝肾功能严重障碍,但又判定不能手术切除的中晚期肝癌患者。其他适应证包括:小肝癌,但不适合或者患者不愿意手术、局部射频或微波消融治疗者;为预防肝癌切除术后复发的应用;控制局部疼痛、出血和堵塞 A-V 瘘;肝肿瘤切除术前,为明确病灶的数目,或为缩小瘤体,为两步手术创造有利条件者。

TACE 的禁忌证:Ⅰ级推荐包括:①肝功能严重障碍,属 Child-pugh C 级;②凝血机制严重减退,且无法纠正;③门 V 高压伴逆向血流以及门 V 主干完全阻塞,侧支血管形成少者;④感染,如肝脓肿者;⑤全身已发生广泛转移,估计治疗不能延长生存期者或者估计生存期小于 3 个月者;⑥全身情况衰竭者。Ⅱ级推荐包括:①肝功能欠佳,属 Child-pugh B～C 级间,ALT>120U/L,应视肿瘤大小而定是否作 TACE;②凝血机制减退者;③癌肿占全肝 70% 以上,若肝功能基本正常,可采用少量碘油乳剂分次栓塞;④门 V 高压伴逆向血流以及门 V 主干完全阻塞,侧支循环形成较少者,但肝功能基本正常,可考虑采用超选导管技术对肿瘤靶血管进行分次栓塞;⑤外周血白细胞和血小板显著减少,白细胞少于 3.0g/L(非绝对禁忌,如脾功能亢进,与化疗性白细胞减少有所不同),血小板少于 60g/L。

PHC 介入治疗的随访和治疗间隔:随访期通常 35 天～3 个月,原则上为患者从介入术后恢复算起,至少持续 3 周以上,介入治疗的频率依随访结果而定:若影像学检查,肝脏肿瘤病灶内碘油沉积浓密,肿瘤组织坏死且无新病灶或无进展,则暂不作再次介入治疗,治疗间隔应尽量延长。最初 2～3 次治疗时密度可加大,此后,在肿瘤不进展的情况下延长治疗间隔,以保证肝脏功能的恢复。在治疗间隔期,可利用 MRI 动态增强扫描评价肿瘤的存活情况,以决定是否需要再次进行介入治疗。一般 2～3 月一次,巩固(保驾)治疗者 5～6 月 1 次;临床上发现存活时间较长的行 TACE 病人,介入治疗次数并不多,往往 3～6 次,较频繁 TACE 对免疫功能、肝功能损害较大,也降低病人预后,因此建议介入治疗间隙宜采用保肝、提高免疫功能、中医中药扶正、固本治疗等,但必须明确上述辅助治疗不能作为肝癌的主要疗法,除非病人已无 TACE 的适应证。

总之,TACE 必须与Ⅱ步手术、放疗、射频、微波等其他治疗措施相结合,方能获得良好的疗效,不主张单一的治疗模式。

临床上常用的栓塞剂:

(1)栓塞剂的分类:将某种物质注入血管内,使血管闭塞以达到治疗的目的的方法称为栓塞疗法,所注入的物质称为栓塞剂。

栓塞剂根据作用时间长短分为三类:短效类:栓塞剂通常在 48 小时内吸收,如自体血凝块等;中效类:栓塞剂在 48 小时到一个月内吸收,如明胶海绵等;长效类:栓塞剂的吸收时间多在半年以上,例如组织黏合剂(碘油等)、无水酒精、聚乙烯醇(PVA)、不锈钢钢圈等。

抗肿瘤栓塞治疗通常不用短效栓塞剂,新型栓塞剂除单纯栓塞外,尚具备其他功能,按作用机理栓塞剂分为两类:简单型:只引起单纯血管栓塞,如组织黏合剂、PVA、明胶海绵、不锈钢钢圈等;复杂类:除栓塞作用外,同时具有其他作用,如具有化疗作用的化学栓塞(如碘油与化疗药物混合乳剂和带药的微球、微囊);具有放射治疗作用的放疗栓塞(如放射性同位素微球、微囊);无水酒精产生即刻的蛋白凝固、细胞破坏作用,因此也纳入复杂类。

(2)常用的栓塞剂:

①碘油(LP):1979 年日本学者熊健一郎用碘油作末梢栓塞和节段性栓塞,侧支循环大为降低,开创了介入治疗的新纪元。

碘油为液态栓塞剂,具有亲肿瘤性,属于末梢性栓塞,为 PHC 最常见的栓塞剂。目前常用的制剂有 40％碘油(LP)和 38％乙碘油(LUF),共同之处两者均含有碘的乙酯化合物,简称碘油,LP 黏稠度大,与水溶性化疗药物乳化难,注射时反应大,且易致导管堵塞,而 LUF 则相反。

碘油常与化疗药如 MMC、ADM、EPI、THP、HCPT 等混合成乳剂使用,作为载体,既可提高栓塞部位的药物浓度,也能延迟药物的缓慢释放作用,属于化学栓塞;与放射性核素混合如 ^{131}I、^{125}I 等,可起到放射栓塞作用;碘油也可单独使用,但疗效差于前两者。

DDP、CDBCA($60mg/m^2$、$250mg/m^2$)是继蒽环类后使用较多的有效药物,与蒽环类药物合用有协同作用,但两者与碘油不易混合,目前推荐"三明治"程序,即半量碘油 ADM 乳剂,然后注入含铂化疗药,后再注入半量余下的碘油 ADM 乳剂,最后注入明胶海绵($1mm×1mm$)进行栓塞。

有下列情况的肿瘤病灶,碘油宜用造影剂如碘海醇等稀释后缓慢推注;肿瘤血管不丰富者;肿瘤病灶由细小血管供应者;肿瘤染色出现在中晚期者。稀释后缓慢推注旨在保证碘油有足够的时间进入肿瘤组织。

碘油的用量(毫升数)一般为肿瘤直径的厘米数,也有资料报道:肿瘤直径的厘米数乘 1.5 所得的值为碘油的毫升数。但也不宜过量,如果大于肿瘤直径的两倍,累计生存率反而下降,可能系大量的碘油可造成肝功能损伤和肝硬化,从而影响预后,节段性栓塞碘油的用量与常规栓塞相似,一般用量 5ml 至 20ml,一次碘油用量超过 20ml,约占 46% 病人在术后 2~5 天发生肺 A 栓塞,所以一般不超过 30ml,但如碘油过少,疗效不佳。

Kan、Kruskal 等国外学者在动物实验中发现,正常肝组织肝 A 与门 V 之间也存在四种交通,当肿瘤生长时,较多的 A 血流进入是通过交通支进入门 V 分支后再进入肿瘤瘤体内,并没有观察到肝 A 直接连接瘤体,即经过 A-门 V 交通支进入瘤体及瘤周的血窦(亦称肝 A-门 V 血流互补),碘油根本不在小 A 内停留,很快经过 A-门 V 交通支进入瘤体和门 V 系统及肝 V,最终到达体循环,A 血流进入门 V 没有阻力,但门 V 血流进入瘤体周围血窦则有较大的阻力,因而碘油能在肿瘤内保持长久。碘油的清除早期认为由 Kupffer 吞噬细胞和淋巴管道来完成,目前有专家认为:肝 A→门 V 交通支→门 V 系→肝窦→肝 V→下腔 V→肺 A(继发性肺栓塞)→主 A→肾 A→尿液排出,即随血流冲洗完成,这种冲洗作用在肿瘤组织内发生较慢,在正常肝组织发生相对快,为碘油的栓塞治疗和碘油 CT 的开展提供了理论依据,以上仅根据 Kan,Kruskal 等动物实验得出结论,有待于进一步探讨。实验表明:门脉内碘油量与肝 A 注入的碘油量呈正相关,一般肝 A 栓塞,碘油 10~20ml 和大于 20ml 时,有 60%、80% 的病人门 V 内见碘油存在,尤其是 $\Phi < 5mm$ 的门 V 分支;肝段或更超选择性插管注射碘油,即使碘油量少于 10ml 也能见到门 V 碘油影,由此可见节段性栓塞的双路治疗作用更显著,疗效更佳。

碘油在肿瘤内的聚集类型与生存率关系明显,临床上通常应用 Uchida 等做出的分型:Ⅰ型为碘油分布均匀型,其中Ⅰa 亚型为瘤周边肝组织也含有一定量的碘油;Ⅰb 周边肝组织不含碘油,仅局限于瘤体;Ⅱ型为肿瘤内碘油部分缺如;Ⅲ型:肿瘤内碘油分布为非均匀聚集,部分消散;Ⅳ型:只有少量碘油聚集。Ⅰ型疗效好,Ⅳ型疗效差。

正常肝 A 与门 V 之间有吻合支,同样肝癌病人的动脉和门 V 分支也相互吻合,均存在肝 A-门 V 瘘,尤其是较大有肿块时表现明显,分流量大的 A-V 瘘带使门 V 高压加重。肝癌伴明显肝 A-肝 V 瘘时,用碘油乳剂行 TAE 时病人可能由于碘油从瘘口进入肺 A 而引起刺激性咳嗽,以往一旦遇该种情况常常停止碘油注射,实践证明:除非较大的 A-V 瘘,大部分病人术后随访多无明显异常,正常肺组织有丰富的吞噬系统,完全有能力清除肺 A 所进入的适量碘油,因此少量碘油进入肺 A 并非 TAE 的绝对禁忌证,我们认为只要碘油能在肿瘤内沉积较好就应该继续 TAE 栓塞,该类病人碘油对肺转移灶、肝癌栓、下腔 V 癌栓也有治疗作用,除非瘘口太大,碘油不能在肿瘤内沉积,则不宜 TAE,需先做瘘口不锈钢钢圈堵塞后才进一步作 TAE。

②明胶海绵:很少单独 TAE,往往 7~21 天可被吸收,多与碘油联合使用,可降低血流的冲洗作用,延长碘油在肝内的停留时间,有时甚至可达到血管永久性闭塞。当导管无法超选择至肝固有 A 时,临床上常用明胶海绵暂时栓塞胃十二指肠 A,以免碘油反流至胃肠道以保证碘油能栓塞肝 A;TACE 针道出血时,常用明胶海绵针道止血等。

③无水酒精:为液态栓塞剂,价廉,无黏性,往往可通过很细的导管栓塞较粗的血管,多用于血管瘤的栓塞,肝 A 栓塞目前使用较少,门 V 分支栓塞已临床应用。

栓塞机理:直接破坏血细胞、凝固血浆蛋白和刺激血管壁产生继发性血管内膜炎,导致血管血栓形成,继而起到栓塞作用。

由于门 V 与肝 A 相比,压力较低,尽管血容量大.但血流速度缓慢,大多数病人高浓度酒精不至于通过门 V 分支冲刷到肝实质中去,而是与门 V 分支的血液混合,达到栓塞的目的。

临床实践表明：95％的无水酒精用量不足 5ml，难以实现一个段支的栓塞；7～8ml 可以完全栓塞段/叶支；门 V 一级分支（半肝）栓塞需 10ml。

声学造影引导下细针无水酒精 PVE（门 V 分支栓塞）为门 V 无水酒精栓塞常用的方法，包括门 V 穿刺、声学造影和栓塞三个部分。门 V 穿刺：超声导向下用 21G PTC 针行荷瘤门 V 穿刺，栓塞门 V 左支经腹进针，右支一般选用肋间径路进针，穿刺点尽可能靠近肿瘤，远离与非栓塞门 V 支的汇合部（亦有选择 7 号和 12 号 PTC 针穿刺），多选择右前、右后支、左支的矢状部进针。声学造影：CO_2 在水中的溶解度是 O_2 的 20 倍，血中的碳酸酐酶可使其溶解度提高 1 万倍以上，通过肝窦时即被肝 V 携走并迅速溶解，对肝脏和全身均无害，为声学较好的造影剂；当穿刺成功后，推入 5ml 左右的 CO_2 造影，可见高回声的气体迅速沿穿刺门 V 向所供血的肝段/肝叶弥散，形成境界清楚的均匀高回声区，与周围肝实质回声对比差异非常明显，高回声区内的肿瘤一般不显影，周边往往由一高回声环带包绕，少数病例瘤体内可见斑块高回声气体，提示有门 V 血供，造影能确定门 V 血流有无反流（逆流），便于无水酒精的栓塞治疗，如肝显影范围局限于穿刺门 V 支所支配的区域，说明血流方向正常，可进行下一步的栓塞术，若显像范围扩大则表示有门 V 逆流，若不超过半肝，可行半肝栓塞，若造影剂弥漫到对侧半肝，可判定血流已波及门 V 一级分支水平，栓塞可列为禁忌；栓塞：在推注酒精过程中速度宜均匀，速度为 3ml/min，针身不可移动，以免酒精误入邻近的脉管组织，也不得回抽，酒精与血球混合迅速形成血屑，易堵塞针管，为防止逆流，最好选用带囊的导管；酒精注射后即时血管腔一般无明显变化，术后第 1 天 B 超检查部分病例可见形成栓塞，表现为穿刺门 V 腔内存在约 1cm 长的实质性回声，部分病例显示局部云絮状模糊低回声，再经过 24～48 小时即变为血栓样回声，彩色多普勒超声检查可见门 V 血流在血栓形成处中断，切除术后检查标本，可见门 V 栓塞处被血栓栓子堵塞。

④不锈钢圈：将不锈钢钢丝制成簧状盘曲状并附带织物，常用于大血管的栓塞，易建立侧支循环，其价格昂贵，较少用于肝癌的治疗，临床上常用于栓塞胃十二指肠 A，以防止栓塞剂和药物的反流，近年来也用于大分支的 A-V 瘘瘘口的堵塞。

⑤带药微球（微囊）：可分为生物可降解和非生物降解微球，前者如 MTX 明胶微球，肝内降解时间一个月左右，后者如顺铂乙基纤维素微球，肝内降解时间半年以上，直径 50～150μm，能使药物缓慢释放，具有局部化疗和栓塞双重作用，多用于碘油廓清快的肝癌病灶。

⑥放射性微球：详见内放射治疗章节，本节不重复阐述。

对于供血动脉明显增粗的肝癌，通常主张在碘油乳剂栓塞后加用颗粒性栓塞剂，如明胶海绵或微球等。栓塞时尽量栓塞肿瘤的所有供养血管，以使肿瘤去血管化。TACE 尽可能不使肝固有动脉完全闭塞，否则不利于再次 TACE。对于肝癌合并动静脉瘘者，应首先有效地栓堵动静脉瘘，然后再针对肿瘤进行 TACE。

（四）门 V 分支的栓塞、结扎治疗

1.门 V 分支结扎、栓塞的机理　正如前述。中＜1mm 的肿瘤小结节血供几乎来自门 V，当肿瘤直径大于 1mm 时，瘤体由肝 A、门 V 提供双重血供，当中＜5mm 的肿瘤血供仍以门 V 为主，当西＞5mm 时，肿瘤的血供以肝 A 为主，当 Φ＞1cm 肝 A 供血更加显著，门 V 供血显著下降，当中＞3cm 以上时，肝 A 血供占绝对优势，约大于 95％的血供来源于肝 A，仅小于 5％

的血供来源于门Ⅴ。大多情况下,肝癌瘤体以肝A、门Ⅴ提供双重血供,肝A主要提供瘤体中央区域血供,而门Ⅴ主要提供肿瘤周边的血供,仅以极细小的分支向中心延伸,肿瘤边缘正是肿瘤生长最活跃的部位,所以欲达到更全面的杀癌效果,门Ⅴ化疗或分支的栓塞、结扎必不可少。

值得注意的是肝A阻断后,肿瘤的血供会发生明显改变,门Ⅴ供血作为补偿而相应增加,瘤体内门Ⅴ供血可达70%左右,其中1/3分布在肿瘤的中央区域,换言之肝A阻断后,肿瘤的血供以门Ⅴ为主,从而阐明了肝A阻断后,门Ⅴ治疗的重要性,PVE和HAE联合使用,才有望使肿瘤血供阻断更完全,已有统计报道,单用HAE肿瘤完全坏死率为30%左右,如如用PVE可高达61%,协同作用显著。

HCC转移以肝内播散最为常见,播散途径主要经门Ⅴ,因而70%左右已确诊为肝癌的病人已有门Ⅴ癌栓形成,且手术切割、挤压、游离、牵拉等操作所导致的医源性播散也多是经门Ⅴ途径,因此肿瘤门Ⅴ支的阻断能有效地阻断癌瘤自发性和医源性的转移途径,有统计表明,术前作门Ⅴ分支阻断,可使术后复发率降低10%左右。

结扎或栓塞患瘤一侧肝叶的门Ⅴ支,尤其是右叶巨大肿瘤的门Ⅴ右支,患侧肝叶萎缩而对侧肝叶增生性肥大,非门Ⅴ阻断区肝体积增加29%～66%,与全肝体积之比增大10%左右,对HCC手术治疗有着特殊的意义。大家知道,约70%以上HCC病人合并肝硬化,不能切除的理由往往不在肿瘤本身,而很大程度在于余肝的储备能力,非荷瘤肝叶代偿性增大,肝储备能力增强,从而使部分不可切除病人获得切除成为可能。阻断一侧肝叶的门Ⅴ的结果是患侧肝叶萎缩而对侧增生性肥大,这种肥大主要由于线粒体增大,DNA合成增加,参与肝细胞合成代谢的营养因子都流向非栓塞肝叶,丰富的营养因子能促进肝的再生。

门Ⅴ化疗已临床应用,尤其是对少血管型HCC病人(血管造影显示仅较少肝A供血病灶),但门Ⅴ分支的栓塞和结扎也应慎重:门Ⅴ为正常肝组织的主要供血来源,以Ⅱ、Ⅲ级分支阻断(末梢性阻断)较为安全,Ⅰ级分支阻断存在着缺血、肝衰的风险,需谨慎采用,门Ⅴ主干不得作阻断治疗;栓塞剂反流可造成异位性栓塞,带气囊导管作门Ⅴ栓塞后可通过膨胀的气囊防止栓塞剂反流;门Ⅴ有离肝血流,栓塞剂可以随血流进入血液循环,造成生命重要脏器的栓塞。另外,肝门Ⅴ阻断后所引起门Ⅴ分支血流的再分布情况和门Ⅴ在不同肿瘤的血供的准确比例等尚不清楚,何为最佳的栓塞范围至今尚无大宗的试验数据,栓塞远期疗效的判断也有待于进一步观察。因此经门Ⅴ途径作为常规治疗的理论依据尚不充分,需进一步研究。

2.常用进入门Ⅴ的途径　常用的进入门Ⅴ的途径有:①经皮穿刺肝门Ⅴ插管法:如最为经典的经皮穿刺门Ⅴ插管法,常在X线透视下进行,简单易行,损伤较小,但当穿刺途径有肿瘤病灶或门Ⅴ有癌栓时,较难成功;②经皮脾门Ⅴ插管法,类似于经皮穿刺肝门Ⅴ插管法,操作难度加大,损伤增大,并发症发生率较高,多用于因种种原因无法或不宜行经皮穿肝门Ⅴ插管的患者;③经颈Ⅴ肝Ⅴ穿刺门Ⅴ插管法,类似于经颈Ⅴ肝内门一体Ⅴ分流术,难度大,操作困难,临床很少采用;④超声导向经皮穿刺肝门Ⅴ分支:在超声下确定肿瘤所在的门Ⅴ分支,用穿刺探头引导穿刺门Ⅴ分支,此法定位正确,穿刺成功率高,但如病灶范围广,则不宜采用此法。随着超声仪器的不断发展,该技术得到了广泛的应用,门Ⅴ穿刺根据穿刺器械的不同,可分为细针门Ⅴ穿刺、经穿刺针腔门Ⅴ置管、Seldinger法门Ⅴ置管,三种方法各有其特点,可根据病人具体情况加以选择。

(1)细针门 V 穿刺:普通探头检查肝脏,了解肿瘤的供应静脉,选择穿刺进针点,在超声引导下将 7 号 PTC 针穿入门 V 内,拔出针芯,见血液流出或抽吸后血液流出,证实在门 V 内,缓慢注入化疗药物或栓塞剂,也可在注药前行门静脉 CO_2 造影,了解门 V 供应区域,注射完毕后,放入针芯,拔出穿刺针。

(2)经穿刺针腔门 V 置管:常规检查肝脏,选择清晰门 V 分支进针,分支包括右前支、右后叶、门 V 左支矢状部,超声引导下 12 号穿刺针穿入门 V 内,拔出穿刺针芯,沿针腔放入肝素化 3F 导管至门 V 主干,以门 V 右前支进路最为通畅,导管内注射 CO_2 造影剂,了解导管头位置,进一步调整使其位于门 V 主干内,拔出穿刺针,导管内可行门 V 推注或持续灌注化疗,导管可留置数天,每次化疗结束,导管内须用稀释肝素溶液冲管,导管外端封闭。

(3)Seldinger 法门 V 置管或置泵:常规检查肝脏,根据肝脏门 V 清晰情况选择右前支或左支矢状部进针,超声引导下经 12 号穿刺针穿入门 V 内,拔出针芯,放入导丝,至所需的部位或门 V 主干,拔出穿刺针,沿导丝放入扩张管,退出扩张管,再沿导丝送入留置的导管至所需部位或门 V 主干及脾 V,需要埋泵时,在右上腹肋弓下缘做一横切口,分离皮下组织,其大小能容纳药泵。

此外脐 V 插管术亦是进入门 V 途径,多需剖腹完成。废用的脐 V 属于门 V 系统,当确定不能行根治性切除术时可选用脐 V 插管便于门 V 化疗灌注,术中找到肝圆韧带并予以切断,可见灰白色纤维条索状的脐 V,用大隐 V 剥脱器或小号胆道扩张器向肝脏方向轻轻扩张。切勿使用暴力,以避免损伤门 V 或穿出肝圆韧带,当阻力消失时,将扩张器向后稍稍退出,若有血溢出,提示脐 V 已经打通,经此插入直径 2～3mm 的导管,深度以进入肝门内 2～3cm 为宜,此时导管已进入门 V。操作时注意:牢固结扎插管处的肝圆韧带,以防止出血;导管内应注入抗凝剂,防止血凝块堵塞;将导管引出至腹壁外,并妥善固定,便于导管化疗。

二、肝 A、门 V 分支阻断,区域性化疗的不良反应、并发症

(一)肝 A 结扎、栓塞与插管术

该法多剖腹直视下插管,很难做到超选择。多数病人导管头端在肝固有 A 水平,因此,推注美蓝,表现出全肝染色,很难将导管头端调整到肝 A 左右支及肿瘤的供血支,越超选择插管其不良反应越轻;反之亦然,肝固有 A 治疗反应明显重于左、右支治疗。

Child-B、C 级肝硬化或/和肿瘤巨大超过全肝体积的 70% 以上或/和门 V 主干癌栓患者作肝 A 结扎,尤其肝固有 A 结扎存在着余肝缺血而出现急性肝功能衰竭的风险,同时因大量癌细胞在短期内大量坏死,体内代谢物质积聚可出现急性肾功能衰竭。

肝固有 A 化疗或栓塞剂的应用,药物和栓塞剂可经胃右 A 进入胃小弯,经肝右支进入胆囊 A,亦可沿胃十二指肠 A 反流,因此肝固有 A 化疗或栓塞可出现胃肠道、胆囊大面积损伤,术中行胃右 A 结扎,有助于降低胃肠道不良反应。

导管长期应用,易出现堵塞,且长期留置血管内可导致肝 A 痉挛和疼痛。导管需每隔 10～14天用 10ml 稀释肝素液冲泵(管)1 次,稀释肝素液配制方法:生理盐水 250ml＋肝素

12500U(1 支),4℃冰箱保存备用,超过 1 周弃用,如冲管时感觉阻力较大,可改用尿激酶溶液,常用剂量:生理盐水 10ml＋尿激酶 1 万 U,连续冲管 3 天。肝 A 痉挛和疼痛可用普鲁卡因、利多卡因管内注射,解除痉挛。

导管长期应用,也易出现导管脱落或侧漏,因此应定期在透视下经导管肝 A 造影,一旦出现导管脱落或侧漏,不得行导管化疗和栓塞。日常化疗栓塞和冲管需严格遵守无菌操作原则,宜缓慢推注,切忌粗暴操作。

(二)TACE

TACE 常发生早期、晚期和与化疗药有关的三种并发症。

早期并发症:主要与插管有关,如 A 损伤、血栓、血肿和对造影剂过敏等,其次为异位栓塞,如反流而栓塞胃十二指肠 A 和脾 A 等,通常不引起严重的症状,经对症治疗多能恢复正常。

晚期并发症:栓塞后综合征(PES):主要表现为恶心、呕吐、发热、腹痛、肝功能损伤、腹水、麻痹性肠梗阻等,往往为一过性,大多数病人经对症处理可缓解。发热多为肿瘤坏死性吸收热,常可至 38～39℃,多为 7～14 天,也可持续 1 个月,抗生素无明显效果,必要时可短期给予地塞米松 5mg 静注或吲哚美辛 25mg 口服 q6～8h;腹痛常见的原因有碘油所致的血管痉挛胆囊炎,临近肝包膜肿瘤治疗后坏死而引起的局限性腹膜炎;肠蠕动减弱,肠胀气为常见的反应,部分病人可出现麻痹性肠梗阻,因此术后次日就鼓励病人下床活动和进食,必要时应用促进肠蠕动的药物。非靶器官误栓:胆囊 A 栓塞,可出现胆囊炎、胆梗死、胆囊功能紊乱;脾 A 栓塞可出现脾梗死;胰十二指肠 A 栓塞可导致坏死性胰腺炎;胃右和胃十二指肠、胃网膜右 A 栓塞可导致胃肠道黏膜糜烂、溃疡、穿孔,肺 A 栓塞可致继发性肺梗死等,目前多应用碘油加明胶海绵栓塞较为安全,只要应用适当,很少有严重的非靶器官梗死,一旦出现则多需外科处理,术前术后内镜检查对比约 45％病人会发生或加重消化道溃疡或糜烂,其中 35％发生在肝左、右支栓塞时反流之后。肝脓肿:为 TACE 后肝组织坏死、液化,在肝功能受损的同时,易继发感染而形成脓肿,多见于有胆道手术史,尤其是有胆管十二指肠吻合术后患者,与肠道细菌的逆行有关,所培养的细菌多为肠道细菌(常见梭状芽孢杆菌),多表现为 TAE 后持续性高热超过 2 周,或者退热后再度高热,并伴发肝区疼痛;影像学检查:肝内液化坏死;穿刺培养能发现病源菌和做药敏试验;治疗原则:充分引流,敏感抗菌药物冲洗和静脉应用,对有胆道手术史者,TACE 前后预防性抗菌药物的应用有助于降低该并发症。肝内气体:在 TACE 术后当天或数日 B 超、CT 可发现肝内气体,气体的来源:栓塞时带进、无氧代谢产生的 CO_2、氧合血红蛋白释放出的氧气。柏-查综合征:主要表现为肝 V、腔 V 回流受阻,可加重门 V 高压,严重者可导致食管、胃底曲张 V 破裂出血,为少见而又危险的并发症。其他:肝肾衰竭、肿瘤溶解综合征。C-反应蛋白是一种急性期反应物,跟炎症、感染、肿瘤周围和组织损伤的严重程度呈正相关,因此,监测血清 C-反应蛋白可预测术后过程是否平稳恢复。TACE 可使凝血与纤溶同时增强,凝血增强可能与非瘤肝组织的所含丰富凝血酶释放入血有关,纤溶亢进与血小板减少和血管内皮损伤有关,严重可导致 DTC。

与化疗药物有关的不良反应:类似全身化疗反应,但程度相对轻。

（三）门V穿刺

大出血是门V穿刺最严重的并发症,常有腹腔内出血、肝包膜下血肿、肋间A穿破出血等,Seldinger法门V置管穿刺针较粗,尤应注意。术前常规查出、凝血时间、PT,给予维生素K_1等药物,有出血倾向者禁忌穿刺。穿刺拔针时,可针道内注射明胶海绵,拔出后局部压迫10min以上,门V置管后应绝对卧床休息24小时,静滴维生素K,和止血药。

化疗药物不良反应:注药时应缓慢注射,勿使药物反流至胃肠道,尤其是栓塞时,为防止反流可应用气囊导管。

门V血栓形成:导管为异物,长时间留置门V内,可引起门V内血栓形成,穿刺过于粗暴,损伤门V内皮细胞,也可引起门V血栓;留置管血栓形成,直接影响以后的治疗过程,留置管灌注化疗后需用肝素冲管,药泵治疗结束后,每$0.5\sim1$个月定期稀释肝素液冲管。

导管滑脱:留置管随患者的呼吸运动,可逐渐滑脱至腹腔内,滑脱的导管,可手术拔除。

肺、胆管、肝A损伤:多由操作者对脏器解剖结构不熟悉,操作过程欠仔细和经验不足所致,应注意门V、胆管、肝A的位置关系,右前叶穿刺进针点应在肺下缘$2\sim3$cm下方。

第五节　原发性肝癌的放射治疗

PHC起病隐匿,发展较为迅速,病人确诊时接近80%左右已属中晚期,加之近70%的病人合并不同程度肝硬化,已失去根治性切除的可能性。放射治疗是恶性肿瘤治疗的三大手段之一,但在20世纪90年代以前由于放射治疗对肝脏的损伤较大,且效果较差,因此PHC患者较少接受放疗,曾一度放射治疗被摒弃于肝癌的治疗方法之外。20世纪90年代中期之后,三维适形放疗(3D-CRT)和调强适形放疗(IMRT)等现代放疗技术逐渐成熟,为放疗在肝癌治疗中的应用提供了新的机会。国内外学者已经陆续报道了采用3D-CRT、IMRT结合TACE治疗不能手术切除PHC(局限性肝内病灶)的3年生存率达25%~30%,收到了一定的疗效。临床将PHC的放射治疗分为外放射和内放射两大类。

一、PHC的外照射

（一）外照射的不良反应

正常肝组织属于放射线非常敏感的组织,PHC外照射的不良反应包括急性期(放疗期间)不良反应及放疗后期(4个月内)的肝损伤。放疗期间主要的不良反应包括:厌食、恶心、呕吐,较严重的有上消化道出血,特别是放射野累及较大体积的十二指肠、空肠和胃的患者;急性肝功能损害,表现为血清胆红素和ALT上升,临床上在放疗期间出现急性肝功能损伤,尤其≥RTOG Ⅱ级肝损伤,如继续放疗,则以后发生RILD的几率可高达60%,因此对此类病人应停止放疗,以避免治疗后RILD的出现;骨髓抑制,特别是在大体积的肝脏受照射的患者,尤其伴脾功能亢进者。主要的放射后期损伤是放射诱导肝病(RILD),其临床表现和诊断标准是:已接受过肝脏高剂量放疗;在放疗结束后发生;典型的RILD发病快,患者在短期内迅速出现腹水和肝脏肿大，伴 ALT 上升至正常值 5 倍以上或 ALP 上升至正常值 2 倍以上；非典型的 RILD 仅有肝功能的损伤，ALT 上升至正常值 5 倍以上或 ALP 上升至正常值 2 倍以上，不伴有肝脏肿大和腹水；能排除肝肿瘤发展、放疗或肝 A 介入后以及药物性肝病或病毒性肝炎造成的临床症状和肝功能损害。急性肝损伤往往可逆，易修复。而后期肝损伤（RILD）是一种严重的放射并发症，肝损伤常常不可逆，一旦发生，可引起肝功能衰竭，死亡率高达近 80%。

来自上海复旦大学附属肿瘤医院等单位关于大分割放疗治疗 PHC 的临床研究资料表明：大分割照射，如每次 4～6Gy（平均 5Gy），每日 1 次，每周照射 3 次，总剂量 50Gy 左右，对肿瘤的杀伤效应强，但对正常肝脏的放射损伤也大，一旦发生 RILD，70% 以上的患者在短期内死于肝衰。避免 RILD 发生最关键的措施是在设计放射计划时，把正常肝脏受照射的剂量严格限制在能耐受的范围内，即肝脏的耐受剂量（全肝平均剂量）在 Child-pugh A 级患者可能是 23Gy，Child-pugh B 级患者可能是 6Gy。肝癌细胞对放射线敏感性差，常规分割上剂量大于 60Gy 才有可能达到根治性效果，而≥60Gy 的根治性剂量已大大超出了正常肝组织的耐受量。因此既往临床常用的全肝移动条、前后大野＋缩野、超分割等照射技术（前后大野）要在确保不发生 RILD 的前提下，照射剂量往往＜55Gy，达不到根治性剂量，都属于只能抑制肿瘤生长的姑息性治疗范畴，且放射反应重，已逐步摒弃。

（二）肝癌放疗适应证

肝癌放疗的指征包括：①肿瘤局限，因肝功能不佳不能进行手术切除，或肿瘤位于重要解剖结构，在技术上无法切除或拒绝手术，但必须要求病人一般状况尚可，肝功能 Child-pugh A 级，KPS≥70 分；②手术后有残留病灶者；③需要肝脏肿瘤局部处理，否则会产生一些并发症，如肝门胆管的梗阻、门 V 和肝 V、腔 V 癌栓者，对胆管梗阻的患者可以先进行引流，缓解黄疸，再进行放疗；④远处转移灶的治疗，如淋巴结转移、肾上腺转移以及骨转移，放疗可减轻患者的症状，改善生活质量。

（三）肝癌的放疗技术

1.放疗剂量的分割　①大分割照射，如分次量 5Gy 左右（4～8Gy/Fx），每日 1 次，每周照射 3 次，总剂量 50Gy 左右，对肿瘤的杀灭效应强，但是对正常肝脏的放射损伤大。②常规分割：如分次量 2Gy，每日 1 次，每周照射 5 次，总剂量 50～62Gy，正常肝脏的耐受性好，对肿瘤也有明显的疗效。究竟哪种分割方法更好，还需进一步的临床研究证实。但对需要在短期内缓解临床症状的患者，更适合用大分割放疗，该疗法肿瘤的退缩快，症状改善明显。

2.3D-CRT 和 IMRT 技术　①适形放射治疗（3D-CRT）：能使照射剂量的分布更符合靶体积的形态.能尽可能降低正常周围组织的受量，且能采取多野、多角度的照射技术。②调强放射治疗（IMRT）：为应用一种剂量边缘锐利的放射治疗技术，可精确地照射肿瘤靶区而正常组织得以保护，与 3D-CRT 的区别在于：3D-CRT 所应用的射线为均一强度的整束射线，当肿瘤围绕正常器官时，通常无法将肿瘤与邻近组织精确、安全分开，而 IMRT 则用许多的细束或者强度不同的射线治疗肿瘤，使射线以不同的强度穿过治疗区，而不是单一、整束、强度一致的射线，对周围正常组织的保护更好，IMRT 射线经 MIMIC 多叶准直器或动态多叶准直器修饰后发出。IMRT 放疗的靶区剂量适形性更好，正常肝脏受照射剂量减少，因此临床上一般先用 3D-CRT 技术，如达不到剂量学的要求，则改用 IMRT，调强放射治疗更适用于下述患者：肝癌的体积较大,以致正常肝脏受到较大剂量照射时,或患者的肝硬化严重,不能耐受大剂量照射时。

3.立体定向放疗 适宜于大小 Φ 一般≤4cm,影像学上很清晰的病变。单次大剂量照射能取得更大的生物学效应,从而产生更好的疗效,用定向适配器固定病人位置的基础上进行 X、Y、Z 坐标定位,确定靶病变形态和范围,临床上常用 X-线刀、γ-线刀等。

4.术中放射治疗(IORT) 在手术直视下,让肿瘤充分暴露,对准肿瘤直接照射,减少或消除邻近组织的损害,从而达到治疗肿瘤的目的,能量范围 6～22MeV,治疗深度可达 6cm,对一个位点进行一次性大剂量照射(20～30Gy),产生更大的放疗生物学效应。

5.外照射的主动呼吸控制技术(ABC) 其基本原理:在患者深吸气后,用机械方法强制患者处于屏气状态,使肝脏处于相对静止状态,在患者屏气的时间内进行照射,整个过程在计算机的控制之中。即用主动呼吸控制调节器(ABC)以限制肿瘤在放疗中的运动,从而减少对正常肝脏的放射剂量。上海复旦大学附属肿瘤医院蒋国梁等对 28 例 PHC 患者,采取 ABC 技术作 3D-CRT,放射野的中位数 3 个(2～5 个),分次量 2Gy/次,深吸气后的中位屏气时间为 38 秒(30～45 秒),中位照射总剂量 47Gy(32～58Gy),28 例患者共接受 2058 个野次的照射,其中 1552 个野(占 75%)只需屏气一次就能完成一个野的照射,其余 506 个野次需屏气 2 次,约占 25%。实践证明:ABC 技术用于肝癌放疗是可行的,未增加放疗时间,摆位相对精确且重复性好,减少了正常肝脏的照射体积,降低了正常组织的平均剂量,减少了放射性肝病的发生率。

6.TPS 靶区定位 为提高肝癌大体肿瘤范围(GTV)勾画的准确性,建议使用增强 CT 的动脉相,因为肝癌绝大多数属于 A 供血,在 MRI 勾画时,肝内病灶用 T_2 相,有条件者可使用 CT 和 MRI 图像的融合技术,目前多建议采用 CT 和 MRI 图像融合技术,此外 TACE 后碘油沉积亦可确定肿瘤靶区。在确保肝癌的 GTV 勾画精确的同时,在实际工作中要留有充分的余地,毕竟部分患者肝肿瘤在 CT 和 MRI 图像上的边界并不很清楚。临床肿瘤体积(CTV)为 GTV 外扩 4～5mm。计划放疗靶区(PTV)在 CTV 的基础上再外扩 5～10mm,在使用 ABC 装置条件下为 CTV 外加 6mm,根据不同医院的情况决定。所以从 GTV 至 PTV,要外扩10～15mm,呼吸控制技术如 ABC 下,最少为 10mm,在没有使用 ABC 时根据患者的呼吸幅度来确定。

7.放射剂量与关键器官剂量限制 2009 年 8 月 30 日复旦大学肝胆胰肿瘤综合治疗组在 PHC 诊治指南上提出:对肿瘤直径小于 10cm 的肝癌,剂量一般为 60Gy,通过使用 ABC 等呼吸控制技术、3D-CRT,必要时 IMRT;对肿瘤直径大于 10cm 的肝癌通过 ABC 等技术和 IMRT,处方剂量最好在 50Gy 以上,均采用常规分割,每周 5 次。

关键器官剂量限制:肝功能 Child-pugh 分级 A 级患者,正常肝脏(总的肝脏体积减去 PTV)平均剂量≤23Gy,一般认为国人为 22Gy;脊髓点剂量<50Gy;如果一个肾脏接受的剂量>20Gy,90% 的对侧肾脏接受的剂量≤18Gy;胃和十二指肠<45Gy。

(四)外照射结合 TACE

区域性化疗、栓塞能使瘤体缩小,促进 G_0 期细胞进入生长周期 G_1 期,有放射增效、增敏作用。理论上应尽可能局部化、放疗同步进行,如病人不能耐受,则考虑先化后放。不主张先放疗后再化疗的做法,先放疗可能使局部血运破坏,妨碍化疗药物与肿瘤的充分接触。

目前,多数单位已采用外照射结合 TACE 的综合治疗模式,在放射治疗之前先进行 2 个疗程的介入化疗栓塞(TACE),间隔 3～6 周后,再进行评估是否需要放射治疗。但介入治疗后放疗,有增加 RILD 之风险。为安全起见,笔者主张放疗与 TACE 联合的间隔时间应大于 1 个月。实施放疗前先 TACE 的好处:可发现和治疗小的肝癌病灶;有利于肿瘤靶区的认定;有利于完成放疗计划实施前的验证;有可能推迟肝内的局部播散,延缓肝内已播散的亚临床显现病灶的时间。

使用肾上腺皮质激素、利尿药、积极给予保护药物和支链氨基酸、白蛋白等支持治疗对RILD 而言只是对症治疗,往往 RILD 是不可逆性肝损伤,预防的作用远远大于治疗。

(五)外照射的疗效评估

前文已述,综合国内外一些学者报道采用 3D-CRT 和 IMRT 结合 TACE 的 3 年生存率为25%～30%等内容,尽管为小样本的临床研究,但结论令人鼓舞。现将国内的一部分有代表性的研究报道如下:

上海复旦大学附属肿瘤医院 1999 年 4 月—2003 年 8 月对 128 例 PHC 患者进行了3D-CRT大分割放疗,患者中 T_3 期 83 例,T_4 期 45 例,均为 N_0,34 例有门 V 癌栓,Child-pughA 级 108 例,B 级 20 例,每次分割剂量 5Gy(4～8Gy),每周 3 次,肿瘤剂量 53.6Gy,其中 48 例在接受 3D-CRT 之前接受过 TACE,结果:1 年、2 年、3 年生存率分别为 65%、43%和 33%,19 例(占 14.8%)患者发生 RILD。

2000—2004 年期间该院对 50 例 PHC 患者采用先接受 TACE,4 周后再进行 3D-CRT 的治疗方案,50 例中Ⅲ A 期 27 例,Ⅲ B 期 1 例,Ⅳ A 19 例,Ⅳ B 3 例,均采用常规分割,每次 2Gy,每周 5 次,Child-pugh A 级 48 例,B 级 2 例,肿瘤平均剂量 43Gy,正常肝脏接受的平均剂量19.1Cy,结果显示:1 年、2 年、3 年生存率分别为 60%、38%和 28%,无 1 例患者出现 RILD。

广西医科大学肿瘤医院应用 3D-CRT 技术治疗 28 例直径≤5cm 的 PHC 患者,这些患者均无法进行手术切除,或拒绝手术,采用大分割照射,5Gy/次(2～6Gy),每周 3 次,平均肿瘤剂量为 53.6Gy,1 年、2 年、3 年生存率分别为 100%、85%和 60%,且无一例出现 RILD,该研究提示 3D-CRT 是 PHC 的有效治疗手段,不良反应较小,该单位建议对直径≤5cm 的不可切除肿瘤(PHC)首选 3DCRT 治疗方案。

中科院肿瘤医院也曾报道,PHC 单纯放射治疗的 1 年、3 年、5 年生存率高达 70%、35%、12%,中位生存期长达 20 个月,疗效值得肯定。

必须强调以上疗效较好的报道均为小样本临床研究,疗效的准确性和真实性有待进一步探讨,希望作前瞻性大样本的随机多中心对照研究,对外照射的疗效做出评估,为临床医师开展放射治疗提供高级别循证医学证据。

(六)外照射的循证医学证据

循证医学是由研究人员预先确定好证据,该证据有分级标准和推荐强度,并为医学决策者所引用而做出决策。自 2000 年以后,针对现存证据分级与推荐意见的不足,包括 WHO 在内的 19 个国际组织共同成立了循证医学证据的分级标准、推荐强度制定、评估、评价组织(GRADE),由 67 个临床指南专家、循证医学专家、各权威标准的主要制定者及证据研究者通力协作,循证制定出国际统一的证据质量分级和推荐强度标准,并于 2004 年正式向全世界推出,已在世界范围内推广应用。

2004 年 GRADE 证据等级:高级:未来的研究几乎不可能改变现有疗效评价结果的可信度;中级:未来的研究可能对现有疗效评估结果有重要影响,可能改变现有疗效评价结果的可信度;低级:未来的研究结果可能对现有疗效评价结果有重要影响,改变现有疗效评价结果可信度的可能性较大;极低:任何疗效的评价都很不确定。

2004 年 GRADE 证据的推荐强度:强度:明确显示干预措施利大于弊或者弊大于利;弱度:利弊不确定或无论质量高低的证据均显示利弊相当。

2006 年中国循证医学中心李幼平等组织制定了"中国循证医学中心的证据分级标准"。A级:系统评价、卫生技术评估(HTA)、Meta-analysis;B 级:政府及相关机构报告、官方指南;C级:有确切研究方法的文献;D 级:综述;E 级:专家意见。外照射循证医学证据分级:①局限于肝内的 HCC,放疗与 TACE 联合治疗有可能延缓肿瘤的肝内局部播散,提高有效率和生存率,循证医学证据 C 级。②HCC 伴癌栓:放疗针对外科或介入治疗后出现的癌栓以及原发性癌栓(包括下腔 V 癌栓),可以延长患者的生存期,循证医学证据 C 级。③HCC 伴淋巴结转移:放疗可改善淋巴结转移的 HCC 患者的生存期,循证医学为 C 级。④HCC 肾上腺转移:放疗有望缓解肾上腺转移灶所出现的症状,但尚无证据说明放疗可延长生存期;HCC 骨转移:放射治疗的目标为缓解症状,从而提高患者的生活质量,但无证据说明能够延长患者的生存期。⑤ICC:放疗可延长切除术后切缘残癌和不能切除 ICC 患者的生存期,循证医学证据 C 级。至目前放射治疗尚无更高级别循证医学证据支持,只能理解为一种可供选择的治疗方法之一。

二、PHC 的内放射

内放射治疗指将辐射源直接引入肿瘤组织,减少或消除辐射所造成的正常肝细胞的损害,已受到广泛重视。临床上 PHC 内照射的常用的方法:^{90}Y 瘤内直接注射、动脉内 ^{90}Y、^{131}I、^{32}P 等放射性同位素的注射。

最理想的肝癌内放射治疗所用的核素最好符合以下三个条件:能产生纯 β-射线,不含γ-射线,同时为补偿由于分布不均匀及因血循环而肿瘤达不到有效的辐射,必须使用能量很强的核素;核素应为短半衰期型,以使肿瘤在明显增大前接受到绝大部分预计的辐射量,减少正常组织损害;能和载体稳固结合。目前较理想的内放射核素为 ^{90}Y(钇)和 ^{32}P(磷)微球,其中 ^{90}Y 更为理想,通常使用带核素的微球,如 ^{90}Y、^{32}P 玻璃微球,以减少核素脱落进入体循环导致严重骨髓抑制等不良反应,本文仅介绍常用的核素。

(一)肝 A 灌注同位素内放射治疗

1.^{131}I-碘化油肝 A 灌注放射治疗　^{131}I 碘化油主要发射能量为 364 keV 的 β-射线和 605 keV 的 γ-射线,半衰期 8.04 天(平均),不同病人其生物半衰期和有效半衰期不同,主要依赖血流、动静脉分流和网状内皮细胞清除。

^{131}I 碘化油注射体积的大小由肿瘤的大小和血管丰富程度确定,一般直径在 5cm 以内的肿瘤注射液量为 5ml 左右,每个病人注射后需进行伽马照相,计算肿瘤组织及肝脏的准确剂量,同时影像学近踪监视,以避免漏入其他器官;因碘化油可能在肝脏降解,可在尿中检测到,

在进行治疗前 2 周,病人口服卢戈液,以保护甲状腺;为了保证病人出院前放射性达到安全水平,病人应住院治疗,住院长短根据病人有效半衰期确定,一般需 10～14 天;^{131}I 通过 γ-和 β-射线产生局部治疗效应,因半衰期较短和不断为肝组织降解,常需多次注射;由于 ^{131}I 射线能量偏低,对瘤体较大者疗效差,通常用于直径<5cm 肿块的治疗,对 Φ>5cm 者多用 ^{90}Y、^{32}P 微球肝 A 灌注治疗。

Park 等通过对 ^{131}I-碘化油在 HCC 的生物学分布研究表明,注射后肿瘤/非肿瘤组织的聚集比为 5∶1～20∶1,有效半衰期为 4～6 天,无骨髓摄取,治疗 60 例 HCC,肿块均有不同程度缩小,症状明显改善,其中对肿块较小者疗效显著;Kajiya 等采用 ^{131}I 标记的碘化油行 TACE,75% 的病灶疗后体积缩小一半以上(50Gy),1 年生存率为 67%,而小剂量的治疗量(<50Gy)治疗后仅 22% 有效。

2.^{90}Y 微球肝 A 灌注放射治疗 ^{90}Y 为纯 β-发射体,β-射线能量高,平均 936.7keV,最大者达 2270keV,平均物理半衰期 64.2 小时,平均组织穿透力 2.5mm,一般用于标记单克隆抗体进行靶导向治疗,也可制成树脂或玻璃微球肝 A 灌注。

经肝 A 注射后,经血流停留在肝实质末梢毛细血管内,通过 β-射线照射达到局部治癌作用,对 Φ>5cm 的肿块也有较好的作用;血管紧张素Ⅱ能收缩正常肝血管,而对肿瘤血管无作用,注射血管紧张素可增强肿瘤组织对 ^{90}Y 的摄取;因微球不能为肝组织降解而永久性停留于肿瘤组织中和肝组织内,通常只需要一次注射;治疗前可利用 ^{99m}TC-MAA 肝 A 灌注显像,评价肝分流是否存在,有分流存在者,治疗效果差,全身不良反应重。

学者应用 ^{90}Y 玻璃微球放射栓塞治疗肝癌,18 例患者肝脏可耐受平均吸收剂量 50～100GY,癌/肝放射比为 3∶1～14∶1,1 年、2 年、3 年生存率分别为 66.7%、33.3%、14.3%,2 例存活已超过 6 年。

放射性微球治疗肝癌成功的基本条件:肿瘤血供大于正常肝组织,以使微球能大量积聚在肿瘤内;正常肝组织内微球分布均匀,以减少因局部放射性微球积聚而造成肝坏死,既要有高的癌/肝比例高,又要有低的分布变异系数(%CV),而两者均对微球的直径有一定的要求,微球直径越小,癌/肝比越高,分布变异系数越大,反之亦然,临床上使用的微球(树脂或玻璃)直径以 15～35μm 为好。

3.^{32}P 玻璃微球肝 A 灌注内放射治疗   经肝 A 灌注后可永久停留在肝实质末梢毛细血管内,产生平均 1709keV 的高能 β-射线,直接杀死肿瘤细胞,应用 γ 照相,可观察其生物学分布,疗前需进行 ^{99m}TC-MAA 灌注显像,可了解肿瘤肝外分流情况。中山医科大学第一附属医院肝胆外科治疗 21 例晚期不能手术切除的肝癌患者,采用皮下埋藏式灌注泵进行肝 A 灌注治疗,灌注后 SPE CT 显像,肿瘤/正常肝组织(T/N)比值为 1.5∶1～6.4∶1,肿瘤体积平均缩小 37.5%,A-FP 在治疗后 2 个月内有不同程度下降,中位生存期 11 个月。

4.肝 A 灌注同位素内放疗的不良反应与并发症   放射性微球多从胃右 A 或胃十二指肠 A 漏出,可引起辐射性胃炎或十二指肠炎;如存在广泛的肝动静脉分流,可漏出到肺,因此在应用放射性微球之前应常规进行肺分流程度评估,通常有 ^{99m}TC-MAA 显像来预测肺分流情况,通过 A 插管注射诊断性剂量的 ^{99m}TC-MAA,用 γ 照相机进行肝、肺对照,可得到肺分流百分比和肿瘤/非肿瘤组织摄取(T/N)比值。一般分流百分比大于 15%,T/N 比值小于 1.0,用微球治疗会造成较大的肺和正常肝组织损伤,出现较严重的全身反应,这种情况不适宜用微球治疗。

(二)放射免疫治疗

放射免疫治疗(RIT)是肿瘤治疗的进展之一,是肿瘤治疗学和肿瘤核医学研究的主要课题。RIT 是将肿瘤标记物的特异性抗体标记上同位素,如 ^{131}I、^{90}Y、^{32}P 等,这些带有同位素的抗体注入人体内后可与肿瘤特异性结合,从而停留在肿瘤组织内,通过同位素释放的电离射线的辐射生物学效应达到治癌的目的。

该法的优点:特异性高,靶/非靶比值高,除治疗原发病灶外,对转移病灶也有治疗作用,同时可减少对全身正常组织的损害。

缺点:目前使用的抗体大多为鼠抗体,注射人人体后形成人抗鼠抗体,产生人抗鼠免疫反应(HAMA),因而不能进行多次注射;血液中放射性同位素的清除速度缓慢也是 RIT 目前需要解决的重要问题。

^{131}I 抗 A-FP 抗体、^{131}I-抗铁蛋白抗体、^{131}I 抗癌胚抗原抗体等已临床应用治疗原发性肝癌,都已显示出一定的治疗效果,但因放射免疫治疗目前存在上述缺陷,其确切的临床效能尚有待进一步研究,尤其需大样标本随机对照研究。

抗人肝癌单抗:新近研制出的 ^{131}I-美妥昔单抗是用高特异性的抗人肝癌片段单抗交联 ^{131}I,美妥昔单抗的靶点为肝癌细胞膜上的糖蛋白,对肝癌细胞具有较强的亲和力,可引导 ^{131}I 发射高能 β 粒子杀伤癌细胞,该药于 2001 年经国家食品药品管理局批准进入临床试验。2001 年 6 月至 2003 年 12 月进行的临床试验结果表明该药物安全有效,并有较好的近期、远期疗效,受试者均为中晚期 PHC,临床缓解率为 8.22%,临床有效率为 27.4%,临床控制率为 86.3%,2 年生存率为 42%,32 个月的生存率达 31%,生存期明显延长,由于试验证明单克隆抗体可有效地治疗不能手术切除或术后复发的 PHC 患者,该药 2005 年被 SFDA 批准上市,成为我国第 1 个用于治疗 PHC 的单克隆导向核素药物。由于肝动脉给药抗体衰减速度明显低于静脉给药,故国内大多数用于治疗中晚期 PHC 的单克隆抗体均由肝 A 灌注给药,但随着基因工程抗体的发展,近年来单抗体的发展不再仅局限于局部治疗,其研究已扩展至全身用药。

第六节　原发性肝癌的分子靶向治疗

所谓分子靶向治疗就是针对肿瘤发生、发展过程中的关键大分子,包括参与肿瘤发生发展过程中的细胞信号传导和其他生物学途径的重要靶点(参与肿瘤细胞分化、周期调控、凋亡、浸润和转移等过程中,从 DNA 至蛋白、酶水平的任何亚细胞分子),通过特异性阻断肿瘤细胞的信号转导,来控制其基因表达和改变生物学行为,或是通过强力阻止肿瘤血管生成,从而抑制肿瘤细胞的生长和增殖,积极发挥抗肿瘤作用。相对于手术、放疗、化疗三大传统治疗手段,分子靶向药物的选择性高,广谱有效,不易发生耐药,同时安全性优于细胞毒性化疗药物,是目前肿瘤治疗领域发展的新方向。

肝癌的形成、进展及其转移与多种基因突变和细胞信号传导通路密切相关,包括:异常的生长因子激活,细胞分裂信号途径持续活化(如 Raf/MEK/ERK、PBK/AKT/mTOR 和 Wnt/β-catenin 通路),抗细胞凋亡信号途径失调(如 p53 和 PTEN 基因)和新生血管异常增生等。其中可能存在着多个潜在的治疗靶点,这就是进行分子靶向治疗的理论基础。

一、针对表皮生长因子受体(EGFR)传导通路的靶向治疗

EGFR 传导路径是目前研究最彻底的路径之一。它在细胞生长、移动、凋亡和肿瘤血管生成等调控机制中起重要作用。EGFR 通过与相应配体如 EGF、TGF-α 等结合,激活 Ras 蛋白,并主要通过 Ras-Raf-MAPK 通路将信号传递至细胞核内,抑制肿瘤细胞凋亡、引起肿瘤细胞增殖、增加新生血管生成、促进肿瘤浸润及转移。临床试验已证实:肝癌细胞内普遍存在 EGFR 的过度表达,这可能与肿瘤进展及预后不良相关。作用于 EGFR 的分子靶向药物目前主要包括小分子的化合物(厄罗替尼 Erlotinib、吉非替尼 Gefitinib)和大分子的单克隆抗体(如西妥昔单抗 Cetuximab)。

在一些体外试验中厄罗替尼和吉非替尼被证实可抑制肝癌细胞生长并引起肿瘤细胞的凋亡,由此看出抑制 EGFR 通路对于肝细胞癌治疗可能具有疗效。Gruenwald 等报告了美国东部肿瘤协作组(ECOG)的一项吉非替尼治疗晚期肝癌的临床研究,研究第一阶段入组了 31 名患者,在中位随了 13.2 个月后,中位无进展生存期(PFS)为 2.8 个月,中位生存期(MST)为 6.5 个月,完全缓解(CR)、部分缓解(PR)和稳定(SD)的患者例数分别为 0、1 和 7。由于第一阶段没有达到预期的目标,已停止了进一步的研究。因此,临床应用吉非替尼治疗肝癌还需要推敲。

Philip 等的一项 Ⅱ 期临床试验中,对 38 例无法手术且无肝外转移的晚期原发性肝癌患者口服厄罗替尼(150mg/d)进行研究。结果显示,38 例接受治疗的患者中仅 3 例(8%)达 PR,12 例(32%)治疗后经 6 月随访显示肿瘤无进展。Thomas 等在另一项 Ⅱ 期临床试验中,对 40 例无法手术的晚期肝细胞癌患者给予口服厄罗替尼(150mg/d)单药治疗,发现 17 例患者在持续治疗中 16 周肿瘤无进展,也证实了厄罗替尼对肝癌的有效性。

西妥昔单抗对晚期肝癌的临床疗效尚未得到试验证实。Zhu 等对 30 例晚期肝癌患者应用西妥昔单抗单药治疗,初步结果显示:16 例患者在第 1 周期后即出现肿瘤进展,没有 CR 和 PR 的患者,5 例患者 SD;入组患者的中位 PFS 仅 1.4 个月,MST9.6 个月。虽然此项 Ⅱ 期研究中,西妥昔单抗治疗肝癌的疗效不够理想,但安全性良好,患者能很好地耐受。Gruenwald 等在另一项西妥昔单抗的 Ⅱ 期研究中,入组了 32 例晚期肝癌患者,其中 27 例患者可评价疗效,结果有 12 例(44.4%)患者 SD 并持续 8 周,55.6% 患者进展,所有患者的中位肿瘤进展时间(TTP)是 8 周,但在 SD 患者中 TTP 为 22.5 周,而在进展的患者 TTP 仅有 6.5 周。O'Neil 等在 2008 年的 ASCO 会议上报道了采用奥沙利铂+卡培他滨+西妥昔单抗联合治疗晚期肝细胞癌 25 例,可评价病例 20 例中,2/20(10%,95% CI:1%~33%)PR,13/20(65%)SD,5/20(25%)PD,中位 TTP 为 4.3 月。但是有 1 例病人因严重的毒副作用死亡,他们认为,联合治疗方案虽然具有一定的治疗效果,但是副作用较大,应该进一步研究和探讨。

二、针对血管生成的靶向治疗

肝细胞癌是血管丰富的实体肿瘤,大多数肝癌有血管异常增生的现象。在肝癌细胞及其周边的间质中经常发现多种促血管生成的因子过度表达,血管内皮生长因子(VEGF)、碱性纤维母细胞生长因子(bFGF)、血小板相关生长因子(PDGF)、血管生成蛋白和间质金属蛋白酶等。因此,VEGF 及其受体可能是肝细胞癌的有效治疗靶点。

贝伐单抗是一种针对 VEGF 的 149KD 的重组人单克隆 IgG1 抗体,由 93％人源和 7％的鼠源部分组成。贝伐单抗能选择性地抑制 VEGF,从而阻止 VEGF 与 VEGFR-1、VEGFR-2 受体结合而激活下游信号,抑制新生血管形成。临床前动物模型证实贝伐单抗能直接抑制 VEGF,抑制鼠移植人类肿瘤生长,减少肿瘤的大小和数目;而且联合应用化疗要比单用化疗或单用抗体效果更好。

Schwartz 等在 2006 年 ASCO 会议上报道了使用贝伐单抗单药治疗不能手术的晚期原发性肝癌 I 期临床研究结果:24 例中 2 例 PR,17 例稳定维持时间超过 4 个月,另外 5 例在 16 周内出现疾病进展,肿瘤控制率(DCR)为 80％,中位进展时间是 6.4 个月。K.El-Shami 在 2008 年 ASCO 会议上报道了肝动脉灌注贝伐单抗(5mg/kg)联合 TAE 治疗不能手术的晚期原发性肝癌 10 例,结果有 2 例病人达到 CR 并持续了 4 个月,PR6 例,SD2 例(维持了 6 个月)。7 例病人在两程灌注治疗后出现 AFP 的下降。没有肝动脉灌注贝伐单抗相关的副作用发生。作者认为:肝动脉灌注贝伐单抗联合 TAE 疗效好,副作用少,值得临床进一步探讨。

贝伐单抗联合化疗也是目前的研究热点。Zhu 等报道了健择＋草酸铂联合贝伐单抗(GEMOX-B)治疗晚期肝癌的临床试验结果:可评价患者 30 例的总反应率为 20％,27％患者 SD,中位生存期为 9.6 个月,中位 PFS 为 5.3 个月,在 3 个月和 6 个月的 PFS 分别为 70％和 48％。Hsu 等报道了一项 Xeloda 联合贝伐单抗一线治疗晚期肝癌的 II 期临床研究:共入组 45 例患者,中位治疗周期数是 5 个,RR 为 16％,DCR 达到 60％,中位 OS 为 10.7 个月,中位 PFS 是 4.1 个月,3 个月和 6 个月的无进展生存率分别是 64％和 34％。可以看到,这两个联合方案对难治的肝癌同样有效性较好,可以良好耐受,值得进一步观察。

沙利度胺通过干扰血管内皮生长因子、成纤维细胞生长因子的促血管生成作用,对血管生成产生有抑制。Fazio 等应用沙利度胺(200mg/天,持续口服)治疗了 19 例经过病理学检查确诊的晚期肝癌患者,结果半年 PFS 为 41％,便秘和嗜睡是最常见的 2/3 度毒性反应,发生率分别为 50％和 18％;3 例患者分别因为浮肿、神经毒性和可疑瘤内出血而中断治疗。Chuah 等开展了一多中心临床 II 期研究,研究共入组了 37 例病理确诊的进展期肝癌患者,用药剂量从 100mg/d 开始,每周增加 100mg,根据个体耐受性,最大剂量可增加到 800mg/d,平均用量是 400mg/d;结果 37 例患者均可评价安全性,24 例对患者可评价有效性,其中 PR1 例(3％),SD6 例(16％)。最常见的不良反应是嗜睡和乏力,发生率分别为 84％和 73％。由上可知,沙利度胺对肝癌有一定的治疗效果,耐受性好。

三、多靶点药物

索拉非尼是一种口服的多激酶抑制剂,靶向作用于肿瘤细胞及肿瘤血管上的丝氨酸/苏氨酸激酶及受体酪氨酸激酶,包括 RAF 激酶、VEGFR-2、VEGFR-3、血小板源性生长因子受体 β(PDGFR-β)、干细胞因子受体(KIT)、Fms 样酪氨酸激酶 3(FLT-3)和神经胶质细胞系来源的亲神经因子受体(RET)等。因此,一方面可以抑制受体酪氨酸激酶 KIT 和 FLT-3 以及 Raf/MEK/ERK 途径中丝氨酸/苏氨酸激酶,抑制肿瘤细胞增生;另一方面,通过上游抑制受体酪氨酸激酶 VEGFR 和 PDGFR,及下游抑制 Raf/MEK/ERK 途径中丝氨酸/苏氨酸激酶,抑制肿瘤血管生成,因此,可同时起到抗血管生成和抗肿瘤细胞增殖的双重作用。

Liu 等通过体外研究发现:索拉非尼能抑制 PLC/PRF/5 和 HepG2 细胞中的 Raf 激酶,进而阻断 MEK/ERK 信号传导途径,并可降低这两种细胞系的 cyclin Dl 水平,从而抑制肝癌细胞增殖。此外,索拉非尼也能通过抑制 Raf/MEK/ERK 信号传导通路、降低 eIF4E 磷酸化水平,并下调 Mcl-1 蛋白表达水平,从而诱导 HCC 细胞凋亡;并且在 SCID 小鼠人类 HCC 模型中具有明显疗效。

Kane 等报道在索拉非尼的 Ⅰ 期临床试验中,使用索拉非尼的患者中位无疾病进展时间为 167 天,而用于对照的安慰剂组中位无疾病进展时间为 84 天,统计结果有显著性差异。Abou-Alfa 等在一项 Ⅱ 期临床试验中,采用索拉非尼(400mg,bid)单药治疗 137 例无法手术切除的晚期肝癌患者,结果显示 2.2%、5.8% 的患者经治疗后病情获部分或轻微缓解;约 33.6% 的患者疾病稳定超过 16 周。中位疾病无进展时间与总生存期分别为 4.2 月和 9.2 月。严重副作用包括疲乏、腹泻和手足综合征。

Uovet 报告了 SHARP 研究,即索拉非尼与安慰剂对照治疗晚期 HCC 的多中心、双盲、随机、Ⅲ 期临床研究的结果。该研究共入组 602 例患者,被随机分入索拉非尼组(n=299)和安慰剂组(n=303),两组患者的基线特征相似。在对 321 例患者死亡资料进行分析后显示:索拉非尼组和对照剂组患者总生存率的风险比(HR)是 0.69(95% CI:0.5~0.87;P=0.0006),意味着索拉非尼组较对照组的生存改善了 44%,MST 分别为 10.7 月 vs. 7.9 月;两组的症状进展时间(TTSP)无显著差异,索拉非尼组的 TT 较对照组延长,分别为 5.5 月和 2.8 月,HR 是 0.58(95% CI:0.45~0.74;P=0.000007),DCR 也较高,分别为 43% vs. 32%。亚组分析表明,索拉非尼对不同 ECOG PS 分级、有无肝外转移及肉眼可见的血管浸润患者均显示出不同程度的获益。安全性分析结果显示,索拉非尼组与安慰剂组严重不良事件(SAE)发生率相似,分别为 52% 和 54%。主要不良事件包括腹泻、手足皮肤反应、出血等,但通常容易控制。总之,与安慰剂相比,索拉非尼可显著延长晚期 HCC 患者的中位 OS(延长 44%)和 TTP(延长 73%),不良反应易于控制,耐受性良好。索拉非尼成为第一个可以改善晚期肝癌生存期的药物。鉴于目前晚期肝癌还没有一个标准治疗,该研究的结果意义重大,而索拉非尼也将被确立成为晚期肝癌一线系统治疗的标准。

另外一项在中国大陆和台湾地区以及韩国进行的亚太区多中心、随机临床研究(Oriental 研究):226 例晚期肝癌患者以 2∶1 的比例随机接受索拉非尼单药治疗(150 例)或安慰剂治疗

(76 例),两组患者的基线特征相似。结果显示:索拉非尼组和对照剂组患者总生存率的风险比(HR)是 0.68(95% CI:0.5～0.93;P＝0.014),MST 分别为 6.5 月 vs.4.2 月;两组的 TTSP 无显著差异,索拉非尼组的 TTP 较对照组延长,分别为 2.8 月和 1.4 月,HR 是 0.57(95% CI:0.42～0.79;P<0.001)。安全性分析结果显示,索拉非尼组与安慰剂组严重不良事件(SAE)发生率相似.分别为 48% 和 45%。尽管 Oriental 研究入组病例较 SHARP 研究入组病例分期更晚,但是获得了基本一致的结果,索拉非尼组患者的生存期延长了近 1 倍,表明索拉非尼同样可以显著延长亚洲 HCC 患者的 OS 及 TTP,从而进一步印证了 SHARP 研究结果。

在另外一项索拉非尼的 I 期临床研究中,索拉非尼与多柔比星联合用药治疗晚期肝癌患者,其中有 4 例肝癌患者治疗的结果为 SD,并且 SD 维持的时间均达到 1 年以上。2008 年的 ASCO 会议上 Abou-Alfa 报告了 II 期临床研究的情况:96 例初治的进展期肝癌患者,随机接受多柔比星联合索拉非尼或多柔比星联合安慰剂治疗,两组中位 TIP 分别为 8.6 个月和 4.8 个月(RR 为 0.60,P＝0.076),OS 分别为 14.0 个月和 5.6 个月(P＝0.0049)。研究结果提示多柔比星联合索拉非尼治疗肝癌具有显著的协同作用,可以延长 HCC 患者 rrrp。

舒尼替尼也是一个多靶点作用的酪氨酸激酶受体小分子抑制剂,靶点包括 PDGF-α、PDGF-β、VEGFR1、VEGFR2、VEGFR3、KIT、FLT3、集落刺激因子受体 1 型(CSF-1R)和 RET,通过干扰信号传导,达到抑制肿瘤细胞分裂和生长的作用。舒尼替尼与索拉非尼作用机制有所类似,有学者也将其试用晚期肝癌的治疗。

Zhu 等开展了一项舒尼替尼治疗肝癌的 II 期临床研究,共有 34 例患者入组,药物耐受性很好,3/4 度的不良反应有:粒细胞减少和血小板减少 12%,淋巴细胞减少 15%,谷丙转氨酶(SGOT)升高 18%,谷草转氨酶(SGPT)升高 9%,手足综合症 6%。在肿瘤评估上,有 1 例 PR、16 例 SD(超过 12 周),中位 PFS4.0 月(95% CI:2.6～5.9),中位总生存时间 OS9.9 月(95% CI:7.5～11.7)。Faivre 等报道了一项在欧洲、亚洲进行的开放性 II 期临床研究:共入组了 37 例患者,中位年龄 62 岁(34～82 岁),中位治疗周期是 2 个(1～7 个);3/4 度的不良反应有血小板减少 43%,粒细胞减少 24%,中枢神经系统症状 24%,出血 14%;68% 的患者出现肿瘤区域密度的减低,按 RECIST 标准评价有 1 例确认的 PR 和 13 例 SD。初步的结果提示舒尼替尼具有一定抗肝癌活性,值得进一步的临床研究。

拉帕替尼是一种可逆的酪氨酸激酶抑制剂,能够同时有效地抑制 ErbB1 和 ErbB2 酪氨酸激酶活性。其作用的机理为抑制细胞内的 EGFR(ErbB-1)和 HER2(ErbB-2)的 ATP 位点,阻止肿瘤细胞磷酸化和激活,通过 EGFR(ErbB-1)和 HER2(ErbB-2)的同质和异质二聚体阻断下调信号,起到抑制肿瘤细胞生长的作用。Ramanathan 等在 2006 年的 ASCO 年会上报告了一项拉帕替尼治疗肝胆恶性肿瘤的 II 临床研究:研究分为胆囊、胆管癌(BTC)和肝细胞肝癌(HCC)两组,共入组了 49 例患者,其中 BTC 组 19 例,未见到明确的抗肿瘤活性;HCC 组患者 30 例患者,观察到了 2 例 PR 和 8 例 SD,中位 PFS 为 1.4 个月。

四、其他信息传导路的靶向治疗

Nuclerfactor-kappa B(NF-KB)通路的持续活化是肝细胞肝癌进展的早期事件之一,针对这一通路的靶向治疗药物能够只消灭肿瘤细胞而不损害正常的细胞。针对这一通路的靶向治疗代表药物是 Borte-zomib(硼替佐米),其作用机理是通过预防 I-kappa B(抑制 NF-κB 活化的蛋白质)在细胞内的分解,抑制 NF-κB 通路的信息传递,达到引发细胞凋亡并增加肝癌细胞对化疗药物的敏感性。Hegewisch-Becker 等在一个肝细胞癌的 I/II 期临床试验中初步探索了 Bortezomib 对不可切除晚期肝癌的有效性。尽管耐受性良好,但在 15 例患者仅见 7 例 SD,没有 CR 和 PR 的患者。

PI3 K/AKT/mTOR 信号通路在多种肿瘤细胞中有异常的表达,在肿瘤的发生发展中扮演了重要的角色,阻断该信号通路,特别是抑制了 mTOR 的活性,就有可能特异地抑制肿瘤细胞的生长,PI3 K-mTOR 信号转导通路已成为一个有希望的抗肿瘤治疗靶点。mTOR 的特异性抑制剂 Sirolimus(CC I-779s)具有一定的抗肿瘤活性,在一项临床研究中,Sirolimus 在 11 例 HCC 患者中取得了 1 例 PR,4 例 SD 的疗效,并且 PR 持续时间长达 15 个月,中位 SD 的时间也有 7 个月,所有 HCC 患者中位生存期为 7 个月,提示 Sirolimus 对肝癌治疗有效。

伊马替尼是一个选择性的酪氨酸激酶小分子抑制剂,其作用靶点主要包括 c-Ab1、Bcr-Ab1、PDGFR 以及 KIT 受体。Armbrust 曾应用伊马替尼剂量 200～400mg/天治疗 11 例肝功能 Child A 级的 HCC 患者,随访了 18 个月后,在 10 例可评价患者中有 1 例 CR,2 例 SD;在另外两个 II 期临床研究中,伊马替尼剂量分别是 300～800mg/天和 400～600mg/天,在 12 例患者和 15 例患者中分别只观察到 2 例 SD 和 5 例 SD。

总之,目前肝癌的全身化疗效果令人失望,尚有待进一步的研究。未来研究的方向包括:①联合不同作用途径和机制的药物多靶点联合阻断信号传导、抑制肿瘤生长;重点研究多种分子靶向药物的联合应用(如多激酶抑制剂联合如抗血管形成药物贝伐单抗、重组人血管内皮素和西妥昔单抗)。②分子靶向药物联合新型细胞毒化疗药物(如吉西他滨、奥沙利铂及卡培他滨),通过规范的临床试验明确联合治疗的最佳用法、用量和疗程等,寻求治疗晚期肝癌最佳方案。③针对患者的个体差异和遗传多态性的存在,应该象目前已经在进行的多项研究一样,积极寻找针对不同分子靶向药物可预测疗效和毒性的分子生物学标记,找准靶点、选对患者,对特定的合适的肿瘤患者实施"量体裁衣"的个体化治疗,才有可能以最小的经济花费或代价获得最佳的治疗效果。

第七节　肝良性肿瘤

一、肝脏血管瘤

肝脏血管瘤大多数是海绵状血管瘤,是肝脏常见的良性肿瘤。以往认为肝脏血管瘤的发病率较低,但近年来随着 B 超及 CT 等影像学的普及许多肝血管瘤在体检或检查其他疾病时被发现,实际上肝脏血管瘤发病率较高。

发病率:肝脏血管瘤尸检发现率为 7% 左右,临床上 B 超检查或体检发现肝血管瘤发现率为 1％～2％。多发生于 30～50 岁成年人,女性多于男性,约为 5：1。

1.病因　肝海绵状血管瘤的病因还不明确,可能是先天性血管发育异常引起。肝动脉造影、门静脉造影和肝海绵状血管瘤切除标本血管铸型的观察均证实肝海绵状血管瘤是肝动脉末梢的先天性血管畸形,其血供完全来自肝动脉。有人提出雌激素与肝血管瘤发生有关,由于妇女在妊娠期肝血管瘤的增长速度明显加快,说明雌激素很有可能有促进该病发展的作用。

2.病理　肝海绵状血管瘤多为单发,少数(10％)为多发,可发生在肝脏的任何部位。有报道肝右叶尤其是右后叶多见,但有时候也可生长在肝脏表面。病变大小不一,肿瘤大多数小于 4cm,也有大于 15cm 直径的大血管瘤。

瘤体表面呈现红色或紫红色隆起斑块,表面光滑,内有大量的血管,质软或兼有硬斑区,切面呈海绵状,肝组织相对较少,并有大量暗红色静脉血,部分血管瘤内有血凝块血栓形成或瘢痕组织,偶尔可见钙化灶。海绵状血管瘤可出现退行性变,严重的病变可形成似纤维瘢痕的“硬化性血管瘤”。

镜下,肝海绵状血管瘤由衬以扁平内皮细胞的有纤维外膜分隔开大小不等的血管腔隙构成。血管腔内可见新鲜的或已被机化的血栓,少数血栓有成纤维细胞长入,瘤体外常有一层纤维包膜,正常肝组织分界明显。

3.症状和诊断　肝海绵状血管瘤发展缓慢,病程可长达数年至数十年之久。肿瘤小时无任何症状,有时肿瘤体积很大也无症状,常在 B 超检查时被发现,肿瘤直径大多小于 4cm。随着肿瘤逐渐增大,约有 40％可出现症状,常见的症状是上腹部不适、腹痛、餐后饱胀、恶心、呕吐,带蒂的血管瘤扭转时发生急性腹痛,自发性破裂发生腹腔出血休克等症状。巨大肝海绵状血管瘤出现贫血症状,可并发血小板减少或低纤维蛋白原症而出现消耗性凝血疾病,引起皮下出血症状。

临床上可将肝海绵状血管瘤归纳为 4 种类型:①无症状型:肿瘤小于或等于 4cm,B 超、CT 检查或剖腹探查被发现。②腹块型:肿瘤增长至一定大小,病人无意中发现腹部肿块。③肿瘤压迫型:约占 50％～60％,肿瘤生长至相当程度,压迫邻近器官及组织,出现上腹胀满、疼痛,有时纳差、恶心、乏力等。值得注意的是疼痛往往并非因肝血管瘤直接引起,Tait 等报道 61 例肝海绵状血管瘤病人,其中 41 例是由于腹痛或不适进行体检时发现,其中只有 4 例腹痛与肝海绵状血管瘤有关,其余病人系由胆石症、胃肠功能紊乱、消化性溃疡等引起。④内出血型:瘤体发生破裂,腹腔内出血、心悸、出汗、头昏、低血压、休克等,Hobbs 报道其发生率为 5％,多由于肝穿刺活检造成的。

体检时多扪及肿大的肝脏,表面光滑,触及肿块有囊性感,质地柔软或中等硬度,肿块有压缩感,有时轻度压痛,偶尔在肿瘤处可闻及血管杂音。

4.实验室及其他检查

实验室检查:肝功能大多正常,血常规检查巨大肝海绵状血管瘤病人可出现贫血,白细胞和血小板计数减少或纤维蛋白原减少。

影像学检查:

(1)B 超检查:

1)直径小于 4cm 的肝小血管瘤可表现为:①高回声型:是最常见的类型,约占 80％,以密集高回声结节出现,呈圆形或椭圆形,边界外周包绕稍高回声带,采用高频探头或放大图像仔细辨认微细结构。病变常含有细小管状及圆点状无回声区,类似筛状图像。②低回声型:此型较少,占11%左右,肿瘤的轮廓往往不很明确,边界尚能勉强辨认。③混合型:约占9%,其内部为高和低回声不规则的混合,光点较粗糙,有明确的边界,后壁回声可能增强。

2)直径大于4cm的中等大的血管瘤倾向于混合型回声,无明确边界,其间有多个网眼状或蜂窝状低密度透声区。

3)巨大的肝海绵状血管瘤则表现为实质性不均匀的强回声条索和斑片,形态不规则和大小不等液性区混杂存在,仅从图像上难以和肝癌鉴别。Mirk等认为大海绵状血管瘤的图像有变化快的特征,可能与瘤体血管血窦的破裂出血、血栓形成、血栓纤维化反复发生、血窦被纤维组织分隔,其间又有小血管和小胆管形成有关。强回声是瘤体纤维增生,低回声多含不凝固暗红色血液、大小不等扩张的血窦,有囊性多房改变,在低回声中呈现散在的光点,透声好,后方增强。混合型回声瘤体有包膜、间质水肿、血管扩张出血,伴纤维结节。

(2)CT扫描:CT平扫图像上呈现密度均匀一致的低密度区,边界清楚,也可在低密度区出现更低密度区,是由于血管瘤内血栓形成,有的血栓机化形成纤维样结构。快速注射造影剂做增强显像时则出现由瘤体周边和中心逐渐增高密度图像。可形成"环形"、"斑片状"或"半杯状高密度区"。这些高密度区逐步弥散、扩大、融合,延迟扫描可见肿瘤完全充填。

(3)MRI检查:据统计MRI对肝脏良、恶性占位病变的鉴别诊断正确率大于90%。可直接显示肿瘤部位、数目、大小和形态,可以根据信号强度,提示病变性质,通常在T_1加权成像时小的肝血管瘤为低信号、等信号,稍大的肝血管瘤信号可为不均匀混杂信号或强信号;T_2加权成像时全部是强度非常高的信号,边界清楚,并随回波延长其信号强度明显增加。这种信号强度均匀,一般比肝癌高信号强度更明显。肝癌在T_1加权图像上信号中等偏低,而在T_2加权图像上则呈中等偏高,特别在T_2加权第2个回波图像上,信号强度又明显降低。与少数严重纤维化的肝血管瘤与囊性转移癌难以鉴别。

肝海绵状血管瘤如体积小,位于周边时,占位效应相对较小,表现为肝内血管受压,血管呈弧形移位,而一般并无附近血管的侵蚀。当T_2加权图像为均匀的高信号区,称"灯泡征",边界锐利,占位效应轻,不伴有肝硬化征象,而在T_1加权图像上信号呈等信号强度时,大多数为肝海绵状血管瘤特征。

(4)核素扫描:无论采用γ照相机或者SPECT(单光子发射断层扫描),在常规使用放射性胶体肝显像时肝区出现缺损,则明确为肝内占位性变。为了进一步鉴别其性质,可给病人快速注射^{99m}Tc(锝)标记红细胞740 MBq(20mCi),立即以每2秒一帧的速度进行连续采集。正常时在腹主动脉、脾和肾动脉血管床显影时(称动脉相),肝显影尚不明显,待8秒左右,大量显影剂由门静脉到达肝脏才显影(即肝门静脉灌注相)。待注入的^{99m}Tc标记红细胞在全身血液循环中达到平衡后(约1~2小时),再进行多体位平面显像或断层显像,即肝血池显像。血池显像的高低直接反映该部位血容量多少,故肝海绵状血管瘤在肝血池显像图上呈放射性明显高于周围正常肝组织现象,称之为"过度充盈"。原发性肝癌多有丰富的肝动脉供血,其病变处放射性与周围正常肝组织相同或稍低,称作"充填或部分充填"。大部分继发性肝癌的血运不如原发性肝癌丰富,因此动脉相无明显阳性表现,延迟血池显像也多低于肝组织。

(5)血管造影：由于肝海绵状血管瘤是肝动脉末梢的畸形，其结构由"海绵状"血窦组成，其中无正常血管、胆管及正常肝组织、无动静脉瘘的特点，促使造影剂进入血管瘤肿块弥散慢，排出时间延长。血管造影时出现瘤体显影早而消失慢，即所谓"早出晚归"征。在大于 10cm 的肝血管瘤常表现为"爆米花状"，由于肿瘤中心血流缓慢而呈"C"或"环状"巨大血管瘤，供血动脉常增粗，动脉期表现为"雪树枝"或"腊梅花"状，实质期呈"血片状"，大结节呈"米花团状"。

5.鉴别诊断　肝脏海绵状血管瘤主要与肝癌及肝的其他良性病变相鉴别。临床上将肝海绵状血管瘤误诊为肝癌者为数不少，特别是小肝癌与小血管瘤的鉴别诊断尤为困难，应引起重视。

(1)原发性或转移性肝癌：原发性肝癌往往发生在慢性乙型肝炎和肝硬化的基础上，有肝功能早期异常和甲胎蛋白(AFP)增高。转移性肝癌一般有原发灶，如骨癌、胃癌、直肠癌等病。对 AFP 阴性的原发性肝癌则借助详细询问病史，仔细体格检查及超声、CT、MRI、核素肝扫描、血管造影等检查鉴别。必要时采取超声导向穿刺抽出血液，放置后凝固有助于肝血管瘤诊断。

(2)肝包虫病：肝包虫病在肝内形成浸润性肿块，无被膜，状如海绵，韧如橡皮，临床上应与肝海绵状血管瘤和肝癌鉴别。但前者的特点有：①病人曾生活在肝包囊虫病流行区。②有羊、犬接触史，特别有与牧区运来处理不严格的皮毛接触史。③肝包囊虫皮内试验(Casoni 试验)阳性。④嗜酸性细胞计数增多，约占 1/3 的病例。

6.治疗　肝海绵状血管瘤过去临床上认为是少见疾病，但现经 B 超检查可常发现肝脏中有小血管瘤，成为肝脏常见的良性肿瘤。临床上，明确诊断为较小(直径＜4cm)肝海绵状血管瘤或多发性肝血管瘤，无临床症状者，可暂时观察需超声定期检查。

对存在以下情况时应考虑治疗(包括手术治疗和坏死疗法治疗)：①不能排除恶性病变者。②有明显症状者。③肿瘤速度增长较快者。

(1)肝叶切除治疗：单发性血管瘤或病变局限在肝的一侧血管瘤，可施行局部肝切除，肝叶、肝段或半肝切除。

(2)肝动脉结扎术及肝动脉栓塞术：适用于血管瘤病变范围广泛，已累及大部分肝组织或侵犯邻近的大血管，或血管瘤已侵犯破坏肝组织达肝被膜附近有破裂出血危险，或血管瘤已破裂出血病情危重，不适合做肝叶切除等复杂手术，可通过结扎患侧肝动脉支或向肝动脉远支端末梢注入栓塞剂。减少进入血管瘤内血液，使瘤体栓塞后形成血栓，机化后纤维瘢痕化，达到控制血管瘤增长的作用。

(3)微波固化治疗：适用于不能做肝叶切除的较大肝海绵状血管瘤。方法是将微波天线插入血管瘤体内，接上频率为 2450mHz、输出最大功率为 180W 的微波治疗机，然后加温凝固，经微波固化后肿瘤即刻明显缩小，如肿瘤较大则需要做数个加温凝固点。固化效应使血管瘤内血液凝固以后纤维化，达到治愈目的。

(4)冷冻疗法：对于不能切除又不适合其他方法治疗的肝海绵状血管瘤，可试用冷冻治疗。液氮是目前冷冻外科中应用最广的制冷剂，可使温度降到－196℃，一般冷冻 15 分钟可达到 80％～90％最大冷冻效应，使肿瘤组织发生不可逆的凝固性坏死。

以上几种治疗方法均需外科剖腹后手术治疗或在肝血管瘤病变施行热疗或冷冻治疗，对于机体创伤都很大。除手术治疗效果比较可靠外,其他治疗方法都不够理想或疗效不佳。

(5)坏死疗法:笔者采用坏死疗法治疗肝海绵状血管瘤,通过超声导向引导穿刺到肿瘤内将肿瘤灵药液直接注射到血管瘤内,使血管瘤组织发生无菌性炎性坏死,达到治愈目的。其优点是非手术,无创伤或微创伤,对正常肝组织无损伤,疗效肯定、安全,可以达到或超过手术肝叶切除治疗效果。特别是范围广泛,血管瘤邻近大血管,多发性肝血管瘤等手术禁忌病人,均可采用坏死治疗。

肝脏海绵状血管瘤的坏死疗法治疗,必须通过超声导向引导将穿刺针穿刺到肝血管瘤内,注射药物使血管瘤坏死达到治愈目的。

肝血管瘤超声导向治疗:超声显像能够显示肝脏血管瘤位置、大小、单发或多发性病变,但对一些病变不能做出定性诊断,超声显像诊断结合超声导向经皮肝穿刺活检提供了迅速安全的病理学诊断,对肝良、恶性占位性病变鉴别诊断及一些肿瘤的治疗具有很重要的价值。

1)适应证:

A.超声显示有肝脏局限病灶,不能确定是肝小海绵状血管瘤或小肝癌者。

B.肝脏多发性海绵状血管瘤者,直径大于4cm。

C.肝脏广泛性较大的海绵状血管瘤,或血管瘤靠近大血管及肝门者。

D.肝脏多发性血管瘤不适宜手术治疗或有手术禁忌证者。

E.肝巨大海绵状血管瘤手术中无法切除者,可术中采用直接注射肿瘤灵Ⅱ号药液于瘤体内,将血管瘤组织细胞杀死。

2)禁忌证:

A.有严重出血倾向者。

B.合并有其他严重疾病、中等量以上腹水、精神高度紧张不合作者。

C.穿刺不易达到的较小或较深的小血管瘤,或可能损伤胆囊和肝内外大血管者。

3)术前准备

A.常规血液检查,血小板和出凝血时间,必要时测定凝血酶原时间。

B.常规检查肝功能和甲胎蛋白。

C.禁食8~12小时。

D.腹胀者,应事先用消导药或清洁灌肠。

4)操作技术:一般采用21~23G(相当于6~8号针)带针芯细针。

A.病人取仰卧位或侧卧位,先用普通探头检查肝脏病变,选择穿刺目标,初步确定穿刺部位及穿刺径路。

B.常规消毒穿刺部位,铺消毒巾,术者戴消毒手套,换用消毒带穿刺架探头探查肝脏,显示穿刺病灶,启动穿刺引导键,再次确定适宜的穿刺点和进针方向及深度。用汞溴红或甲紫标记穿刺点皮肤,穿刺点局部用1%利多卡因溶液浸润麻醉。

C.测量穿刺深度,并依此深度在穿刺针上做停止深度标志,以保证准确的穿刺深度。

D.当穿刺引导线经过靶点时,固定穿刺探头,病灶显示清晰时,即引导线在病灶中心处压紧探头,遂将穿刺针沿探头的穿刺引导槽进针,待进入皮下至腹腔时,即令病人屏气或浅呼吸,继续穿刺进针。在监视屏上,严密监视穿刺针的针尖强回声影前进方向,直至进入肝脏血管瘤内抽有回血即表明已到达病变区。若在进针过程中针尖显示不清,可适当调整探头角度,一般即能显示针尖位置。在穿刺进针过程中应注意针尖进入病灶后有松软感或阻力减轻感觉(如肝癌有一种坚实感或阻力增加感),这将有助于术者确定针尖是否是进入穿刺目标内。

E.进入病灶内拔出针芯抽有回血,嘱病人浅呼吸或平静呼吸,接装有肿瘤灵Ⅱ号药液注射器,缓慢注药,高浓度药注射到血管瘤内显示屏上见回声增强影在血管瘤内由中心扩散到边缘,药物注射完毕后,取下注射器接装有1%利多卡因肾上腺素药液2ml(1%利多卡因溶液2ml加2滴肾上腺素溶液),边退针,边注药,在退到肝表面时将药注完,迅速拔出穿刺针,针孔用消毒纱布压迫数分钟。肿瘤灵Ⅱ号用药量是血管瘤体积的1/6～1/4。1周后做第2次治疗,2～3次为1疗程。

5)注意事项:

A.穿刺点和穿刺径路的选择应离穿刺病灶距离最近,而且又经过一段正常肝组织,并用避开周围脏器和大血管及胆管为原则。

B.穿刺抽吸过程中应随时摄片或录像记录。

C.隔7天可做第2次治疗,2～3次为1疗程,若病变范围广泛应分次治疗。

D.穿刺后病人应静卧大于4h,注意观察血压、脉搏、呼吸和腹部情况,若无异常,可下床活动,三天内禁止剧烈活动。

6)并发症:经皮肤细针穿刺注药治疗肝海绵状血管瘤,由于是细针穿刺,对肝组织损伤轻微,安全性高,并发症少,但是仍可发生以下并发症。

A.出血和血肿:细针穿刺引起出血和血肿少见,由穿刺针孔引起腹腔大出血极少。如穿刺针未经过一段正常肝组织,可引起出血。笔者采用穿刺治疗后退针时注射1%利多卡因肾上腺素药液于针道内,可减少出血和肝被膜下血肿及腹痛。

B.腹膜炎:感染可由操作过程中消毒不严格引起。腹膜炎可由穿刺针孔外渗肿瘤灵药液引起局限性暂时性无菌性腹膜炎,大多数小时后疼痛缓解。一般不需处理,如腹痛严重可应用抗生素预防感染和对症处理。

C.气胸:极少见,可因术者的技术和经验不足或病人不合作等原因,穿刺误入肺引起,由于是细针穿刺一般多不严重。

7.预后　肝脏海绵状血管瘤发展缓慢,且无恶变倾向,故一般预后良好,但由于某种原因如妊娠或剧烈运动等可促使瘤体迅速增大,或遇到外伤可致血管瘤破裂,威胁病人生命。个别病人可发生血小板减少,纤维蛋白原减少而导致凝血功能障碍,引起出血性疾病而死亡。

二、肝细胞腺瘤

肝细胞腺瘤是一种较少见的肝细胞良性增生,通常发生于正常的肝脏内。在开展口服避孕药之前本病较为罕见,在类固醇激素避孕药问世以后,文献报道本病越来越多。

1.病因　目前对本病确切的发病机制尚不清楚,但多数学者认为其与口服避孕药有密切关系。据研究:避孕药含有雌激素可能诱发本病。妊娠期或妊娠期后本病发生亦较多。动物实验观察到雌激素可促使雌性大鼠的肝再生。黄体酮类激素可增加某些化合物的致癌性,其结构与同化类固醇雌激素颇相似,后者可诱发肝细胞癌,也偶尔并发肝细胞腺瘤。临床观察显示肝细胞腺瘤可以因停服避孕药而缩小、消退,也可因妊娠促使肿瘤增大。

2.病理　肝细胞腺瘤一般为单发结节,偶尔为多发病灶。病变多呈球形,直径大小不一,自 0.5～20cm。腺瘤往往向肝表面隆起,少数带蒂。其色泽由脂肪变性的淡黄色至胆汁淤积稍带绿色及棕色。具备不完全的包膜或无包膜和分叶。切面显示与周围的肝脏分界清楚。约 1/3 的瘤体内有坏死和出血,有时可见到不规则的纤维瘢痕组织。

镜下,肿瘤由外观正常的肝细胞组成,细胞内含糖原,排列成片状或条索状,或呈泡状。腺瘤细胞比正常肝细胞略大或等大,无核分裂象、无汇管区、无毛细胆管和细胞胆管。

3.临床表现　本病患者常无症状,约 5%～10% 的病例是偶然发现;25%～35% 的病人发现腹块;20%～25% 的病人诉慢性或轻微性腹痛;30%～40% 的病人因瘤内出血或腹腔出血引起急腹症。腹腔出血往往在月经来潮期间发生,20% 的病人因内出血导致失血性休克,甚至死亡。

4.治疗　较小的肝细胞腺瘤可停服避孕药进行观察,有一部分肿瘤可以缩小甚至消失。较大的肝细胞腺瘤,特别是生长在肝脏表面的腺瘤,发生破裂出血的机会较多,应及早行手术切除,也可采用坏死疗法治疗。治疗方法同肝癌坏死疗法治疗。

5.预后　本病的预后一般良好,但一旦发生破裂出血并引起休克后死亡率可高达 90%。少数肝细胞腺瘤可转化为肝细胞癌,故主张预防性切除。

三、肝脏非寄生虫性囊肿

肝囊肿有寄生虫性与非寄生虫性两大类,后者又称为真性囊肿,以往被认为是比较少见的疾病。近年,由于 B 超在检查中广泛应用,临床上非寄生虫性肝囊种的发生率明显增加。

1.分类　由于本病的病因尚不完全清楚,分类亦未统一,多以形态学或病因学分类。

按形态学分类如下:①孤立性囊肿(单纯性、潴留性囊肿);②多发性囊肿(多囊病);③囊腺瘤(增生性);④假性囊肿(退行性);⑤畸胎瘤(皮样囊肿);⑥淋巴囊肿(淋巴管瘤);⑦内皮性囊肿(纤毛上皮囊肿)。

按发病原因分类如下:①先天性的有单房性囊肿和弥漫性多囊病;②外伤性肝囊肿;③炎症性囊肿(特异性与非特异性);④肿瘤性囊肿(囊腺瘤、皮样囊肿、囊性畸胎瘤)。

2.发病率　肝囊肿的真正发生率尚不详,但近年随着 B 超广泛用于体检,肝囊肿发现率增多。

肝囊肿中,以孤立性肝囊肿及多囊肝较为多见。孤立性肝囊肿的尸检检出率为 0.16%～0.19%。有症状和无症状病例的比例为 1:2,男女发生率之比为 1:4。发生部位以肝右叶居多,约为左叶的两倍。

多发性肝囊肿又称多囊肝,比孤立性囊肿多见。其尸检检出率约为 0.15%～0.53%,约有半数以上(51.6%)合并多囊肾。而多囊肾的病例同时合并多囊肝者约有 19%～34.3%。多囊肝伴有胰、脾、卵巢、肺、脑等部位囊肿者占 5%,故有多囊病之称。有 19% 的多囊肝病例同时存在肝血管瘤。多囊肝多见于女性,男女患病的比例为 1:4～5,平均年龄为 52 岁。多囊肝常侵犯整个肝脏,少数多发性肝囊肿仅局限在肝脏的一叶或半肝范围。

3.病因　在多囊肝合并有多脏器囊肿的病人中,同时有其他先天发育异常(如裂腭、脊柱裂、脐膨出、脑膜膨出、心脏畸形、肠不全扭转等)者亦不少,从而提示本病的病因与先天发育异常有关。一般认为肝脏囊肿可能因肝内胆管和淋巴管在胚胎期发育障碍,或囊肿系起源于肝内迷走的胆管。也有认为可能因胎儿患胆管炎,致使肝内小胆管闭塞,远端小胆管逐渐呈囊性扩大;或肝内胆管变性后,局部胆管增生阻塞所致。

4.病理　孤立性囊肿好发于肝的右叶近膈面,囊肿大小由数毫米至30cm直径不等。含液量常在500ml以上,最多可达17000ml。囊肿可以占据整个肝叶,外表平滑,呈乳白色或蓝灰色,囊壁菲薄处透明,囊肿的内容物多为清晰、透明草黄色液体,呈中性反应或碱性反应。内含白蛋白、黏蛋白、胆固醇、血细胞、酪氨酸、颗粒碎屑,囊肿多为单房性,也有多房性,囊腔内压大多不高。有完整的包膜,其切面显示囊壁厚度由0.5～5mm。镜下,囊壁可分三层:内层为疏松结缔组织,含细胞成分,往往衬以柱状或立方形上皮;中层为致密结缔组织,细胞较少;外层为中等致密的结缔组织,含大量血管、胆管和肝细胞。

多发性肝囊肿多数累及整个肝脏,肝组织被无数大小不等的囊肿占据,肝肿大变形,各囊肿均包绕以纤维组织被膜,切面颇似蜂房状。囊肿内含有澄清透明的液体,多数不含胆汁。镜下:囊肿上皮细胞分化程度不一,较大的囊肿上皮可能变性、扁平或缺如;中等大小的囊肿上皮常为立方形;小囊肿多为柱状上皮,外层为胶原样组织,囊壁之间可见较多的小胆管和肝细胞。

5.症状和诊断　无论是孤立性肝囊肿还是多囊肝生长均较缓慢,由于囊腔内压低,症状多不明显。在超声检查、CT等影像检查发明前很少能在手术前得到明确诊断。病变持续进展,上腹或右上腹可出现无痛性肿块,出现症状则多因囊肿压迫邻近脏器所致,可有恶心、腹胀、腹痛等。带蒂囊肿扭转、囊内出血或破裂均可发生急性腹痛。

体检可能触及有张力、带囊性感的腹块。腹块多在右上腹或上腹,随呼吸移动与肝脏不能分开,合并多囊肾的病例可能有1/2在体检时触及肿大的肾脏。

6.实验室及其他检查

实验室检查:肝功能一般均在正常范围,有严重多囊肝患者其肝功能受到影响。有严重的多囊肾患者其肾功受到影响。

超声检查是发现肝囊肿最有效的方法,肝内有圆形或椭圆形无回声液性暗区,壁较光滑,包膜完整,液性暗区内一般无组织碎片反射波,或有质点移动,或胶冻样液流动感,于加压时观察更为明显,后壁及远端组织回声增强。多囊肝则可出现多个大小不等的液性暗区布满全肝。

CT检查可明确肝囊肿的大小、位置、形态和数目,表现为边缘光滑的圆形或卵圆形、密度均匀的减低区,其CT值吸收系数接近于水,增强扫描则显示得更为清楚。囊肿腔内无增强表现,仍是密度均匀的减低区,而肝组织增强,密度对比更加明显。CT检查一旦看到肝囊肿,尤其是多囊肝病变,扫描即应包括肾脏和胰腺,以期发现这些脏器是否有多囊性病变。

放射性核素肝扫描可检查出放射性缺损区,缺损区边缘完整。

7.鉴别诊断　非寄生虫性肝囊肿首先需要与肝包虫囊肿相鉴别。后者多是来自牧区的病人,有羊、犬或不洁皮毛接触等接触史,囊肿张力较大,触之较韧,叩之可能有震颤,皮内试验(Casolru试验)阳性。B型超声检查的符合率可高达97.4%。超声结合手术所见将肝包虫病分为五型:①单囊型:液性区均匀一致;②多囊型:多个暗区,壁厚;③子囊、孙囊型:圆形液性暗区中有大小不等的光环。可见大腔套小囊现象;④囊壁不整型:液性区边界凹凸不平,壁厚有散在光点;⑤囊壁增厚型:壁厚 8~20mm,有不规则光点光团。

其次应与胰腺囊肿作鉴别:囊肿位于胃后深部,有压痛,常有胰腺炎病史,胃被推向前下方,B 超、CT 均可以鉴别。

肝海绵状血管瘤如果瘤体巨大,超声图像可表现为形态不规则的大小不等液性暗区,应与肝囊肿作鉴别。SPECT(单光子发射断层扫描)肝血池扫描显像,血管瘤呈过度充盈现象。

8.治疗　全部切除囊肿是最理想的治疗,但能切除的囊肿并不多。多囊肝通常应采取非手术治疗,由于其病变累及全肝范围,除非采用肝移植方法,否则不能治愈本病。

(1)手术治疗:治疗肝囊肿可根据具体条件采用以下手术方法。

1)肝切除术:较大的肝囊肿或多个囊肿已累及整个肝叶或肝段,可作肝叶或肝段切除。

2)囊肿切除术:囊肿发生于肝脏的边缘部位,且大部分突出于肝脏的表面时,或囊肿带蒂可作囊肿切除。多数囊肿切除可以在囊壁最外层与中层之间切开剥离面,将整个囊肿剜除,残余的外层可作为闭合死腔时缝合之用。

3)囊肿开窗术或囊肿次全切除术:对于不适合做肝切除或囊肿全切除的病例,绝大多数可采用"开窗术"或"次全切除"治疗。可在囊壁最菲薄、最表浅,最低的悬垂位置,切除 1/3 左右的囊壁,以利囊液自由地引流至腹腔。对于含有多房的囊肿,应将内部的间隔尽量切除。对于含胆汁样液体的囊肿,则不宜做此种手术。

4)囊肿内引流术:适用于囊壁坚厚且与胆管沟通的囊肿,方法与处理胰腺囊肿相同,多数主张作囊肿空肠 Roux-en-Y 式吻合术。

5)囊肿穿刺抽液及引流术:适用于全身情况差,不适合做手术的肝囊肿,缓解病人症状。可在超声定位下经皮穿刺,尽量抽出囊液,较大的囊肿每次放液量约为总量的 1/2,以后根据病人耐受能力,逐渐增加放液量,并注入适量酒精或硬化剂。

6)多发性肝囊肿的手术:多发性肝囊肿病变局限于肝的一叶,且伴有症状;或疑某个囊腔有恶变者,一般多不主张行手术治疗。也可作开窗术,以减低压力,缓解症状,促使肝细胞再生恢复。

(2)肝囊肿超声导向坏死疗法治疗:超声显像能够显示肝脏囊肿大小、位置、数目,但对一些病变不能做出定性诊断,随着实时超声显像诊断结合超声导向经皮肝穿刺活检,为许多病例提供病理学诊断及治疗,已成为诊断和治疗肝脏疾病的一种重要手段,尤其是对肝良、恶性占位性病变鉴别诊断及一些肿瘤的治疗具有很重要的价值。

1)适应证:①超声显示有肝脏囊肿或肿瘤直径大于 4cm。②肝脏多发性囊肿或肿瘤数目在 5 个以下。③肝脏囊肿较大或囊肿靠近大血管及肝门者。④肝囊肿伴有心、肺、肝、肾等疾病或年龄大不能耐受手术者。⑤术中发现肝囊肿无法切除者,在术中用针穿刺到囊肿腔内,抽尽囊液,注射肿瘤灵Ⅱ号药液,使囊肿壁细胞发生无菌性炎性坏死。

2)禁忌证:①有严重出血倾向者。②合并有其他严重疾病,中等量以上腹水者,精神高度紧张不合作者。③穿刺不易达到的较小、较深的肝囊肿,或可能损伤胆囊和肝内外大血管者。

3)术前准备:①常规血液检查、血小板和出凝血时间,必要时测定凝血酶原时间。②常规检查肝功能和甲胎蛋白。③肺部胸透或摄片检查。④禁食 8～12 小时。⑤腹胀者,应事先用消导药或清洁灌肠。⑥肝 CT 检查,明确囊肿位置、大小、数目。

4)操作技术:一般采用 22～24G(相当于 7～9 号针)带针芯细针。

A.病人取仰卧位或侧卧位,先用普通探头检查肝脏病变,选择穿刺目标,初步确定穿刺部位及穿刺径路。

B.常规消毒穿刺部位皮肤,术者戴消毒手套,铺消毒巾,换带穿刺架消毒探头,探查穿刺病灶,启动穿刺引导键再次确定适宜的穿刺点的方向及深度。

C.当穿刺引导线经过病灶中心时,测量穿刺深度,并依此深度在穿刺针上做停止深度标志,以保证准确的穿刺深度。

D.用 0.5％利多卡因溶液浸润麻醉穿刺点皮肤及皮下组织至腹膜外。当穿刺引导线经过病灶中心时,固定穿刺探头,病灶显示清晰时,遂将穿刺针沿探头的穿刺引导针槽进针,待穿刺针进入腹腔,即令病人屏气或浅呼吸,继续穿刺进针。在监视屏上,严密监视穿刺针的针尖强回声影的前进方向,直至进入肝脏囊肿内,针进入囊肿内有突空感,抽有液体即表明已到达病变区。若在进针过程中针尖强回声影显示不清,可适当调整探头角度,一般即能显示针尖强回声影位置。在穿刺进针过程中应注意针尖强回声影进入病灶后有突空感或阻力减轻感觉(如肝癌有一种坚实感或阻力增加感),这将有助于术者确定针尖是否是进入穿刺目标内。

E.穿刺针进入病灶内液性暗区时有强回声针尖影,拔出针芯有液体流出,嘱病人浅呼吸或平静呼吸将液体抽尽,标本送病理检查,并记录量,在显示屏上液性暗区消失,接装有肿瘤灵Ⅱ号药液注射器,缓慢注药,高浓度药液注射到病灶内回声增强,药物注射完毕后,取下注射器接装有 1％利多卡因肾上腺素药液 2ml(1％利多卡因溶液 2ml 加 2 滴肾上腺素溶液),边退针,边注药,在退到肝表面时将药注完。迅速拔出穿刺针。针孔用消毒纱布压迫数分钟,肿瘤灵Ⅱ号用药量是肝囊肿体积的 1/6～1/4。1 周后做第 2 次治疗,2～3 次为 1 疗程。

5)注意事项:①穿刺点和穿刺径路的选择应离穿刺病灶距离最近,而且又经过一段正常肝组织,并能避开周围脏器、大血管及胆管为原则。②穿刺抽吸过程中应随时摄片或录像记录。③隔 7 天可做第 2 次治疗,2～3 次为 1 疗程。若病变是多发囊肿应分次每个囊肿逐个穿刺治疗。④穿刺后病人应静卧大于 4h,注意观察血压、脉搏、呼吸和腹部情况,若无异常,可下床活动,3 天内禁止剧烈活动。

6)并发症:经皮肤细针穿刺注药治疗肝囊肿,由于是细针,对肝组织损伤轻微,安全性高,并发症少,但是仍可发生以下并发症。

A.出血和血肿:细针穿刺引起出血和血肿少见,由穿刺针孔引起腹腔大出血极少,笔者采用细针穿刺治疗后退针时注射 1％利多卡因肾上腺素药液于针道内,可减少出血和肝被膜下血肿及腹痛发生。

B.腹膜炎:感染可由操作过程中消毒不严格引起。腹膜炎也可由穿刺针孔外渗肿瘤灵药液引起局限性、暂时性无菌性腹膜炎,大多在数小时后疼痛缓解,一般不需处理。如腹痛严重疑有感染可应用抗生素预防感染和对症处理。

C.气胸:极少见,可因术者的技术和经验不足或病人不合作等原因,穿刺误入肺引起,由于是细针穿刺一般多不严重。

9.预后　肝囊肿的预后一般良好。孤立性囊肿经手术切除或开窗术后或坏死疗法后,可以痊愈。多囊肝经过穿刺抽液或开窗减压之后,多可缓解症状。但病变广泛的晚期病人,由于肝组织破坏严重,肝功能损害,可出现腹水、黄疸、门脉高压等并发症,死亡率很高。合并有多囊肾的病人,多数影响肾功能,并可能死于肾衰。多囊肝伴局部囊肿恶变者,预后较差。

第八节　转移性肝癌

肝脏是很多恶性肿瘤常见的转移处,手术或尸检证实消化道或盆腔的肿瘤肝转移者较多。肝脏的转移性癌来自胰腺癌转移的有 25%～75%,支气管癌 25%～74%,乳癌 56%～65%,类癌约 50%,结直肠癌约 50%,胃癌 16%～51%,恶性黑色素瘤约 20%,霍奇金病小于 10%,卵巢癌约 52%,肾癌约 27%。国外转移性肝癌较多见,肝转移性癌与原发性肝癌之比为 13～65∶1,肝脏的转移癌在西方国家相当多见。我国转移性肝癌的发病率较西方国家为低,约为原发性肝癌的 1.2 倍。其中消化系统癌发生肝转移远较其他系统为多,约为 35%～50%。结直肠癌在初次手术时就有 2%左右已发生肝转移,约 5%左右以后又发生肝转移。

一、转移途径

人体各部位的癌瘤转移至肝脏主要通过以下 4 条途径:

1.经门静脉转移　凡血液汇入门静脉系统的脏器,如食管下端、胃、小肠、结肠、直肠、胰腺及胆囊等处的恶性肿瘤,均可循门静脉转移至肝脏。其他如子宫、卵巢、前列腺、膀胱和腹膜后的肿瘤,也可通过体静脉门静脉的吻合支转移至肝。

2.经肝动脉转移　任何血行播散的肿瘤,如肺、肾、乳腺、肾上腺、甲状腺、皮肤等部位的恶性肿瘤的癌栓,均可经肝动脉而转移至肝脏。

3.淋巴路转移　盆腔或腹膜肿瘤可经淋巴管至主动脉旁和腹膜后淋巴结,然后倒流至肝脏。消化道肿瘤亦可经肝门淋巴结循淋巴管逆行转移到肝脏。

4.直接蔓延　肝周邻近脏器如胃、横结肠、胆囊、胰腺肿瘤均可直接浸润、蔓延至肝脏。右肾及肾上腺肿瘤也可直接侵犯肝脏。

二、病理

肝脏的转移性癌结节大小不一,数目不等。少数呈孤立的 1～2 个结节,多数为弥漫性多发的结节,散布于肝的一叶或全肝。癌结节外观多呈灰白色,质地较硬,与周围肝组织界限分明。结节的中央常因坏死而呈肚脐样凹陷。肝脏转移癌的病理组织形态与其原发癌相似。

肝脏转移癌较少合并肝硬变,可能由于硬化的肝脏血循环障碍和结缔组织变化限制了癌细胞转移和发展。

三、临床表现

肝脏的转移性癌的症状和体征与原发性肝癌很相似。有时以原发癌所引起的症状和体征为主要表现,在体检或剖腹手术时才发现肿瘤已转移至肝。因此,有肝脏以外肿瘤病史,并出现肝脏有肿瘤的临床表现,则转移性肝癌的诊断多可确立。

四、实验室及其他检查

1.实验室检查　肝功能检查多属正常范围。重者可有血清胆红素、碱性磷酸酶、乳酸脱氢酶及 γ-谷氨酰转肽酶等升高,甲胎蛋白检测呈阴性,血清癌胚抗原(CEA)浓度测定对诊断结直肠癌肝转移有相当价值。

2.B超检查　肝转移癌达到 3cm 大小时,B超检查可显示低回声或无回声光团在肝区;均匀强回声病变,其边缘回声弱(靶状损害)或低;均匀强回声灶,中心为低回声(牛眼征);不均匀复合光团;病变局部钙化伴声影等。

3.CT 检查显示　①多个大小不等病变;②病变自周围至中央密度减低;③造影剂输注后病灶周围有环形增强带;④灶周边为不规则结节状;⑤可有弥漫性点状或无定影钙化。

4.MRI　对肝转移癌的准确率在 64%～100%,能发现小于 1cm 的病变,且软组织对比度高,没有 CT 人工造成的伪影现象。

五、治疗

转移性肝癌的治疗必须与原发病灶的治疗结合进行。对原发病能切除或已切除的病人情况较好。肝转移癌属于孤立结节或局限一叶、一段者,应积极采用根治性肝切除治疗。对于不能切除者,可采用坏死疗法治疗、经皮肤高温射频治疗、栓塞进行肝动脉阻断和局部化疗、放疗等姑息性治疗措施。

1.手术切除　手术切除转移性肝癌适应于:①病人全身情况较好,心、肺、肝、肾功能均在正常范围;②原发病灶能够切除或已经切除;③肝脏的转移癌用于单个结节,或局限于肝的一叶、一段,而无全身其他部位转移者。

手术方法以切除转移病灶及其所在的肝段,保持安全距离至少 2cm 为宜,不需扩大切除范围。目前一般认为结直肠癌肝转移最适合做肝叶切除治疗。上消化道(如胃、胰)肿瘤肝转移,此时淋巴已广泛转移,行淋巴区根治清除几乎不可能彻底,故多不主张切除肝转移癌。

做结直肠癌切除手术时,如果发现肝转移灶在肝脏边缘,可以同时做局部切除。但由于切口关系或肝内癌灶位置较深,不易做同期手术切除,则应等首次手术恢复后再行肝切除。

2.坏死疗法治疗　转移性肝癌绝大多数肝内为多发性癌灶,因此手术切除率比较低,再加上多属癌症晚期病人,全身情况较差,能够耐受手术治疗患者不多,作者认为采用坏死疗法治疗转移性肝癌应作为首选治疗方案。其对患者无创伤或微创伤,在超声导向引导下直接将肿瘤灵Ⅱ号注射到癌灶内,将肿瘤杀死,可以达到手术切除肿瘤疗效,而没有手术对病人的创伤和风险,配合中药、放疗、化疗等综合治疗,可延长生存期,提高生活质量。

作者观察25例原发性结直肠癌手术后肝转移的患者,采用坏死疗法加化疗综合治疗有效率达92%,其中CR15例,PR8例。本组病例经2次坏死疗法治疗后3个月进行B超或CT复查,肝癌灶消失或有1cm左右纤维组织瘢痕阴影15例,肝癌灶缩小60%以上8例,肝癌灶无明显缩小2例。随访1~3年,生存1年23例,2年17例,3年13例。

适应证及治疗方法:同肝细胞癌。

3.肝动脉阻断术和局部插管化疗　用肝动脉结扎术治疗不能切除的肝转移癌已有30多年历史,因可使肿瘤缺血坏死、缩小,使病人症状改善,收到良好的姑息性治疗效果。但鉴于结扎肝动脉近端,转移瘤的血供阻断不完全,而侧支循环则迅速恢复,致使疗效短暂。通过Seldinger技术,选择肝动脉支插管进行栓塞化疗或术中肝动脉栓塞化学治疗转移性肝癌效果较好。

由于全身使用化疗对转移性肝癌的缓解率低(不超过30%),而全身毒副反应重,故较少采用。肝动脉结扎和肝动脉或门静脉插管灌注化疗联合使用,则有较好的疗效。近年,有全埋入式药往返输注装置做肝动脉或门静脉插管化疗,明显提高病人的生活质量,可避免导管引至腹腔外的各种并发症。其中行肝动脉插管栓塞化疗的效果较门静脉插管化疗更为明显,提示转移性肝癌在增长过程,门静脉不再提供其血供。

4.其他疗法　对于不能手术切除又无法做肝动脉阻断及肝动脉插管化疗者,可采用坏死疗法治疗,并配合中药、免疫、放疗等姑息性综合治疗措施可改善症状,提高生活质量,延长生存期。

（张明艳）

第八章　胆系肿瘤

第一节　胆囊良性肿瘤

一、概述

胆囊良性肿瘤的分类较为混乱,既往的文献将胆囊乳头状瘤和胆囊息肉笼统地称作胆囊良性肿瘤,但从病理学角度应合理地分为胆囊腺瘤和胆囊良性间叶组织肿瘤两大类。胆囊腺瘤发病率国内外文献报道差别较大,为 0.2%～2.0%,占胆囊息肉样病变的 3.6%～17%,多见于中老年妇女。良性间叶组织肿瘤是来源于支持组织的胆囊良性肿瘤,主要包括纤维瘤、平滑肌瘤、血管瘤、脂肪瘤、黏液瘤、神经鞘瘤等,临床少见。

胆囊息肉样病变(PLG)又称隆起性病变,是影像诊断学对所发现的突入胆囊腔内的隆起性病变的统称。它包括了多种胆囊良性或早期恶性的病变,如胆囊良性肿瘤、假性肿瘤和早期胆囊癌等,其中一部分并非真正的胆囊肿瘤。有此表现的疾病包括:①增生性病变,如胆囊胆固醇性息肉、胆囊腺肌瘤、淋巴组织增生性息肉、原发性胆囊黏液增生症等;②炎性病变,如胆囊炎性息肉、黄色肉芽肿性胆囊炎等;③肿瘤性病变,如胆囊的良性肿瘤(腺瘤、血管瘤、脂肪瘤、神经纤维瘤等)和早期恶性病变(腺癌等);④异位组织,如胃黏液、肠黏液、胰、肝组织等的胆囊移位等。近年来,随着 B 超和 CT 等影像诊断技术的应用,胆囊息肉样病变的检出率明显增多,国内大宗流行病学报告在常规体检人群中 PLG 的检出率为 0.9%,综合文献报道,B 超的检出率可达 1.0%～9.8%,其中胆固醇性息肉最多见,占 50%～87%。

(一)病因学

胆囊的慢性炎症及结石的长期刺激和损伤所导致的胆囊上皮细胞异常增生可能是引起本病的主要原因。

(二)病理学

胆囊腺瘤可发生在胆囊的任何部位,以体、底部较为多见;多为单发,约 1/3 病人为多发,向胆囊腔内生长,直径 0.3～2.0cm,多数<1cm。少数病人的胆囊黏液上可发生众多的乳头状腺瘤,称为乳头状瘤病。组织学上可进一步分为乳头状和非乳头状肿瘤。

1.乳头状腺瘤　可再分为有蒂和无蒂两种,镜下显示为分支状或树枝状结构,带有较细的血管结缔组织蒂,与胆囊壁相连,有单层立方或柱状上皮覆盖,与周围正常胆囊黏液上皮移行较好。

2.非乳头状腺瘤　大部分有蒂,镜下见多数增生的腺体被中等量的结缔组织间质包绕,偶尔腺体显示囊样扩张。该型腺瘤以腺体的管状增殖为主体,故称为腺管腺瘤。有时可见杯状细胞或基底颗粒细胞的肠上皮化生改变。

胆囊腺瘤和腺肌瘤有恶变倾向,是胆囊癌的癌前期,常称其为胆囊癌相关性病变,其余的非肿瘤性息肉(胆固醇性息肉和炎性息肉等)则为非胆囊癌相关性病变(约占 92%)。腺瘤和腺肌瘤多为单发,直径多数>1cm;非肿瘤性息肉则大多数为多发,绝大部分直径<1cm。这些病理学特征在决定治疗时有一定的参考价值。胆囊腺瘤经过腺瘤性增生到腺瘤细胞中、重度异型增生,最终恶变为癌,癌变率为 6%~36%。胆囊腺肌瘤又称胆囊腺肌增生症,是以胆囊黏液和肌纤维肥厚、罗-阿氏窦(R-A sinuses)数目增多、窦腔扩大并穿入肌层为特征的一种增生性疾病。病变通常位于胆囊底部,形成结节,癌变率为 3%~10%。其发病机制可能与胆囊内长期高压有关。病变区 R-A 窦扩大、增多并形成假憩室,可深达黏液下层和肌层,窦隙内衬以柱状上皮,呈腺样结构,周围为增厚的平滑肌纤维所包绕。扩大、增多的 R-A 窦形成假憩室,内含黏液或胆砂、胆石,有管道与胆囊相连,故亦有胆囊憩室之称。病变分为弥漫型、节段型和局限型,以局限型最为常见。

二、诊断及鉴别诊断

(一)临床表现

胆囊良性肿瘤的症状与肿瘤的部位有关。位于底部、体部者一般无明显临床症状,大多于体检或其他疾病做 B 超检查时发现。位于颈部附近者可有上腹闷胀不适、隐痛,偶有脂餐后加重或绞痛发作,症状与胆石症难以区分,合并急性感染时可出现急性胆囊炎的症状及体征。

(二)临床诊断

临床诊断基本上依赖影像学检查。

B 超是最实用和有效的检查方法,可见突入胆囊腔内的光团,其后方无声影,不随体位改变而移动位置。B 超可显示病变的大小、形态、内部结构、与胆囊壁的关系,并能鉴别有无结石并存。B 超的诊断符合率可达 90%以上,反复多次的超声检查还可提高诊断符合率。

彩超的诊断价值更高,能观察光团内有无彩色血流,可与临床上最常见的胆固醇性息肉相鉴别。

内镜超声(EUS)诊断的准确性明显高于普通超声,可高达 98%。EUS 将胆囊壁分为 3层:内层为高回声的黏液及黏液下层,中间为低回声的肌纤维层,外层为高回声的浆膜下层及浆膜层。EUS 对鉴别肿瘤性与非肿瘤性息肉有较高的价值,胆固醇息肉轮廓呈颗粒状,内部为点状高回声,并可见清晰的 3 层囊壁。若 EUS 显示息肉轮廓呈结节状,内部为低回声,则多为肿瘤性息肉。

当瘤体较小时,CT 的检出率低,其诊断价值不如彩超和 EUS。行 CT 增强扫描时,如瘤体有强化,则有助于胆囊肿瘤的诊断。当胆汁过分黏稠,或胆囊积脓,胆囊萎缩,尤其又伴有胆囊颈部结石时,B超可能会出现假阴性结果。此时行CT增强扫描对于鉴别与胆汁密度相近的肿瘤有特殊诊断价值。有文献报道,正电子发射计算机断层显像-CT(PET-CT)对胆囊息肉样病变的良恶性鉴别有较高价值,但价格昂贵,临床应用少。

三、治疗

(一)整体治疗方案

诊断明确且有手术指征的患者,建议行胆囊切除术,推荐行腹腔镜胆囊切除术。术中检查标本,对于有怀疑恶变可能的胆囊行冷冻切片检查。

(二)常规治疗

临床治疗最好的方法是手术切除,腹腔镜胆囊切除术为首选,但对高度癌疑的胆囊息肉患者不宜行腹腔镜手术。治疗的关键是如何从众多的胆囊息肉样病变中鉴别出胆囊的"肿瘤性病变",并识别出癌前病变或早期胆囊癌。各项检查方法尚不能区分其病理性质时,往往需经病理切片检查才能确诊。临床上要从两方面把关,其一是严格掌握手术指征。既不能因担心胆囊息肉有癌变可能而扩大手术指征,把很多非肿瘤性息肉病人的正常功能的胆囊切除,给病人带来不必要的损失。也要及时处理肿瘤性息肉,以免以后一旦发生癌变而错失手术良机。综合文献上各家报道,胆囊息肉样病变的手术指征为:①单发,直径1cm以上者;②年龄50岁以上,广基而单发的病变;③病变在短期内基底变宽、有增大趋势或病灶周围的黏液有浸润、增厚表现;④合并胆囊疾病,如胆囊结石、急性或慢性胆囊炎,有明显临床症状者;⑤息肉较大、长蒂或胆囊颈部息肉,影响胆囊排空,有胆绞痛发作史者;⑥合并胆囊壁不规则增厚者。对于暂无手术指征者,因其仍有潜在恶变的可能,应定期随访观察。如发现病变发生变化,则应及时手术治疗。凡行胆囊切除术者,胆囊切下后应立即剖开检查,如病变像肿瘤者,均应送冷冻切片检查,明确肿瘤性质、肿瘤位置以及侵犯范围,具体处理方式见胆囊癌章节。

第二节 胆囊癌

一、概述

胆囊癌(GBC)是指发生在胆囊(包括胆囊管)的癌肿,由于胆囊管特异的解剖结构和生物学行为,部分学者认为将胆囊管癌列为一种独立的疾病更为合理。尽管目前对胆囊管癌的定义存在争议,但国内外主要文献和著作仍将胆囊管癌定义为胆囊癌。

胆囊癌是最常见的胆道恶性肿瘤,在消化道肿瘤中仅次于胃、结肠、直肠、食管、胰腺占第6位,占胆囊手术的1‰~2‰,尸检检出率0.55%~1%。胆囊癌好发于50~70岁的老年人,约3/4以上的胆囊癌患者年龄超过65岁。女性患者约为男性患者的2~3倍,其中部分原因是女性的胆囊结石病发病率高于男性。近年来国内外的流行病学资料显示,胆囊癌的发病率有逐年上升的趋势,上海市肿瘤研究所2005年的流行病学调查资料显示,上海市胆道癌(胆囊癌、胆管癌)的发病率以约5%逐年递增。不同地区和种族的人群发病率有明显差异,以欧裔犹太人及美国的印第安人发病率最高,女性中胆囊癌的发病率以智利(27/100000)和波兰(14/100000)最高。在美国每年有6000~7000例新增胆囊癌确诊病例,尽管总的发病率不到2/100000,但新墨西哥州的土著女性的发病率高达14.5/100000。美国墨西哥裔、西班牙裔和印第安人的发病率高于平均水平的6倍以上,黑人的发病率最低。在我国则以西北部较高,且胆囊癌的发病率低于胆管癌的发病率。我国胆囊癌占同期胆道疾病的构成比为0.14%~3.18%,平均为1.153%。中华外科学会胆道外科学组对全国1098例胆道癌手术病例的分析,其中胆囊癌272例(24.8%),肝外胆管癌826例(占75.2%)。

胆囊癌恶性程度高,早期缺乏特异性症状而不易诊断,癌肿极易向肝等邻近器官浸润和出现远处淋巴结转移而不能根治性切除,预后极差。西方国家的文献报道胆囊癌总的5年生存率仅为5%~38%,出现淋巴结转移或远处转移的患者5年生存率更低,平均生存时间不足6个月。除少数病人因胆囊结石病等症状就医而获得早期诊断外,绝大多数病人出现明显的临床症状时,已属晚期。因此,改善胆囊癌预后的关键是早期诊断、早期治疗,以及合理的综合治疗方案,有效控制胆囊癌的浸润和转移。近年来,随着对胆囊癌分子生物学特性以及对肿瘤耐药、放化疗增敏、新一代化疗药物、生物治疗和靶向治疗等方面研究的深入,为从根本上改善中晚期胆囊癌预后指明治疗方向,同时也必将会改变以往对胆囊癌综合治疗不佳的固有观念,更加重视胆囊癌的综合治疗。

(一)病因学

胆囊癌的确切原因尚不明确,但以下危险因素可能与之相关。

1.胆石症　胆石症是与胆囊癌相关的最主要危险因素:75%~95%的胆囊癌合并胆囊结石;胆囊结石患者胆囊癌的发生率比无结石者高7倍;结石直径>3cm比<1cm患胆囊癌的危险性高10倍;症状性胆囊结石患者(特别是有反复发作的胆囊炎)患胆囊癌的风险明显高于无症状性胆囊结石患者;胆囊结石患者发生胆囊癌的比例约为0.4%,未经治疗的胆囊结石患者20年内发生胆囊癌的危险性为0.2%~0.4%;约1%的因胆石症行胆囊切除术的胆囊标本可发现隐灶癌。

胆囊结石致癌机制是综合作用的结果,包括结石的机械刺激、炎症、胆固醇的代谢异常、胆汁刺激和致癌物质的作用等。慢性黏液损伤是胆囊新生物恶性转化的重要促发因素。结石可引起胆囊黏膜慢性损伤或炎症,进而导致黏膜上皮发育异常,后者具有癌变倾向。胆石长期机械刺激胆囊黏膜→胆汁排空障碍、胆汁淤滞与感染→不典型增生或肠上皮化生→癌变。胆汁中的厌氧菌(梭状芽孢杆菌)使胆胺→核脱氢反应→去氧胆酸、石胆酸(致癌物质)。

2.胆胰管连接异常(APBDJ)　APBDJ易发生包括胆囊癌在内的胆道恶性肿瘤。胆总管囊肿患者患胆道肿瘤的风险均增加,其中胆囊癌的发生率约为12%。可能的机制是:胆汁成分的改变、基因突变和上皮细胞增生。胰液反流→胆汁中的卵磷脂被胰液中的磷酸肽酶Aa水解→产生脱脂酶卵磷脂→被胆囊吸收→积聚在胆囊壁内→胆囊上皮细胞变性和化生→癌变;慢性炎症→胆囊黏液损伤→再生修复→不典型增生或上皮异形化→癌变。

3.细菌感染　有文献报道,伤寒和副伤寒杆菌的慢性感染和携带者患胆囊癌的危险性比正常人高 100 倍以上,印度最近的临床对照研究发现,伤寒杆菌携带者的发病率是非携带者的 8 倍以上,具体机制不明。最近的研究发现,胆汁和胆囊癌组织中可检测到幽门螺旋杆菌,其是否与胆囊癌的发生相关值得进一步研究。

4.胆囊腺瘤　胆囊腺瘤是癌前病变,癌变率为 6％～36％;单发、无蒂、直径＞1cm 的胆囊息肉恶变的危险性增高,如合并结石则更增加了癌变的危险性。癌变机制可能为:腺瘤-腺癌的顺序性病变。

5.胆囊腺肌瘤　又称胆囊腺肌增生症,是以胆囊黏液和肌纤维肥厚、罗-阿氏窦数目增多、窦腔扩大并穿入肌层为特征的一种增生性疾病。病变通常位于胆囊底部,形成结节,癌变率为 5％～15％。其发病机制可能与胆囊内长期高压有关。病变区 R-A 窦扩大、增多并形成假憩室,可深达黏液下层和肌层,窦隙内衬以柱状上皮,呈腺样结构,周围为增厚的平滑肌纤维所包绕。扩大、增多的 R-A 窦形成假憩室,内含黏液或胆砂、胆石,有管道与胆囊相连,故亦有胆囊憩室之称。病变分为弥漫型、节段型和局限型,以局限型最为常见。

6.溃疡性结肠炎　胆囊癌的发病率为一般人群的 10 倍,发病机制不明,可能为:胃肠道中的梭状芽胞杆菌使肠肝循环中的胆汁酸→还原→3-甲基胆蒽;胆道梗阻感染→胆汁中的胆酸→去氧胆酸、石胆酸(致癌物质)。

7.瓷性胆囊　慢性胆囊炎合并胆囊壁钙化,即"瓷胆囊",恶变率为 12.5％～61％。

8.Mirizzi 综合征　大多数学者认为,胆囊结石可以引起胆囊黏膜持续性损害,并可导致胆囊壁溃疡和纤维化,上皮细胞对致癌物质的防御能力降低,加上胆汁长期淤积,有利于胆汁酸向增生性物质转化,可能是胆囊癌发生的原因,而 Mirizzi 综合征包含了上述所有的病理变化。

9.肥胖　体重指数＞30 的年龄在 20～44 岁的女性,患胆囊癌的风险是 2.53 倍。

10.其他因素　原发性硬化性胆管炎,雌激素,以及致癌物质如:偶氮甲苯、亚硝胺、甲基胆蒽、二氧化钍等。

11.与胆囊癌发生相关的分子机制　文献报道与胆囊癌关系比较密切的基因有 p53, K-ras,CDKN2(9p21),Bcl-2,C-myc 和 COX-2。Bcl-2 基因是被发现的第一个凋亡抑制基因,Bcl-2 表达可抑制细胞凋亡、延长细胞寿命、增加细胞其他突变机会或使突变基因在细胞内聚积,导致细胞恶性转化。研究发现,Bcl-2 表达增加是抑制胆囊病变组织中细胞凋亡的机制之一,与胆囊癌的分化程度有密切关系。C-myc 基因可能通过促进 survlvln 的表达来抑制胆囊癌细胞凋亡,有待进一步的实验证实。最近有文献报道环氧化酶-2(COX-2)在血管内皮生长因子介导的肿瘤发生中具有重要作用。

(二)病理学

1.大体分型　胆囊癌多发生在胆囊底部,其次为胆囊壶腹和颈部。通常表现为胆囊内的肿块,也可表现为局部胆囊壁增厚或息肉样新生物。根据大体外观可分为乳头状和非乳头状。日本胆道外科协会将 GBC 分为隆起型和扁平型。隆起型可以为乳头状或结节状。也可分为浅表型和浸润型。

2.组织学分型　分为 5 种:腺癌(90％)、未分化癌 c426)、鳞癌(3％)、混合型(1％)、其他少见肿瘤如腺鳞癌、燕麦细胞癌、癌肉瘤等(2％)。

90％以上为腺癌,可分为①硬癌(60％):纤维组织丰富、质地硬,早期表现为胆囊壁的局限性硬结或增厚；常早期侵犯肝，淋巴转移率较高；晚期整个胆囊壁可增厚、胆囊腔闭塞成为较大硬块；胆囊管阻塞时，胆囊可积液、肿大。②乳头状癌（25％）：肿瘤软而呈胶状，细胞内含有较多假黏液蛋白，可长至较大，充满胆囊内腔；较少直接侵犯肝，淋巴转移率低。③黏液腺癌（15％）：质软、突入胆囊腔内，可生长至较大的体积，肿瘤常发生坏死及出血。

其余5％～20％为分化不良或未分化癌：未分化癌恶性程度高，转移早，预后极差。按癌细胞分化程度的差异，可分为高、中、低和未分化腺癌，分化程度高则预后较好，分化差或未分化癌预后最差。

3.转移途径　胆囊癌可多种途径播散，包括直接侵犯、淋巴、血行、沿神经血管丛播散、腹腔内种植、胆管腔内播散等。直接侵犯（肝脏及周围脏器）和淋巴转移是胆囊癌的主要转移方式。在确诊的胆囊癌病例中，癌肿局限在胆囊壁仅约25％，出现局部淋巴结转移或侵犯肝脏等邻近脏器35％，40％存在远处淋巴结或脏器转移。

（1）直接侵犯：占65％～90％，因胆囊床一侧的胆囊壁没有浆膜层，胆囊癌通过胆囊床直接侵犯肝（第Ⅳ和Ⅴ肝段）比较多见。同时由于胆囊静脉丛直接回流入附近的肝，癌肿既可沿血管神经丛直接侵犯肝实质，晚期也可经血行途径引起肝内远处转移或远处脏器转移。癌肿可直接侵犯胆囊周围邻近脏器（胆总管、胃窦、十二指肠、胰腺和横结肠等），或经血管神经丛沿肝十二指肠韧带上下蔓延，直接侵犯肝外胆管或肝门周围淋巴结转移压迫胆总管而致梗阻性黄疸。

（2）淋巴转移：占40％～85％。当胆囊肌层受犯时，即可出现淋巴结转移，胆囊癌淋巴结转移的模式和范围与胆囊的淋巴引流途径是一致的。淋巴结转移绝大多数首先发生在胆囊管淋巴结，其次是胆总管周围淋巴结和肝门淋巴结，最后转移至其他区域淋巴结：胰腺周围、十二指肠旁、门静脉周围、腹腔干、肠系膜上动脉周围淋巴结等。少数可逆行向上转移至沿肝门部。

（3）血行转移：占20％～25％，经胆囊深静脉回流至肝方叶，表现为近原发灶处肝内局部肿块，伴或不伴卫星结节；肺转移较少见。

（4）沿神经蔓延：少见，占10％～15％。可沿胆囊壁内或肝十二指肠韧带内神经丛蔓延。

（5）胆管内播散：少见，肿瘤沿胆囊颈管下行至胆总管，在颈部和胆总管内壁种植，癌组织也可脱落进入胆总管，造成梗阻性黄疸。

（6）腹腔种植：少见，胆囊癌破溃或穿孔致腹腔广泛种植。

二、诊断

（一）临床表现

1.症状　胆囊癌早期因缺乏特异性症状而不易被察觉，当出现明显的临床症状时，多已属晚期并已有转移而无法根治性切除，预后极差。胆囊癌早期可出现一些类似于良性胆道疾病（急性或慢性胆囊炎、胆石症等）的症状，如上腹部隐痛、胀痛不适、恶心、呕吐、乏力、纳差等。

（1）右上腹痛不适：是胆囊癌最常见的症状（60％～87％），40％的胆囊癌患者可出现腹痛症状加重、发作频率增多或持续时间变长。

（2）恶心、呕吐：占30％～40％，与急慢性胆囊炎有关，少数因肿瘤侵犯十二指肠致幽门梗阻。

（3）黄疸：约 30％患者因肿瘤直接侵犯或肝门淋巴结转移压迫肝外胆管或胆管内播散均可导致梗阻性黄疸。

（4）其他：少数病人因合并感染或肿瘤性发热，而出现低热。一旦出现上腹部肿块、黄疸、腹水、明显消瘦、贫血和邻近脏器压迫症状，提示已属晚期。

2.体征　早期胆囊癌无特异性体征。合并急性胆囊炎时可有右上腹压痛；胆总管受到侵犯或压迫时，可出现阻塞性黄疸；胆囊管阻塞致胆囊肿大、肿瘤累及肝或邻近器官时可扪及腹部肿块；晚期还可出现肝大、腹水、下肢水肿等。

（二）实验室检查

迄今尚未发现对诊断胆囊癌具有重要诊断价值的特异性肿瘤标志物。血清和胆汁中CEA（癌胚抗原）及 CA19-9（糖链抗原）测定对早期诊断有一定的帮助，特别是后者的阳性率较高，可用作辅助诊断和根治术后的疗效观察。有研究表明，CA19-9 及 CEA 平行法联合检测可将灵敏度提高到 84.4％，系列法联合检测可将特异度提高到 90.7％。迄今未发现对胆管癌具有特异性诊断价值的基因标志和诊断方法，文献报道与胆囊癌关系比较密切的基因有 p53，K-ras 和 CDKN2（9p21）。细针穿刺细胞学检查特异性高，但敏感性差、假阴性率高，且有一定并发症，临床很少应用。

（三）医学影像学检查

1.超声检查　超声具有简便、无创、费用低、可反复检查等优点，为首选的检查方法。超声对胆囊癌的诊断敏感性为 85％，诊断符合率 80％。对胆囊微小隆起性病变以及早期胆囊癌的诊断价值优于 CT，可作为胆囊癌的筛选检查方法，因此，定期行超声检查对早期诊断胆囊癌具有重要价值。

（1）B超：B超下诊断胆囊癌有 4 种类型：Ⅰ型为隆起型，乳头状结节从胆囊壁突入腔内，胆囊腔存在；Ⅱ型为壁厚型，胆囊壁局限或弥漫不规则增厚；Ⅲ型为实块型，因胆囊壁被肿瘤广泛浸润、增厚，加之腔内癌块充填形成实质性肿块；Ⅳ型为混合型。超声能清晰显示病变的大小、部位、数目、内部结构以及胆囊壁的厚度和肝受犯范围。其不足是：易受胃肠道气体干扰，对同时患有胆囊结石的微小胆囊黏液隆起性病变检出率低。

（2）彩色多普勒超声：彩色多普勒超声能测及肿块内血流，可与胆囊胆固醇性息肉和结石鉴别。对胆囊隆起性病变的鉴别诊断具有重要价值。同时能无创地精确显示胆管和肝受犯范围和程度，以及肝门区主要血管（肝动脉、门静脉等）的受犯情况，与 CT 和 MRI 血管成像价值相近，甚至可替代血管造影。对胆囊癌的精确分期和手术可切除性评估有较高价值。此外，近来开展的超声造影检查对胆囊癌诊断准确率更高。

（3）实时谐波超声造影（CEUS）：通过周围静脉注射六氟化硫微泡造影剂，随后用 CnTI 谐波技术在低声压下对病灶进行观察，可以实时观察肿块增强的方式及回声强度变化，并且与周围肝实质进行对比，有利于对病灶范围做出判断。

（4）内镜超声（EUS）：EUS 是近年来发展起来的一项技术，采用高频探头隔着胃或十二指肠对胆囊进行扫描，避免了肠道气体的干扰，不仅能检出＜5mm 的病变，并可清晰地显示出胆囊壁的 3 层结构，能精确判定胆囊壁各层结构受犯深度和范围、周围血管受犯情况以及区域淋巴结有无转移,因而对胆囊癌早期诊断、精确分期及手术可切除性评估具有更高价值,可作为超声和彩超检查的补充手段。

2.动态增强CT

(1)CT的优势:CT具有较高的软组织分辨率,对胆囊癌的诊断、分期、评估手术切除可能性均有帮助,是术前不可缺少的检查,对治疗方案的决定、术式的选择和预后判断具有很高价值,在这方面CT明显优于超声检查。增强CT能够精确显示肿瘤直接侵犯肝或肝门部、是否有肝转移、淋巴结及邻近脏器转移情况。

(2)CT的典型表现:①胆囊壁局限或整体增厚,多超过0.5cm,不规则,厚薄不一,增强扫描有明显强化。②胆囊腔内有软组织块影,基底多较宽,增强扫描有强化,密度较肝实质低而较胆汁高。③合并慢性胆囊炎和胆囊结石时有相应征象。厚壁型胆囊癌需与慢性胆囊炎鉴别,后者多为均匀性增厚;腔内肿块型需与胆囊息肉和腺瘤等鉴别,后者基底部多较窄。薄层和增强CT扫描可精确显示胆囊壁厚度及胆囊壁的浸润深度、肝及邻近器官和组织的受犯范围和程度、有无区域淋巴转移和肝内转移等。

(3)螺旋CT血管成像(CTA):CTA能对门静脉、肝动脉等周围血管受犯情况可做出精确判断,对术前可切除性评估具有重要价值。CT对判断胆囊癌可切除和不可切除的准确率分别为80%和89%。

3.磁共振(MRI)

(1)MRI的优势:与CT相比,MRI具有更高的对软组织分辨率,在对腔内小结节型早期胆囊癌的显示优于CT。磁共振胆管成像(MRCP)可无创地获取整个肝内外胆道树的影像,对胆管受犯范围和程度可做出精确判断;磁共振血管成像(MRA)能精确地显示肝门区血管的受犯情况,与CTA价值相近。MRI对胆囊癌的术前分期、可切除性评估、手术方式的选择及评估预后等具有较高价值。

(2)胆囊癌的MRI典型表现

Ⅰ期:胆囊壁局限性或弥漫性不规则增厚,胆囊内壁毛糙不光整或凹凸不平,可伴有突向腔内的菜花状或结节状肿块,T_1WI呈低信号,T_2WI呈等偏高信号,MRCP可见胆囊内充盈缺损影,但胆囊壁的浆膜面光整。

Ⅱ期:胆囊窝内不规则异常软组织肿块,与胆囊壁分界不清,胆囊壁外层即浆膜面毛糙,胆囊窝脂肪间隙模糊不清,但与胆囊窝邻近肝组织分界尚清晰。

Ⅲ期:胆囊窝脂肪间隙消失,胆囊区见不规则软组织肿块,T_1WI呈等偏低信号,T_2WI呈等偏高信号,肿块占据胆囊大部分囊腔,胆囊基本形态不同程度消失,MRCP表现为胆囊不显影或胆囊显示不清。胆囊窝周围邻近肝实质内出现异常信号,T_1WI呈偏低信号,T_2WI呈高信号,边缘不规则,与胆囊分界不清。

Ⅳ期:胆囊癌的MRI和MRCP表现除了上述Ⅲ期的表现外,还可有直接侵犯胃窦部、十二指肠,侵犯邻近腹膜、肝十二指肠韧带的表现,侵犯肝内外胆管和结肠等,以及腹腔肝门淋巴结转移、胰腺及胰头周围淋巴结转移、后腹膜淋巴结转移等的相应MRI征象。

MRA能精确地显示肝门区血管的受犯情况,同时MRCP还能精确显示肝内外胆管受犯范围和程度。Kim等报道MRI结合MRA和MRCP可以用于检查血管侵犯情况(灵敏度

100%,特异度87%)、胆管受犯(灵敏度100%,特异度89%)、肝受犯(灵敏度67%,特异度89%)和淋巴结转移(灵敏度56%,特异度89%)。但由于存在运动伪影,缺乏脂肪和部分容积效应,MRI往往难以评估胆囊癌对十二指肠的侵犯,且MRI也难以显示网膜转移。磁共振B-TFE序列是近年来采用的一种新的成像序列,属于梯度回波序列中的真稳态进动快速成像序列,具有扫描速度快、运动伪影少等特点,目前在临床中主要用于心脏、大血管的检查。有研究说明该技术能够清楚地显示增厚的胆囊壁、胆囊内的肿块及胆囊腔的改变,对于病变的检出率明显高于MRI常规序列。该序列除了能显示胆囊本身的改变外,还能清晰地显示病变对邻近肝、胆道等有无侵犯。而且在该序列中血液亦呈现为高信号,故也可以清楚显示病变对血管的包绕、侵犯及血管内有无癌栓,也有利于血管与淋巴结的鉴别。B-TFE能够提供较多的胆囊癌的术前分期信息,对临床客观地评价患者术前情况、确定手术方式、评估预后提供了很大帮助。

4.正电子发射——断层扫描(PET-CT)　PET-CT是目前判断胆囊占的良恶性、胆囊癌根治术后的有无复发和转移的最精确的检查方法,同时能精确显示意外胆囊癌行胆囊切除术后的肿瘤残余情况以及远处淋巴结和脏器的转移情况。一项研究对16名临床症状、影像学检查均提示良性胆囊病变的患者行FDG-PET,诊断胆囊癌灵敏度为80%,特异度为82%。目前,FDG-PET在诊断胆囊癌中的作用仍在研究,其不足是检查费用昂贵,应根据患者个体情况来选择。

5.内镜逆行胰胆管造影(ERCP)　ERCP对胆囊癌常规影像学诊断意义不大,仅有一半左右的病例可显示胆囊,早期诊断价值不高,适用于鉴别肝总管或胆总管的占位病变或采集胆汁行细胞学检查。

(四)鉴别诊断

胆囊癌的鉴别诊断根据肿瘤的病程而不同。早期的胆囊癌主要与胆囊息肉、胆囊炎和胆囊结石鉴别。对老年女性、长期患有胆囊结石、胆囊萎缩或充满型结石、腹痛症状加重、发作频率增多或持续时间变长时,应警惕胆囊癌的可能,宜做深入检查。晚期胆囊癌需要与原发性肝癌侵犯胆囊鉴别,肝癌侵犯胆囊后可在胆囊区和肝门部形成较大肿块,类似晚期胆囊癌侵犯肝门胆管或淋巴结转移。胆囊颈管癌可直接侵犯或通过淋巴转移发生高位的胆管阻塞,临床表现类似肝门部胆管癌。胆囊癌常需与以下疾病鉴别。

1.胆囊腺瘤性息肉　与早期胆囊癌鉴别困难,年龄>50岁;单发息肉,直径>1.2cm;蒂宽、胆囊壁厚者,应高度怀疑恶变,尽早手术。

2.胆囊胆固醇沉着症　常多发,超声为等回声团,无声影,直径多<10mm;彩超不能测及血流。

3.胆囊结石　B超为强光团回声伴声影,可多发,位置可随体位变化。

4.黄色肉芽肿性胆囊炎　病人一般情况好;常有反复胆囊炎发作病史;胆囊壁明显增厚但形态较光整、内壁光滑。

5.原发性肝癌侵犯胆囊　多有肝病史,AFP明显升高,肿块较大、多位于胆囊窝区或肝门部。

（五）临床分期

目前胆囊癌的主要分期有 3 种：Nevin 分期（1976 年）、美国抗癌联盟（AJCC）分期和日本胆道外科学会分期（淋巴结分站）。其中 AJCC 的 TNM 分期是目前被广泛接受的分期方法，正确的分期是选择合理治疗方案和判断预后的主要依据。

1.Nevin 分期　　根据肿瘤侵犯胆囊壁的深度分期。Ⅰ 期：肿瘤位于黏液内；Ⅱ 期：肿瘤侵犯黏液下层和肌层；Ⅲ 期：肿瘤侵犯胆囊壁全层，无淋巴结转移；Ⅳ 期：肿瘤侵犯全层伴胆囊周围淋巴结转移；Ⅴ 期：肿瘤直接侵犯肝或邻近脏器或远处转移。

2.AJCC 分期　　美国癌症联合委员会（AJCC）推出了肿瘤 TNM 分期第 7 版（2009 年 10 月，芝加哥），其中胆囊癌 TNM 分期发生了较大变化。

（1）胆囊管癌在第 6 版是属于肝外胆管癌，现并入胆囊癌范畴。

（2）淋巴结分为两站，N_1，肝门淋巴结：胆囊管淋巴结，胆总管、肝动脉、门静脉旁淋巴结；N_2，其他区域淋巴结：腹腔干、十二指肠旁、胰腺周围、肠系膜上动脉周围淋巴结等。与第 5 版的淋巴结分站相似（但具体的淋巴结归属略有不同：门静脉旁淋巴结从第 5 版的 N_2 变成了第 7 版的 N_1）。淋巴结转移明确作为确认 Ⅲ B（N_1）和 Ⅳ B（N_2）的标准。

（3）胆囊癌分期的改变可对肿瘤的可切除性和患者的预后做出更准确的判断。不能根治性切除的 T_4 期重新并入 Ⅳ 期。

（4）强调意外胆囊癌再次根治性手术的必要性及胆囊癌生物学特性的特殊性。

3.JSBS 分期：日本胆道外科学会（淋巴结分站）

N_1　　胆囊颈淋巴结及胆总管周围淋巴结。

N_2　　胰十二指肠后上淋巴结、肝总动脉旁淋巴结和门静脉后淋巴结。

N_3　　腹腔动脉淋巴结、主动脉旁淋巴结和肠系膜上动脉淋巴结。

N_4　　其余更远处的淋巴结。

三、治疗

（一）治疗原则

胆囊癌的治疗目标是：根治；延长生存期，提高生活质量；缩短住院时间。治疗原则也有三，即早期治疗、根治治疗、综合治疗。改善预后的关键是：重预防，早发现早治疗，规范胆囊癌手术，重视综合治疗

1.早期治疗　　早期治疗的关键在于早期诊断。由于胆囊癌早期症状不典型，临床上不易早期诊断。大多数是在常规胆囊切除术中或术后（包括开放胆囊切除术和腹腔镜胆囊切除术）快速冷冻活检或石蜡病理中确诊。这类患者多为 Nevin Ⅰ 期、Ⅱ 期或 TNM 分期为 0 期、Ⅰ期，以往认为仅行胆囊切除术即可达治疗目的。但近年的研究表明，由于胆囊壁淋巴管丰富，胆囊癌可有极早的淋巴转移，并且早期发生肝转移也不少见。因而，尽管是早期病例，亦有根治性切除的必要。

对有胆囊癌易患因素的病变行预防性胆囊切除术，特别是对 50 岁以上的慢性萎缩性胆囊炎，结石直径＞3cm，瓷性胆囊、胆囊息肉、胆囊腺肌病、原发性硬化性胆管炎（PSC）、胰胆管汇

合异常等患者,应行预防性胆囊切除术。

2.根治治疗　胆囊癌根治性手术的目标是肿瘤完全切除,病理学切缘阴性,切除范围至少应包括胆囊、受累的肝(切除胆囊附近 2cm 以上肝组织,甚至肝右叶切除或扩大肝右叶切除)和区域淋巴结。淋巴清扫要求将整个肝十二指肠韧带、肝总动脉周围及胰头后方的淋巴结缔组织连同血管鞘一并清除,真正使肝门骨骼化才符合操作规范,必要时还需游离胰头十二指肠,行腹主动脉周围骨骼化清扫。若位于胆囊颈部的肿瘤侵犯胆总管,或胆囊管手术切缘不够,应该进行胆总管切除和肝管空肠吻合。

3.综合治疗　不能切除或不宜切除的胆囊癌,可采用综合治疗,包括化疗、放疗、免疫治疗、中医治疗和靶向治疗等。对放化疗等辅助治疗的效果存在争议,传统的观念认为胆囊癌对放化疗均不敏感,疗效有限。但随着辅助治疗的研究深入,新的放化疗技术方法的进步以及新的化疗药物的应用,越来越多的前瞻性研究显示了令人振奋的结果,放疗、化疗及免疫治疗等综合治疗能明显地提高胆囊癌患者的生存时间和生活质量,因此,随着胆囊癌的综合治疗的研究不断深入,综合治疗将会更加受到重视。

(二)整体治疗方案

1.胆囊癌治疗方法选择的依据　在选择胆囊癌的治疗方法前,需弄清以下情况。

(1)肿瘤情况:TNM 分期是国际公认的确定治疗方法的依据之一,包括肿瘤的大小、胆囊壁的浸润深度、肝受犯范围和程度、淋巴结转移情况,肝外胆管和血管(尤其是门静脉和肝静脉)的受犯范围和程度,邻近脏器(胃、十二指肠、胰腺和横结肠等)受犯情况,以及远处脏器是否有转移等。通常 0～Ⅲ期可选择手术治疗,Ⅳ期则根据具体情况可选择手术和姑息性治疗。

(2)肝功能情况:对需要行较大范围肝切除的患者,术前应对肝储备情况进行精确评估。

(3)全身情况:包括年龄、心肺功能、糖尿病、其他脏器严重病变。

2.治疗方法的选择　应严格按照病理分期(TNM 分期)、邻近器官受犯情况、肝功能情况及病人的全身情况,选择合理的治疗方案。

(1)手术治疗

1)单纯胆囊切除术:沿肝将胆囊完整切除。Tis 及Ⅰ期切缘阴性患者 5 年生存率可达90%以上。

2)胆囊癌根治术:包括完整切除胆囊及胆囊床外 2cm 以上的肝组织,将肝十二指肠韧带骨骼化清扫(包括肝门区后胰头后淋巴结)。Ⅱ期、Ⅰ期切缘阳性患者,5 年生存率70%～90%。

3)扩大根治术:胆囊癌根治术同时需切除邻近脏器(胃、十二指肠、结肠等),累及肝外胆管时,同时行肝外胆管切除、胆管空肠鲁氏 Y 形吻合术,甚至胰十二指肠切除术。Ⅲ期及部分ⅣA 期患者,5 年生存率可达 20%～40%。

4)姑息性手术:对部分Ⅳ期胆囊癌患者出现相关的并发症,为延长患者生存时间或改善患者生活质量而施以相应的手术,5 年生存率 0～5%。

姑息性减黄术:对无法根治性切除或不能耐受手术的胆囊癌患者出现梗阻性黄疸时,可行PTCD 外引流或置入金属内支架管,或经 ERCP 置入塑料胆道内支撑管或金属内支架管,近来可回收胆道金属内支架及具有内放射治疗作用的金属胆道支架管,也开始应用于临床。部分能耐受手术的患者,也可行肝胆管空肠鲁氏 Y 形吻合术、U 管或 T 管支撑引流术、金属胆道支架置入术。

胃空肠吻合术:伴有十二指肠梗阻。

姑息性胆囊切除术:对伴有胆囊炎患者,出现局限性腹膜炎,胆囊可能发生坏疽甚至穿孔时。

(2)规范胆囊癌的活检方法:不应剖开胆囊取组织活检,应整块切除胆囊送检,避免胆汁外溢、癌细胞播散和种植。

方法:在胆囊肿块周围正常肝、胃、肠处解剖和分离,整块切除胆囊游离缘肿块,将胆囊从胆囊床全层切下。肿瘤位于胆囊床一侧或向肝浸润性生长应行肝楔形切除;肿块向横结肠、十二指肠、胃窦部浸润性生长则应行胃、肠部分切除术;黄色肉芽肿性胆囊炎和胆囊胃肠道瘘:肿块处穿刺活检,化学胶封堵。

高度癌疑照此方法处理而病理为良性病变者,亦不应视为违反医疗常规,但对此观点,因受现行的医疗规范的限制,目前尚有争议。

(3)腹腔镜在胆囊癌诊治中的相关问题:当腹腔镜胆囊切除未及时发现肿瘤时,关于腹壁戳孔处肿瘤种植和胆囊切除几个月内便有腹腔内广泛播散的事实(发生率约 6％,发生穿孔种植或腹腔播散的患者平均生存时间不足 10 个月),已越来越引起人们关注,因此,术前高度怀疑或已确诊为胆囊癌的患者,一度被视为腹腔镜手术的禁忌。若在腹腔镜手术下怀疑为胆囊癌(可切除)时,应立即中转开腹手术。腹腔镜胆囊切除术中应避免胆囊破裂、胆汁外溢,应用标本袋装入标本后取出,并常规剖检胆囊,对可疑病灶,应及时送快速病理检查。

随着腹腔镜技术的完善以及对术中操作的重视和改进,由于 50％以上的胆囊癌患者在手术时被发现不能切除,因此,部分学者主张:对 TNM 分期 Ⅰ～Ⅲ期胆囊癌患者,先行腹腔镜探查,如经探查发现肿瘤能被切除则转开腹手术,如不能切除则终止手术,或选择其他治疗方法。优点是创伤小、恢复快,可明显改善病人的生活质量、缩短住院时间,也有利于其他综合治疗方法的尽早实施。

(4)化疗

1)术后辅助治疗:以往的文献报道显示胆囊癌的化疗效果不佳,常用的药物有氟尿嘧啶(5-FU)、丝裂霉素(MMC)、多柔比星、表柔比星、顺铂等。近年来,一些新的化疗药开发并应用于胆管癌的治疗,以及化疗增敏方面的研究的进展,胆管癌的辅助化疗值得期待。例如:紫杉醇、紫杉特尔、依立替康、吉西他滨等。单一用药的有效率约为 10％;联合化疗:FAM 方案(5-FU＋ADM＋MMC)、吉西他滨＋顺铂、吉西他滨＋紫杉特尔、吉西他滨＋氟尿嘧啶等,有效率为 15％～30％。有文献报道口服希罗达对胆管肿瘤效果较好,对晚期胆囊癌有效率为 50％。

复旦大学中山医院普外科对胆囊癌和肝外胆管癌体外药敏实验的研究发现,药物敏感性由高到低依次为紫杉醇(TAL)100％,吉西他滨(GZ)75％,米托蒽醌(Mito)66.7％,长春新碱(VCR)58.3％,羟喜树碱(HPT)58.3％,丝裂霉素(MMC)48.9％,卡铂(CP)48.5％,顺铂(DDP)46.7％,表柔比星(EADM)46.7％,多柔比星(ADM)30.3％,氟尿嘧啶(5-FU)33.3％,甲氨蝶呤(MTX)15.6％。结果提示,胆囊癌和胆管癌对 TAL,GZ,Mito,VCR,HPT 较敏感,

MMC,CP,DDP,EADM 次之。

近年来有关胆囊癌化疗的系列性研究报道逐年增加,尤其是一些新的化疗药开发并应用于胆道癌的治疗,以及化疗增敏方面的研究的进展,辅助化疗的价值将日益受到重视。目前较为常用的胆囊癌化疗方案有:紫杉醇或紫杉特尔或吉西他滨联合奥沙利铂的方案。

2)术前辅助化疗:胆囊癌的新辅助化疗,临床应用少,鲜有报道。

3)选择性动脉插管灌注化疗:有报道在手术中经胃网膜右动脉置管入肝动脉,经皮下埋藏灌注药泵,于切口愈合后,选用 FMP 方案等化疗药物进行灌注化疗,根据病情需要间隔数周重复使用。此外,通过门静脉注入碘化油加入化疗药物,使其微粒充分进入肝窦后可起到局部化疗和暂时性阻断肿瘤扩散途径的作用,临床应用取得了一定效果,为无法切除的胆囊癌伴有肝转移的病人提供了可行的治疗途径。

4)腹腔化疗:腹腔内灌注顺铂和氟尿嘧啶对预防和治疗胆囊癌的腹腔种植转移有一定的疗效。亦有报道开腹手术直视下置入缓释氟尿嘧啶,未开腹术后患者通过腹腔引流管在 B 超指导下将缓释氟尿嘧啶洒于胆囊床周围,可能会延长生存期。

(5)放疗

1)适应证:胆囊癌根治术后、不能切除或姑息性切除的晚期胆囊癌、术后局部复发者。

多组前瞻性的研究结果显示,胆囊癌对放疗有一定敏感性,可减少胆囊癌根治术后的复发率,对术后局部复发的病例以及不能切除或姑息性切除的晚期胆囊癌可缓解症状和延长生存时间。其中以 Kresl 和 Coworkers 的报道效果最好,外照射联合氟尿嘧啶等化疗可使根治性切除术患者的 5 年生存率由 33% 提高到 64%。近年来,伽马刀、射博刀等定向放射也有应用于胆囊癌原发灶和转移灶的治疗,可能有一定疗效,但缺乏大宗资料的研究。

2)放疗方法选择:放疗方法有术前、术中、术后放疗以及经 PTCD 导管实施腔内照射,临床上应用最多的是术后放射治疗。术前放疗的目的是:降低肿瘤细胞的活性,减少术中转移的机会;尽可能地缩小肿瘤,增加手术切除的机会。但术前放疗临床应用少,鲜有报道。根据手术中明确的肿瘤部位和大小,并以金属夹对术后放疗的区域做出标记,进行外照射治疗。照射的剂量为 40～70Gy,分 5～7 周完成。术中放疗的剂量通常为 20～30Gy,术后可联合外照射和化疗治疗:45Gy 外照射、氟尿嘧啶 350mg/m^2 第 1～5 和第 28～32 天滴注化疗。

体外照射范围,原则上应包括原发灶和区域淋巴结。病灶局限又无远处转移的非根治性切除是术后体外照射的最好适应证。综合各家术后放疗结果报道,接受术后放疗的病人中位生存期均高于对照组,尤其是对于 Nevin Ⅲ 期、Ⅳ 期或非根治性切除的病例,相对疗效更为明显。术后放射治疗一般在术后 4～5 周开始,外照射 4～5 周,选择的剂量既为肿瘤的治疗量又应在正常组织耐受范围之内。一般每周照射 5d,1/d,每次为 1.8～2.0Gy。治愈性切除的预防性照射进行 5 周,总量为 50Gy,非治愈性切除的放射总量为 60～65Gy。腔内照射是指通过 PTCD 的导管将 ^{226} 镭、^{60} 钴及 ^{192} 铱等密封的小放射源送入胆管腔内的放疗。腔内照射具有局部病灶照射剂量大、周围脏器放射损伤小的优点,尤其适用于胆管狭窄。但对远离放射源的胆管断端及手术剥离面照射剂量不够,所以一般将腔内照射与体外照射联合应用,剂量分别为 10～20Gy 和 40～50Gy。

（6）介入治疗

1）介入性胆道引流术：对已失去手术机会伴有黄疸的晚期胆囊癌，尚可采用介入性胆道引流术减黄，如 PTCD 外引流或经 PTCD 或 ERCP 途径置入胆道内支撑管或金属内支架引流等。

2）介入区域性化疗：对肿瘤姑息性切除和肝转移患者还可行介入区域性化疗。具体方法是首先行选择性腹腔动脉造影，导管进入肝总动脉后，30min 内持续输注丝裂霉素 20mg，以后隔 6 周重复 1 次上述治疗。从第 2 次起每次丝裂霉素剂量为 10～15mg，每个患者至少接受 5～7 次治疗，总剂量为 75～85mg。也可选用紫杉醇、吉西他滨和奥沙利铂等化疗药物。结果表明，高选择性动脉内化疗对肿瘤局限于胆囊壁（Nevin Ⅰ～Ⅲ期）者效果较好；如果肿瘤侵犯胆囊壁以外，区域性化疗起不到控制肿瘤生长的作用。介入区域性化疗的优点是：①靶器官的药物浓度高；②术前应用使肿瘤和周围血管之间产生炎性间隙，有助于提高手术切除率；③术后应用可杀死体内残留的肿瘤细胞，减少术后复发和转移；④对于不能切除的胆囊癌患者，介入性区域性化疗能有效地抑制肿瘤生长，延长患者生存期；⑤减轻全身性的毒副作用。

（7）靶向治疗：有关胆囊癌的靶向治疗的研究报道不多，但研究已证实表皮生长因子受体（EGFR）和 C-Erb-B2 在胆囊癌组织中均有表达，因此，厄洛替尼，一种口服的表皮生长因子的酪氨酸激酶抑制药物，可用于胆囊癌的靶向治疗。环氧化酶-2（COX-2）在血管内皮生长因子介导的肿瘤发生中具有重要作用，预示 COX-2 抑制药可用于胆囊癌的靶向治疗药物，也可与化疗联合。

（8）其他治疗：其他治疗方法包括免疫治疗、生物治疗、中医治疗、射频消融治疗等，疗效尚不确定。有文献报道应用干扰素 α-2b 及胸腺肽或胸腺五肽、白介素-Ⅱ等生物制剂联合化疗，可提高疗效。

3.意外胆囊癌的诊治　意外胆囊癌是指在术中未能及时发现而在术后经病理证实的胆囊癌，常见原因有：术中未能认真剖检胆囊而漏诊；急性胆囊炎手术因胆囊壁明显增厚而不易发现病灶；胆囊息肉行腹腔镜胆囊或开腹手术以及胆囊壁增厚误诊为黄色肉芽肿性胆囊炎等，术中未送病理检查。1997 年 6 月至 2001 年 5 月，上海市 40 家二三级医院手术病理证实胆囊癌 390 例，其中意外胆囊癌 78 例，所有病例 TNM 分期均在Ⅲ期以下（0 期 9 例，Ⅰ期 27 例，Ⅱ期 31 例，Ⅲ期 11 例），无一例再手术。

2009 年 10 月，AJCC 会议强调了意外胆囊癌再次根治性手术的必要性，应根据癌肿的部位、大小、浸润深度、累及范围、病理分期、术中是否播散，决定是否再手术及手术方式。①病理分期：查阅原始病历资料、术前术后影像学资料、手术记录、病理巨检和镜检报告；②癌肿是否播散：了解术中胆囊破裂、癌组织破碎、胆囊大部分切除残留黏液烧灼、LC 穿刺孔种植、有无腹块，腹水。一般而言，Ⅱ～Ⅲ期的意外胆囊癌应再手术治疗，术前应行相关检查，排除癌症转移或播散。

其实大多数意外胆囊癌只要术中仔细剖检胆囊并及时送病理检查是可以发现的，因此，意外胆囊癌防治的关键首先是在术中仔细剖检胆囊并及时送病理检查，对符合再手术条件的应及时再手术。

4.胆囊癌并发症的处理

(1)胆囊癌相关并发症的处理:合并急性胆囊炎胆囊肿大坏疽甚至穿孔,可行姑息性胆囊切除或胆囊造口术;出现阻塞性黄疸时,可根据具体情况选择合适的减黄方法,如内引流或外引流等;出现十二指肠梗阻时可行胃空肠吻合术等。

(2)胆囊癌术后并发症的处理:胆囊癌的术后并发症发生率为 20%～30%,死亡率为0%～4%,主要包括:腹腔脓肿、胆汁瘤、胆道感染、肺部和伤口感染、胆道狭窄严重时可出现黄疸等。对胆汁漏、腹腔感染可在超声引导下穿刺置管引流,并加强营养支持和积极抗感染治疗;对出现黄疸患者,可采用介入性胆道引流减黄术,如 PTCD 外引流或经 PTCD 或 ERCP 途径置入胆道内支撑管或金属内支架引流减黄。

5.出院后建议

(1)适当休息。

(2)调节饮食,加强营养。消炎利胆、保肝治疗。

(3)门诊定期随访复查:定期复查 B 超或 CT、肝功能、CEA 及 CA19-9 变化等。

(4)行胆道外引流患者,保持引流通畅,并记录每日引流量。

(5)胆道梗阻患者,如出现腹痛、发热和黄疸,及时到医院就诊。

(6)根据整体治疗方案安排辅助放化疗等治疗。

6.胆囊癌的预后　目前胆囊癌的预后仍很差,系列的大宗病例资料回顾性研究显示,胆囊癌患者(包括手术和非手术)的 5 年生存率不足 5%,平均生存时间不足 6 个月,根本原因是40%以上的患者就诊时已属晚期,不能根治性切除,根治性切除率仅约 25%。根治性手术可明显提高生存率,其生存时间主要取决于肿瘤侵犯胆囊壁的深度和范围以及淋巴结转移情况根治性切除患者的总的 5 年生存率超过 40%,T_1 期行单纯胆囊切除术患者的 5 年生存率接近100%,T_2 及 T_3 期没有淋巴结转移的患者根治性切除术后 5 年生存率超过 50%,出现黄疸、淋巴结转移或远处转移的患者 5 年生存率为 0%～10%。

(1)影响预后的因素:临床因素中,意外胆囊癌预后最好,中位生存期 26.5 个月;可疑胆囊癌患者中位生存期为 9.2 个月。同时,因肿瘤引起的梗阻性黄疸、胆道感染以及肠梗阻这一系列合并症均影响其预后。

病理因素方面,与绝大多数恶性肿瘤一样,胆囊癌预后与 TNM 分期明显呈正相关,分期越晚预后越差,其中 T 分期尤其重要。T 分期不但指肿瘤侵犯深度,同时预示淋巴结转移以及远处转移的概率;不同 T 分期患者,手术切除率不同,直接影响患者预后。淋巴结转移以及远处转移患者,均提示预后差。

(2)治疗方法与预后:手术切除是胆囊癌唯一有效的治疗方法,其预后与能否行根治性切除术以及切缘是否阴性密切相关。$T_{1a}N_0M_0$ 患者,行单纯胆囊切除术,术后切缘为阴性者,术后 5 年生存率为 99%～100%;$T_{1b}N_0M_0$ 患者为 95%～100%。$T_2N_0M_0$ 患者行根治性切除术(切缘为阴性者),术后 5 年生存率为 60%～80%,高于行单纯胆囊切除患者的 5 年生存率(10%～22%)。T_3 患者行根治性切除术后 5 年生存率为 15%～63%。T_4 患者绝大部分由于伴有门静脉侵犯或腹膜种植等原因,无法根治性切除,故行姑息性手术、或行内支架置入术,其术后 5 年生存率几乎为零。

(3)胆囊癌的生物学特性与预后：胆囊癌恶性程度高、预后差，在基因水平上研究胆囊癌的生物学行为，有助于胆囊癌的早期诊断和治疗。胆囊癌的发生、发展是一个多基因共同作用的结果，许多基因与胆囊癌的发生、发展、转移以及预后有密切关系。目前对胆囊癌相关基因的研究集中在对 p53 和 ras 基因，关于其他基因的报道很少。随着胆囊癌分子生物学研究的进一步发展，将逐渐揭示胆囊癌发生、发展、转移的基础，并寻找特异性高、敏感性高、简便实用的肿瘤标记物用于临床检测，改善胆囊癌的预后情况。

7.胆囊癌的预防　改善预后的关键是：重预防，早发现早治疗，规范胆囊癌手术，合理的综合治疗。预防胆囊癌最有效的方法是：对有胆囊癌易患因素的病变行预防性胆囊切除术，特别是对 50 以上的慢性萎缩性胆囊炎、结石直径＞3cm、瓷性胆囊、胆囊息肉、胆囊腺肌病、原发性硬化性胆管炎(PSC)、胰胆管汇合异常等患者，应行预防性胆囊切除术。流行病学研究资料显示，全人群中其胆囊结石患者 20 年内发生胆囊癌的概率不足 0.5％，对无症状胆囊结石患者，行预防性胆囊切除术是不必要的。

(1)一级预防：即病因预防。胆囊癌仍无明确的病因，国内外的流行病学研究已经证明：胆囊结石、瓷化胆囊、胆囊息肉以及沙门菌感染等是胆囊癌的最重要的危险因素。加强卫生宣教，对老年胆囊结石患者等有危险因素的人群，定期门诊随访，必要时行预防性胆囊切除。

(2)二级预防：即早发现、早诊断、早治疗。对于具有危险因素患者如胆石症、胆囊息肉患者，一旦发现恶变可能，建议手术治疗。腹腔镜胆囊切除术中发现的意外胆囊癌患者，需术中冷冻明确肿瘤病理分期和切缘情况，以确定是否行进一步根治性手术治疗。同时建议腹腔镜胆囊切除术中尽量避免胆囊破损，取出胆囊标本时应置入标本袋内以防止意外肿瘤造成切口种植。对于不能行根治性切除术的患者，建议行姑息性治疗，解除胆道梗阻，其方法如内引流术、内镜胆道内支架置入术、PTCD 术等。

(3)三级预防：康复预防。对不能手术或手术后的患者，争取康复治疗，包括减黄、保肝支持治疗以及中西医结合治疗，以减轻痛苦，提高生活质量。

(4)预防复发转移的措施：①预防性全身化疗：根据个人具体情况制定个体化治疗方案；②局部放疗：根据个人具体情况制定相关治疗方案；③细胞因子免疫治疗；④细胞过继免疫治疗；⑤分子靶向治疗；⑥中医治疗。

第三节　胆管癌

【临床概述】

胆管癌是指原发于胆管上皮细胞的恶性肿瘤，按照部位分为肝内胆管癌、肝门区胆管癌和肝外胆管癌。胆管癌较少见，占胆道手术的 0.3％～1.8％。在欧美胆囊癌为胆管癌的 1.5～5倍，日本则胆管癌多于胆囊癌。发病男女之比约为(1.5～3.0)∶1。发病年龄多为 50～70 岁，但也可见于年轻人。

胆管癌的病因尚不清楚,胆道慢性感染与其发病可能有关,包括:中华分枝睾吸虫感染、幽门螺杆菌感染、胆结石等。另外胆总管囊肿、溃疡性结肠炎等因素可能增加胆管癌发病的危险。丙型肝炎病毒的感染可能与肝内胆管细胞癌有一定的关系。

【临床表现】

1.症状　肝内胆管癌早期往往无症状,或仅仅表现为食欲缺乏、消瘦、低热、上腹不适。肝门区和肝外胆管癌则以胆道梗阻为主要表现,临床表现为黄疸、瘙痒、尿色加深、白陶土样便等。如合并胆结石及胆道感染,可有畏寒、发热等,且有阵发性腹痛及隐痛。

2.体征　体格检查可见肝大、质硬。如为胆总管下端部,则可扪及肿大的胆囊。如肿瘤破溃出血,可有黑便或大便潜血试验阳性、贫血等表现。

【诊断依据】

应当结合患者的临床表现、实验室检查、影像学检查和组织病理学等进行胆管癌的诊断和鉴别诊断。

1.实验室检查

(1)胆红素:为梗阻性黄疸,总胆红素升高,以直接胆红素升高为主。

(2)肝功能:肝功能异常,以碱性磷酸酶和谷氨酰转肽酶升高为主。

(3)肿瘤标记物:CEA 和 CA19-9 等肿瘤糖链抗原升高,但特异性不强,升高的患者可作为肿瘤的动态监测指标。

2.影像学检查

(1)超声检查:B 超检查简便无损伤可反复使用,是首选检查方法。B 超检查可显示扩张的胆管梗阻的部位,由于胆管扩张发生在黄疸之前,B 超具有诊断早期胆管癌的价值。

(2)CT 和 MRI:CT/MRI 扫描对胆管癌敏感性和特异性较高。增强 CT/MRI 可以发现肝内外胆管癌的大小、肝内转移、远处转移和周围淋巴结转移。磁共振胰胆管造影(MRCP)可帮助区分良恶性病变,了解肿瘤浸润程度、门脉受侵和淋巴结转移情况。

(3)胆管造影:经皮肝穿刺胆管造影(PTC)是诊断肝门和肝外胆管癌的主要方法,它能显示胆管癌的位置和范围,确诊率可达 94%。PTC 和经内镜逆行胰胆管造影(ERCP),可显示梗阻远端胆管,显示肝内胆管和胆总管是否受侵犯,同时通过获得的引流液进行细胞学检查明确诊断。在诊断的同时,进行外引流和支架置入的内引流,解除局部梗阻、使黄疸消退,也为下一步的手术创造条件。

【病理】

1.大体部位分类　在解剖学上根据癌发生的部位分为:肝内胆管癌、肝门区胆管癌(位于左右肝管汇合部位,又称为 Klatskin 瘤)和肝外胆管癌。

2.胆管癌的组织学类型　90%是腺癌。根据癌细胞的类型、分化程度及癌组织生长方式可分为以下 6 型:乳头状腺癌、高分化腺癌、低分化腺癌、未分化癌、印戒细胞癌和鳞状细胞癌。

肝内胆管癌的转移以肝内转移为主,常合并门脉癌栓。肝外胆管癌发生转移主要是沿胆管壁向上向下浸润直接扩散,肝门部淋巴结和腹腔其他部位的淋巴结转移,血行转移可见于晚期,一般较少。

【分期】

目前常用 AJCC 分期。

1.肝内胆管癌(AJCC 7.0 版)分期标准

原发肿瘤(T)

T_x:原发肿瘤无法评价

T_0:无原发肿瘤证据

T_{is}:原位癌,导管内癌

T_1:肝内单发肿瘤,没有侵犯血管

T_{2a}:单发肿瘤,侵犯血管

T_{2b}:多发肿瘤,侵犯或未侵犯血管

T_3:肿瘤穿透脏腹膜,或直接侵犯肝外器官

T_4:肿瘤沿着肝内胆管周围广泛浸润

区域淋巴结(N)

N_0:无局部淋巴结转移

N_1:有局部淋巴结转移

远处转移(M)

M_0:无远处转移

M_1:有远处转移

分期

0 期:$T_{is}N_0M_0$

Ⅰ期:$T_1N_0M_0$

Ⅱ期:$T_2N_0M_0$

Ⅲ期:$T_3N_0M_0$

$Ⅳ_A$ 期:$T_4N_0M_0$,或任何 TN_1M_0

$Ⅳ_B$ 期:任何 T 任何 NM_1

2.肝门区胆管癌(AJCC 7.0 版)分期标准

原发肿瘤(T)

T_x:原发肿瘤无法评价

T_0:无原发肿瘤证据

T_{is}:原位癌

T_1:肿瘤局限于胆管内,未侵及肌层或纤维层

T_{2a}:肿瘤侵出胆管壁达到周围脂肪组织

T_{2b}:肿瘤侵犯邻近的肝脏实质

T_3:肿瘤侵犯门脉或者肝动脉的一侧分支

T_4:肿瘤直接侵犯门脉主干或者门脉的双侧分支;或者侵犯肝动脉;或者双侧二级胆管;或者肿瘤侵及单侧二级胆管和对侧门脉或者肝动脉

区域淋巴结(N)

N_0:无局部淋巴结转移

N_1:有局部淋巴结转移(包括沿着胆管、肝管、肝动脉和门脉周围的淋巴结)

N_2:转移到主动脉、下腔静脉、肠系膜上动脉和(或)腹主动脉周围的淋巴结

远处转移(M)

M_0:无远处转移

M_1:有远处转移

分期

0 期:$TisN_0M_0$

Ⅰ 期:$T_1N_0M_0$

Ⅱ 期:$T_2 a \sim bN_0M_0$

Ⅲ$_A$ 期:$T_3N_0M_0$

Ⅲ$_B$ 期:$T_{1\sim3}N_1M_0$

Ⅳ$_A$ 期:$T_4N_{0\sim1}M_0$

Ⅳ$_B$ 期:任何 TN_2M_0,或任何 T 任何 NM_1

3.肝外胆管癌(AJCC 7.0 版)分期标准

原发肿瘤(T)

Tx:原发肿瘤无法评价

T_0:无原发肿瘤证据

Tis:原位癌

T_1:肿瘤局限于胆管内

T_2:肿瘤侵出胆管壁

T_3:肿瘤侵犯邻近的器官,包括胆囊、胰腺、十二指肠,但未累及腹主动脉和肠系膜上动脉

T_4:肿瘤侵犯到腹主动脉,或者肠系膜上动脉

区域淋巴结(N)

N_0:无局部淋巴结转移

N_1:有局部淋巴结转移

远处转移(M)

M_0:无远处转移

M_1:有远处转移

分期

0 期:$TisN_0M_0$

Ⅰ$_A$ 期:$T_1N_0M_0$

Ⅰ$_B$ 期:$T_2N_0M_0$

Ⅱ$_A$ 期:$T_3N_0M_0$

Ⅱ$_B$ 期:$T_{1\sim3}N_1M_0$

Ⅲ期：T_4 任何 NM_0

Ⅳ期：任何 T 任何 NM_1

【治疗原则】

1.手术治疗　根治性切除是唯一治愈的方法,术前应常规进行 CT 或 MRI 全身检查排除远处转移。肝内胆管癌一般常规切除肿瘤所在肝叶或相应胆管所在肝段。切缘阴性的患者预后较好,5 年生存率为 24%～43%。肝门区和肝外胆管癌肿瘤推荐根据肿瘤所在具体部位行根治性切除,可包括相邻尾状叶肝脏和引流区淋巴结的切除。

肝门区和肝外胆管癌常常以梗阻性黄疸起病,首先局部支架植入或引流术缓解症状,再进行下一步的手术切除。对于无法手术切除或者已经出现远处转移的患者,如果出现明显梗阻性黄疸,也可以行姑息性局部支架植入或引流术缓解症状。

2.化疗

(1)辅助化疗或辅助放化疗:术后辅助化疗缺乏大规模的临床研究数据,2011 年 NCCN 指南推荐肝内胆管癌术后切缘阴性的患者进行观察或者参加临床研究,切缘阳性者需要多学科综合讨论,可考虑二次手术、RFA、化疗或者同步化放疗等治疗。肝门区和肝外胆管癌术后切缘阴性且淋巴结阴性的患者,可选择单纯观察、参加临床研究、辅助化疗或者同步化放疗;肝门区和肝外胆管癌 T_2～T_4(肿瘤侵犯到胆管壁及以外);或 N+;或 R_1 切除的患者,术后需要多学科综合讨论进行个体化治疗,包括辅助化疗或者同步化放疗。胆管癌常用的辅助化疗为5-Fu或者吉西他滨为主的方案。

(2)晚期胆管癌的化疗:治疗以全身化疗为主,对一般情况较好的患者推荐联合化疗。2009 年英国多中心、随机对照Ⅲ期临床研究 UK ABC-02 研究比较了吉西他滨单药与吉西他滨联合顺铂(GP)方案对晚期胆系肿瘤的疗效。324 例患者中位随访 6.1 个月的结果显示,GP组与单药组的中位 OS 分别是 11.7 个月和 8.2 个月($HR=0.68$,$P=0.002$),GP 组死亡风险减低了 32%。GP 组与单药组的中位 PFS 分别是 8.5 个月和 6.5 个月($HR=0.70$,$P=0.003$)。两组毒副反应相似,GP 组的中性粒细胞减少发生率稍高于单药组。GP 方案在延长生存期上显著优于吉西他滨单药化疗,目前成为晚期胆管癌的标准一线方案。其他常用的化疗方案还有:吉西他滨联合奥沙利铂、吉西他滨联合 5-Fu/卡培他滨。对于一般状况差的患者,可选择单药 5-Fu 或者吉西他滨化疗。在化疗联合靶向治疗方面,2011 年 ASCO 韩国报道了 268 例局部晚期无法手术或者远处转移的胆管癌、胆囊癌和壶腹癌患者,随机进入吉西他滨联合奥沙利铂±厄洛替尼两组,结果发现.180 例胆管癌患者联合靶向治疗后 PFS 延长(5.9 个月 vs 3.0个月),结果有统计学意义。

3.放疗　术后放疗对胆管癌有一定减少术后复发的作用,可采用 5-Fu 进行同步化放疗。2011 年 NCCN 指南推荐肝内胆管癌 R_1 或者 R_2 切除的患者可以选择术后 5-Fu 同步放疗。肝外胆管癌术后无论切缘是否阳性,有无淋巴结转移均可选择术后 5-Fu 同步化放疗。复发或者局部晚期胆囊癌可进行局部姑息放疗及 5-Fu 同步化放疗。

4.其他治疗　国外有研究报告晚期肝内胆管癌采取光动力治疗,可以联合支架植入术。

【随访和监测】

胆管癌患者术后每 3 个月随访一次,最长 6 个月进行 CEA、CA199 检测和影像学检查。

连续 2 年后,改为 6 个月随访一次,每 12 个月一次检查。

【预后】

胆管癌患者预后不良,5 年生存率低。文献报道 647 例肝内胆管癌术后 T_1、T_2、T_3 的 5 年总生存率分别为 35%、20% 和 5% 左右。

第四节　壶腹癌

一、概述

壶腹癌是指胆总管末端壶腹部的癌肿,在临床上与胰头癌、胆总管下段癌、十二指肠乳头癌有很多共同点,故统称它们为壶腹周围癌。壶腹癌发病率低,约占胃肠道恶性肿瘤的 0.2% 以及壶腹周围癌的 6%;其症状与胰头癌相似,但其手术切除率和预后都明显好于胰头癌。壶腹癌以男性多见,约为女性的 2 倍,年龄多在 40 岁以上,以 40～70 岁多见,发病率呈上升趋势。

(一)病因学

病因不明,可能与慢性胆管炎、胆石症、胆道感染、家族性腺瘤样息肉病(FAP)、溃疡性结肠炎以及壶腹部乳头状瘤、腺瘤等良性肿瘤恶变等因素有关。

(二)病理学

壶腹癌大体形态可分为肿块型和溃疡型,组织类型以腺癌最多见,其次是乳头状癌、黏液癌等。近期研究已经证实,大部分壶腹腺癌可根据其肿瘤组织上皮来源分为两亚型:肠道来源(肠型)和胰胆管来源(胰胆管型)。前者起自覆盖于乳头部的肠上皮细胞,并且经历腺瘤→不典型增生→癌变这样一个类似于结肠癌的癌变过程;后者起自远端胰管、远端胆管或者两者合并部位的上皮细胞,起发展过程与上皮内瘤样变类似,较前者更具有浸润性,组织行为上类似胰腺腺癌,预后较前者差。壶腹癌多呈浸润型生长,生长缓慢,首先阻塞胆、胰管开口,引起黄疸和消化不良。癌肿浸润肠壁及溃疡形成,可引起十二指肠梗阻和上消化道出血。淋巴结转移和远处转移总体较胰头癌晚,多转移至肝,晚期可累及周围大血管和脏器,如胰头、肝十二指肠韧带、门静脉和肠系膜上静脉等。

二、诊断及鉴别诊断

(一)临床表现

壶腹癌起病隐匿,早期缺乏典型的临床表现,其自然病程难以确定,文献报道约为 2 年。在出现梗阻性黄疸后,未经治疗的壶腹癌患者仅可存活 2～6 个月。

1.症状

(1)黄疸：最常见，出现较胰头癌早，由于肿瘤溃烂脱落，黄疸可暂时缓解，但随肿瘤的生长，又加重，呈现波动为其特点。随梗阻性黄疸的出现可有胆囊肿大、肝大、尿如浓茶、皮肤瘙痒、陶土便等。

(2)腹痛：中上腹胀痛较多见，可与黄疸同时或先后出现，在进食后明显，疼痛可放射至背部，但没有胰头癌明显。

(3)寒战、发热：合并胆道感染时可出现寒战、高热。

(4)消瘦、乏力：早期消瘦不明显，中、晚期可出现食欲缺乏、消瘦，体重下降没有胰头癌明显。

(5)出血、贫血：癌肿浸润肠壁及溃疡形成，可引起上消化道出血、贫血等，大便隐血试验可阳性。并可引起十二指肠梗阻，出现恶心、呕吐等消化道症状。

(6)胰腺炎症状：部分病人由于胆、胰管开口堵塞而引起胆汁和胰液反流，可诱发胰腺炎，多为水肿性，坏死性少见。

(7)其他：晚期病例可出现恶病质、极度消瘦、严重贫血、腹水、肝肾衰竭等。

2.体征　体检可发现梗阻性黄疸、消瘦、贫血等，中上腹可有轻压痛，可扪及肿大胆囊、肝大，晚期病人可有腹水征。

3.并发症　壶腹癌可有急性胆管炎、急性胰腺炎、上消化道出血、十二指肠梗阻、肝肾衰竭等并发症。

(二)实验室检查

壶腹癌无特异性实验室检查方式，当其发生梗阻性黄疸或者胰腺炎等不同临床表现时，可表现为血清总胆红素、直接胆红素明显升高，尿胆红素阳性，血尿淀粉酶升高等。文献报道CA19-9及CEA除在胰腺癌、胆管癌中升高以外，在壶腹癌也可升高；抑癌基因p53可能与壶腹癌的恶变有关，p53蛋白染色阳性可能对壶腹癌的诊断有一定价值。

(三)医学影像学检查

1.超声显像(US)

(1)彩超：超声可显示胆总管、肝内胆管扩张，胆囊肿大，肿块<2cm时，易受肠道气体干扰对肿块的显示更差，故对于壶腹癌适用性较差。

(2)内镜超声(EUS)：内镜超声(EUS)不但对于壶腹部肿瘤的良恶性判断，而且对于恶性肿瘤的T分期、淋巴结转移、胰腺受侵犯等情况可做出精确的判断。文献报道内镜超声的诊断符合率为93%；T分期准确率为75%，且大部分T分期判断偏差出现在对于T_2的过大估计和对于T_3的估计不足，这对于治疗方案的确定影响很小；对淋巴结转移判断的准确率为53%～87%，对胰腺受犯判断的准确率为86%。EUS对于壶腹癌诊断价值很高，同时对指导治疗作用明显，可作为首选辅助检查。

2.薄层动态增强CT　薄层动态增强CT不仅能清晰地显示出病变的部位、大小和周围组织关系，还可通过CT血管成像(CTA)明确门静脉、腔静脉、肠系膜上动静脉等周围血管受犯情况,对壶腹癌的分期、手术可切除性做出有效的评估。CT 是壶腹癌常规且有效的检查手段。

3.磁共振成像(MRI)和磁共振胆道成像(MRCP)　增强型磁共振成像(MRI)对于区分壶腹部肿瘤的性质、大小以及和周围组织的关系作用类似于增强 CT,磁共振血管成像(MRA)与 CTA 作用相近。磁共振胆道成像(MRCP)是一项无创,显示患者整个胆道、胰管情况的检查方式,是对于增强 CT 或者增强 MRI 的有力补充,对于诊断和鉴别诊断壶腹癌作用显著。

4.内镜下逆行胰胆管造影(ERCP)　ERCP 可直接观察十二指肠乳头部病变,行钳取组织活检,同时可做胰胆管造影。由于壶腹癌肿瘤组织往往长于黏膜深面,故活检假阴性率较高,约 38%。故 ERCP 对于早期壶腹癌容易漏诊,文献报道漏诊率达 30%。

应重视的是:十二指肠镜下可见乳头部位肿块时,仅行组织活检即可,不做胰胆管插管造影,以免诱发急性胰腺炎等并发症,甚至使病人丧失手术机会。

(四)诊断标准

壶腹癌临床诊断主要依靠影像学检查,同时结合病史、体征和实验室检查,在排除其他疾病引起的梗阻性黄疸或胰腺炎等情况下,即可诊断。

(五)鉴别诊断

1.传染性肝炎　为肝细胞性黄疸,转氨酶升高明显,胆红素和转氨酶呈平行性变化,壶腹癌则多呈"分离现象",肝炎病毒及其抗体的血清学检查有助于诊断。

2.胆总管结石　腹痛、寒战发热、黄疸等 Charcot 三联征,常伴有胆囊结石或肝内胆管结石,B 超可见强光团回声伴声影,CT 可见高密度结石影,增强后无变化,ERCP 可见充盈缺损。

3.胰头癌　黄疸进行性加深,无波动性变化,出血、胆管炎等症状少见。体重下降和腹痛较壶腹癌为重,B 超、CT 可见胰头增大或占位病变,ERCP 及内镜超声、胆管内超声有助于诊断。

4.胆总管下段癌　胆总管下段癌与壶腹癌的鉴别比较困难,有时在术中也难以鉴别,出血、胰腺炎、胆管炎等症状少见。

5.十二指肠乳头癌　十二指肠乳头癌在早期无黄疸,胰腺炎、胆管炎症状少见,ERCP 可见向十二指肠腔内突出的菜花样肿瘤等。

6.慢性胰腺炎　黄疸少见,常有急性胰腺炎或慢性胰腺炎反复发作的病史,有腹痛、腹泻、消化不良等,如伴有胆道疾病则更增加了胆源性胰腺炎的可能性。血清淀粉酶可升高,ERCP 可见胰管狭窄、串珠样改变、胰石等。

(六)临床分期

TNM 分期(AJCC)

1.原发肿瘤(T)

T_1:肿瘤局限在 Vater 壶腹。

T_2:肿瘤侵犯十二指肠壁。

T_3:肿瘤侵犯胰腺深度≤2cm。

T_4:肿瘤侵犯胰腺深度>2cm或其他侵犯邻近器官。

2.区域淋巴结(N)

N_0:无区域淋巴结转移。

N_1:有区域淋巴结转移。

3.远处转移(M)

M_0:无远处转移。

M_1:有远处转移。

4.分期

Ⅰ期:T_1,N_0,M_0。

Ⅱ期:$T_{2\sim3}$,N_0,M_0。

Ⅲ期:$T_{1\sim3}$,N_1,M_0。

$Ⅳ_A$期:T_4,$N_{0\sim1}$,M_0。

$Ⅳ_B$期:任何 T,任何 N,M_1。

三、治疗

(一)整体治疗方案

对能耐受且有切除指征的患者推荐行根治性切除术;对部分不能耐受胰十二指肠切除术的患者和良性腺瘤患者推荐行局部切除术;对于晚期肿瘤患者,采取相应措施,解决其胆道或者消化道梗阻情况,提高生活质量,延长生存时间;辅助治疗仍有争论,需根据具体情况而定。

(二)常规治疗

1.手术治疗

(1)根治性切除术:对能耐受且有切除指征的病人推荐行根治性切除术,远期效果良好,壶腹癌的根治术有胰十二指肠切除术、保留幽门的胰十二指肠切除术等。壶腹癌淋巴结转移途径多为:胰十二指肠后淋巴结→胰十二指肠下动脉淋巴结→主动脉旁淋巴结,合理的根治术的淋巴结清扫范围应包括胰十二指肠、肠系膜上血管、胆总管周围、门静脉后和主动脉旁淋巴结。胰十二指肠切除术已经被证明是一项成熟的手术方式,其手术病死率已明显降低,据多中心报道约不到5%。术后死亡原因主要为胰瘘。对65岁以上的老年患者,多数学者主张仍可行胰十二指肠切除术,取得较好疗效,文献报道术后5年生存率为25%,但对75岁以上的老年人还应慎重,其围手术期病死率高10倍。术前营养支持、护理以及防止术后败血症可减低手术病死率,纠正贫血及充分清扫淋巴结可提高5年生存率。

(2)局部切除术:早期壶腹癌,特别是对于 Tis 患者是否适合行局部切除术,目前仍有争论,但对部分不能耐受胰十二指肠切除术的患者和良性腺瘤患者推荐行局部切除术。手术方式可分为内镜下切除术和开腹切除术。大部分专家认为,直径<1cm 的良性壶腹部肿瘤可暂时观察,直径>1cm 的良性肿瘤建议切除。随着内镜技术的提高,内镜下切除推荐为良性壶腹部肿瘤的首选。对于 T_1 的壶腹癌患者,多篇文献报道已证实有淋巴结转移,故首选行根治性切除术。对于无法耐受手术的部分壶腹癌患者,可行局部切除术,但术后复发率较高。对于术前判断良性壶腹肿瘤而行局部切除的患者,术中需行冷冻切片,明确肿瘤良恶性。由于冷冻切片对于分期评估困难,故最终分期仍需待石蜡病理报告,且根据具体情况,定进一步治疗方案。对于家族性腺瘤息肉病,由于息肉多发且癌变率高,则多倾向于行胰十二指肠切除术。

2.姑息性引流术

(1)内引流术:对晚期无法切除的病人,可行胆管-空肠 Roux-en-Y 吻合术、胆囊-空肠 Roux-en-Y 吻合术。或经内镜置入记忆合金胆道内支架或临时胆道支撑管。

(2)外引流术:对不能耐受手术的晚期患者可行 PTCD 外引流术,其缺点是易发生出血、感染、导管堵塞或滑脱等并发症。

(3)胃空肠吻合术:晚期肿瘤引起十二指肠梗阻时,行胃空肠吻合术,解决患者无法进食的问题。

3.辅助治疗 根治术后的辅助治疗包括:全身化疗、局部放疗和两者联合使用。化疗方案和胰腺癌化疗方案相近。尽管已经有很多患者采用这样的治疗方式,但是对于术后辅助治疗的疗效是否明显优于单纯手术治疗仍然不明确。部分文献认为,术后辅助治疗对于提高患者的总体生存率,无明显益处。

4.术后康复治疗 壶腹癌手术尤其是胰十二指肠切除术,对机体造成的创伤大,禁食时间长,多种生理功能受到干扰,因而术后的营养支持非常重要,早期可通过全胃肠道外营养补充足够的热量、蛋白质、电解质和微量元素等,肠蠕动恢复后可通过空肠造口管行肠内营养支持,患者恢复进食后应以低脂饮食为主,并可予中医药调理;对有体外引流物的病人,应使患者和家属掌握正确的护理方法;鼓励患者参加适当的体育锻炼;加强术后的心理康复治疗,对患者术后不同的心理状况予以疏导,使其配合术后进一步的治疗。

(三)疗效评估及预后

壶腹癌的手术治疗效果比胰腺癌好,其手术切除率、5 年生存率远远高于胰腺癌,综合各家报道,壶腹癌的手术切除率为 $80\%\sim90\%$,5 年生存率为 $20\%\sim60\%$,平均高于 35%,术后复发率为 $25\%\sim40\%$。

壶腹癌影响预后的因素主要为:TNM 分期,肿瘤病理特性和是否能根治性手术切除。与大部分恶性肿瘤一样,壶腹癌 TNM 分期越早提示肿瘤预后越好,反之越差。文献报道:肿瘤浸润深度、淋巴结转移和远处转移三者中,并没有哪一项对预后影响较其他两项更为显著。

肿瘤病理特性,即壶腹腺癌的 2 个亚型:肠型和胰胆管型。文献报道肠型的预后明显高于胰胆管型。肿瘤的大小对于预后无明显差异。

行根治性切除术的患者,预后明显好于无法手术切除的患者。无法手术切除的患者,平均生存期和无法手术切除的胰腺癌患者相似,约 6 个月。

(四)预防与健康教育

消除肿瘤发生的社会因素如:提倡健康饮食,多吃食物纤维、新鲜水果和蔬菜,防止过多摄入脂肪,控制肥胖,注意补充各种维生素;不吸烟、不酗酒;防治环境污染等。加强对壶腹癌等肿瘤常识的宣教,使具有中上腹痛不适、黄疸等症状的病人能及早到医院就诊;同时医务人员对本病应有足够的重视,对具有本病好发因素的病人应密切随访、定期检查,争取做到早期诊断、早期治疗、达到最佳疗效。重视心理健康教育,对治疗前后患者及其家属各种不同的心理状况进行疏导,使患者和家属能保持乐观情绪,树立战胜疾病的信心。

（张明艳）

第九章　胰腺肿瘤

第一节　胰腺癌的流行病学与病因学

一、胰腺癌的流行病学

对于胰腺癌至今我国尚缺乏大规模的流行病学资料,上海市肿瘤研究所统计数据表明:上海市胰腺癌的发病率 1963 年为 1.25 人/10 万人,1977 年逐渐上升到 4 人/10 万人,1995 年高达 9.4 人/10 万人;1990—1999 年全国人口抽样调查计算显示:我国胰腺癌的病死率为 1.3 人次/10 万人,其中男性为 1.54 人/10 万人,女性为 1.08 人/10 万人;1991—2000 年全国疾病监测点报告:1991 年胰腺癌病死率为 1.46 人次/10 万人,逐渐上升,2000 年达 2.36 人次/10 万人,上述三组资料已显示我国胰腺癌的发病率和病死率呈上升趋势,并将在未来继续增高。

我国胰腺癌的发病年龄为 10～92 岁,年均为 57.1 岁,40 岁以下占 7.1％左右,40～49 岁占 15.6％,50～59 岁占 28.6％,60～69 岁占 33.6％,70 岁以上占 15.1％左右,因此 40 岁以上可列为胰腺癌的高危人群。

胰腺癌的发病率男性高于女性,男女之比 1.1：1～2.5：1,但女性发病率有增快的趋势,男性多发生在胰头部,而女性胰腺体尾多见。

我国尚无有关不同种族间胰腺癌的发病率和死亡率报道,但有地区差异:北方省市病死率高于南方地区;东北和华东地区高于华北、华中、华南、西北和西南地区;城市地区高于农村地区 2～4 倍;有关资料报道,上海市发生率最高,而发生率最低的地区为湖南省。在世界范围内,美国和日本胰腺癌的发病率高,被列为癌症死亡的第 4 位,在我国胰腺癌是肿瘤的第 8～10 位死因。

二、胰腺癌的病因学

胰腺癌的病因和发病机制尚未完全清楚,一般认为胰腺癌的发生和发展是一个多病因、多步骤的复杂过程,是由物理、化学、生物等因素引起体内组织结构、代谢和基因表达异常的结果,其中基因表达异常是肿瘤发生和发展的核心,现将常见的病因介绍如下:

(一)胰腺癌的一般病因

1.吸烟习惯　吸烟是公认的胰腺癌最危险的发病因素之一,1985年国际癌症研究协会指出:吸烟是胰腺癌重要的病因之一,其4项大样本流行病学、实验室研究表明:每日吸烟量超过20支,发生胰腺癌的优势比为1.4～3.6,并且与吸烟的数量呈正相关,每天超过40支者的危险度增加10倍。上海市在1996年进行的病例对照研究支持上述结论,并且尸检可以在吸烟者见到胰腺导管细胞增生,细胞核不典型改变,这些改变随每天吸烟支数、吸烟年限的增加而增高。烟草中有30多种芳香胺类致癌物,尤其是亚硝胺类代谢物经胆汁分泌进入胆道,再反流至胰管,激发K-ras等癌基因的表达,从而诱发胰腺癌。

2.饮食因素　大量摄入新鲜水果、蔬菜、豆类植物、干果和纤维素等对胰腺起保护作用,脂肪类(包括各种油类)的消耗量与胰腺癌的发生率呈正相关,调查发现:过量的脂肪(高胆固醇)的摄入者胰腺癌发病的相对危险度增加,而粗纤维饮食者危险度下降;一般认为长期过度摄入动物的脂肪和蛋白质,可刺激胃肠道释放缩胆囊素、胃泌素等,引起胰腺过度分泌和加快胰腺上皮细胞更新代谢,此时胰腺组织DNA合成率和含量增加,影响胰腺组织的自稳机制,从而对致癌物的易感性增加。酒和咖啡的大量饮用也可能会增大胰腺癌的发生率,Heuch等对16713名挪威人进行前瞻性研究,发现经常饮酒者中胰腺癌的相对危险度为5.4;一项日本资料显示咖啡对胰腺癌的相对危险度达5.0;也有资料报道每周消费18杯以上咖啡者患胰腺癌的风险是每周消费7杯以下者的2倍;但到目前为止仍没有充分证据支持饮酒和咖啡与胰腺癌存在着病因关联。饮茶与胰腺癌之间呈负相关,茶中的主要成分茶多酚对肿瘤的发生和生长起抑制作用,对胰腺可起保护作用。

3.环境污染　已发现从事化学工业、煤矿、天然气开发、金属工业、皮革业、纺织业、铝制品业、运输业的工人胰腺癌的发生率增高,但没有确凿的证据证明何种职业为胰腺癌的确切病因,有待于进一步探讨,可能与长期接触β-萘胺、联苯胺等化学药物有关。

4.肥胖与生殖因素　部分研究资料表明:体重指数(BMI)每增加1U,胰腺癌发生的危险增加3%～5%;孕妇经产的次数与胰腺癌风险之间呈负相关,每增加1次生产,其发生胰腺癌的风险下降10%左右。体重(肥胖)、生殖因素可能在胰腺癌的发生、发展中起着一定的作用,但具体机制不详。

5.相关疾病　约80%的胰腺癌病人在确诊时都伴有糖尿病和葡萄糖耐受缺陷,但糖尿病究竟是胰腺癌的病因还是胰腺癌的早期症状仍然存在争议,有文献报道:有1年糖尿病病史者,发生胰腺癌的危险为无糖尿病病史者的2.1倍,长期糖尿病患者发生胰腺癌的频率增高。慢性胰腺炎病人发生胰腺癌的风险为非胰腺炎者的26.3倍,但随着慢性胰腺炎时间的推移,胰腺癌的发生率逐渐下降,因此不少专业人士认为慢性胰腺炎可能只是胰腺癌的早期症状之一。另外胆囊切除术后、胆石症、幽门螺旋杆菌感染、胃溃疡及胃大部分切除术后等均可能是胰腺癌的危险因素,但在病因学上尚未定论。

6.遗传因素　有文献报道:对30个胰腺癌多发的家族进行研究后得出初步结论,胰腺癌的发生仅有3%～5%可归因于遗传因素,但此结论只是一个不严格的估计,因为不可能准确排除这些高危家族的日常环境的暴露;以人群为基础的病例对照研究中发现,病例组中仅有7.8%的病人有胰腺癌的家族史而对照组仅为0.6%;另一项前瞻性研究也显示具有胰腺癌家族史的人群,其胰腺癌的危险性为无家族史的 1.7 倍,以上报道均提示遗传因素与胰腺癌的发生有关。华盛顿大学进行的根据胰腺癌发病情况监测计算的原始数据提示,以下人群应该考虑作为监测对象:一级亲属中有 2 个或 2 个以上胰腺癌患者;一级亲属中有 1 个胰腺癌患者,但其发病年龄在 50 岁以前;二级亲属中有 2 个或 2 个以上胰腺癌患者,其中 1 人 50 岁以前发病。

(二)胰腺癌的生物学病因

1.胰腺癌的基因改变

(1)癌基因:与胰腺癌有关的癌基因有 K-ras、C-myc、Her-2 等,其中 K-ras 是胰腺癌发生、发展中最为重要的基因。K-ras 可在大肠癌、肺癌、胃癌、内分泌肿瘤等肿瘤细胞内和在胰腺炎、胰腺组织乳头样增生等非癌性病变中出现突变,但发生最高的为胰腺癌,80%~100% 的胰腺癌组织中可发生 K-ras 突变,特别是 K-ras 基因 12 密码子的突变,而 N-ras、H-ras 及 K-ras 密码子 13、16 的突变较为少见,K-ras 突变是胰腺癌发生的早期事件,但与胰腺癌的预后及肿瘤的易感性无关,目前多认为胰腺癌的发生是 K-ras 突变的基础上,抑癌基因 P16 及 P53 失活后共同引起。C-myc 在胰腺癌中的表达率达 50% 以上,而正常胰腺组织中无表达,同样C-myc 蛋白的表达水平与肿瘤的临床分期及预后无关,且 C-myc 蛋白的过表达并不一定产生肿瘤,但 C-myc 扩增与突变的 K-ras 基因的共同作用可增加胰腺癌的恶性度。有关生长因子基因详见后述。

(2)抑癌基因:抑癌基因 P53、P16、dpc4(Smad4)、dcc 的丢失或功能缺失可促进肿瘤的发生。P16 在 80%~95% 以上的胰腺癌中失活,是除 K-ras 以外最重要的基因。约 50% 的胰腺癌可见 P53 突变,而且 P53 的错义突变明显多于无意义突变和框移突变,突变的 P53 蛋白可结合野生型 P53 并抑制其抗肿瘤作用。约 55% 的胰腺癌患者中发现有 dpc4 的失活,约 35% 为纯合子失活,20% 为基因内突变,dpc4 基因的突变、失活可能是胰腺癌较晚期的遗传学改变,dcc 基因在 50%~80% 的胰腺癌中表达减少或完全丢失,dcc 蛋白在高分化癌中表达保留,但在未分化癌中表达减少或丢失,提示 dcc 基因表达减少或丢失可能在胰腺未分化癌中发挥作用。目前公认:癌基因的突变、高表达,而抑癌基因丢失或失活,两者共同作用可导致胰腺癌的发生。

2.胰腺癌的生长因子及受体 在胰腺癌中异常表达的生长因子包括 EGF 家族、VEGF 家族、PDGF 家族、FGF 家族等,这些生长因子及其受体在促进胰腺癌细胞增殖中起重要的作用。表皮生长因子受体(EGFR):EGFR 在正常胰腺中很少表达,在慢性胰腺炎中呈中等程度表达,在胰腺癌中则呈过表达,研究发现胰腺癌患者中的 60% 的患者 her-3 过表达,约 20% 患者 her-2 过表达,两种过表达均提示患者预后不良,生存期短。促血管生长因子及其受体:促血管生成因子主要是一些经典的肽类生长因子,为血管内皮细胞生长因子(VEGF)、碱性成纤维细胞生长因子(bFGF)、血管生成素(Ang)、基质金属蛋白酶(MMPs)、血小板衍生生长因子(PDGF)、转化生长因子(TGF)、肿瘤坏死因子(TNF-a)、IL-8 等,其中最重要的是 VEGF、bFGF 和 Ang,这些因子在胰腺癌患者血清中均呈高表达,而且在胰腺癌组织中这些促血管生成因子及相对应的受体不同程度的过表达,其中 VEGF 表达增高与胰腺癌微血管密度(MVD)密切相关,是判断患者预后差的指标。

3.其他受体或分子　研究发现胰腺癌组织中存在着雌激素受体或雄激素受体的过表达，但研究结论报道不一，未达成共识，且尚未明确性激素受体与肿瘤间的关系。最近的研究发现：环氧合酶-2(COX-2)在胰腺癌组织中也呈过表达，COX-2 通过上调 VEGF 表达等，促进肿瘤血管的生成和抑制细胞凋亡，参与胰腺癌的发生发展。

胰腺癌的病因和发病机制尚未完全阐明，过去比较重视物理、化学、生物等环境因素在癌的形成中的作用，近 20 年来，应用现代分子生物学技术研究证实人类癌肿是一种基因病，基因的改变是癌肿发生和发展的分子生物学基础，肿瘤的发生是致癌因素引起基因结构和功能的改变，使细胞增殖、生长、分化失控所致。

第二节　胰腺癌的 TNM 分期

大多数胰腺癌患者确诊时已处于晚期，有局部或远处转移，精确分期对胰腺癌综合治疗方案的制订和预后的评估有着重要的价值。胰腺癌术前分期主要依赖于各种影像学技术如螺旋 CT 及其三维结构重建、磁共振成像(MRI)、内镜超声(EUS)等，对肿瘤的侵袭范围、淋巴结转移情况和肿瘤的定位诊断等评价较准确；近年来腹腔镜已广泛应用，腹腔镜检查能发现小的肝转移灶及腹腔转移灶，随着胰腺癌非手术疗法的进展，腹腔镜检查在胰腺癌术前分期中的作用日趋重要。胰腺癌术前分期的目的包括两个方面：一是判断是否转移，另一方面是评估肿瘤的可切除性。

美国癌症研究联合会(AJCC)是国际抗癌联盟(UICC)重要的合作伙伴，AJCC 对癌症 TNM 方案全面深入的设计和修改不但得到美国全国性采纳，且得到 UICC 和全世界各国癌症机构的认可。为了和国际接轨，我国正在推广和普及国际癌症 TNM 分期的临床应用，对我国癌症的临床、科研和教学发挥着重要的参考和规范作用，也为我国癌症研究人员对外交流协作提供了共同国际癌症语言。

目前胰腺癌的分期我国主要采用 AJCC 和 UICC2002 年联合制定的 TNM 分期第六版。

T—原发肿瘤：

Tx：原发肿瘤不能评价；

T_0：无原发肿瘤证据；

Tis：原位癌；

T_1：肿瘤局限于胰腺，最大直径≤2cm；

T_2：肿瘤局限于胰腺，最大直径>2cm；

T_3：肿瘤侵犯胰腺以外周围组织，但未累及腹腔 A 干或肠系膜上 A；

T_4：肿瘤侵犯腹腔 A 干或肠系膜上 A(原发肿瘤不能切除)。

N—区域淋巴结：

Nx：区域淋巴结无法评价；

N_0：无区域淋巴结转移；

N_1：有区域淋巴结转移。

M—远处转移：

Mx：远处转移不能评价；

M_0：无远处转移；

M_1：有远处转移。

分期：

0 期：$TisN_0M_0$；

I_A 期：$T_1N_0M_0$；

I_B 期：$T_2N_0M_0$；

II_A 期：$T_3N_0M_0$；

II_B 期：$T_{1\sim3}N_1M_0$；

III 期：T_4，任何 N，M_0；

IV 期：任何 T，任何 N，M_1。

该分期简单，易于掌握，易于推广，一旦发现肿瘤累及腹腔 A 干或肠系膜上 A，可判定 T_4，可列为手术的禁忌证，减少不必要的探查手术；但该分期，对淋巴结转移仅分成有（N_1）和无（N_0），较为粗糙，而日本胰病协会（JPS）1980—1981 年将胃胰和胆管周围的淋巴结分成 18 组和 3 站，研究表明不同站别的淋巴结转移的预后均有显著性差异。因此 UICC 的 TNM 分期仍存在不足，很难精确地提示预后，需进一步完善。

日本胰病协会（JPS）的分组标准：1 组贲门右淋巴结，2 组左贲门淋巴结，3 组胃小弯淋巴结，4 组胃大弯淋巴结，5 组为沿胃网膜右 A 和沿胃网膜左 A 分布的淋巴结、幽门上淋巴结，6 组幽门下淋巴结，7 组胃左 A 周围淋巴结，8 组肝固有 A 周围淋巴结（8a，前上方；8p，后方），9 组腹腔 A 周围淋巴结，10 组脾门淋巴结，11 组脾 A 周围淋巴结，12 组肝十二指肠韧带淋巴结（12h，肝门；$12a_1$，肝 A 上半部；$12a_2$，肝 A 下半部；$12b_1$，胆管上段；$12b_2$，胆管下段；$12p_1$，门 V 后上；$12p_2$，门 V 后下；12c，胆囊管），13 组胰十二指肠后淋巴结（13a，壶腹部以上；13b，壶腹部以下），14 组肠系膜上 A 周围淋巴结（14a，肠系膜上 A 根部；14b，胰十二指肠下 A 根部；14c，结肠中 A 根部；14d，空肠 A 的第一分支处），15 组结肠中 A 淋巴结，16 组主 A 旁淋巴结（$16a_1$，膈肌的主 A 裂孔周围；$16a_2$，从腹腔干上缘到左肾 V 下缘；$16b_1$，从左肾 V 下缘到肠系膜下 A 上缘；$16b_2$，肠系膜下 A 上缘到髂 A 分叉处），17 组胰十二指肠前淋巴结（17a，壶腹部以上；17b，壶腹部以下），18 组胰体下缘淋巴结，并将上述 18 组胃胰、胆管周围的淋巴结分成三站，作为淋巴结廓清的指南。

临床医务人员可将 JPS 的淋巴结分组，分站作为 TNM（UICC）分期的补充材料加以完善。由于种种原因，国外的一些分期方法尚难以在国内广泛推广，因此我国胰腺癌研究者需进行多学科协作，制定出既符合我国国情，又可与国际接轨的胰腺癌分期方案，进一步完善 UICC 的 TNM 分期。

第三节　胰腺癌的临床表现和辅助检查

一、胰腺癌的临床表现

胰腺癌的临床表现取决于癌的部位、胆管或胰管的梗阻情况、胰腺的破坏程度和转移情况,该病往往起病隐匿,早期多无特殊的临床表现,即缺乏特异性症状,可诉上腹部不适、食欲降低、乏力等,待数月后病人已出现明显症状时,病程多已进入晚期。该病整个病程短,病情发展快,恶化迅速,死亡率极高。

(一)症状

1.腹痛　腹痛常为胰腺癌的首发症状,早期往往腹痛较轻或部位不清,不引起病人和医务人员重视,以后腹痛逐渐加重,而且腹痛部位相对固定。典型的胰腺癌腹痛特点:①位于中上腹深处,胰头癌略偏右,体尾部多偏左。②常为持续性进行性加重的钝痛或钻痛,可有阵发性绞痛,餐后加重,应用解痉药难以奏效,常需用麻醉药,长期应用可导致依赖性。③在夜间和病人仰卧、脊柱伸展时加剧,俯卧、蹲位、弯腰、坐位或蜷膝侧卧位可使腹痛减轻。④腹痛剧烈时,常伴有持续性腰背部放射痛。⑤以往一般认为胰头癌的典型症状为"无痛性黄疸",实际上无论胰头癌还是胰体尾癌,发病初期均有不同程度的上腹部不适或隐痛,往往为首发症状,约占90%,往往自认为胃痛或饮食后不适,可忍受,但反复发生,且持续时间长,按"胃痛"对症处理后,多数病人症状有所减轻,只有少数病人因症状未完全缓解而要求进一步检查才逐步明确诊断。⑥疼痛的原因多考虑胰腺癌瘤浸润、压迫腹膜后内脏神经所致。

2.体重减轻　90%左右患者有迅速而明显的体重减轻、消瘦,部分患者可以以消瘦为首发症状,其中部分患者可不伴腹痛和黄疸。发病初期由于进展较慢,不足以引起重视,待进入疾病的进展阶段,病人明显消瘦,体重减轻迅速,体重一般可下降10~20kg,往往伴随其他症状和体征,晚期病例常呈恶病质状态。究其原因,可能与以下因素有关:肿瘤对机体的慢性消耗;消化液分泌排出障碍,导致消化不良、营养缺乏;疼痛所致病人不能正常休息或部分病人伴有高热症状增加身体的消耗;胰腺癌细胞及癌旁胰岛细胞分泌一些分子或多肽类物质干扰糖原的合成及储备,引起外周胰岛素抵抗,使机体不能充分利用葡萄糖从而导致明显消瘦;近年来研究显示,几种炎性细胞因子如肿瘤坏死因子、白介素-1、白介素-6、干扰素、白细胞抑制因子等均与胰腺癌的消瘦有一定的关系。

3.黄疸　黄疸是胰头癌的突出症状,在胰头癌患者的全病程中,62%~90%的患者出现黄疸,就整个胰腺癌而言,仅57%~79%患者在全病程中有黄疸症状,仅10%~30%病例以黄疸为首发症状,所占比例尚不高。黄疸往往在疼痛发生后不久或与疼病发生同时出现,黄疸的特征为肝外梗阻性黄疸,持续进行性加深,多伴皮肤瘙痒,尿色为浓茶,粪便呈陶土色。胰腺癌黄疸出现的早晚与肿瘤的部位密切相关,胰头癌和壶腹癌患者多因黄疸就诊,钩突部患者出现黄疸相对较晚,而胰体尾癌则在病程的晚期出现,往往因肝内转移或肝门部淋巴结转移压迫胆管时才出现黄疸。胰腺癌引起的梗阻性黄疸可由不完全梗阻发展到完全梗阻的过程,早期患者胆道内压增高,胆管代偿性扩张,胆汁尚能进入肠道内,此时不出现黄疸,随着梗阻的进一步加重,黄疸逐渐加重。尽管黄疸均呈进行性加重,不易消退,但有时亦会出现波动,但不会降至正常,可能与梗阻处肿瘤组织充血水肿、炎症的减轻、消退或与肿瘤自身的坏死、脱落等因素有关。

4.其他　①消化不良、食欲不振:胰腺癌患者常有消化不良、食欲不振、早饱及恶心等临床表现,有近 25％病人以此症状为首发症状,住院病人统计约 85％的患者表现为食欲不振,与胆总管下端及胰管阻塞,胆汁和胰液不能正常进入十二指肠、胰腺外分泌功能不良、胰腺癌所致的胃排空延迟等多因素有关。②呕吐:少数患者因肿瘤侵入或压迫十二指肠和胃可出现梗阻性呕吐。③便秘与腹泻:因经常性进食不足,约 10％的患者出现严重便秘;约 15％患者由于胰腺外分泌功能不良而出现腹泻。脂肪泻为晚期表现,为胰腺外分泌功能不良特有的症状,但并不多见。④消化道出血:约 10％胰腺癌患者发生上消化道出血,表现为呕血、黑便或大便潜血阳性。多因胰腺癌肿压迫或浸润胃、十二指肠,使之变形、狭窄、糜烂、溃疡所致;也可因癌肿侵及胆总管、壶腹部,该处溃疡所引起的急性、慢性出血;如肿瘤侵犯脾 V 或门 V 引起栓塞,继发门 V 高压,可导致胃底、食管下段静脉曲张出血。⑤发热:10％～30％的患者可出现发热症状,表现为低热、高热、间歇或不规则热,部分病人甚至以发热为首发症状。发热系由于癌组织坏死后产生内源性致热源或者由于继发胆道或其他部位感染所致。⑥症状性糖尿病:胰腺癌患者糖尿病的发生率明显高于正常人群,约 30％的患者空腹或餐后血糖升高,38.5％～57.4％的患者糖耐量试验异常,其中 10％～15％的患者在胰腺癌诊断前 6～12 月即出现糖耐量试验异常,少数患者甚至以糖尿病的症状为最初症状,往往在胰腺癌主要症状出现以前的数月至 1年内出现消瘦、体重减轻等糖尿病症状,可能与胰岛组织被癌肿浸润、破坏有关;出现糖尿病症状以胰体、尾部癌多见,因此糖尿病患者出现持续性腹痛,或中老年人突然出现糖尿病表现,或原有糖尿病而突然无明显原因的病情加重者,应高度警惕发生胰腺癌的可能。⑦血栓性静脉炎:5％～20％的胰腺癌患者可出现游走性或多发性血栓性静脉炎(Trousseau 征),并可以此征为首发症状;胰体、尾癌发生率高于胰头癌,多发生于下肢,尤以髂、股静脉栓塞最为多见,多为隐匿性,并无临床症状。动脉血栓多见于肺 A,偶发于脾、肾、冠状 A、脑血管等,原因可能与胰腺癌分泌某种促使血栓形成的物质而促进凝血机制有关;下肢深静脉血栓可引起患侧下肢浮肿,门静脉血栓可导致门 V 高压,脾静脉血栓可形成脾肿大等。⑧精神症状:胰腺癌患者可表现为焦虑、急躁、抑郁、个性改变等精神症状,约 50％的胰腺癌患者在确诊前即有抑郁症状,可能与胰腺癌患者顽固性腹痛、睡眠差、进食少或不能进食等对精神、情绪产生影响及胰腺癌肿中分泌某些神经内分泌因子,作用于中枢神经系统有关。⑨少数患者可表现为急性胰腺炎发作;部分患者尚表现小关节红、肿、热、痛,关节周围皮下脂肪坏死及原因不明的睾丸痛等症状,机理有待于进一步探讨。

40 岁以上患者有下列任何表现需高度怀疑胰腺癌的可能性,嗜烟者更应高度重视:

(1)不明原因的梗阻性黄疸;

(2)近期出现无法解释的体重下降＞10％;

(3)近期出现不能解释的上腹或腰背部疼痛;

（4）近期出现模糊不清又不能解释的消化不良症状,胃肠道内镜检查正常;

（5）突发性糖尿病而又无诱发因素,如家族史、肥胖;

（6）突发无法解释的脂肪泻;

（7）自发性胰腺炎的发作等。

（二）体征

早期胰腺癌患者一般无明显的体征,典型胰腺癌可见消瘦、上腹部压痛、黄疸等体征,往往无特异性。表现为明确体征时常为进展期或晚期,不同部位胰腺癌的体征差异大,胰头癌以黄疸最多见,而胰体尾癌以腹部肿块最多见。

（1）胆囊肿大及 Courvoisier 征:近半数胰腺癌患者因梗阻塞黄疸,胆汁淤积,体检时可触及囊状、无压痛、表面光滑并可推动的胀大胆囊,临床上无痛性梗阻性黄疸伴有胆囊肿大,称为Courvoisier 征,是诊断胰腺癌的重要体征,对胰头癌具有十分重要的诊断价值。

（2）肝、脾肿大:30％～50％的患者因胆汁淤积而有肝肿大、其质硬、表面光滑,但胰腺癌肝转移肝肿大者,其质硬、表面结节感,部分病人有压痛。胰腺癌肿压迫脾 V,可导致血流阻塞或脾 V 血栓形成,可出现"左半门脉高压"表现,以胰体、尾癌较为多见,胰腺癌伴脾肿大者多属中晚期。

（3）胰腺肿块:胰腺位于腹膜后,一般很难扪及。胰腺癌一旦可触及胰腺肿块,已多属晚期。胰体部横跨脊柱前方,位置较浅在,而胰头部和尾部则位置深在,故胰体癌可触及肿块率高于胰头、胰尾癌。胰腺肿瘤癌块多见于上腹部,具体位置多在剑突与脐点的正中偏左或偏右,边界不规则,表面结节感,质硬,多数较为固定,可有轻压痛,肿块可以是胰腺肿瘤本身,亦可为腹腔内转移淋巴结,但肠系膜或大网膜转移癌则有一定的活动度。如肿块压迫脾动脉或腹主动脉,在左上腹或脐周可听到血管杂音。胰体癌较易侵犯腹腔动脉,手术切除率低。

（4）腹水:腹水一般只出现在胰腺癌晚期,多为癌腹膜浸润、播散所致,也可由癌瘤或转移淋巴结压迫门 V 或门 V、肝 V 发生血栓、癌栓所致门 V 高压以及营养不良性低蛋白血症所致,腹水性状多为浆液性或血性。

（5）少数晚期胰腺癌患者可触及锁骨上、直肠前窝肿大淋巴结,临床上直肠指检往往可触及盆腔转移癌。部分病人可出现肺脏、骨、肝脏、脑等重要脏器的远处转移,并出现相应的症状与体征。

二、胰腺癌的辅助检查

（一）生化检查

1.血尿粪常规检查　早期胰腺癌血、尿、粪常规检查多无异常,部分病例可出现贫血、尿糖阳性、大便潜血阳性,或由于胰腺外分泌功能减退而在大便中出现未消化的脂肪和肌肉纤维。出现梗阻性黄疸后,尿胆原阴性,尿胆红素阳性,粪便呈白灰色,粪胆原减少或消失。

2.淀粉酶和脂肪酶检查　胰腺癌导致胰管梗阻的早期阶段,血、尿淀粉酶和脂肪酶可升高,对胰腺癌的早期诊断有一定的价值。但在肿瘤晚期,由于胰管梗阻时间较长而使胰腺组织萎缩,血、尿淀粉酶可降至正常,少数患者血清脂肪酶可升高。

3.血糖和糖耐量检查　胰腺癌患者中近40％可出现血糖升高及糖耐量异常,系由于癌肿破坏胰岛细胞所致,但葡萄糖耐量试验对诊断胰腺癌仅有参考价值。

4.肝功能检查　由于胆道梗阻或肝脏转移等因素,胰腺癌病人常出现肝功能异常,梗阻性黄疸时,血清胆红素升高,以结合胆红素为主,血清胆红素升高值常超过15mg/dl,高于胆石症、慢性胰腺炎所致的胆道梗阻,且血清碱性磷酸酶、GGT、LDH、亮氨酸氨基肽酶、乳铁蛋白、血清核糖核酸、5'核苷酸酶、血清转氨酶等均可增高。

5.胰腺外分泌功能检查　近80％左右的胰腺癌患者可出现外分泌功能低下,但缺乏特异性,慢性胰腺炎、胆总管结石或胰腺良性肿瘤也可影响胰腺外分泌功能。一般方法:将十二指肠导管置十二指肠肠腔内,然后静脉内注射胰泌素1U/kg,注射后80min内抽取十二指肠液(胰液),测定胰液总量、淀粉酶、蛋白酶、脂肪酶以及碳酸氢根(胰泌素试验),如用药后十二指肠引流量(胰液)减少,碳酸氢钠浓度正常,应考虑胰腺癌合并胰管阻塞;若胰液分泌量和碳酸氢钠浓度都减少,则可能属于广泛性胰腺组织功能损害,如慢性胰腺炎或胰腺癌晚期。另外促胰酶素试验、胰泌素一促胰酶素联合试验等可检查胰腺的外分泌功能。

(二)胰腺癌标记物检查

为寻找能筛选出无症状的早期胰腺癌患者,肿瘤标记物的研究是近年来的热点,但尚无一种能理想地筛选出早期胰腺癌的标记物。肿瘤标记物是指在细胞癌变过程中,由于癌基因、抑癌基因或其他肿瘤相关基因及其产物异常表达所产生的抗原和生物活性物质以及宿主对肿瘤刺激所产生的一些反应性因子,它们能反映癌发生、发展的过程和肿瘤相关基因的激活或失活的程度,能利用化学、免疫、分子生物学等技术在肿瘤患者组织、体液、血液或排泄物中检测出来,并与正常情况和良性病变存在明显的差异。按标记物的来源常分为两大类,一种是肿瘤细胞特有的或者只存在于某种肿瘤细胞而不存在正常细胞的新抗原,称为肿瘤特异性抗原(TSA);另一种为非肿瘤细胞所特有,正常细胞和其他组织上也存在的抗原,只是其含量在细胞癌变时明显增高或降低,该类抗原只表现出量的变化而无严格的肿瘤特异性,称为肿瘤相关抗原(TAA),目前所发现的肿瘤标记物多为肿瘤相关抗原。从概念角度看,肿瘤标记物所涵盖的范畴比肿瘤抗原要大,即所有的肿瘤抗原可视为肿瘤标记物,但许多肿瘤标记物却不是肿瘤抗原。根据肿瘤标记物的化学特征,可分为胚胎性抗原标记物、糖链类标记物、酶类标记物、激素类标记物、蛋白质类标记物、基因标记物等。根据肿瘤标记物存在的部位可分为细胞肿瘤标记物和体液肿瘤标记物。

1.血清学标记物　研究发现对胰腺癌具有一定诊断作用的血清学标记物有10余种,包括CA199、CA242、CEA、CA50、CA125、CA195、PCAA(胰腺癌相关抗原)、PaA(胰腺癌特异抗原)、Span-1、Dupan-2、CAM17.1等,这些蛋白质多为胚胎性抗原或糖链抗原。其中CA199和CA242已被临床证实对胰腺癌的诊断和预后具有一定的判断价值,已广泛应用于临床工作中,其他标记物对胰腺癌诊断的敏感性和特异性都不高,临床上较少使用。

(1)CA199:其结构为唾液酸化的Ⅰ型乳糖系岩藻五糖,即唾液酸化的Lewis a抗原,可在正常的胰腺导管上皮表达,当导管上皮细胞发生癌变时,促使CA199表达明显升高,加之分泌途径中胰腺小导管和胰管被肿瘤细胞阻塞,使CA199逸入癌灶周围的基质中,进而流入血液,导致胰腺癌患者血清中CA199含量升高。CA199是Lewis血型抗原的标志,人群中有5％～

10% Lewis 阴性者,因不含岩藻糖转移酶,故不产生 CA199,而可能导致假阴性。理论上 CA199 对癌瘤诊断的最大敏感性为 90%~95%。

目前认为 CA199 是一种消化道肿瘤相关抗原,除胰腺癌外,其他消化道肿瘤:胃癌、大肠癌、壶腹癌、胆管癌、肝癌等也可升高,缺乏高度特异性。临床上一般以 37U/ml 作为临界值,综合文献报告,CA199 对胰腺癌诊断的敏感性为 69%~93%,特异性为 44%~99%,必须注意:血清中 CA199 作为无症状个体的胰腺癌筛选指标可能是不恰当的。血清中 CA199 水平超过 37U/ml,最终被确诊为胰腺癌的无症状个体不超过 1%,故 CA199 对无症状人群检测出胰腺癌的阳性预测值较低。

血清 CA199 水平与胰腺癌的大小、位置和 TNM 分期之间存在一定的关系,有作者报道:肿瘤直径越大,病情越晚,CA199 含量越高,且胰体尾癌血清 CA199 水平明显高于胰头癌患者,故 CA199 对早期胰腺癌的诊断价值有限。

慢性胰腺炎、梗阻性黄疸伴胆管炎症时患者血清 CA199 可升高,但升高值不超过正常值上限 2 倍,若超过 2 倍以上,则应高度怀疑胰腺癌,需进一步辅助检查和密切随访。

CA199 水平与胰腺癌的切除率关系密切,一般认为 CA199 大于 300U/ml 时,不可切除率为 70%~80%,当 CA199 大于 1000U/ml 时,不可切除率高达 97%,且治疗前 CA199 水平与病人的预后也有明显的关系,CA199 水平越高,提示预后越差。

根治性手术后,CA199 水平应在 3~6 个月内下降到正常水平者,表明根治彻底,生存期明显长于未达正常者。手术后 CA199 值再度升高常常是复发或者远处转移的标志。同样放、化疗后 CA199 值持续下降,往往提示预后相对较好,反之亦然。

(2)CA242:是继 CA199 之后出现的一种重要的胰腺癌相关标记物,属于唾液酸化糖脂类抗原,与 CA199 等 I 型糖链抗原结构相似,但并不完全相同。CA242 主要存在于胰腺和结肠恶性肿瘤细胞中,CA242 在血清中升高的机制目前还不清楚。CA242 对胰腺癌的诊断价值与 CA199 相当,同样受 Lewis 血型抗原的影响。

大多数文献报道,CA242 以>20U/ml 作为诊断胰腺癌的临界值,对胰腺癌诊断的敏感性为 68%~80%,特异性为 85%~95%,敏感性稍低于 CA199,但特异性明显优于 CA199。胰腺癌可切除组 CA242 的血清值明显低于不可切除组,胰腺癌根治术后 CA242 的血清值明显下降,而无法切除,仅行胆道引流、胃肠吻合者,手术前后 CA242 血清值无明显变化。同样,CA242 对胰性良性疾病和梗阻性黄疸、肝胆肿瘤有一定的阳性率。CA242 与预后有一定的关系,即血清水平越高,存活期越短,且 CA242 阴性(≤20U/ml)的胰腺癌病人的中位生存期为 11 个月,而 CA242 阳性(>20/ml)的患者中位生存期仅为 6 个月。

(3)血清标记物的联合检测:联合检测,可避免单个肿瘤标记物检测的局限性,提高血清学标记物在胰腺癌诊断中的辅助作用。肿瘤标记物诊断的敏感性和特异性常常是一对矛盾的统一体,联合应用有利有弊:在提高诊断敏感性时,会降低特异性,在提高特异性时,往往会降低敏感性,因此联合检测的指标须经科学分析、严格筛选,选择标记癌谱不同的肿瘤标记物进行组合或选择各标记物之间无明显相关性的进行组合,在诊断的敏感性和特异性上得到互补,发挥良好的临床诊断价值。

一般认为联合 3 种左右的标记物比较合理。目前临床上常采用平行联合检测和系列联合检测,前者指联合指标任何一项大于临界值即为阳性,后者指联合指标各项指标全部满足大于临界值才算阳性,前者敏感性高,后者特异性高。部分学者却持相反意见,认为在胰腺癌的诊断中,联合检测的诊断价值并不优于 CA199 单项,却增加了医疗费用,增加了病人不必要的经济负担。

临床工作中,一般认为平行联合检测法可提高检测的灵敏度和阴性预测值,降低漏诊率,适用于筛选无特异性消化道症状病人,而系列联合检测法可提高检测的特异性和阳性预测值,增加诊断的准确性。

2.基因标记物　胰腺癌是一种致命性癌瘤,除手术切除外,没有其他更有效的治疗方法。不幸的是由于胰腺癌早期即容易向胰外组织扩散,只有极少数患者可以获得根治性切除的机会,往往伴有转移的胰腺癌患者确诊后生存期短于 1 年。据统计,1999 年美国有 28600 例胰腺癌追踪随访,28600 例均死亡,大宗病例报告中偶尔会发现 5 年生存者,然而仍会死于复发和远处转移,侵袭性是该病的生物学特征,但目前还没有能够在早期(可能治愈阶段)发现肿瘤的有实用价值的筛选工具。目前,如何将胰腺癌的分子生物学研究转变为早期诊断及系统治疗的临床有效策略是当今医务工作者面临的严峻挑战。随着人们对胰腺癌分子生物学研究水平的不断提高,发现了许多在胰腺癌发生、发展过程中异常改变的基因标记物,可分为癌基因、抑癌基因以及参与细胞黏附与基质相互作用的基因等,其中 K-ras 基因突变研究较为深入,已应用于临床,而 HER-2、P53、P16、AKT、DPC4、FHIT、DCC 等基因的研究仍处在实验阶段,尚未应用于临床。

K-ras 癌基因:K-ras 原癌基因位于染色体 12PB,是胰腺癌中最为常见的突变靶基因。K-ras 是 Ras 基因家族中的一员(Ras 家族还包括 H-ras 和 N-ras),K-ras 基因编码一种相对分子量 21000U 的细胞膜相关的鸟苷酸结合蛋白(即分子量 21kU 的蛋白质),具有内源性鸟苷酸三磷酸酶(GTPase)的活性,具有与三磷酸鸟苷(GTP)结合的能力。在各类肿瘤中,K-ras 基因点突变可发生在 12、13、61 位密码子,但与胰腺癌相关的 K-ras 突变则几乎全部发生在第 12 位密码子。

K-ras 发生突变,降低了内源性 GTPase 将 GTP 水解为 GDP 的能力,导致小分子鸟苷酸结合蛋白与 GTP 结合,即 GTP 结合的 Ras 蛋白组成性激活,从而激活 Ras。激活的 Ras 进一步与丝氨酸/苏氨酸蛋白激酶 Raf-1 的氨基端结合,通过未知机制激活 Raf-1。激活的 Raf-1可磷酸化 MEK1/MEK2(MEKs 为双特异性激酶,是 MAPKs(丝裂原活化蛋白激酶)上的两个调节性丝氨酸),激活 MEKs。激活的 MEKs 进一步激活 MAPKs 从而激活 MAPKs 信号传导通路,导致细胞生长失控。MAPKs 是细胞内的一类丝氨酸/苏氨酸蛋白激酶,研究证实MAPKs 信号传导通路存在于大多数细胞内,将细胞外刺激信号传导至细胞及其核内,并引起细胞的生物学反应,如细胞的增殖、分化、转化及凋亡等,在哺乳类细胞目前已发现存在着三条并行的 MAPKs 通路,近年来将 MAPKs 通路更名为 ERK 通路。在 K-ras 蛋白定位至细胞膜之前,首先经过转录后修饰,而转录后修饰的法尼基化是 Ras 蛋白加工所必需的第一步,该反应过程由法尼基蛋白转移酶催化,该酶已成为肿瘤治疗的一个分子靶位,法尼基转移酶抑制剂的 1、2 期临床试验正在进行中。

综合多个原发性胰腺癌及胰腺癌衍生细胞系研究,发现第 12 位密码子 K-ras 基因突变率在 70％～100％之间,这个突变率在所有肿瘤中最高。但非侵袭性胰管内病变、癌前病变、慢性胰腺炎也有报道存在 K-ras 突变,发生率为 28％～81％,癌标本研究没有发现 K-ras 突变与患者的生存期、肿瘤大小、分期之间存在联系,说明它在癌肿发生的早期更有意义。鉴于 K-ras 突变在胰腺癌中普遍存在,将它作为肿瘤标记物的研究已广泛开展,从血清、粪便、胰液、组织标本中检测 K-ras 突变的新技术、新业务正在研究和不断完善之中。即使已经取得了一定的进展,但这些技术都没有成为诊断标准,但这些方法是目前胰腺癌早期诊断的最大希望所在,也是降低这种致命性疾病死亡率的最大希望所在。

(1)K-ras 基因突变的检测方法:基于聚合酶链反应(PCR)扩增的检测方法包括:MASA(突变等位基因特异性扩增)、SSCP(单链构象多态性)、ASO(等位基因特异性寡核苷酸杂交)、RFLP(限制性片段长度多态性)、HPA(杂交保护试验)、Seq(测序)等。目前应用最广泛的方法为限制性片段长度多态性(RFLP);ASO 可能最不敏感,而且技术难度大,限制了它的临床应用;HPA 不如 RFLP 敏感,但特异性高,能够更好地区分胰腺癌和慢性胰腺炎等良性病变。

(2)切除标本 K-ras 突变检测:切除标本的大宗病例研究,胰腺癌 K-ras 突变的发生率为 55％～100％不等,平均为 80％左右,既往的早期研究:慢性胰腺炎、胆石症等良性疾病及胰腺内分泌肿瘤不发生该基因突变,而壶腹部癌、胆管癌的突变率为 34％～67％,基于早期研究,在常见的梗阻性黄疸、胰腺肿块,在细胞学阴性的情况下,第 12 位密码子 K-ras 突变强烈提示胰腺和壶腹周围恶性肿瘤的可能。

近年来越来越多的研究发现 K-ras 突变可以在良性疾病中出现,这潜在地限制了其对胰腺恶性肿瘤早期诊断的价值,已经有多个研究显示在增生的胰腺导管上皮中突变现象较为常见,Yanagisawa 研究结果:经外科手术确诊的黏膜细胞增生的患者 K-ras 突变发生率为 63％,且在增生、不典型增生和癌变的不同阶段的上皮的 K-ras 突变几率是逐渐增加的,该研究表明:K-ras 突变是肿瘤进展中的早期事件,虽然不是对癌肿特异的,但是这些突变可以预知将要发展为癌肿的前期病变,患胰腺癌的风险增高。

(3)胰液和刷检检查:大多数是通过静脉内给予促胰液素(通常 1U/kg),然后经纤维光学十二指肠镜通过 Vater 乳头插管法获得胰液或通过 ERCP 刷检所得细胞学标本进行 K-ras 突变分析,分析中所遇到的困难是所提取的突变细胞数和 DNA 量相对较少。综合文献,胰腺癌胰液、十二指肠液和刷检细胞学的 K-ras 突变率波动范围较大,低者在 24％左右,高者达 100％,大多数在 60％～80％之间,略低于来自手术切除的组织标本,但也表明,采用可获得的相对较少的标本进行 K-ras 突变的检测也是可行的,这样对早期胰腺癌的筛查是有用的,尤其对细胞学诊断结果阴性或可疑的患者。

所不幸的是临床上大多数患者都是在有胰腺癌症状后才开展胰液和刷检检查,一旦出现症状,可能病期已达进展期,已失去治愈的最佳时机。

(4)细针抽吸胰腺肿瘤的 K-ras 突变评估:标本通常在 CT 引导下用 22 号穿刺针穿刺所得。检测结果:胰腺癌细胞 K-ras 突变率为 50％～95％,突变率低与取样错误或所得细胞数目不足有关。该方法尤其适用于临床上高度怀疑胰腺癌,而细胞学检查未获得诊断性细胞,或细胞学诊断可疑患者。

(5)外周血标本中 K-ras 突变检查:研究表明,胰腺癌患者循环血浆中 DNA 数量增加,达较高水平,可从胰腺癌患者的血浆 DNA 中检测 K-ras 突变。Soeth、Tada 等学者报告外周血 K-ras 突变率偏低,18.5%～33.3%,而 Mulcahy、Nomoto 等报道较高,81%～100%,总的印象:较多文献报道仍处于较低水平。需强调:血液中突变的 K-ras 不是来自循环中完整的转移细胞,而是血浆游离的肿瘤细胞 DNA;该相对无创手段对胰腺癌的诊断是有帮助的。Yamada 等报道大肿瘤比小肿瘤更可能出现血浆中 K-ras 突变($P<0.05$),提示对诊断疾病的早晚有一定意义,同时胰腺癌通过有效治疗后,血浆中 K-ras 突变率下降或消失,复发后再度升高,表明血浆中 K-ras 突变对判定疗效和复发是有帮助的。Castell 等发现慢性胰腺炎中约占 5% 也存在 K-ras 突变,需与胰腺癌进行鉴别,他们还发现血浆中 K-ras 突变者(突变阳性者)6 个月生存率为 17%,而突变阴性者为 41%,$P<0.005$,有高度显著性差异,血浆中 K-ras 突变者生存期显著缩短,可作为预后的判断指标之一。对肿瘤患者外周血 DNA 分子检测有可能成为颇有前景的肿瘤分子诊断手段。

(6)粪便样本中 K-ras 突变检测:粪便筛选是无创性检查,Caldas、Berndt、Wenger 等报道:胰腺癌患者粪便样本 K-ras 突变率仅 19.4%～54.5%,阳性率较低,且结、直肠肿瘤和胰腺良性病变也可呈阳性结果,因此该检查方法虽然可能检出 20%～40% 的胰腺癌患者且无创,但单独应用此方法并不可取,需进行多基因检测,如 P53、CDKN2(P16)等,互相完善。

3.胰腺癌分子标记物表达谱的研究　在分子水平上,肿瘤的发生常涉及多基因,为多阶段、多步骤复杂的生物学过程。从总体水平鉴定细胞癌变过程中异常变化的基因/蛋白质群,为人们全面认识肿瘤的生物学行为起着推动作用,也为寻找有价值的肿瘤标记物开辟了新的途径。以分析基因表达谱和表达水平为主的基因芯片技术及以分析蛋白质表达谱和其互相作用为主蛋白质组学技术的有机结合,已筛选出上千个在胰腺癌中异常变化的基因和蛋白质,其中上百种得到论证为新发现的分子,为发掘新的胰腺癌早期诊断标记物和治疗的分子靶标带来希望,为人类基因组计划的完成创造了条件。

(1)基因表达谱:DNA 上携带的遗传信息,需要通过 RNA 为中介体,合成出组织和正常生理功能所需要的蛋白质,这个过程称为基因的表达。在生物体中不同的组织和器官所表达的基因群不一样,基因群的表达状况称为基因的表达谱。基因表达系列分析(SAGE)、基因芯片是研究基因表达谱的两种主要方法。

SAGE(基因表达系列分析):能够直接读出任何一种类型细胞或组织的基因表达信息,它测量的不是基因的表达水平,而是量化能代表一个基因转录产物的标签。在 SAGE 分析中,标签是一段来自任一转录本特定区域固定长度(一般 9bp)的核苷酸序列,该短核苷酸标签包含有足够的信息,能够特异性反映该转录本,将短片段标签相互连接,可集中形成长的 DNA 分子,对其克隆进行测序将可得到大量连续的单个标签,将得到的短序列核苷酸以连续的数据形式输入计算机进行处理、量化,从而得出基因的表达谱。SAGE 不必考虑所检测的基因是已知的,还是未知的,在检测疾病相关的新基因,特别是在无法用基因芯片检测出的低表达量致病基因时,SAGE 是目前最佳手段,无可取代。

基因芯片:又称 DNA 芯片、DNA 微阵列、寡核苷酸微阵列,是将 DNA 片段或寡核苷酸片段有规律地排列固定于支持物上形成微阵列,然后将待测样品的基因用荧光染料标记后与芯片杂交,杂交信号用激光扫描仪检测,可获知样品中大量的基因序列及表达信息。基因芯片能检测的基因必须是已知的基因,放在芯片上用几种基因探针就只能检测这几种基因的表达谱。

(2)蛋白质表达谱:基因是遗传信息的携带者,蛋白质是生命功能的执行一体。人类基因组计划(HGP)在完成过程中渐渐发现仅仅从基因的角度研究是远远不够的,只有研究由基因编码和翻译的蛋白质才能真正揭示生命活动的规律。蛋白质组学是近年来迅速发展的一门新兴学科,以基因组编码的所有蛋白质为研究对象,从细胞及整体水平上研究蛋白质的组成及其变化规律,从而深入认识有机体的各种生理和病理过程。

肿瘤蛋白质组学是蛋白质组学的重要内容,是指对正常组织与疾病组织(从癌前病变到肿瘤)之间表达差异的蛋白质进行鉴定和定量分析,当一个细胞由非疾病状态转变为肿瘤过程中,细胞内蛋白质表达谱会发生一系列显著的变化,使用蛋白质组学分析技术能够从细胞整体水平显示肿瘤发生、发展过程中蛋白质表达谱的变化,为寻找特异性肿瘤早期诊断生物学标记物带来希望。目前,反向电泳(2-DE)和质谱(MS)技术是蛋白质组学研究的核心技术。

尽管目前已经发现了许多胰腺癌相关的基因和蛋白质分子,但它们绝大多数尚处于基础研究阶段,还需大量的临床试验证实其有效性,随着现代生物学技术手段的不断进步,必将推动胰腺癌的早期诊断和有效的治疗,从而从根本上改善胰腺癌的预后。

(三)胰腺癌的影像学检查及腔镜微创技术的应用

胰腺癌是后腹膜器官,长轴横卧于后腹膜肾周间隙的前方,大小与年龄有关,一般年轻人较厚,老年人较薄(与萎缩有关)。胰腺从十二指肠的背侧和腹侧的突起分支发育成头部、体部及尾部,然而胰腺内没有明显的解剖标记来区分这些部分,胰腺外的肠系膜上 V(SMV)通常被用来作为头部与体尾部的分界标记,在胰头尾部,小部分胰腺组织延伸到肠系膜上动、静脉的后方,形成钩突部,肠系膜上 V 与脾 V 汇合形成门 V,从胰头后经过,胰头由此处向左侧后腹膜延伸为胰体部,并向脾门延伸为胰尾部,胰体部跨过腹主动脉和腹腔干前面向后上方弯曲,大部分人的胰体尾部位于脾动静脉的前面并沿脾动静脉延伸,下缘略微对着这些血管。解剖学对影像诊断有明确的指导作用。

1.超声成像(US)

(1)经腹超声:首选筛查方法,优点:操作简便、价格便宜、无损伤、无放射性,可多轴面观察,能较好地显示胰腺内部结构,胆道有无梗阻及梗阻部位,初步判定梗阻原因。超声检查的局限性:视野较小,正常胰腺的显示率仅为 70%～90%,且受胃、肠道气体以及体型等诸多因素干扰,有时难以观察胰腺的全部,尤其是胰尾部;检查者的责任心、临床经验、解剖知识以及对疾病的认识等均可直接影响超声诊断的准确性。

超声检查胰腺时应禁食 6 小时以上,检查时饮水 500～800ml 使胃充盈,能更好地显示胰腺,半坐位扫查可使肝脏及肠管下移,减少肠管内气影对胰腺的干扰。最常见的体位为仰卧位,身体左侧抬高便于显示胰尾部,右侧抬高便于显示胰头部。大多数胰腺癌的肿物与胰腺实质比较呈低回声,肿物内部回声不均,中心可见无回声或更低回声的坏死区,极少数呈不均匀高回声;肿瘤呈结节状、团块状或不规则形,胰腺局限性增大,肿瘤向胰腺轮廓外浸润生长,边缘回声不整齐,典型病变边缘呈火焰状,声影衰减明显;胰管不规则狭窄、扩张或中断,胆囊肿大,侵及周围大血管时表现为血管边缘粗糙及被肿瘤压迫等现象。

值得注意的问题:术后病理学检查发现,15%～40%的胰腺癌在主灶以外可以伴有卫星灶,8％左右的胰腺癌因肿瘤沿胰导管浸润而切缘不净,构成术后复发和预后差的重要因素之一,而目前影像学尚难以检出小的卫星灶和胰管浸润。

实践证明:B超对晚期胰腺癌诊断的阳性率可达90％左右,可以发现直径2cm的占位性病变,显示胰腺组织萎缩伴胰管和胆管的扩张(双管征)、肝脏的转移灶等,适用于胰腺癌的初筛和癌症的普查、临床诊断。

(2)EUS(内镜超声):基本原理:胰颈、胰体尾部与胃后壁的距离约12cm以内,胰头部与十二指肠球部、降部相邻,应用头部带有高频率超声探头的可弯曲的纤维镜或带视频的内镜,可近距离观察整个胰腺,产生7.5～12MHz的超声图像。EUS能够探及小于1mm的病灶,远远超过目前CT、MRI的能力,作为一个动态、形象的操作过程,EUS也有利于确定胰腺和邻近组织的相互关系。装有旋转探头的射线内镜超声(20世纪80年代中晚期开始应用)能360°成像,装有曲线排列探头的线性内镜超声(始于20世纪90年代)能平行于内镜轴成像,能更好地细针穿刺病检(FNA)。

EUS对小于3cm胰腺肿瘤的发现率保持在95％～100％范围内,尽管在诊断胰腺癌方面的优势正受到螺旋CT技术的挑战,但在探查小胰腺癌方面仍有优势,M.D.Anderson和印第安纳大学的临床实践表明:20％～26％能通过EUS诊断为胰腺癌的患者往往在CT图像中根本无肿块影,EUS+CT检查可提高CT的敏感性,比CT至少会多发现20％的肿瘤。

EUS-FNA:EUS-FNA增强了EUS的诊断功能,其基本操作包括:内镜超声引导下应用22号不锈钢针通过活检管道插入内镜超声可探及的胰腺肿块。大部分文献认为:对胰腺恶性肿瘤做出可靠的细胞学诊断,通常平均需要3～4次穿刺活检,而恶性淋巴结、肝脏转移灶的诊断只需要1～2次,建议在细胞病理学家指导下实施。较多文献报道:EUS-FNA能为80％～93％的胰腺恶性肿瘤患者提供细胞学诊断。CT引导下穿刺活检没有被证实会降低生存率,个别文献报道术中穿刺活检会增加局部复发的风险,而没有理由认为EUS-FNA导致肿瘤沿针道种植的风险高于CT-FNA,且EUS-FNA与CT-FNA相比具有优势:其穿刺孔通常在该手术切除的范围内,穿刺通道也短很多,并且不经过腹膜。EUS-FNA总的并发症发生率为1％～2％,与CT-FNA相似,主要并发症是胰腺炎和出血。在控制胰腺癌癌性疼痛的腹腔N阻滞术中,把布比卡因、纯酒精经过胃后壁腹腔A的任何一侧注射即可,一般只需10分钟左右。

EUS在胰腺癌分期中的应用:T分期的准确性80％～85％,T_1期肿瘤直径＜2cm,局限在胰腺实质内,EUS是发现T_1期小肿瘤最准确的手段之一,不能探及肠系膜根部和胰结肠间较深的区域,如SMA等,可作为CT、MRI等的补充手段。N分期的准确性65％～70％,远远好于目前的螺旋CT和MRI。EUS只能探及肝脏的80％左右,肝脏的顶部和右叶远端通常无法探及;因为超声波不能穿透空气,无法观察到肺部组织;显然,EUS在探查转移方面受到限制,并不被认为是一种M分期的有效影像方式。

虽然EUS具有较好的诊断功能,即使在美国,在可疑胰腺癌患者中应用频率仍低得惊人,主要原因:高品质的EUS普及应用缺乏可行性;专业培训的消化科医生大多相对缺乏操作EUS的机会和能力,需多学科的协作等;在有条件的医疗机构,不幸的是EUS仍然只是被当作在CT、US、MRI和多次ERCP无法明确诊断的情况下可考虑应用的一种影像学检查手段。

　　(3)腹腔镜超声(LUS):在 20 世纪早、中期已有较多的专家提出 CT、MRI 提示局限的、潜在可切除的胰腺癌患者应该在剖腹探查前作腹腔镜检查,目的:探及放射检查无法发现的病灶,从而避免不必要的剖腹探查术,然而,器械和治疗选择的缺乏,使其应用受到限制。近年来,随着器械的进一步完善、多学科的协作,对该检查的兴趣又重新变得浓厚起来,并取得一定的进展,腹腔镜结合腹腔镜超声,使术者开腹前能够探知原发肿瘤情况、明确血管受累的程度、及时发现较小的腹膜、腹腔、肝脏转移灶,并可做活检病理证实。

　　来自 Memorial Sloan-Kettering 肿瘤中心(MSKCC)的研究报告:1992—1996 年,动态 CT 扫描提示 339 例胰腺癌患者可切除,其中 303 例进行了腹腔镜检查,检查结果:199 例被认为可切除,但最终手术结果仅 181 例切除,得出初步结论:CT 判定可切除的准确率 60％左右,腹腔镜高达 91％左右。来自 Anderson 肿瘤中心的研究结论:腹腔镜判定可切除的准确率约 94％,加 LUS 可提高至 98％。两肿瘤中心的研究报告均充分肯定 LUS 的重要性。

　　多孔腹腔镜技术主要推荐应用于模拟可切除的标准评估,为了避免气腹针损伤内脏或血管,常规使用开放技术建立“气腹”。

　　对术前开展腹腔镜检查也存在争议:一些医疗机构认为:只有剖腹探查手术才能准确评估可切除性,而且大部分无法切除患者最终也需要姑息性手术来缓解胆道、胃肠梗阻,术前腹腔镜检查多此一举。但 Anderson 肿瘤中心持反对意见,他们对 155 例不可切除胰腺癌患者进行手术姑息治疗需要的研究,其中Ⅱ/Ⅲ期(n=40 例),Ⅳ期(n=115 例),只有 3％的患者需要接受手术姑息治疗,该研究提示手术姑息治疗对大部分不可切除患者是不需要的。目前对胰腺无法切除并继发梗阻性黄疸、消化道梗阻患者,非手术方式如支架、PTCD 等疗效确切,而手术姑息治疗仅适用于非手术措施失败并具有相对延长存活期期望的患者,该类患者只占极少数。

　　(4)术中超声:对胰腺内较小的肿瘤定位准确、可靠,为外科手术提供路标,并可同时行穿刺活检而获得组织学诊断,遗憾的是只能开腹后应用。

　　2.CT 扫描　　CT 扫描可显示＞2cm 的肿瘤,空间分辨率高,显示解剖清晰。平扫可显示病灶的大小、部位,但不能准确定性胰腺病变,显示肿瘤与周围结构的关系差。但增强扫描能较好地显示胰腺肿块的大小、部位、形态、内部结构和与周围结构的关系,能够准确判断有无肝转移及显示肿大淋巴结,且不受体型、肠内气体等因素的影响,是目前胰腺肿瘤诊断使用最多的方法,已广泛应用于胰腺癌的诊断、分期、治疗方法的选择和疗效、手术并发症的评估。该技术正继续向快速、薄层扫描、高质量对比剂的应用等方面发展,是目前积累经验最多,是最佳的无创性检查方法之一。

　　胰腺的血供来自腹腔干和肠系膜上 A,而肝脏来自肝 A 和门 V,对胰腺和肝脏静脉注射造影剂扫描的研究显示,胰腺的最大增强比肝脏要早。CT 检查需充分运用胰腺、胰周血管和肝脏的增强,单纯的平扫只能初步显示病灶的大小和部位,判定肿瘤内有无出血、钙化,对定性诊断帮助小,显示肿瘤和周围结构的关系较差,价值有限,一般只作为增强前的定位扫描。多层螺旋 CT 可在 10s 内完成扫描肝脏和胰腺,Anderson 肿瘤中心习惯于以 5ml/s 速度静注造影剂,分三期诊断,即:动脉期(20～30s)、胰腺的实质期(40～50s)和门脉期(60～70s),也有不少医疗机构进行双期扫描,即动脉期、门 V 期或者胰腺期、肝脏期双期扫描。胰腺癌的血管较少,由于胰腺是动脉的供血器官,动脉期胰腺强化明显,而肿瘤的强化相对较迟,肿瘤与正常胰腺组织对比明显;胰腺期在保证胰周 A 得到较好显示的前提下,大大提高了胰周静脉的显示程度,更有利于肿瘤血管的侵犯评价;门 V 期扫描常常同时包括肝脏,目的在于发现肝脏的转移灶,该期胰腺强化减弱,肿瘤强化有上升趋势,肿瘤与胰腺的对比减弱,把握恰当的动脉期扫描可提高肿瘤的检出率。

CT 增强扫描后处理重建:常用的后处理重建方法有多平面重建(MPR)、多平面容积重建(MPVR),常包括:最大密度显示法(MIP)、最小密度显示法(Minp)、表面阴影显示法(SSD)、容积显示技术(VRT),利用上述后处理重建处理对于胰腺癌的可切除性的价值显示出极为乐观的前景,主要用于腹部强化血管的观察,即 CT 血管成像(CTA)。MIP 的优点是操作简单、成像快,较 VRT 能更好地观察腹部小动脉;VRT 的优点是能通过加伪彩,立体性强,但操作较为复杂;SSD 主要用于重建大血管,立体性强,但重建中丢失的信息较多且受域值选择的影响较大,随着 VRT 技术的不断成熟,SSD 已较少被采用;Minp 可用于胆道梗阻的观察。必须指出后处理图像必须与横断面图像结合观察,才能提高诊断的正确率,MPR 能够直观地显示胰腺肿瘤与十二指肠、胃、脾脏以及周围血管的关系,提高分期的准确率。

单层螺旋 CT(SDCT)与多层螺旋 CT(MDCT)的后处理原理和方法基本相同,只是MDCT 一些软件的改进使操作更简便、快捷,关键是 Z 轴空间分辨率提高,使图像质量更趋于完美,使得后处理成为一种常规手段,使得计算机重组影像(二维或三维)成为主要的显示方式。

螺旋 CT 血管造影(CTA)是经周围 V 高速注入造影剂,在靶血管造影剂充盈的高峰期,用螺旋 CT 对其进行快速容积数据采取,由此获得的图像再经后处理技术,合成三维血管影像,便于临床医生术前了解肿瘤与周围血管的关系,利于更好地制定手术计划;CT-AA:经动脉管注入造影剂的同时,对肿瘤部位进行螺旋 CT 扫描,称为 CT 动脉造影,该方法可发现常规 CT 或螺旋 CT 增强扫描难以发现或不能发现的病灶,例如为了明确肝脏或胰腺肿瘤的情况,可将导管插入靶动脉,在注入造影剂的同时,对肿瘤部位进行 CT 扫描;CT 动门脉造影:(CT-AP)是将导管插至肠系膜上 A 注入造影剂,待造影剂经门 V 回流入肝脏时进行 CT 扫描,其作用是对肝脏微小病变进行检查诊断;经肝 A 导管注入适量碘化油,两周后再进行 CT扫描,称为 CT 碘油标记(CT-LP),碘油在微小病灶上的沉积可起到诊断与治疗两方面的作用。

CT 增强扫描使肿瘤的轮廓、形态显示较为清晰,胰腺癌 70%～80% 为低密度影,20%～30% 为等密度或略高密度影,56% 左右呈不均匀的环形强化,值得注意的是胰腺癌动态增强扫描后呈等密度的病例并不少见,容易造成误、漏诊。低密度肿块肿瘤细胞坏死,肿瘤细胞不丰富,细胞间质纤维增生明显,血管成分少,而等密度肿块的肿瘤细胞丰富,血管成分多,间质纤维增生少。低密度肿瘤平均径线较大,更容易侵犯周围血管,容易对胆总管形成围管性浸润,手术切除率低,而等密度不易侵犯周围血管和脏器,手术切除率高,正相反。

CT 对胰腺癌诊断的准确率可达 80% 以上,虽然 CT 扫描影像技术的发展已经引起了胰腺癌诊断、分期水平的显著提高,但即使最新的技术的分辨能力仍然受限于小于 2～3mm 的病灶,虽然在判定不可切除时的准确率甚至可高达 100%,但在评估可切除性的能力方面仍然只有 57%～88%。在 Anderson 肿瘤中心,在专业实践中,术前使用螺旋薄层 CT 结合客观的CT 标准,其可切除准确率仅达 80%,说明在三级认定的胰腺癌治疗中心,术前 CT 提示可切除的病例,剖腹探查仍发现有 15%～20% 的患者无法切除。

目前的 CT 扫描技术能够明确血管受累的范围,Loyer 等 1966 年提出按照血管受侵程度将肿瘤与血管的关系分为 6 种类型:A 型:肿瘤和邻近血管之间有脂肪组织间隔;B 型:低密度肿瘤与血管之间有正常的胰腺组织;C 型:低密度肿瘤与血管凸面点状接触,肿瘤与血管完全没有分隔,但接触点突向血管,很难判定肿瘤是否侵犯血管;D 型:低密度肿瘤与血管呈凹面接触或部分包绕血管;E 型:低密度肿瘤完全包绕血管,两者之间无脂肪间隔存在;F 型:肿瘤阻塞血管,血管闭塞。类型与可切除性的关系:A、B 型为可切除型;C、D 型有切除的可能性,手术时可考虑同时行血管切除术;E、F 型为不可切除型。肿瘤包绕血管的周径<1/2 时尚可切除,血管被挤压推移不能认为肿瘤一定不可切除,向心性狭窄提示血管受累而不可切除。

3.MRI　传统 MRI 受运动(呼吸、心脏和血管搏动、肠蠕动等)伪影、化学位移、空间分辨率较低等影响,在胰腺癌的诊断方面不能比 CT 扫描提供更多、更有价值的信息。由于 MRI 技术的改进,特别是快速扫描序列、脂肪抑制技术、磁共振胰胆管造影术(MRCP)及三维动态对比增强 MRA(3D DCE MRA)(三维动态对比增强血管成像)等综合应用和发展,大大改善了 MRI 的图像质量,提高了 MRI 诊断的准确性。近年来 MRI 技术的进步使一些学者认为:该技术将来可能会取代高性能 CT 而成为主要的诊断检查手段,如德国的 Trede 及其同事报道:超快速 MRI 与 CT、ERCP 或内镜超声相对比较,在评价胰腺外延伸、淋巴结受累、血管侵犯等方面,具有更高的准确性,相信随着技术的提高、发展,MRI 将会取代 CT 而成为首选的检查手段。目前多数文献报道 MRI 与 CT 各有优缺点,可以互补,MRI 相对 CT 并无明显的优势,对于胰头癌 MR 可作为 CT 扫描的有益补充,但尚不作为诊断胰腺癌的首选方法,但对 CT 造影剂过敏时,可采用 MR 代替 CT 扫描进行诊断和临床分期。

快速动态增强扫描可一次性屏气而完成全部胰腺的扫描,能较清晰地显示胰腺、病灶及胰周结构,提高小肿瘤的查出率;血供相对较丰富的肿瘤由于缺乏对比,可呈假阴性,这类肿瘤可由脂肪抑制 T_1 加权像检出;3DDCEMRA 可获得高清晰的血管图像,显示腹主 A 及其分支,可与数字化血管造影 DSA 相媲美,显示门 V 系统的价值甚至优于 DSA,且能显示肿瘤本身,较 DSA 仅能显示血管而优越;T_1WI 加脂肪抑制技术能提高肿瘤的敏感性,动态增强 GRE(梯度回波)序列的动脉期扫描对诊断胰腺癌的特异性高,二者结合,有利于提高胰腺癌诊断的敏感性和特异性,是胰腺 MRI 检查中必不可少的序列;MRCP 属 MR 水成像,在 T_2WI 序列图像上,处于静态或流动缓慢的液体(如胆囊、胆管、胰液、脑积液、尿液等)呈高信号,而实质性器官或流动快的血液、气体呈低信号或无信号,形成对比,采用快速自旋回波的 MRCP 成像效果最佳,与 ERCP、PTC 比较,其优势在于无创,不需要注射任何对比剂,安全性高,对胰腺癌引起的恶性梗阻性黄疸定位准确性高,在反映胰胆管全貌上优于 ERCP,但在胰腺癌的早期诊断方面尚不能完全取代 ERCP;组织特异性对比剂[胰腺靶向对比剂锰螯合物(Mn-DpDp)]经临床实验已取得良好效果,强化的持续时间长,提高了胰腺实质—病灶信号对比,增加了病灶检出率,在判断血管受侵、准确的肿瘤分期方面与螺旋 CT 相同或略优于螺旋 CT。

MRI 的 T_1WI 上为低或等信号,偶尔也可呈高信号,如果肿块较大(直径>5cm)时常为低信号,胰腺癌瘤体内出血较少见,表现为 T_1WI 斑点状和斑片状的不规则高信号。许多学者主张 T_1WI 脂肪抑制序列显示胰腺癌,特别是小胰腺癌,此时正常胰腺呈明显的高信号区,而胰腺癌呈低信号,肿瘤与正常胰腺的对比明显,肿瘤的形态、轮廓和大小等显示更清晰,有利于发现肿瘤。T_2WI 上胰腺癌的信号变化较大,相对于正常胰腺,可为稍低信号,也可为高信号、等信号以及混杂信号,如瘤体内伴有明显的液化坏死,则可见高信号,T_2Wl 对胰腺肿块的显示并无优势,但其可显示扩张的胰胆管、肝管和增大的胆囊,均表现为高信号。

CT、MRI、内镜超声的比较研究表明:目前尚无统一结论,一般认为:内镜超声因可辅助 EUS-FNA,对病灶的探查、诊断可能比 CT、MRI 具有更高的敏感性和特异性;高质量的 MRI 对病灶的探查可能比 CT 稍好,但比较研究受到下列因素的限制,如选择患者的标准、阅片标准、设备的统一性、操作者的经验等;对于进展性胰腺癌的分期,MRI、CT 检查的准确性一致,两者优于 EUS,EUS 因视野受限,探查并不全面;目前多数资料和 Anderson 肿瘤中心多偏向选用螺旋 CT,因螺旋 CT 开展较为普及,积累的经验较多,且可以更好地参照血管受累的诊断标准和处理原则。

应用 CDFI、CT、MRI、EUS 四种技术对血管浸润情况与手术结果进行对比评估的报道较少,中国医学科学院肿瘤医院作过评价,仅供参考。按血管轴位与肿瘤接触面的角度来划分其侵犯程度(以周径 360。划分):Ⅰ级,未受侵;Ⅱ级,<90°;Ⅲ级,90°~180°;Ⅳ级,>180°,将各种影像学方法对血管受侵的评估结果与手术病理结果进行对比研究,结果分析采用 Kappa 值进行比较(Kappa 值:是判断不同观察者间,校正机遇一致后观察的一致性指标,常用于比较两者的一致性,目前对判断 Kappa 值的一致性强度的标准争议较大,但大多数认为 Kappa 值在 0.4~0.75 有中度至高度一致性,>0.75 时有极好的一致性)。选择观察受侵的血管:SMA(肠系膜上 A)、SMV(肠系膜上 V)、PV(门 V)、CV(腔 V)、SA(脾 A)、SV(脾 V)、CHA(肝总 A)、PHA(肝固有 A)、CT(腹腔干)、AA(腹主 A)。

现将 Kappa 值>0.4 的各种仪器设备的检查结果统计如下:CDFI,CV(0.66),SA(0.65),SV(0.68);CT,SMA(0.53),SMV(0.79),PV(0.90),CV(0.73),SA(0.42),SV(0.77),CHA(0.73),PHA(0.42),CT(0.42),AA(0.42);MRI,SMA(0.50),SMV(0.45),SA(0.50),SV(0.65);EUS,SMV(0.47),SV(0.75)。CDFI 对肿瘤侵犯肠系膜上 V、门 V 与手术病理相关性较差,对 CHA、PHA、CT、AA 不符;MRI 对腹主 A 的评估结果与手术结果不符。

4.ERCP　20 世纪 60 年代初,ERCP 才首次被提出,自 1974 年日本和德国开始用于治疗性括约肌切开,此技术逐步被推广、应用。作为熟练的内镜操作者,对探查目标管道的成功率应该超过 90%。

ERCP 出现后不久,人们发现胰腺癌患者中 90%~100% 出现胆管和/或胰管的形态学改变,尤其重要的是 ERCP 甚至可探及小胰腺癌所引起的胰胆管异常,但必须指出:这些胰胆管异常是非特异性的,单独使用 ERCP 诊断胰腺癌的总体准确率在 60%~80% 的范围内。即使经典的胰管造影影像如"管腔两断截断"征象对胰腺癌也无特异性,也可出现在慢性胰腺炎的病例中,同时,正常的胰胆管影像并不能排除潜在的胰腺癌,约 7% 的胰腺癌患者可出现这种情况。

正因为探及的胰胆管异常对胰腺癌缺乏特异性,通过 ERCP 获得刷检细胞学标本来提高该项检查的准确性,然而获得胰腺癌诊断标本的成功率波动较大,达 20%~80%,大部分报道 40%~50%,胆管癌 60%~80%,经乳头活检、新的刷检装置、经管细针穿刺、刷检细胞前扩张狭管处、胰液的细胞学计数及 K-ras 分析等为获得组织学或细胞学标本的许多措施,但实践证明:这些措施并没有显著提高 ERCP 对胰腺癌的组织学诊断。

关于 ERCP 能否提供对胰腺癌患者有用的分期信息资料很少,但一般认为:表现为梗阻性黄疸并有胆道狭窄的患者,人们可以通过 ERCP 推测该患者很可能至少处于 T_3[1997 年的 AJCC(美国癌症联合委员会)标准],但不准确,ERCP 中显示的狭窄长度确实能够提供一些初步分期、可切除性和预后信息,但无法辨别肿瘤是否侵犯门 V、SMV 等,这些信息只是对 US、CT、MRI 或 EUS 所提供信息的补充,再次强调:即使胰腺癌患者 ERCP 造影影像正常,不一定能提示该患者一定为预后较好或小胰腺癌。

ERCP 在多种内镜操作中并发症发生率是最高的,总的主要并发症发生率为 5%～10%,其中超过一半与 ERCP 所引起的胰腺炎有关,其余的并发症如 EST 引起的特殊性并发症,如穿孔、出血等,尝试进行梗阻性胆管内插管,细菌性胆管炎也是风险之一,这种情况下,操作 ERCP 需要放置胆管支架和预防性应用抗生素。

从 20 世纪 80 年代起 ERCP 已经成为缓解梗阻性黄疸的主要手段,即通过内镜下放置可塑性或者可扩张的金属支架,在阻塞的胰、胆管中放置支架能减轻部分患者的疼痛症状。单纯从诊断而言,EUS-FNA 为更合适的检查手段,ERCP 仅用于需内镜下放置支架的患者。

5.选择性血管造影(DSA) 选择性血管造影曾被认为是术前评价血管受累的"金标准",能显示胰周血管受侵的情况,为创伤性检查。经腹腔 A 做肠系膜上 A、肝 A、脾 A 选择性 A 造影,能显示胰腺肿块和血管推压移位征象,对<2cm 的小胰腺癌,诊断准确率可高达 88%左右,有助于判断病变的范围和手术切除的可能性。

在没有远处转移的局部进展期胰腺癌患者术前 DSA 的优点:了解肿瘤对其周围血管有无侵犯,为肿瘤的可切除性判断提供依据;观察肿瘤对血管的侵犯程度,为胰腺癌扩大根治术中血管切除和重建作准备;术前 DSA 的同时可进行区域性 A 灌注治疗。但该技术为创伤性技术,操作复杂,对肝转移和淋巴结转移显示较差,随着 CT、MRI、EUS 等技术的应用,DSA 已逐步被取代。目前 DSA 多用于再次手术患者,用以检测手术引起的肝 A、门 V 解剖位置的变异,可防止分离因既往手术造成的广泛性瘢痕时医源性门 V 系统损伤。

6.PTC 及 PTCD(经皮肝穿肝胆管造影及引流) 肝外胆管梗阻时,肝内胆管扩张,可以经皮肝穿刺抽吸出胆汁,对梗阻性黄疸病人进行 PTC,可以确定梗阻的部位、程度和原因。胰头癌或其他原因梗阻性黄疸者,可显示肝内、外胆管扩张,梗阻端胆管可圆钝、光滑或结节状充盈缺损,胆总管可显示因肿瘤推移而向内侧移位。由于 PTC 可引起出血、胆汁性腹膜炎、胆道感染等并发症,PTC 及 PTCD 已经应用得越来越少。

在纽约 Memorial Sloan Kettering 癌症中心,施行 Whipple 手术者接近半数术前经内镜、经皮穿刺放置内支架或手术内引流,结果:该类患者术后并发症发生率明显高于未行术前减黄者,该中心多数专家认为:如果判断胰头或壶腹周围癌能够切除,就不应该行术前减黄。

7.正电子发射断层扫描(PET)

PET 成像技术已应用于胰腺癌的诊断与评估,^{18}F-FDG PET 在探查胰腺肿瘤时有较 CT、彩超、MRI 等检查更高的敏感性,对于<2cm 的胰腺癌,^{18}F-FDG PET 的敏感性显著优于 CT,然而大于 4cm 的胰腺癌,CT 优于 ^{18}F-FDG PET,这与较大的瘤体其代谢率低有关,且 ^{18}F-FDG

PET 在探查胰腺癌肝转移方面有良好效果.总的敏感性大于 70%,特异性大于 95%,其中直径大于 lcm 的病变敏感度达 97% 左右。

^{18}F-FDGPET 对胰腺占位病变的定性、鉴别诊断和术后随访具有重要的价值,能提高可切除性的判断,减少了不必要的剖腹探查手术,降低了医疗费用,减轻了病人不必要的痛苦。但该设备较为昂贵,在我国,即使是三级甲等医院也尚未广泛应用。

8.胰管镜(PPS)与胰管内超声(IDUS)　胰管镜是近 20 年来开发的新技术,利用母子镜技术将超细纤维内镜通过十二指肠操作孔插入胰管,观察胰管内的病变,是唯一不用开腹即可观察胰管内的病变的检查。

胰管镜对胰腺癌检查的镜下表现:胰管壁不规则隆起、狭窄、阻塞、黏膜发红、发脆、血管扭曲扩张。对彩超、CT、EUS 不能发现的早期胰腺癌具有特殊意义。胰管内超声是经常规内镜活检钳通道将高频超声微探头插入胰管内进行实时超声扫描的一种新技术,由于其超声探头从胰管内直接探查胰腺实质,所受的干扰最少,可准确地探及胰腺癌,特别是小胰腺癌的位置、大小,明显优于彩超、CT、EUS、血管造影等,是一种可行且有效的检查方法。

9.针吸细胞学检查　在 CT、B 超、EUS 等影像学引导下或手术中做胰腺肿块穿刺针吸细胞学涂片检查.常常可明确病变的性质,近年来渐渐广泛应用的胰腺细针穿刺抽吸细胞学检查(FNA)是一种比较安全可靠的胰腺癌细胞学的诊断方法。

随着 CT、高分辨率实时超声仪的进展以及细针穿刺活检的改进不仅提高了穿刺的准确性和安全性,所获得的标本既可作组织学,也可作细胞学诊断,大大提高了术前的病理诊断水平,随着聚合酶链反应(PCR)等分子生物学技术的发展及临床应用,仅用穿刺做细胞学检查的极少量标本,同样可获得明确的阳性结果。

第四节　胰腺癌的化学治疗

目前唯一可以治愈胰腺癌的方法是早期诊断后手术治疗,但是即便是切缘阴性、无淋巴结转移的患者术后仍可能出现复发或转移,这部分患者的术后 5 年生存率也仅 15%~30%。手术治疗失败的最常见原因是远处转移,尤其是肝转移,其次是局部复发。单纯手术治疗后的疗效并不理想,因此胰腺癌的新辅助治疗和辅助治疗是目前临床研究方向之一。另外,临床上约 80% 的患者在出现症状而就诊时,已经无法进行手术切除或者已经存在转移,因而根治性手术切除率不到 20%。大部分患者就诊时已失去手术的机会,需要接受姑息性化学治疗,这已成为目前临床上胰腺癌治疗的主要手段。所以说,化学治疗在胰腺癌的综合治疗中占有重要的地位。

一、化疗原则

根据 2010 年 NCCN 胰腺癌临床实践指南,全身治疗被用于新辅助或辅助治疗,以及局部晚期不可切除的转移性胰腺癌。

1.强烈推荐在开始全身治疗或参加相关临床试验之前和患者探讨治疗的目的。

2.有必要在患者接受化疗期间严密随访。

3.吉西他滨 $1000mg/m^2$,30min 给药,每周 1 次,持续 3 周,每 28d 重复 1 次,该方案被认为是转移性胰腺癌患者的标准一线治疗方案(1 类)。

4.吉西他滨或基于吉西他滨的联合化疗方案(不联合放疗)可替代基于 5-FU 的化放疗方案,用于局部晚期不可切除的患者,或者作为一种辅助治疗方案。

5.吉西他滨固定剂量率给药方案[$10mg/(m^2 \cdot min)$]可替代标准吉西他滨 30min 给药方案(2B 类)。

6.吉西他滨联合方案已经被证实对体力状态良好的患者在疾病进展时间或生存指标(总生存期或 1 年生存率)方面具有良好或潜在良好的效应:吉西他滨＋厄洛替尼;吉西他滨＋顺铂;吉西他滨＋氟尿嘧啶。

7.对于既往未接受吉西他滨治疗的患者,二线治疗可包含吉西他滨,其他的选择包括卡培他滨($1000mg/m^2$,口服,每日 2 次,d1～14,21d 为 1 周期),或 5-FU/亚叶酸钙,或 CapeOX 方案。CONKO 003 试验显示,在 5-FU/亚叶酸钙基础上加奥沙利铂能显著改善总生存期。

8.CONKO 001 研究证实,对于可切除的胰腺癌患者,术后接受吉西他滨作为辅助化疗相对于观察组能显著改善无病生存期和总生存期。

9.给予吉西他滨的化疗常与基于 5-FU 的化放疗联合或序贯使用。

10.RTOG 97-04 研究比较了在化放疗之前和之后使用 5-FU 或吉西他滨作为术后辅助治疗的效果,结果未发现显著差异。但在中欧胰腺癌患者中观察的吉西他滨组的总生存率显著优于 5-FU 组。

二、新辅助治疗

新辅助治疗是相对于传统的术后辅助治疗而言,是指对可切除的胰腺癌进行术前治疗,或将不可切除胰腺癌经术前治疗降期变为可切除的胰腺癌。从理论上讲,许多学者在这个领域通过不断探索,希望新辅助治疗使患者得到根治性手术的机会。但胰腺癌新辅助治疗至今还没有前瞻性随机对照Ⅲ期临床研究来证实其确切的疗效,因此,在当今的医疗条件下,对于可切除的肿瘤患者,除了进行相关的临床研究之外,尚未被推荐为常规治疗方法。

近年来在理论上,新辅助治疗存在诸多优点,使之成为研究的一个热点。其原因是:第一,20％～50％的术后患者因恢复期较长不适合辅助治疗或者不能耐受预定的治疗方案,而尚未进行手术治疗的患者对于放化疗的耐受度比术后患者要好,因此,新辅助治疗能够给予足量的放疗和化疗,使患者取得较好的疗效。根据 ESPAC 的研究结果,术后病人通常要在 46～61d 才能接受辅助放化疗,进行新辅助治疗则避免了放化疗的推迟。第二,一部分病变已经播散的患者在初治判断时有可能被错误地评估为可手术切除,但该部分病人进行手术治疗之后很快就会被发现远处转移病灶;新辅助治疗为医生提供了一段观察期,对病变已经播散的患者可避免手术。如果新辅助治疗结束后再评估时,患者已经出现了远处转移,那么这些患者即便当时做了手术效果也不会太好。第三,手术之前肿瘤周围血管尚未被破坏,肿瘤组织处于富氧状态中,对放化疗敏感性较高,新辅助治疗的结果有可能使疾病降期。目前,对于可切除的胰腺癌,即使在手术量比较大的医院,其肿瘤切缘阳性率仍可达 20%,新辅助治疗可以提高 R_0 切除的概率,还可能使一部分原本不可切除病变降期后获得新的手术切除机会,并且术前小肠活动度好,放疗对小肠的损伤亦小。新辅助治疗还能降低术后胰瘘的发生率,并降低术中肿瘤种植的风险。

当然,新辅助治疗也有其一定的缺点。对单纯手术治疗后即可治愈的患者可能造成了过度医疗,但是考虑到胰腺癌各期患者术后均有很高的复发风险及转移可能,因此真正被过度治疗的患者会很少。病人进行新辅助治疗之前,应需要活检组织学诊断,并存在活检相关的并发症的风险。对一些术前难以发现的腹腔内弥漫播散患者应该给予单纯化疗,但有时可能会进行放化疗,

对可切除肿瘤的新辅助治疗目前大多数采用放化疗。总的来说,随着新辅助治疗方案的不断改进,其治疗效果得到一定程度的提高。Pisters 等报道采用快分割放疗(30Gy/10f/2w)加 5-FU 300mg/(m^2·d)和持续静脉滴注对 35 例患者行新辅助治疗,其中 27 例患者治疗后仍有手术指征,20 例切除了病灶并接受了术中放疗(10~15Gy)。在手术切除的患者,其中位生存时间为 25 个月,仅有 2 例(10%)患者术后出现复发。Hoffman 等报道常规分割放疗(50.4Gy/1.8Gy)加 MMC(10mg/m^2,d2)和 5-FU(100mg/m^2,持续静脉滴注,d2~5 和 d29~32)对 53 例患者进行新辅助治疗,结果显示 23 例患者出现Ⅲ~Ⅴ级的肝脏毒副作用,24 例切除肿瘤的患者中位生存期为 15.7 个月,全组患者的中位生存时间仅为 9.7 个月。

以上 2 项临床试验均采用以 5-FU 为基础的基本化疗方案,疗效相近,之后在此方案的基础上加入铂类后疗效显著提高。Moutardier 等对 61 例患者进行以 5-FU(650mg/m^2,d1~5 和 d21~25)加顺铂(80mg/m^2,d2、22)再加同步常规分割放疗(45Gy/1.8Gy)为方案的新辅助治疗,结果显示未出现Ⅲ~Ⅳ度副作用,所有患者完成了特定的治疗方案,40 例切除肿瘤患者中位无病生存时间达到 30 个月,2 年生存率为 52.3%,而全组的中位生存时间也达到 20 个月。

吉西他滨在用于胰腺癌的治疗后,Wolff 等采用以吉西他滨为基础的放化疗方案对 86 例患者进行了新辅助治疗,61 例切除后的患者中位生存期达 36 个月。由此可见,随着化疗方案的改进,最终接受手术的患者,其生存率由以 5-FU 为基础的 50%~60% 提高到以吉西他滨为基础的 70% 以上,术后中位生存时间亦由 15 个月提高到 36 个月。但一些回顾性资料分析的结论并不一致,有的认为可切除肿瘤新辅助治疗可以提高局部控制肿瘤生长率,减少复发率,并提高生存率。亦有报告提出新辅助治疗除了增加手术并发症外,改善生存的意义并不明显。总之可切除胰腺癌的新辅助治疗目前尚处于研究阶段,未被推荐为标准治疗。

局部尚不能切除而无远处转移的患者,如果单纯行短路手术,其中位生存期仅 3~6 个月,放化疗后中位生存期可以提高到 9~11 个月,但几乎没有远期生存者。因此对于此类胰腺癌患者最主要的问题是如何实现降期后可切除。目前,对于局部进展期胰腺癌的新辅助治疗主要采用同步放化疗,但临床报告的疗效差异极大。2001 年 White 等报道了 1 组 58 例患者的临床研究结果,经过 45~50.4Gy 常规分割放疗和以 5-FU、丝裂霉素、顺铂为化疗方案的新辅助治疗后,11 例患者获得手术切除,在切除后的患者 1 年、2 年和 5 年的生存率分别达到

80％、32％和28％，但其中部分为可切除的患者，因而其参考意义有所降低。此后Kim等报道了1组87例患者的前瞻性研究报告，经过5-FU或吉西他滨为基础的放化疗后，仅3例进行了手术探查，其中1例切缘阴性，并没有淋巴结转移，但术后18个月即死于肿瘤播散。Safran等报道了1项Ⅰ期临床研究结果，即以联合吉西他滨（每周$75mg/m^2$，6周）、紫杉醇（每周$40mg/m^2$，6周）和同步常规分割放疗（50.4Gy/28f）的方案对20例不可切除患者进行治疗，10例患者以最大剂量完成治疗，其中3例病人获得R_0切除。在Safran等的另1项Ⅱ期临床研究中发现44例不可切除的患者，接受了每周紫杉醇（$50mg/m^2$）和同步放疗（50.4Gy）后，4例患者获得手术切除。

从上述临床研究的结果可以看出，局部进展期胰腺癌经同步放化疗后，仅大约有10％的患者可以获得手术切除的机会。2007年Allendorf等公布了1项临床研究结果，在245例胰腺癌患者接受探查手术后，其中78例为不可切除的胰腺癌经过以吉西他滨（或紫杉醇、卡培他滨）为基础的新辅助化放疗后的患者（新辅助治疗组），其余167例为初诊时判断为可切除的患者（对照组）。新辅助治疗组切除率为76％（59例），切缘阴性率为84.7％，对照组切除率为83％（139例），切缘阴性率为72.7％，两者为83％（139例），切缘阴性率为72.7％，分析其两者原因可能是由于对不可切除的定义的差别。另外该研究为回顾性研究，在文中并未提及行新辅助化放疗的患者总数，因此可能存在样本选择的偏倚。

临界可切除肿瘤是指肿瘤包绕一小段肝动脉而未侵犯腹腔干，或肿瘤包绕肠系膜上动脉小于1/2周，或胰颈下方一小段肠系膜上静脉或门静脉阻塞。对于临界可切除肿瘤即便手术能够切除而言，其切缘阳性的概率非常大，预后大多不佳，而新辅助治疗有可能使肿瘤降期，以增加根治性切除的可能性。Varadhachary等报道了4例临界可切除肿瘤，在经放化疗后，3例获得了R_0切除。而在Ammori等的研究中，18例临界可切除的肿瘤经新辅助治疗后，有6例获得手术切除，但由于总的例数较少，目前还无法评价新辅助治疗对临界可切除肿瘤的意义。

三、辅助治疗

相对于新辅助治疗而言，胰腺癌的术后辅助治疗有着更长的临床治疗的研究历史，其疗效也得到了更多的临床研究的确认。术后辅助治疗的方式包括放化疗、化疗及放化疗后维持化疗等多种治疗方式。

有2项大型的随机研究对辅助性放化疗的意义进行了评价。Klinkenbij等收治了218例胰腺癌和壶腹癌患者，将其随机分配到观察组和分割放疗（40G）加同步化疗（5-FU）组，其中位生存时间观察组为19个月，治疗组为24.5个月（P=0.208）。对于胰腺癌的病人，其中位生存时间观察组为12.6个月，治疗组为17.1个月（P=0.099）。经过中位时间为11.7年的随访，2组总的生存率无显著性差异（P=0.54）。全组10年生存率为18％，其中胰头癌组为8％。该研究的局限性主要在于没有维持化疗，另外它的统计方法亦存在争议，因此限制了其对辅助性放化疗的评价意义。欧洲胰腺癌研究组1号试验（ESPACl）首次应用随机化的研究对胰腺癌辅助治疗进行了分析。这项试验从1994年2月—2000年6月收治了289例胰腺癌患者，其中145例随机入放化疗组，另外144例收入观察组。放化疗方案为分割放疗（50G）加同步化

(5-FU)。同步放化疗组中位生存时间是 15.5 个月,观察组为 16.1 个月,两者统计学上无显著性差异(P=0.24)。在 ESPAC1 最终的研究结果中,放化疗组中位生存时间为 15.9 个月,观察组是 17.9 个月(P=0.05)。5 年生存率放化疗组为 10%,而观察组为 20%(P=0.05)。分析认为,放化疗并没有提高生存率的原因可能是术后并发症推迟了放疗的时间,而化疗潜在益处在于术后能早期开始治疗。目前,胰腺癌术后的同步放化疗仍未被证实对延长生存期有意义,其实际治疗意义有待设计更完善的临床试验进一步研究证实。

目前胰腺癌辅助化疗最常用的化疗药是 5-FU 和核苷类似物吉西他滨,后者现已被推荐为进展期胰腺癌的标准治疗药物。胰腺癌辅助治疗的第 1 个随机研究是由 Bakkevold 等在 1993 年完成。试验入组 61 例患者,其中胰腺癌 47 例,其余为壶腹周围癌。化疗方案为 5-FU、多柔比星和丝裂霉素 3 周方案共 6 个周期。结果显示中位生存时间在辅助治疗组为 23 个月,而对照组为 11 个月,两者具有显著性差异(P=0.04)。Takada 等随机入组 173 例胰腺癌患者,化疗方案为丝裂霉素和 5-FU,结果显示辅助治疗组和对照组相比无病生存、复发时间以及 5 年生存率均无显著性差异。分析其原因可能是口服 5-FU 生物利用度低。

日本的 1 项随机对照研究采用 5-FU 加顺铂 2 周方案对 89 例 R_0 切除的胰腺癌患者进行研究,结果显示中位生存时间辅助化疗组为 12.5 个月,对照组为 15.8 个月,两者无显著性差异。5 年生存率辅助治疗组为 26.4%,而对照组为 14.9%。因为化疗只进行了 2 个周期,该研究的结果尚待进一步研究。

ESPAC-1 同时随机入组了可切除后胰腺癌患者对辅助化疗的研究,化疗方案为静脉应用 5-FU 6 个月。研究中期(中位随访时间为 10 个月)对 541 例入组患者进行分析,结果发现不论是 R_0 切除还是 R1 切除辅助化疗对提高生存时间均有意义,中位生存时间辅助化疗组为 19.7 个月,对照组为 14 个月,两者具有显著性差异(P=0.0005)。在该研究的最终结果中(中位随访时间 47 个月),辅助化疗仍然具有提高生存率的意义,中位生存时间辅助化疗组为 20.1 个月,对照组为 15.5 个月(P=0.009)。对生存不利的预后分析因素包括肿瘤分化程度(P<0.001)、淋巴结转移(P<0.001)和肿瘤最大径>2cm(P=0.003)。

2007 年公布的 CONKO-001 研究结果是将 368 例根治性切除术后的胰腺癌患者随机分入吉西他滨辅助化疗组(186 例)和观察组(182 例)。结果证实,吉西他滨辅助化疗组无病生存时间为 13.4 个月,而观察组为 6.9 个月(P<0.001)。总的中位生存时间在吉西他滨组为 22.1 个月,观察组为 20.2 个月(P<0.06)。估计的 3 年和 5 年总生存率吉西他滨组为 34% 和 22%,观察组为 20% 和 11%,但差异目前无统计学意义(P>0.05),可能是因为 30% 的患者还在随访中,另外对照组的患者复发后给予了吉西他滨补救化疗,因此考虑到这些因素吉西他滨辅助化疗对提高生存率还是有积极意义的。

由此可见,胰腺癌术后的辅助化疗对提高生存期是有意义的,目前的临床研究方向是探讨最佳的化疗方案。以上 ESPAC-1 和 Oettle 的研究中使用了 2 种不同的化疗药物,究竟哪种药物的疗效更佳,ESPAC-3 研究回答了这个问题。该研究发现术后吉西他滨辅助治疗并未产生优于氟尿嘧啶+四氢叶酸的生存优势。这是目前胰腺癌辅助治疗的最大样本试验,吉西他滨组和氟尿嘧啶+四氢叶酸组中位总生存分别为 23.6 个月和 23.0 个月,无进展生存期分别为 14.3 个月和 14.1 个月。而 ESPAC-04 研究正在进行,旨在探讨卡培他滨+吉西他滨与吉西他滨单药相比是否可改善生存时间。

如前所述,根治性切除后单纯放化疗未能显著提高生存率,此后化放疗加化疗成了辅助治疗研究中新的热点。胃肠肿瘤研究组(GITSG)的 1 项研究将 43 例患者随机分入单纯手术组和化放疗加 5-FU 维持化疗组。中位生存时间辅助治疗组为 20 个月,单纯手术组为 11 个月。进一步研究中另有 30 例患者接受了辅助治疗,其中位生存时间为 18 个月,2 年生存率为46％。由于样本量较小,该研究未得出令人信服的结论,但值得注意的是该研究中辅助治疗对生存率的提高可能是维持化疗所起的作用。

肿瘤放射治疗研究组的 9704 研究中对根治性切除后辅助性同步化放疗前后加吉西他滨化疗[1000mg/(m² · d)]和加 5-FU 化疗[250mg/(m² · d)持续静脉滴注]进行了比较,同步化放疗均以 5-FU 为基础,放疗剂量均为 50.4Gy,化疗时间为同步放化疗前 3 周和后 12 周。共有 538 例胰腺癌患者入组,以肿瘤大小、淋巴结转移和切缘状况分层,最后对 442 例有效病例进行分析。结果显示,2 组之间总的生存无显著性差异(P=0.2),而吉西他滨组Ⅳ度血液学毒副作用发生率较 5-FU 组显著高,但胰头癌亚组(380 例)分析结果显示吉西他滨组死亡风险下降 21％。以上研究结果表明,胰腺癌术后的同步放化疗联合全身维持化疗如果能够延长生存期,也极有可能是全身化疗所起的作用,尤其是吉西他滨的作用。

Stocken 等完成了 1 项评价胰腺导管腺癌切除术后辅助化放疗或化疗对提高生存作用的荟萃分析。该研究包括了 5 项关于辅助治疗的随机研究(胰腺腺癌 939 例)其中的 4 项研究(875 例)病例一般资料完整。分析结果显示辅助化疗组比未化疗组死亡风险下降 25％(HR=0.75,90％ CI:0.64~0.90,P=0.001),而辅助放化疗组和未放化疗组相比死亡风险无显著差异(HR=1.09,95％ CI:0.89~1.32,P=0.43)。此结果为根治性切除术后进行辅助性全身化疗提供了强有力的证据。

四、局部晚期和转移性胰腺癌的化疗

全身化疗可用于辅助治疗,亦可用于局部晚期不可切除及有远处转移的患者。晚期胰腺癌治疗的首要目的在于对症姑息治疗并延长生存期。吉西他滨是目前晚期胰腺癌治疗的首选药物。

(一)吉西他滨单药化疗

吉西他滨化学名为 2'-脱氧 2'-2'-盐酸双氟胞苷,是阿糖胞苷类似物,属抗代谢类的抗癌药。主要作用于 DNA 合成期和 G1 晚期,并可阻滞细胞由 G1 期进入 S 期。它在细胞内通过核苷激酶的作用转化成具有活性的代谢产物双氟二磷酸脱氧胞苷(dFdCDP)和双氟三磷酸脱氧胞苷(dFdCTP),且其本身还可以增强核苷激酶的活性,致使活性代谢产物的生成加快而起到自我增效的作用;dFdCDP 和 dFdCTP 通过抑制核苷酸还原酶的活性,致使合成 DNA 所必需的脱氧核苷的产生受到抑制,特别是抑制三磷酸脱氧胞苷(dCTP);dFdCTP 还可与 dCTP竞争性掺入 DNA 链中,抑制 DNA 链的继续延长,并通过独有的掩蔽链作用干扰了 DNA 的自我修复机制,且可阻止 RNA 的合成,最终导致细胞凋亡。

大部分胰腺癌患者随着病情的进展,不同程度地出现严重疼痛、恶心、呕吐、黄疸、体重下降和全身虚弱的症状,以往的化疗药物和治疗措施作用甚微,难以改善患者的疾病相关症状,肿瘤的客观缓解率仅 0～14％,很少有超过 5 个月的中位生存期。由于胰腺组织解剖标志模糊不清,各种酶类的自身消化作用及肿瘤周围结缔组织的黏连反应,即使是三维影像学技术(CT 和 MRI 检查)亦难以对肿瘤大小做出准确测量;临床评价肿瘤治疗的指标,即客观缓解率,应用于胰腺癌较为困难。为了对这种化疗反应差的肿瘤进行合理的疗效评估,除了与其他实体瘤一样使用 WHO 客观疗效标准评价之外,有学者提出了临床受益反应的客观评价指标。临床受益反应(CBR)的定义是对疼痛、身体状态及体重做出的综合评估。

在吉西他滨与 5-FU 同期做对照的随机Ⅲ期临床研究中,126 名伴有全身症状的晚期胰腺癌患者经评价疼痛程度后随机入组,吉西他滨组 63 人每周用药 $1000mg/m^2$,连用 7 周后休 1 周,以后每 4 周用药 3 周,5-FU 组 63 人每周用药 $600mg/m^2$,结果吉西他滨组的临床受益反应率为 23.8％,而 5-FU 组为 4.8％(P＝0.0022);两组的中位生存期分别为 5.65 个月和 4.41 个月(P＝0.0025),吉西他滨组的 1 年生存率为 18％,而 5-FU 组为 2％,相比之下可以看出吉西他滨的疗效优于 5-FU。

1995 年 2 月至 1996 年 6 月,在全美共 823 家医院同时开展了一项吉西他滨治疗晚期胰腺癌的临床研究,总计共有 3023 例患者入住,其中 80％为临床Ⅳ期患者,均采用吉西他滨单药 $1000mg/m^2$,剂量、用法与上相同。可评估的 2471 例胰腺癌患者,经平均 4 个周期治疗后,整体症状改善率达 18.4％,单纯疼痛减轻者达 43％。在 982 例可做有效率评估的胰腺癌患者中,客观有效率为 12％,对 2380 例随访患者中,中位生存期为 4.8 个月,其中 41％的患者 9 个月生存率为 22％,12 月以上的占 15％。研究表明,吉西他滨确实可以改善晚期胰腺癌患者的生活质量和生存期,同时吉西他滨毒性较低,患者易于接受,在这 3000 多例的胰腺癌研究中,仅有 4.6％的患者因严重不良反应而退出。由此奠定了吉西他滨在胰腺癌治疗中的重要地位。

为了进一步提高疗效,在给药方式上 Tempero 等建议用固定速率[$10mg/(m^2 \cdot min)$](FDR)给吉西他滨比常规 30min 给法效果更好。与 $2300mg/m^2$ 静脉滴注 30min 相比,$1500mg/m^2$ 静脉滴注 150min 给药有效率为 16.2％:2.7％,生存期(6.1 个月:4.7 个月)和 1 年生存率(23％:0)均明显高于标准用法。但此后又在 832 例胰腺癌患者参加的 ECOG 6201 的Ⅲ期随机对照研究中 OS 分别为 6.2 个月:4.9 个月(HR0.83,log-rank 检验 P＝0.04),因未达到 OS 预设值(HR≤0.75)而被否定。因此,临床实践中可以根据具体情况决定是否采用。

(二)与铂类药物联合化疗

晚期胰腺癌的治疗是当前肿瘤治疗的难点之一,以吉西他滨为基础的化疗被认为是目前晚期胰腺癌的一线标准治疗。对随机对照临床研究进行的荟萃分析结果表明,与最佳支持治疗相比,吉西他滨治疗使得患者的生存质量及生存时间均有明显改善。有证据支持以 Gem 为基础的联合方案较单药治疗更有生存优势。然而如何选择治疗方案,是否将联合化疗作为一线治疗方案以及选择什么联合方案仍缺乏充分依据。

Gem 联合化疗方案通常是在 Gem 应用的基础上加用 1 种或 1 种以上的细胞毒性药物,通常包括铂类(常用顺铂或奥沙利铂)、5-FU、卡培他滨、伊立替康等。目前,许多学者进行了 Gem 联合化疗与 Gem 单药治疗晚期胰腺癌的直接对比研究,多数研究显示了联合化疗在提高生活质量和改善生存期方面的优势。临床前期试验表明 Gem 联合顺铂或奥沙利铂可以产生协同作用,并在随后的Ⅱ期和Ⅲ期临床试验中得到验证。Gem联合顺铂方案治疗晚期胰腺癌的有效率为9%～26%,中位无进展生存时间(PFS)为3.6～5.4个月,中位生存期(OS)为5.6～8.2个月。同样,Ⅱ期临床试验证明了Gem联合奥沙利铂方案的有效性,不仅在随后的Ⅲ期临床试验中得到证实,并进一步提高了PFS和OS,分别为5.8个月和9个月。已经发表的几项临床试验结果均表明,Gem与铂类联合能有效改善晚期胰腺癌患者的生存期。然而,分别来自法国、意大利和德国的最大2项Ⅲ期多中心对照研究却未能提供显著改善生存期的有力证据。这使不少人对铂类联合方案的有效性提出质疑。因此,为证明大样本的情况下,这种联合方案对晚期胰腺癌患者的改善结果,Heinemann等对这2项样本量最大的临床研究进行了合并分析,目的是通过扩大样本数量比较Gem与铂类联合方案是否比Gem单药在改善生存方面更有优势。分析结果表明,Gem联合铂类方案对晚期胰腺癌患者PFS和OS均有明显改善。和Gem单药相比,联合方案不仅显著改善了患者的PFS,并显著延长了患者的总生存时间。Gem联合奥沙利铂在肿瘤客观反应上明显高于单药(28% VS 17%),而Gem联合顺铂方案则在疾病控制率方面表现出了优势(70.4% VS 48.5%)。研究结果还表明,在接受Gem单药治疗的患者,体能状态、分期、前期治疗方式与患者的生存预后明显相关。在联合治疗组中,只有体能状态和分期是与PFS和OS显著相关的预后因子。只有在ECOG 0～1分的患者中,联合方案才显著改善PFS及OS。对于体质状况较差的患者,Gem单药可能是较好的治疗选择。Heinemann等随后对1248例胰腺癌患者做了荟萃分析,并通过对5个与铂类联合方案的再次分析也得出上述结论。在Gem基础上合用顺铂和联合奥沙利铂对生存改善有无差别呢?2008ASCO年会的1篇荟萃分析回答了这个问题。Yang等对以Gem为基础的联合方案对单药的随机研究进行分析,其中包括Gem联合顺铂对单药与Gem联合奥沙利铂对单药的比较,分析结果发现与奥沙利铂联合有显著生存优势,而与顺铂联合未显示出生存优势。这为一线联合方案优先选择Gem与奥沙利铂的联合提供了依据。值得注意的是,固定剂量率(FDR)输注Gem的用法近来引起关注。有药理学研究表明,FDR使Gem的抗肿瘤活性优于标准用法。ECOG 6201试验比较了FDR用法与标准用法的效果,遗憾的是,与标准用法组相比,FDR组并未显示出显著的生存优势。此后没有研究再次直接评价FDR这种给药方法对胰腺癌的有效性。因此,2008年NCCN指南中仍将FDR用法替代标准用法作为2B类推荐。谢德荣等通过对2项FDR用法的Ⅲ期临床研究进行荟萃分析后,发现FDR输注Gem联合奥沙利铂方案比Gem单药标准用法更能有效地改善了生存和预后,半年生存率较标准单药提高9%,1年生存率提高5%,客观有效率提高6%。疗效改善可能由于Gem FDR输注及联合奥沙利铂综合治疗作用的结果,而且FDR输注有可能减轻骨髓毒副作用。

(三)与氟尿嘧啶类药物联合

临床上联合应用的氟尿嘧啶类药物主要有5-FU、卡培他滨和S-1。S-1在胰腺癌中主要应用在术后的辅助化疗上,而在晚期胰腺癌中的应用报道数量有限,且为S-1单药研究,尚未见与Gem联合一线应用的随机研究。Ⅱ、Ⅲ期临床研究主要观察Gem与5-FU、卡培他滨的联合用药效果。目前关于Gem联合氟尿嘧啶类方案是否优于Gem单药的研究,无论是ORR还是PFS,仅1项研究显示有统计学意义,而未在其他类似研究中得到进一步证实。Heinemann等对6项随机研究中的1813例胰腺癌患者进行荟萃分析,结果显示与单药Gem

相比,Gem 联合氟尿嘧啶类方案(5-FU 和卡培他滨)能显著改善晚期胰腺癌生存状况(P＝0.03)。那么,5-FU 和卡培他滨联合方案对生存的改善是否一样呢？Sultana 等对这 2 种联合方案与 Gem 单药的优势分别进行荟萃分析,结果表明 Gem 和卡培他滨联合能明显改善患者生存,而 Gem 和 5-FU 的联合方案并未显示出对 Gem 单药的优势。因此,Gem 联合氟尿嘧啶类方案的优势可能来自卡培他滨,而非 5-FU。这个结论在 Yang 等对 Gem 为基础的联合方案对单药的随机研究进行分析后再次得到证实。

吉西他滨是 30 年来首次被美国 FDA 批准为治疗晚期胰腺癌的药物,已经取代 5-FU 成为一线标准抗胰腺癌的药物。迄今为止,尚无任何二联方案能够在生存期上超过吉西他滨单药。2008 年 Yang 等的一个荟萃分析显示与吉西他滨单药相比,吉西他滨＋顺铂、吉西他滨＋5-FU、吉西他滨＋伊立替康、吉西他滨＋奥沙利铂、吉西他滨＋卡培他滨五个方案在 6 个月时生存风险差别分析显示(RD)只有吉西他滨＋奥沙利铂、吉西他滨＋卡培他滨等有意义,分别为 RD＝11％,P＝0.0007 和 RD＝7％,P＝0.03。但在 12 个月时这一差别又消失了,分别为 RD＝5％,P＝0.06 和 RD＝55,P＝0.08。因此,胰腺癌二联方案仍然有很长的路要走。

(四)晚期胰腺癌的二线化疗

尽管已经有研究评价了一些药物在二线治疗中的安全性及有效性,但由于缺乏Ⅲ期临床研究证据,Gem 化疗失败后的晚期胰腺癌如何进行二线治疗尚无推荐的方案。有学者提出,在一线治疗的Ⅲ期临床研究中应对二线用药进行报道。目前已经发表的二线治疗化疗方案主要包括伊立替康、奥沙利铂、5-FU、卡培他滨、S-1、多西他赛、紫杉醇和培美曲赛为基础的单药治疗或联合方案。其中以奥沙利铂、卡培他滨、伊立替康为基础的治疗获得总生存时间较长,为 5.2～7.9 个月。紫杉醇联合 5-FU 也有较好表现,但需扩大例数研究,而多西他赛未显示生存优势。

第五节　胰腺癌的放射治疗

胰腺癌单一的放射治疗不能明显延长生存期,早期常规放疗效果不佳,而联合放化疗是目前胰腺癌的主要治疗手段。近年来随着放疗技术的不断提高,三维适形放疗(3D-CRT)与调强放疗(IMRT)是目前胰腺癌放射治疗的主要手段。通过治疗计划系统设计共面或非共面不规则野进行分次照射,不但提高治疗精度和靶区剂量,而且可最大限度地降低周围正常组织的受量,放射治疗在胰腺癌治疗中的作用越来越受到人们的重视。

一、放射治疗在胰腺癌治疗中的作用

由于胰腺癌具有高转移特征,导致大多数此癌患者丧失了手术切除的机会,而这些病人需要选择其他的治疗方法,包括放疗和化疗。放疗的主要适应证为:①拟手术切除的胰腺癌患者术前、术后放疗。②胰腺癌手术后肿瘤残留或切缘不净。③局部无法切除的晚期胰腺癌。④胰腺癌晚期行姑息镇痛放疗。

（一）术前放疗

手术前放疗的优点：①氧合较好的胰腺癌细胞对放疗更敏感。②在手术前放疗可以使瘤体缩小，局部肿瘤分期降低，提高胰腺癌病人的手术切除率，并增加手术切缘阴性的可能性。③由于胰腺癌患者术后恢复时间长，有时因术后恢复差，甚至放弃术后放疗，而术前放疗可增加患者接受放疗的概率，降低局部复发率，并可能改善患者的生存率及生活质量。④手术前放疗可减少手术中操作导致的腹腔内肿瘤播散。⑤在术前放化疗期间出现肝转移的患者可以避免外科手术。

在 Evans 等较早的Ⅱ期临床研究中，结果未显示术前诱导的放化疗（剂量 45.0～50.4Gy、每次 1.8Gy，5-FU 为基础的化疗）可改善胰腺癌患者手术切除后的生存期。而应用放疗剂量 30Gy（3Gy/次）取代放疗剂量 45.0～50.4Gy（1.8Gy/次），发现其缩短了手术前治疗的过程，获得了相似的生存曲线，并且没有显著的增加手术后并发症和死亡率。美国安德森癌症中心（MDACC）分析了在 1990—1999 年治疗的可手术切除术前放化疗的 132 例胰腺癌患者，研究结果与其相似。

Talamonti 等对胰腺癌术前放疗的Ⅱ期临床研究进行了分析，术前 20 例患者接受了 36Gy/15 次的放疗和每 3 周为 1 个疗程的吉西他滨（1000mg/m^2，第 1、8 天）单药同期化疗；在放化疗结束后，20 例患者中有 17 例接受了手术切除，其中 16 例切缘为阴性；经 18 个月的随访，仅有 2 例患者出现局部复发。另有学者报道了 86 例胰头癌患者接受每周吉西他滨单药化疗并同期放疗，放疗剂量 30Gy（3Gy/次）；分析结果显示总的中位生存期为 22.7 个月，可手术切除组的胰腺癌患者中位生存期为 34 个月，未能手术切除组的此癌患者的中位生存期为 7 个月（P<0.01），经统计分析显示两组 5 年生存率分别为 36% 和 0。Varadhachary 等进一步采用了吉西他滨与顺铂联合化疗方案，放疗剂量为 30Gy（3.0Gy/10 次），结果证实了术前采用吉西他滨与顺铂联合的化疗方案并不优于术前吉西他滨单药化疗方案。

由于常规放疗照射范围大，使过多的正常组织在照射范围内，易出现损害。因此，为了避免放疗导致严重并发症，术前放疗剂量应控制在 50Gy 以内。随着放疗技术的不断发展，采用 3D-CRT 或 IMRT 新技术，通过计算机放射治疗计划系统进行靶区以及胰腺周围正常组织的勾画和剂量设计，可最大限度地提高胰腺癌区域的放疗剂量，并降低周围正常组织照射剂量所导致的损害，以提高胰腺癌局部控制率和减少放疗带来的严重并发症。当今，对胰腺癌患者的术前治疗尚无金标准，在术前联合放化疗的多项Ⅱ期临床研究结果提示治疗耐受性良好，但需要多中心提供大宗病例的随机对照Ⅲ期临床研究才能进一步证实。

（二）术中放疗

术中放疗（IORT）是在手术中将直线加速器产生的高能电子线引导至肿瘤所需要的照射部位进行照射，并应用限光筒避免周围敏感组织和器官受到照射损害，从理论上可给易复发区瘤床较高的靶区剂量。它的主要适应证：①胰腺癌晚期手术切除不彻底者。②胰腺癌手术后可疑残留者。③行胰腺癌姑息探查术者。④术中仅进行解除梗阻治疗，而病灶不能切除者。⑤在胰腺癌病灶切除后，患者腹膜后转移灶无法行手术切除者。Zerbi 等对胰腺癌 Whipple 手术和术中放疗＋手术的治疗效果进行了比较分析，结果表明虽然术中胰腺癌放疗可显著降低局部复发率（P<0.01），但并没有提高总生存率。Reni 等的研究结果显示，早期胰腺癌手术＋

术中放疗组与单纯手术组局部复发率和 5 年生存率分别为 27％、60％ 和 6％、22％,前者明显优于后者(P＜0.01)。目前普遍认为,对局部晚期无远处转移的胰腺癌治疗以外照射加术中放疗疗效优于单独术中放疗。尽管如此,仍有部分学者认为胰腺癌术中放疗＋外照射与单纯外照射相比,并不能明显延长生存期,并且副作用明显。

胰腺癌术中放疗不仅能够在直视下确定肿瘤靶区,使照射部位更精确,而且能最大限度地保护周围正常组织避免放射损伤。由于术中放疗技术复杂,需要特殊的放疗设备,并且只能作单次照射,疗效并不显著。目前有许多大型肿瘤中心不具备术中放疗设备,少数研究中心的小样本报告很难明确术中放疗在不同阶段胰腺癌中的治疗效果,无法确切评估术中放疗在胰腺癌治疗中的作用。

(三)术后放疗

胰腺癌单纯手术切除后局部复发率达 50％～80％。术后放疗的目的是通过中等剂量的照射以消灭亚临床病灶;由于单独放疗的疗效不明显,通常选用联合放化疗。术后放疗的选择时间一般在手术后 2～4 周进行,主要适用于胰腺癌术后恢复顺利,一般情况较好的病人;目前胰腺癌根治术后是否应常规施行联合放化疗仍存在争议。

早期美国胃肠道肿瘤研究组(GITSG)的分析结果表明胰腺癌的术后辅助治疗可以明显提高生存率,但欧洲癌症治疗研究组织(EORTC)的结果却得出了阴性的结论,随后研究者对该试验进行了新的统计学分析,结果显示,胰头癌患者术后联合放化疗与单纯手术相比,术后 2 年生存率提高了 14％(P＜0.05)。早期标准联合放化疗方案采用 5-FU 单药化疗,2008 年美国临床肿瘤学会(ASC)对胰腺癌根治术后标准辅助治疗前后分别应用吉西他滨化疗,与分别加用 5-FU 化疗的疗效进行了比较,放疗总剂量均为 50.4Gy(常规分割),结果发现对于胰头癌患者接受吉西他滨化疗者中位生存期和 3 年生存率均明显优于接受 5-FU 化疗者(P＜0.05),而对胰体、胰尾癌患者两者的差别无统计学意义。2010 年 Hsu 等对 Corsini 和 Herman 两人的研究结果进行了分析,结果表明胰腺癌患者在多个方面从术后辅助放化疗中获益。目前美国放射肿瘤学协作组(RTOG)推荐吉西他滨的化疗与放疗联合应用作为胰腺癌可手术切除患者的标准辅助治疗模式;而对于手术切除不彻底的胰腺癌患者,术后同样应选择联合放化疗,但放疗剂量应参考胰腺癌无法手术患者的治疗策略。

(四)不能手术切除的局部晚期胰腺癌的放疗

目前,联合放化疗是局部进展期胰腺癌(LAPC)无法切除患者的主要治疗手段,以吉西他滨为基础的同期放化疗方案已作为 LAPC 患者标准的推荐治疗手段之一。

早期美国胃肠肿瘤研究组(GITSG)完成的一项随机临床研究结果表明,对胰腺癌总剂量为 40Gy 或 60Gy 的常规放疗联合同期 5-FU 化疗,与单一放疗或化疗相比较可明显延长中位生存期。接受联合化疗＋放疗的胰腺癌患者中位生存期不及仅接受 5-FU 单药联合放疗的胰腺癌患者。因此,多年来 LAPC 患者治疗以 5-FU 单药同期联合常规外放疗为主。Hugullet 等对 LAPC 患者首先应用吉西他滨单药化疗,在化疗结束后依病情再采用同期放化疗,分析结果表明接受放疗的胰腺癌患者中位生存期优于未接受放疗者。随后他又进行了定性的系统回顾分析,结果发现放化疗联合治疗组的总生存率与单纯化疗相比无统计学差异,并且副作用增加。因此,常规放疗联合化疗在 LAPC 中的治疗作用尚无定论。目前,难以提高放疗剂量原因归结于常规放疗受周围正常组织的限制,并限制了吉西他滨的用量,且治疗效果不甚理想。因此,精确放射治疗技术为其提供了一种疗效可靠的治疗手段。对失去手术机会的LAPC患者采取三维适形放疗或调强放疗,能有效地提高肿瘤的局部生长控制率,同时合理地与化疗联合,可极大地提高患者的生存质量,延长了胰腺癌患者的生存期。

2003年我国台湾省的一项随机研究对三维适形放疗同期应用化疗药物5-FU与吉西他滨的疗效进行了比较,结果显示吉西他滨放化疗组无论在治疗反应率、中位进展时间和中位生存期等各项指标均显著优于5-FU放化疗组。随后,国内外许多学者在Ⅱ期的临床研究中证实了这一结论。美国东部合作肿瘤学小组(ECOG)对完成的Ⅲ期随机临床研究(E4201)的结果进一步比较,发现总剂量为50.4Gy的放疗与同期联合吉西他滨后继以吉西他滨维持化疗,较单一吉西他滨化疗显著延长生存期。随后又有研究者通过分析得出结论,放化疗后维持化疗组较单纯放化疗组可以明显地增加生存率。考虑到吉西他滨联合放疗存在较大的毒副作用,国外学者Saif和Ben-Josef等完成了卡培他滨联合同期接受3R-CRT和IMRT放疗的Ⅱ期临床研究,分析结果也较令人鼓舞。尽管如此,对LAPC患者采用联合放化疗所取得的治疗效果仍不十分理想。近年来,有许多学者尝试靶向药物与放化疗联合应用治疗胰腺癌患者,并开展了一些临床研究,但治疗效果尚未得到证实。

据目前已有的最佳临床证据,学者们建议对无法手术的LAPC患者可考虑使用吉西他滨联合3D-CRT或IMRT治疗;而对一般状态差,且无法接受吉西他滨化疗的患者可采用以卡培他滨为基础的同期放化疗。虽然同期放化疗较单一放疗或化疗对无法手术的LAPC患者显示其疗效优势,但因胰腺部位深,并与重要脏器相比邻,因此,应用3D-CRT或IMRT时针对胰腺癌的放疗剂量仍较为局限。此外,在LAPC患者接受高剂量的放疗同期使用吉西他滨化疗时可能导致严重的毒副作用,这被认为是LAPC放化疗后疗效不佳的主要因素之一。

(五)其他放射治疗方法

对于胰腺癌晚期未能手术切除的患者,在剖腹探查术时,除了可行术中照射外,亦可于手术时在肿瘤病灶内放置中空施源管若干根,并引出腹壁外,术后采用后装近距离治疗机行组织间照射。它不但对胰腺癌具有术中治疗的优点,还最大限度地保护正常组织,并可采用分次照射来增加治疗比。除后装治疗外,经皮穿刺或术中^{125}I粒子植入放疗还可提高肿瘤局部放射剂量,减轻胰腺周围正常组织的损伤,止痛效果明显。近年来,随着多层螺旋CT成像技术的发展,为CT引导下粒子植入治疗胰腺癌提供了良好的技术手段,它是目前胰腺癌放射性粒子植入的最佳方法。但该技术存在的主要问题是放射性粒子种植技术的精确度不高,粒子空间分布过密(间隔<1cm)或过疏(间隔>1.5cm),而与术前治疗计划误差较大,可直接影响治疗效果。因此^{125}I粒子植入在胰腺癌放射治疗中的作用尚需进一步研究。由于该项技术比较复杂,存在精确定位问题,同时较容易引起消化道出血和胰瘘等严重并发症,因此,仅在少数医院使用,没有大样本病例报道。此外,美国RTOG研究组在早年报道了中子治疗局部晚期不能手术切除胰腺癌的随机临床研究结果,发现与常规放疗相比无明显优势。鉴于目前中子治疗后常出现顽固性消化道溃疡等严重并发症,国内外很少再进行胰腺癌的中子治疗研究。

二、常用放疗技术

（一）常规放射治疗

1.放疗前准备　根据肿瘤在胰腺的位置、大小及与周围脏器可能受累情况进行设计。通常采用仰卧位，常规使用 3 野（腹前一野加两侧野），或 4 野盒式等中心照射技术。利用楔形板使照射剂量尽可能分布均匀，每日照射设计的全部照射野。

2.照射范围　可以仅照射肿瘤及周围外放的区域，或者加区域淋巴结预防照射。

（1）胰头癌：对肿瘤局部照射，选择肿瘤边缘外放 2～3cm，包括十二指肠内侧壁。对区域淋巴结预防照射应包括胰十二指肠淋巴结、肝门淋巴结、胰上淋巴结和腹腔淋巴结。照射范围：前后野上界为胸 11 椎体上缘或中 1/2 椎体，下界为第 2 或 3 腰椎椎体下缘，内侧界包括十二指肠内侧或肿瘤内侧缘向右外放 2～3cm，外侧界在肿瘤边缘向左外放 2～3cm。侧野前界在肿瘤前缘向前外放 2～3cm，后界在椎体后 1/3。侧野剂量在 18Gy 以下，避免损伤肾脏。

（2）胰体、尾癌：照射范围：上界为高于胸 11 椎体上缘，下界为第 2 腰椎椎体下缘，内外侧界距肿瘤边界 2～3cm。

3.照射剂量　靶区照射剂量选择总剂量 45～50Gy，每次 1.8～2.0Gy，5 次/周。

4.危及器官限量　脊髓≤40Gy；胰头癌应保证左肾 2/3 在射野外，胰体、尾癌应保证右肾 2/3 在射野外。由于常规放射治疗照射范围偏大，不能准确定位靶区，更不能采取聚焦式照射，仅能给肿瘤照射 45～50Gy 的胃肠耐受量，副作用大。因此，常规放疗技术治疗胰腺癌疗效不佳。目前大型医院已很少采用常规放疗治疗胰腺癌，只在胰腺癌骨转移患者姑息对症治疗时才使用常规放疗技术。

（二）术中放疗

术中放疗是在剖腹情况下，利用手术室安装的放射治疗设备，在直视情况下确定靶区，再通过牵拉将胰腺周围的脏器，如胃、小肠、结肠等移至照射区外，并用铅皮遮挡周围脏器和保护周围的正常组织。根据病变的厚薄可选用适当能量的电子线，通常采用 10～20MeV 电子线，5～7cm 直径限光筒，准确地将射线对准瘤体部位，一次照射 15～30Gy，照射时间为 4～6min。术中放疗对未切除胰腺肿瘤的照射范围包括肿瘤外 1cm 正常组织，除瘤体外还应包括腹主动脉、腹腔动脉旁及肠系膜上动脉在内的区域，但不包括胃肠道在内。术中放疗应配合外照射，对不能切除或非根治切除的胰腺癌患者外照射剂量为 50～60Gy，在术中放疗照射到胃肠道者，外照射剂量降为 40～45Gy，每周 5 次，每次 1.6～1.8Gy。术中放疗单次剂量一般为 30～33Gy，如受照射的胰腺组织过多，为了避免出现胰腺坏死，照射剂量控制在 25Gy 以内，射野范围内包括胃或肠道，单次剂量不应超过 15Gy。尽管术中放疗能明显地降低胰腺癌的局部复发率，但亦可导致较高的放疗并发症，如消化道溃疡、穿孔、十二指肠纤维化和胰腺坏死，这些不良反应表明单次放疗剂量应有所限制。

（三）后装近距离治疗

手术无法切除的胰腺癌或肿瘤残留的胰腺癌患者，可在肿瘤病灶内置入中空施源管若干根,术后再采用后装治疗机进行照射。用高剂量率后装机近距离治疗时,其照射量(插植体积周围 1cm 处)为每次 500cGy,2/d,间隔 6～8h,总剂量为 3000cGy/6 次/3d。

(四)粒子植入放疗技术

采用低剂量率放射性粒子植入对胰腺肿瘤进行持续照射,目前通常采用¹²⁵I 粒子进行植入。¹²⁵I 粒子植入属于近距离放疗,其有效半径为 1.7cm,半衰期为 59.6d,通过持续的发出低能量(27～35keV)的 γ 射线,以杀伤肿瘤,而不损伤正常组织。通常在手术直视下、通过 CT、超声或腔镜引导下将¹²⁵I 粒子植入到肿瘤的边缘,并根据肿瘤的大小,决定植入粒子的数目。植入的粒子立体距离保持在 1.0～2cm,使¹²⁵I 粒子释放的 γ 射线能有效覆盖肿瘤以及亚肿瘤的相关区域。除在肿瘤组织内或残留肿瘤组织内进行植入外,还应在亚临床病灶区域和淋巴结回流途径上植入粒子,植入点应包括肝总动脉干右下侧、门静脉后、下腔静脉及腹腔动脉干周围、肠系膜上动脉旁等淋巴结区域。

(五)三维适形放疗(3D-CRT)

三维适形放疗在每个方向上照射都与肿瘤靶区形状一致,该技术定位准确,费用适中。具体操作步骤如下。

1.CT 模拟定位　患者仰卧位,双手抱肘置于头顶,应用真空成形袋或(和)体模固定,以病人连同体部固定架一起对病变区域以 3～5mm 层距连续 CT 扫描获得图像资料,扫描范围一般从在膈肌至第 4 腰椎下缘,完整包括胰腺肿瘤、淋巴结引流区。CT 扫描后将扫描图像输送到三维适形放疗计划系统。

2.靶区勾画　三维适形放疗靶区的勾画与确定是治疗胰腺癌成败的一个关键环节,通常是根据增强 CT、MRI 提供的解剖图像来进行靶区勾画,亦可通过 PET-CT 与 CT 的融合的图像进行靶区勾画。肿瘤体积(GTV)为增强 CT 或 PET-CT 上可见的肿瘤病灶和转移淋巴结,临床靶体积(CTV)等于 GTV 外扩 5～8mm,计划靶区体积(PTV)在胰头十二指肠侧为 CTV 外扩 5mm,胰体尾为 CTV 外扩 10mm。

3.计划要求　在医生对肿瘤靶区和周围正常组织器官行勾画后,物理师再通过三维适形放疗计划系统,根据医生要求做出设计计划,获得一个 4～7 个共面或非共面的治疗计划。根据剂量体积直方图(DVH)和等剂量曲线的分布,再以 90% 等剂量曲线覆盖 PTV,以保证靶区在照射野内,同时重要器官和正常组织照射量不大于正常耐受量。

4.处方剂量　总剂量 45～60Gy,每次 1.8～3Gy,5～6 次/周。危险器官的限量是 50% 肝脏体积受到照射剂量≤30Gy,脊髓受量≤40Gy,30% 双肾受量≤20Gy。

(六)调强放疗(IMRT)

调强放疗是三维适形调强放疗的简称,是在 3D-CRT 的基础上把每一个照射野分成多个细小的子野,再对每个子野给予不同的权重,使照射野内产生不均匀的强度分布,以达到减少通过危及器官的线束通量,而使靶区内的其他部分的线束通量增大,最终得到满意的剂量分布。IMRT 的应用过程与 3D-CRT 类似,包括 CT 模拟定位扫描、通过三维适形放疗计划系统制定放疗计划,并对重要器官的受量进行限制,在计划完成后进行验证和实施治疗计划四个环节。

IMRT 既可以在三维方向上使照射野的形状与靶区形状一致,亦可通过子野对每个照射野内的射线强度进行调整,使剂量分布达到肿瘤区域剂量最高,肿瘤周边正常组织剂量偏低的理想状态。IMRT 主要适用于肿瘤形状复杂,周围重要器官包绕或有较多放射敏感组织的患者。该项技术复杂,疗效好,但治疗时间长、价格昂贵,不利于推广。

(七)体部 γ 刀

体部 γ 刀是立体定向 γ 射线全身治疗系统的简称,由放射源体、准直体和治疗床组成。体部 γ 刀通过旋转锥面聚焦方式形成非共面照射。它的优点是胰腺病灶接受高剂量照射,而周围正常组织受到的照射剂量偏低,靶区外剂量下降陡峭类似于粒子植入的剂量分布特点。

1.胰头癌　胰头癌伴有阻塞性黄疸较重时,胰腺癌患者应先行介入减黄术后再行治疗,如采用开腹手术减黄;最好是同时行胆-肠吻合和胃-肠吻合术,这样术后再行 γ 刀治疗,有利于提高局部放射剂量,以达到较好的疗效。γ 刀治疗胰头癌可以 50% 剂量线覆盖靶区,每次 3～4Gy,5 次/周,总剂量 40～51Gy/10～17 次/2～3 周。

2.胰体尾癌　胰体尾癌治疗方案和胰头癌基本相似,此部位肿瘤出现黄疸少,与十二指肠和胆总管的距离较胰头远,在 γ 刀治疗时的分次剂量可稍高一些,通常采用 50% 剂量线覆盖 PTV,每次 4～5Gy,5 次/周,总剂量 40～51Gy。

(八)X-刀技术

X-刀也称光子刀,是继 γ 刀之后发展起来的立体定向放射治疗技术。接受临床放疗的多数是不能手术的局部晚期胰腺癌,肿瘤较大,形状不规则。采用 X-刀治疗很难满足肿瘤特征的剂量分布要求,因此除早期局限性胰腺癌外,不宜用 X-刀治疗胰腺癌。X-刀治疗是在加速器上加三级准直器共面或非共面旋转照射。X-刀治疗胰腺癌以 90% 的剂量线覆盖 PTV,5～7Gy/次,隔日照射,总剂量 35～50Gy。

三、不良反应

胰腺癌放疗后的不良反应因人而异,主要与治疗部位、范围、治疗剂量的大小和病人的身体状况及精神状态有关。胰腺癌放疗的不良反应分为两种:即早期反应和晚期反应。早期反应在胰腺癌患者治疗后不久即可产生,通常在放疗停止后几周内可完全消失。早期不良反应主要为急性胃肠道毒性及血液毒性,如胃部不适、恶心、呕吐、腹泻和食欲不振等消化道症状,另外常见的是白细胞及血小板减少等血液毒性,但多数患者可耐受。晚期反应有上腹痛,胃镜下可见黏膜出现溃疡,通常在治疗后 2～3 周出现,持续 2～3 个月后好转.用抑酸药治疗有效。慢性副作用可能在放疗后几个月或几年才逐渐显现,但通常是永久性的。在上述不良反应中单独放疗最轻,放化疗联合毒性会相应增加。胰体尾癌的早期和晚期反应均较胰头癌轻。术中放疗、X-刀和体部 γ 刀对胰头癌分次量或总剂量过高,易发生消化道出血、溃疡、十二指肠纤维化和穿孔,因此要高度重视。

随着新型化疗药物(吉西他滨,卡培他滨)、靶向药物(厄罗替尼,泰欣生)等的应用及直线加速器(IGRT,ART),Cyberknife 和 TomoTherapy 等有图像引导的现代适形调强放射治疗设备的不断发展,采用局部精确放疗+化疗或(和)靶向治疗胰腺癌,能明显提高胰腺癌的疗效。

第六节　胰腺癌的手术治疗

胰腺癌多发生在胰头,占 70%～80%,其次发生在胰体,胰尾少见,极个别为全胰癌。胰腺囊腺癌多发生在胰体尾。胰腺癌诊断明确后,经全面检查,无明显手术禁忌证,无远处器官转移,应首选手术治疗。胰体尾癌发现时多为晚期,局部血管浸润明显且常伴有肝脏转移,手术切除率较低。影响胰头癌根治性切除的关键是肠系膜上血管的侵犯,随着血管外科的发展,胰头癌的手术切除率有了较大提高。目前胰头癌的手术切除率为 30%左右,5 年生存率小于 20%,胰腺囊腺癌的术后效果较好,5 年生存率在 50%以上。

手术切除是目前胰腺癌患者获得最佳效果的治疗方法。但是,对病期相对较晚而失去手术机会的患者进行手术并不能提高患者的生存率。因此,治疗前,运用多种方法对患者进行全身情况评估,包括基于影像学检查的肿瘤可切除性评估等,进而制定合理、具体的治疗方案,尤其值得注意。术前准确评估胰腺癌的可切除性,要特别重视术前的影像学评估,而术中探查仅用来印证术前的评估。加强胰腺癌术前的可切除性评估,可减少因血管受侵犯或微小转移灶的遗漏而导致不必要的开腹手术。

一、有关手术治疗的基本问题

(一)手术治疗原则

2011 年我国胰腺癌诊疗规范明确了胰腺癌手术中应遵循以下原则。

(1)无瘤原则:包括肿瘤不接触原则、肿瘤整块切除原则及阻断肿瘤供应的血管等。

(2)足够的切除范围:胰十二指肠切除术的范围包括胰头切缘在肠系膜上静脉左侧/距肿瘤 3cm、胆总管下段和(或)胆囊、远端胃的 1/3～1/2、十二指肠全部、近段 15cm 的空肠;胰腺前方的筋膜和胰腺后方的软组织应充分切除,钩突部与局部淋巴液回流区域的组织以及区域内的神经丛,大血管周围的疏松结缔组织等。

(3)安全的切缘:胰头癌进行胰十二指肠切除术需注意 6 个切缘,包括胰腺(胰颈)、胆总管(肝总管)、胃、十二指肠、腹膜后(肠系膜上动静脉的骨骼化清扫)、其他软组织的切缘(如胰后)等,另外需注意胰腺的切缘要大于 3cm,为保证足够的切缘可于手术中对切缘行冷冻病理检查。

(4)淋巴结清扫:最佳的组织学检查应包括至少 10 枚淋巴结。若少于 10 枚,尽管病理检查均为阴性,N 分级应定为 pN_1。胰腺周围的区域包括腹主动脉周围的淋巴结、腹主动脉旁淋巴结转移极易造成术后肿瘤的复发。

胰腺癌术前对患者进行综合评估目的是有针对性地选择不同的外科治疗方案。以邻近脏器及受累血管的扩大切除为例,术前对病人进行科学、准确的筛选是必要的,经临床验证也是安全的,既不增加手术的并发症和死亡率,亦不影响胰腺癌病人的生存时间。盲目地选择扩大手术,既不能延长病人的生存期,也不能改善病人的生存质量,甚至会出现不必要的手术死亡。

在胰腺癌血管切除过程中,除了遵循上述的手术原则外,对已有远处转移、静脉明显受侵犯、静脉内有癌栓及胰头周围有海绵状静脉丛等上述情况的患者应主张放弃根治性手术。

(二)手术治疗指征

①年龄<75岁,全身状况良好。②肿瘤局限或仅直接侵犯胆总管、十二指肠、胃及脾脏等脏器可同时切除者。③肿瘤并未侵犯周围大血管如肝静脉、腹主动脉或下腔静脉等。④淋巴结转移范围较局限。⑤无腹膜种植或肝脏等其他脏器远处转移。⑥手术能延长患者生命。⑦手术能改善和提高患者生活质量。

(三)手术治疗禁忌证

①年龄≥75岁,且体弱伴有多器官疾病,一般情况差。②肿瘤明显包绕、侵犯周围主要血管主要是SMA、CA根部及其分支。③肿瘤侵犯PV及其属支,血管腔狭窄>5cm。④血管腔闭塞者。⑤肿瘤远处器官转移或淋巴结转移同时伴有血管周围淋巴结融合。

二、胰头癌的手术治疗

(一)根治性手术

胰十二指肠切除是胰头癌根治性切除,为Whipple首创,故称为Whipple手术。近年来因外科技术的进步及围术期药物的研发,手术适应年龄已提高到80岁,甚至更高。手术方式更发展为:腹腔镜辅助或全腹腔镜胰十二指肠切除和机器人(达芬奇外科系统DVSS)辅助胰十二指肠切除术。在大的医疗中心,手术死亡率已降至3%以下。甚至有连续100例胰十二指肠切除术无临床死亡的报道,故集中在大的医疗中心,由专业的手术团队实施胰十二指肠切除是手术成功的保障。其切除范围包括:①肝总管中段以下胆道、胆囊及周围淋巴结。②远端1/2胃。③全部十二指肠及近端15cm空肠。④胰头颈部至肠系膜上静脉左侧1.5cm(具体情况视胰头肿物大小而定),包括全部钩突。⑤肝总动脉和腹腔动脉旁淋巴结。⑥肠系膜上动脉右侧的软组织和肠系膜根部淋巴结。⑦下腔静脉前和腹主动脉右前的软组织。是否保留幽门,可根据术中探查肿瘤的侵犯情况而定。手术时首先探查有无远处转移,如未发现远处转移,能否实施胰十二指肠切除术的关键是肠系膜上静脉和门静脉的会师,沿胰腺上下缘分别分离门静脉及肠系膜上静脉,如不能会师.有条件的医院在必要时可切除部分门静脉,进行血管修补或重建。实践证明,现有的诊断技术尚无法在术前准确判断是否有血管受侵,因此,联合受侵血管的胰十二指肠切除往往有一定的遭遇性,为提高根治性切除率,应尽可能行血管联合切除。关于切除前的病理证据,可行术中经十二指肠的胰头肿物针吸细胞学检查,不主张做胰头肿物的直接活检,近期有人做经十二指肠的胰头肿物穿刺活检枪活检。如术中未取得细胞学诊断依据,可根据术前相关资料及术中探查情况而定,如术前诊断比较确切,术中探查胰头肿物明确,取得患者家属同意并签字后,可实施胰十二指肠切除术。为确保手术效果,钩突的完全切除至关重要,必要时可游离出肠系膜上动脉,在肠系膜上动脉前壁切开血管前的结缔组织,用牵引带牵开动脉,完整切除钩突。对于术前是否需要减黄治疗现仍有争论,但多数学者认为黄疸指数的高低不作为术前减黄的唯一指标,应根据病人的年龄、身体一般状况、黄疸时间及重要脏器功能等综合因素考虑。消化道重建现多采用 Child 法,即胰肠吻合、胆肠吻合及胃空肠吻合。因术后最主要、后果最严重的并发症为胰瘘,故现在很多外科医生在改进胰肠吻合上颇费心思,现在常用的胰肠吻合方法有:套入式胰肠吻合、胰管空肠黏膜对黏膜法吻合、捆绑式胰肠吻合、捆绑式胰胃吻合等,其中套入式胰肠吻合又可根据胰腺的粗细分为端端法和端侧法。几乎所有学者都认为:具体的胰肠吻合方法的选择,应根据术者的习惯和熟练程度,既要选用术者最熟练的方法,同时也要考虑到胰腺断端的直径。胆肠吻合采用可吸收线单层全层吻合,近期有主张采用单股不可吸收线做胆肠吻合,认为局部刺激较小、不易造成吻合口狭窄。视胆管直径决定是否放置吻合口内衬管,现多数外科医生不主张放置吻合口内衬管。术后近期并发症为腹腔出血,除因凝血功能障碍需进行相关治疗外,主要的外科情况大出血多为术中止血不彻底,常发生在胃十二指肠动脉及胰腺钩突创面的处理,或术后胰瘘的腐蚀,一旦发生应需开腹止血,近期随着血管介入治疗技术的发展,经介入治疗血管栓塞止血取得较好效果。为防止胃排空障碍,减少胃负担,也为减少胰液、胆汁对胃的刺激,有学者主张加做空肠侧侧吻合。淋巴结缔组织的清除要求做到第 2 站(D2)以上。目前有学者认为:淋巴结廓清的胰十二指肠切除可能提高早期胰腺癌患者的长期生存率,对进展期病例做过度的淋巴结廓清不一定有良好的预后。术后腹腔引流要充分。常规应用生长抑素,维持良好的营养状态,适当应用抗生素,是术后治疗的关键。

(二)扩大切除术

胰头癌局部浸润明显但未见明显远处转移,条件允许时可考虑做扩大切除。包括:区域性胰腺切除和全胰切除、联合脏器切除。

(三)姑息性手术

术中探查发现胰头癌已不能行根治性切除,可根据情况选择姑息性手术。包括:为解除梗阻性黄疸的胆囊空肠吻合、胆总管内衬管十二指肠内置入、胃内置入或外引流等。有十二指肠梗阻的可行胃空肠吻合,原则上不做预防性胃空肠吻合。有明显疼痛的可行内脏大神经切断或内脏神经节周围注射 95% 乙醇。

三、胰体尾癌的手术治疗

胰体尾癌早期症状不明显,发现时多为晚期,肝转移常见,手术切除率低,治疗效果很差,临床上与胰头癌分开论述。手术方式是胰体尾脾切除及胰周组织的清除。因胰体尾癌多为进展期癌,一旦确定能够根治性切除,要做到组织学根治,否则与姑息性治疗效果相差不显著。所以手术时要充分显露病变部位,充分游离脾结肠韧带、胰腺上下缘,将降结肠充分游离后切开后腹膜,彻底清除胰腺后,防止胰后创面残留癌。胰腺切缘距肿瘤 3.0cm。脾动静脉结扎要在根部进行。术中做胰头侧切缘的快速冰冻病理检查。如条件允许可行术中放疗及肝脏化疗。如果肿瘤与周围关系密切,可根据情况做扩大切除,包括:部分门静脉、结肠、全胰、于根部切断腹腔动脉。或左上腹联合脏器切除,包括:胰体尾、脾、胃、结肠及周围淋巴结缔组织清除即 Appleby 手术。

四、围术期的处理

重视围术期患者的处理对降低手术死亡率及并发症有重大意义。术前需对患者的心、肺、肾等重要脏器的功能进行鉴定;肿瘤的定性、定位及临床分期等做出科学的评价,指导制定手术方案;掌握患者的一般情况,及时纠正脱水、贫血改善患者的身体状况,对手术进行风险评估;留置深静脉导管,进行肠内外营养,改善患者的营养状况,增强患者的免疫能力;术前进行短期的肠道准备;对于阻塞性黄疸的患者不论凝血酶原时间正常与否,术前需每日补充维生素 A、维生素 D 和维生素 K,不少于 5d。

有下列情况之一者应做 PTCD 或经内镜切开或不切开十二指肠乳头留置内支撑管引流胆汁。

(1)血胆红素达到 20mg/dl。

(2)出现弛张热等胆道感染症状。

(3)需一定时间先纠正营养状况再手术的患者。在围术期间经静脉预防性给予广谱抗生素。

术后进入 ICU 监护,应注意补液的总量和速度;处理酸碱平衡及水电解质紊乱;使用广谱抗生素,以药敏试验为指导及时调整用药同时注意观察有无真菌感染;止酸、抑酶的治疗;加强肠内外营养;纠正贫血;密切观察病情变化,预防并发症的发生,及时处理并发症;保护重要脏器,预防 MODS 的出现;监测血糖,控制其在 6~10mmol/L。

五、术后并发症及处理

胰腺癌术后早期并发症主要是出血、胰瘘、胆瘘、切口感染、肝肾功能不全、胃肠吻合口梗阻等;晚期并发症主要有黄疸、糖尿病、胃空肠吻合口溃疡、胆道感染、胰管梗阻及胆管空肠吻合口狭窄等。术后院内死亡的主要原因包括败血症、出血和心血管疾病等。

(一)早期并发症

1.术后出血　术后出血是胰十二指肠切除术后的一种严重并发症。出血时机可发生在术后早期或术后数周,多数为腹腔内出血或胃肠道出血。术中失血及输血过多,导致凝血因子缺乏,致使创面出血;漏出胰液腐蚀大血管或血管结扎线脱落等均可以造成腹腔内大出血。消化道应激性溃疡、急性胃黏膜糜烂、吻合口出血等均可导致消化道大出血,术后出血是手术死亡的一个重要原因,应密切观察。对引流管、胃肠减压管、胰管支撑管内引出的少量出血应时刻提高警惕,因为在术后 6h 至 10d 内均可继发大出血。大量出血经治疗好转后,不应放松警惕,因为在数小时至 1~2d 还可能再度发生大出血的危险。一旦患者出现相关临床症状,常规方法又难以发现或控制出血时,应果断采取手术止血法,为病人争取宝贵时间。腹腔内大血管出血可分别给予结扎处理,如果胰断面出血,同时伴有感染或胰瘘时,应立刻切除残余胰腺,避免再出血。手术对胃十二指肠动脉的处理应予以重视,胃十二指肠动脉的断端必须保留稍长,避免紧靠肝动脉,结扎处理的方法都应注意。如果患者因肝功能障碍及凝血功能变化导致的出血,应给予新鲜血液并及时补充相应凝血因子。对于术后黄疸的患者,应给予 H_2 受体拮抗药或质子泵抑制药,预防术后消化道应激性溃疡出血的发生。

2.胰瘘　20 世纪 60 年代以前,胰腺癌手术吻合技术的缺陷常导致胰瘘的发生,也是手术死亡的主要原因。按照 Johns Hopkins 的标准,腹腔引流液中的胰酶含量高出血清值 3 倍以上,每日引流大于 50ml,应考虑发生胰瘘。胰瘘发生的原因主要包括胰腺残端与空肠吻合不严密;吻合口处张力过大;贫血等因素影响吻合口的愈合;吻合口处的感染;各种原因造成胰酶被激活,进而腐蚀吻合口。预防及处理胰瘘的措施:术中妥善放置引流;正确处理吻合口;术后持续低负压吸引同时保持引流通畅,避免胰液腐蚀大血管;预防感染;注意补充丢失的水,维持电解质平衡,并加强营养支持;应用生长抑制素可减少胰腺外分泌,加快胰瘘的愈合;另外,瘘管周围的皮肤应尽量保持干燥或涂以凡士林,预防皮肤糜烂。大约 80％的胰瘘患者经非手术治疗后可以治愈。

3.胆瘘　发生率低于胰瘘,大约在 10％以下。胆瘘一般发生在术后 5～7d,表现为自引流口流出大量胆汁,其量在数百毫升至 1000ml。如术后早期发现胆瘘且量较多时,应及时再手术放置"T"型管引流,行负压吸引,胆瘘常可自愈。胆瘘发生后,应加强营养支持,注意维持体内水、电解质的平衡。当有胰瘘发生时,应密切观察预防继发性胆瘘的发生。胆瘘其处理方法与胰瘘相同,即术中胆管空肠吻合时在胆总管放置"T"型管作支撑,引流胆汁至体外,则可以减少胆瘘的发生。

4.感染　术后切口、腹腔内、尿路等均可发生感染。感染发生的原因主要包括阻塞性黄疸并发胆道感染不予以干预,渗液形成血肿导致继发性腹腔内感染,胆胰瘘引流不畅导致腹腔内感染。处理措施:围术期间根据渗液和引流液的细菌培养情况,选择特异性的广谱抗生素进行常规治疗;另外对于腹腔内感染者,应行 B 超、CT 检查进行诊断性穿刺,尽早切开引流。近年来的研究证实,腹腔内感染也是导致患者术后死亡的重要原因,因此及时准确的诊断治疗腹腔内感染,尤其要注意常见的腹膜炎、腹腔内脓肿和败血症等对症治疗,对于挽救患者生命也具有重要意义。

5.肾衰竭　肾衰竭多继发于术中休克或者胆汁淤积性肾病。术中、术后迅速及时补充血容量是预防肾衰竭的重要措施。应用血液透析及全静脉营养对于治疗肾衰竭效果较为明显。但胰腺癌伴阻塞性黄疸发生肾衰竭的病死率依然很高。

6.心血管和肺部并发症　胰腺癌患者的平均年龄多为 60 岁左右,身体一般状况差,经腹部大手术后约 10％易发生心、肺并发症。应加强术前准备,营养支持及免疫调节;术后严密监护、加强保护。一旦发生心、肺并发症只要及时处理,多能治愈。

7.血管栓塞　发生术后腹腔内大血管栓塞的患者大约占 4％。依据栓塞的部位不同,患者可以有不同的症状及表现。门－肠系膜上静脉或肠系膜上动脉栓塞时患者多表现为急腹症症状;肝动脉栓塞则可引起肝衰竭。及时手术探查取栓可挽救患者生命。

8.胃潴留　有报道保留幽门的手术术后胃潴留的发生率高达 50％。其原因可能是十二指肠供血不足或胃窦幽门部迷走神经切断所致。因术后胃排空功能恢复较慢,常规需减压 3～

4d。对于除机械性因素外,其他原因造成胃潴留一般经非手术治疗均能治愈。

(二)晚期并发症

1.黄疸 发生黄疸的原因可能为:肿瘤肝内的广泛转移或转移的淋巴结压迫肝门部导致阻塞性黄疸;胆肠吻合口狭窄及胆管结石而导致的阻塞性黄疸;感染肝炎而发生的黄疸等,治疗方面应查找病因进行对症治疗。

2.糖尿病 由于炎症狭窄、堵塞胰管空肠吻合口而致使胰腺实质萎缩,最终导致糖尿病的发生。应根据血、尿糖含量,以及病人自身的状况,给予相应的降糖治疗,避免出现严重并发症。

3.胃空肠吻合口溃疡 术后发生率为2.4%~5%。术中是否做迷走神经切断术目前仍无定论。

第七节 胰腺癌的介入治疗

近年来,介入治疗在中晚期胰腺癌的治疗中具有一定的优势,已取得一定的进展,但因受到胰腺癌自身特殊血供方式的限制,胰腺癌的介入治疗的研究与肝癌相比已明显滞后。

一、介入治疗的操作规范

经导丝引入导管,在X线透视下将导管超选择性分别置于腹腔动脉和肠系膜上动脉,插管成功后行动脉造影,以确定肿瘤部位、肿瘤大小及是否形成肿瘤血管(动脉扩张、增多、扭曲为肿瘤血管)、血管的解剖结构和侵犯情况,若可见肿瘤供血血管,经该动脉灌注化疗药物。

胰腺接受数支血管的血液供应,较多文献报道多数情况下胰头部主要接受肝总A分出的胃十二指肠A、胰十二指肠下A供血,胰十二指肠上A发源于胃十二指肠A,胰十二指肠下A多来源于肠系膜上A;胰体部接受胰背A、胰横A(由胰背A、胰大A、胰尾A在胰腺互相吻合形成胰横A)、肠系膜上A的分支等供血,胰背A营养胰颈、胰腺游离面,由腹腔A干发生,部分病人由脾A发出;胰尾部接受脾A分出的胰大A、胰尾A和胰横A供血,胰大A是脾A发出的最大1支,营养胰左、中1/3交界处,胰尾A由脾A发出的到胰尾的小分支。胰腺癌为少血供肿瘤,典型的血管造影表现为胰腺内或周围A出现肿瘤包绕动脉征,动脉期可见血管局限性狭窄,规则或不规则,僵直,严重者可出现完全闭塞;静脉期可见脾V、门V或肠系膜上V近端出现压迹,血管狭窄或闭塞。选择性血管造影图像的采集应包括动脉期、静脉期和实质期。如出现肝转移,可同时行肝A灌注化疗或/和栓塞治疗。原则上胰头、胰颈部肿瘤经胃十二指肠A灌注化疗,胰腺体尾部肿瘤多经腹腔A、肠膜上A或脾A灌注化疗。

二、一次性冲击选择性动脉灌注化疗

确定好肿瘤的供血 A 后，一次性将化疗药物灌注于靶血管内，灌注时将化疗药物充分稀释（每种化疗药物稀释至 200ml 左右），缓慢推注，推注时间不低于 20～30 分钟。治疗间隔多在 30～45 天，重复多次，否则难以保证疗效。各种化疗药物的用量根据患者的体表面积、肝肾功能、血象、机体状况等综合决定，通常在肝肾功能、血常规正常者，顺铂单次用量为 100～120mg（注意水化，建议在 A 灌注化疗前 6 小时给予生理盐水或葡萄糖溶液 1000ml 静滴，并在灌注前给予 20％甘露醇 125ml 一次性静滴）；表阿霉素单次用量为 80～100mg；5-Fu 单次用量为 1000mg；吉西他滨单次用量为 1.2～2.0g。但笔者认为：按体表面积计算出的静脉化疗所需要的药物剂量用于区域性化疗是否妥当，值得商榷。

三、持续性动脉灌注化疗

将导管临时留置于动脉内 5～7 天，或经导管药盒系统植入术（PCS）行动脉持续灌注，灌注时间根据药物的特性决定，如 5-Fu 可连续灌注 120 小时。持续性 A 灌注化疗在用药方法、灌注时间等的可计划性和可控性均优于单次冲击性灌注化疗，因此更符合全身化疗的原则，且用药范围随之扩大，尤其适合于胰腺癌这类少血供肿瘤的动脉灌注化疗。

四、血流再分配术后动脉灌注化疗

采用手术结扎胰腺周围血管或使用钢圈栓塞胰腺周围血管等技术，使胰腺周围血供再分配，然后将导管置于肿瘤的供血血管进行已有血流动力学改变的动脉内持续灌注化疗，有望提高疗效。

五、胰腺癌介入治疗的适应证

（1）影像学检查估计手术切除有困难或不能手术切除的中晚期或局部晚期胰腺癌。

（2）灌注化疗作为特殊形式的新辅助化疗。

（3）术后预防性灌注化疗或辅助化疗。

（4）因种种原因，不能耐受或拒绝手术的胰腺癌患者。

（5）胰腺癌肝转移。

（6）控制疼痛、出血等胰腺癌相关症状。

（7）梗阻性黄疸患者采用引流术、内支架置入术等。

六、胰腺癌介入的禁忌证

1.胰腺癌介入治疗的相对禁忌证

(1)造影剂轻度过敏。

(2)明显恶异质,KPS 评分<70 分,全身状况差,伴有多脏器功能障碍者。

(3)有出血和凝血功能障碍性疾病不能纠正及有明显出血倾向者。

(4)白细胞<4.0g/L,血小板<70g/L。

(5)严重高血压及动脉硬化者不宜行经皮血管内药盒导管系统植入术(PCS)者。

2.绝对禁忌证

(1)肝肾功能严重障碍:总胆红素>51μmol/L、ALT>120U/L。

(2)大量腹水、全身多处转移者。

(3)全身情况衰竭者。

第八节　胰腺癌的激素及生物治疗

一、胰腺癌的激素治疗

胰腺癌与雌激素间的关系已引起学者们的关注。研究发现胰腺癌与乳腺癌等性激素靶器官肿瘤一样,亦属于激素反应性肿瘤;在正常胰腺及胰腺癌组织细胞中亦存在雌激素受体的表达。研究显示雌激素受体的水平与胰腺癌临床病理特征有密切关系,换句话讲,在高分化、低浸润和低转移的胰腺癌组织中,雌激素受体有较高的表达水平,手术切除的可能性较大,而生存期亦较雌激素受体表达阴性者长。国外研究者发现了雌激素可刺激胰腺癌细胞生长,而抗雌激素、抗孕激素、抗雄激素及某些类固醇代谢物抑制药均可抑制胰腺癌细胞生长。另外,除了性激素外,胃肠道激素对胰腺癌细胞的生长亦有影响;其中,生长抑素及其类似物对胰腺癌细胞的生长抑制作用逐渐受到重视;而胃泌素、胆囊收缩素及胰岛素样生长因子等也有报道。因此,内分泌激素治疗有可能成为胰腺癌治疗的新方法之一。

(一)抗雌激素药物

抗雌激素药物可通过减少胞质内雌激素受体或竞争性结合胞质内雌激素受体,以降低雌激素活性,阻止雌激素作用于靶器官,并抑制癌细胞的增殖。常用的药物包括他莫昔芬和孕激素等,其中他莫昔芬最常用,其为非甾体类雌激素受体拮抗药。体外试验显示,他莫昔芬可以通过调节 Bcl-2 蛋白家族表达导致胰腺癌细胞凋亡,并且抑制其生长和增殖,该作用具有剂量和时间依赖性。另外,高剂量的他莫昔芬对雌激素受体阳性的胰腺癌病人的 Capan-Ⅱ 表达具有抑制作用,其与 P53 蛋白表达相关。裸鼠实验研究已证实他莫昔芬和奥曲肽联合可抑制胰腺癌细胞生长,这与降低循环中胰岛素样生长因子-1 的水平有关。

临床研究显示他莫昔芬能改善胰腺癌病人的中位生存期和长期生存率。有学者对 17 例长期服用他莫昔芬的胰腺癌患者进行了随访观察,结果发现无论雌激素受体表达情况如何,根治性或姑息性手术后长期服用他莫昔芬者的 1 年或 2 年生存率均明显优于未服药者,而且雌激素受体阳性者治疗效果略优于阴性者。另有报道对 65 例胰腺癌患者给予口服他莫昔芬治疗,1 年或 2 年生存期均明显延长,并且一年生存期男性患者明显优于女性。他莫昔芬联合顺铂同时用于接受放射治疗的胰腺癌患者,而顺铂和他莫昔芬具有协同细胞毒性作用,此种综合治疗方法能使患者中位生存期达 10 个月。他莫昔芬作用温和,在每个剂量水平均未见有明显的不良反应发生。环磷酰胺、亚叶酸钙、氟尿嘧啶联合他莫昔芬治疗胰腺癌 Ⅱ 期临床研究提示所有病人的中位生存时间为 8.5 个月,1 年生存率为 28%,且此种方案有良好的耐受性。

(二)抗雄激素受体药物

在胰腺癌组织中亦存在雄激素受体的表达,睾酮对胰腺癌生长具有促进作用,体外实验已经证明睾酮可以促进胰腺癌裸鼠移植瘤的生长,而抗雄激素治疗能抑制胰腺癌细胞的增殖。氟他胺作为雄激素受体阻滞药可改善胰腺癌患者的预后。研究发现氟他胺治疗胰腺癌的平均生存期为 8 个月,而安慰剂组仅为 4 个月。氟他胺毒副作用小,亦有良好的耐受性,而对进展期、病情危重且体质虚弱的胰腺癌患者也可选用。

(三)孕酮类药物

甲地孕酮为孕酮类药物,在以往常用于治疗晚期乳腺癌和子宫内膜癌。它可改善食欲、增加食物摄入量,降低化疗药物对胃肠道的不良刺激,并可促进蛋白及脂肪合成,以改善患者全身营养状况,提高晚期胰腺癌患者的生活质量及对化疗的耐受性。由于晚期胰腺癌患者营养状态不佳或呈恶病质状态,尚不能耐受化疗,甚至导致化疗失败;因此,国内学者对经病理组织学或细胞学证实的 40 例晚期胰腺癌病人进行研究,发现甲地孕酮胶囊联合化疗能明显改善患者的食欲及生存质量,减轻化疗发生的骨髓抑制及胃肠道反应等不良反应,以提高患者对化疗的耐受性及延长中位生存期。有关体部 γ 刀放疗联合甲地孕酮口服治疗局部晚期胰腺癌患者的临床研究显示中位生存期为 11.2 个月,1 年和 2 年生存率分别为 50% 和 22.7%,其生活质量明显改善。三维适形放射治疗联合甲地孕酮治疗晚期胰腺癌病人的临床研究亦得到了相似的研究结果。但对于远期生存期的评价仍需进一步研究证实。

(四)胆囊收缩素/胃泌素受体拮抗药

国外研究发现新型的口服活性胃泌素受体拮抗药 Z-360 可显著抑制胃泌素受体阳性表达的人胰腺癌细胞株的增殖,并与吉西他滨联合治疗胰腺癌明显比单独应用任何一种药疗效更好,生存期更长;其可能的机制是通过抑制 PKB/Akt 磷酸化实现的。由于国内外相关报道较少,其确切的临床疗效目前尚难以肯定。体外试验显示胃泌素受体拮抗药丙谷胺能抑制胃泌素受体阳性的胰腺癌细胞的生长,这有望成为治疗胰腺癌的新手段。从两个随机对照研究的结果可以发现选择性的胃泌素受体拮抗药 Gastrazole 可持续性静脉滴注;并与安慰剂组比较,能延长胰腺癌患者生存时间；与静脉滴注氟尿嘧啶比较，无生存差异；但 Gastrazole 毒副作用少，可与细胞毒性药物联合治疗胰腺癌。

（五）生长抑素及其类似物

生长抑素及其类似物可抑制肿瘤细胞增殖及诱导细胞凋亡。其发生的可能作用机制：①与受体特异性结合，使细胞周期停滞在 G_0 或 G_1 期，以抑制细胞增殖。②诱导肿瘤细胞凋亡。③通过抑制对肿瘤细胞生长具有促进作用的激素和生长因子，从而间接抑制肿瘤生长。④抑制肿瘤血管生成，减少肿瘤血供。实验研究显示生长抑素能明显抑制胰腺癌细胞的生长，促进癌细胞凋亡，药物浓度越高，抑制肿瘤细胞生长的作用越明显。动物实验也已证实生长抑素可通过直接或间接作用抑制肿瘤细胞增殖，并上调抑癌基因 p27 导致肿瘤细胞周期止于 $G\sim S$ 期，从而诱导癌细胞凋亡。

临床上生长抑素应用治疗胰腺癌始于 1988 年。研究显示奥曲肽能显著提高胰腺癌患者的中位生存期。奥曲肽联合他莫昔芬治疗胰腺癌亦有较高的生存率。国外相关的 II 期临床研究报道了戈舍瑞林与奥曲肽联合治疗胰腺癌，其中 70% 的患者病情稳定，1 例患者部分缓解。王榕生等对 46 例病理确诊的晚期胰腺癌患者进行研究发现，在应用高能聚焦超声热疗联合奥曲肽治疗后，热疗组中位生存期约 8 个月，联合组中位生存期达到 10.8 个月。而对生长抑素受体阴性的胰腺癌的疗效尚需进一步评价。

（六）胰岛素样生长因子

体外研究发现辐射可促进脂质体介导的胰岛素样生长因子-1 受体反义寡核苷酸对人胰腺癌细胞系 PC-3 具有抑制作用。某些研究显示胰岛素样生长因子可提高吉西他滨的抗肿瘤疗效。

二、胰腺癌的生物治疗

随着近年来分子生物学技术的快速发展，关于生物治疗的研究日趋增多。有不少的生物治疗手段已经开始进入临床试验阶段，并呈现出良好的应用前景。胰腺癌的生物治疗主要包括免疫和基因治疗两大类。免疫治疗是生物治疗的基础，而基因治疗则被认为是生物治疗的方向。肿瘤的生物治疗是指运用生物反应调节剂来改变宿主的自身防御反应机制，以抑制或消除肿瘤的方法。生物反应调节剂包括抗体、疫苗、细胞因子等物质，还包括可以改变宿主抗肿瘤状态的技术方法，如基因技术和抗血管生成疗法等。而基因发生突变、免疫功能低下、肿瘤细胞免疫逃逸及肿瘤相关抗原、细胞因子、协同刺激分子均可以成为胰腺癌生物治疗的靶点。

（一）胰腺癌的免疫治疗

1.主动免疫治疗

（1）树突状细胞（DC）疫苗：目前，DC 是已知的抗原提呈细胞中提呈作用最强的细胞。其主要的作用是启动和激活初始 T 细胞对蛋白质抗原的识别应答，主要提呈肿瘤抗原和病毒抗原。一直以来,仅应用 DC 疫苗效果不佳,这可能与肿瘤患者体内的微环境中存在的某些细胞因子如白细胞介素(IL)、粒细胞集落刺激因子(G-CSF)和可溶蛋白等不利于 DC 功能发挥有关,亦存在免疫抑制及 DC 本身功能缺陷不能分化成熟等原因有关。而采用细胞因子 IL-18、癌细胞裂解产物等修饰的 DC 疫苗对胰腺癌荷瘤小鼠疗效具有明显的增强作用。研究发现采用 DC 疫苗与其他方法联合治疗可能会取得比单独使用 DC 疫苗更好的疗效,如联合应用肿瘤坏死因子(TNF)-α 能有效提高 DC 疫苗活性及增强其特异性细胞毒 T 细胞抗肿瘤免疫作用。在鼠胰腺癌模型中,DC 疫苗联合吉西他滨治疗能明显提高鼠的生存率,并可阻止局部肿瘤复发及转移,其发生的机制可能是阻止了肿瘤细胞免疫抵抗力。

(2)肿瘤抗原肽和人工合成肽疫苗:肿瘤免疫研究的目标之一是特异性的肿瘤免疫靶向治疗,由于较难找到肿瘤特异性抗原及肿瘤相关抗原,因此,这类疫苗制备及应用的报道不多。Schmitz-Winnenthal 等报道在肿瘤细胞中某些可被 T 细胞识别的抗原能在正常情况下由静止基因编码调控,除在睾丸细胞和新生组织中表达外,在其他组织细胞中不表达。该类抗原为许多恶性肿瘤中的共同抗原,称为睾丸肿瘤抗原(CT 抗原)。而对于胰腺癌病人术中取得的标本可采用 PCR 方法评估肿瘤相关抗原黑色素瘤抗原编码基因(MAGE)-A1、MAGE-A3、MAGE-A4、MAGE-A10、滑膜肉瘤 X 断裂点基因(ssx)SSX-4,结果 52% 的标本能表达至少 1 种 CT 抗原。因此,应用这类抗原并经相应 HLA 分子提呈可使荷瘤动物产生抗肿瘤特异性免疫。近期研究发现前列腺干细胞抗原(PSCA)的相应 IgG 抗体在胰腺癌患者体内是升高的,该抗原对胰腺癌的治疗可能具有潜在的价值。

(3)间皮素(MSLN)肿瘤疫苗:MSLN 作为一种肿瘤分化抗原,除在正常间皮细胞有表达外,在其他细胞中无表达,而在一些恶性肿瘤中亦有高表达,例如间皮瘤或胰腺癌等。MSLN 可能参与了细胞信号转导途径中的细胞生长、分化和凋亡调控。Chang 等报道显示采用重组人 MSLN DNA 疫苗治疗荷瘤小鼠可观察到明显的抗肿瘤作用。而在 Hassan 等的报道中,MSLN 的单抗嵌合体疫苗已进入临床 Ⅱ 期试验,它在临床抗肿瘤作用值得期待。

(4)DNA 疫苗:凋亡抑制基因生存素是凋亡抑制家族成员,其有可能成为抗肿瘤免疫治疗的新靶点。文献报道认为其是理想的肿瘤相关抗原,而重组生存素 DNA 疫苗能显著降低胰腺肿瘤生长,并延长荷瘤小鼠生存期。其可能的发生机制是重组生存素 DNA 疫苗导致鼠肿瘤内淋巴细胞浸润增多,以加强抗肿瘤免疫。

2.被动免疫治疗

(1)调节性 T 细胞:Treg 细胞是对免疫系统发挥负性调节作用的细胞群,其主要启动负性调节细胞因子包括转化生长因子(TGF)-β 及 IL-10。Nummer 等报道发现与对照组(非恶性胰腺组织)相比,在胰腺癌组织中存有较多的 CD4＋CD25＋Treg 细胞浸润。靶向性迁移的 Treg 细胞是地址素间相互作用的结果。肿瘤来源的内皮细胞可表达高水平的地址素,包括血管细胞黏附分子 1(VCAM-1)、黏膜选择蛋白细胞黏附分子 1(MAdCAM-1)、CD62 和 CD166,均明显高于正常组织内皮细胞的表达。高水平的地址素能促使 Treg 细胞从外周血中选择性迁移及在胰腺癌组织中浸润,并发挥其抑制机体免疫系统对肿瘤细胞的杀伤功能。当刺激免疫细胞在肿瘤组织中浸润可加强抗肿瘤免疫作用。因此,地址素有可能成为胰腺癌治疗的新靶点。

(2)以细胞因子为基础的免疫治疗:细胞因子治疗在肿瘤免疫治疗中发挥重要作用。某些细胞因子如 IL-2 已在临床中被广泛应用于抗肿瘤免疫治疗。除传统的细胞因子如 IL-2、IL-4、IL-12、IL-13 在抗肿瘤免疫中发挥作用外,近日 Okudaira 等的研究发现胰腺肿瘤瘤体内注射重组人单核细胞趋化蛋白-1 可使单核内皮细胞间相互作用,促进单核细胞在肿瘤组织中浸润,并使细胞间黏附分子-1 表达增高,并有效抑制肿瘤转移。

1)IFN-α:它是在抗肿瘤细胞免疫中常用的细胞因子,其多种生物学功能为胰腺癌免疫治疗提供了一个新的策略。Hara 等研究显示人 IFN-α 具有抗肿瘤活性,包括抑制肿瘤增殖、促进肿瘤凋亡、抑制肿瘤血管生成及免疫调节等。当把重组 IFN-α 注入已在皮下接种胰腺癌细胞的仓鼠体内后,发现肿瘤生长受到明显抑制。另外,IFN-α 可提高 T 细胞与 NK 细胞介导的抗肿瘤细胞的免疫反应,促使肿瘤细胞死亡。肿瘤的消退不仅出现在注入肿瘤细胞的部位,而且可出现在未进行治疗的肿瘤部位,如腹膜腔。在仓鼠的这种治疗中未发现 IFN-α 有明显毒性。因此,这项研究表明 IFN-α 在胰腺癌的免疫治疗中,存在多元化的抗肿瘤特征,且无明显的毒副作用。

2)重组人次级非淋巴组织趋化因子(CCL21):CCL21 能引起特异性的抗肿瘤细胞免疫及瘤内免疫细胞浸润。当 CCL21 注入鼠胰腺肿瘤内经流式细胞分析仪可观察到淋巴相关 DC、骨髓样 DC、自然杀伤(NK)细胞在浸润组织中的数量都有明显增加,甚至可以使野生 C57BL/6 小鼠肿瘤生长得到抑制。因此,CCL21 可以发挥激发肿瘤特异性细胞免疫,促使抗肿瘤免疫细胞浸润的功能,从而抑制肿瘤生长的作用。

3)巨噬细胞活化脂肽-2(MALP-2):它是一种 Toll 样受体激动药,其作为免疫佐剂可明显延长荷瘤小鼠的生存期。在 MALP-2 与吉西他滨联合治疗胰腺癌的 Ⅰ、Ⅱ 期临床试验中,病人的平均生存期延长,且未观察到明显的毒性。

(3)依赖于单克隆抗体及其"生物导弹"作用的免疫治疗:多年来,单克隆抗体在抗肿瘤免疫中的作用已逐渐得到应用,如使用单克隆抗体或耦联其他效应物包括放射性核素及药物等;亦所谓"生物导弹"。研究证实采用抗人表皮生长因子受体(HER)的单抗及抗 HER2 单抗作用于负荷有 BxPC-3 或 MiaPaCa-2 胰腺癌细胞系的小鼠,发现两者协同作用的疗效均强于单独应用单克隆抗体。在小鼠体内针对钾离子通道的单克隆抗体可抑制肿瘤生长。从这些研究中提示我们,选择性应用单克隆抗体阻滞细胞膜上离子通道可能为肿瘤免疫治疗提供一个新的方法。Nomi 等首次提出了程序性死亡(PD)-1 配体(PD-L1)及 PD-1 途径可作为胰腺癌治疗的新靶点。PD-L1 和 PD-1 途径是癌细胞逃逸机制中的重要组成部分,它可破坏正常细胞的凋亡机制。研究人员应用针对 PD-L1/PD-1 途径的单克隆抗体进行研究,结果在小鼠体内观察了其促使 CD8＋T 细胞浸润明显增多。该单抗与吉西他滨联合应用在临床研究中未见明显的毒性。依赖于病毒增殖的溶瘤作用的免疫治疗,不仅破坏所进入的肿瘤细胞,而且还可破坏邻近肿瘤细胞而产生放大效应。另外,某些文献中亦可观察到溶瘤病毒的增殖可结合自杀基因,并增强对肿瘤细胞的杀灭作用。Eisold 等报道了在应用腺病毒(AAV)-2 感染小鼠后建立的 DSL6A 胰腺癌模型中,其不同部位再次注入 DSL6A 胰腺癌细胞,仅有 25％小鼠可再发生肿瘤。因此,AAV-2 对胰腺癌细胞的抑制作用是依赖于机体对于抗病毒反应与抗肿瘤免疫的交叉反应而活化了机体的免疫系统。研究亦发现 AAV-2 的感染能激发单核细胞、中性粒细胞数量的显著增长及炎性 MCP-1 和 IL-10 水平的上调,并发现了 AAV-2 治疗的肿瘤组织见较多的单核细胞浸润。而在建立的 DSL6A 胰腺癌小鼠模型中,发现未用病毒治疗的肿瘤组织中的 NK 细胞不能非特异性地杀伤癌细胞。Bortolanza 等对人 AVV-5 的抗癌作用进行了评估,发现其也具有溶瘤作用,此项研究已应用于临床晚期胰腺癌的治疗。

(4)非清髓异基因造血干细胞移植:非清髓异基因造血干细胞移植(NAST)包括非清髓预处理和移植前后免疫治疗两个部分,它是在传统异基因造血干细胞移植基础上建立起来的新移植技术,包括移植前的免疫耐受处理和移植后加强宿主抗白血病(GVL)效应的免疫治疗等。此前常用于造血系统肿瘤治疗。Muta 等研究报道了氟达拉滨和抗胸腺细胞球蛋白(ATG)构成了非清髓性方案治疗 6 例胰腺癌和 3 例其他的实体瘤,经治疗 100d 后,T 细胞达到完全嵌合,而在 6 例胰腺癌患者中,1 例完全缓解(CR),1 例部分缓解(PR),2 例病情稳定(SD),2 例恶化(PD)。

3.临床应用的免疫治疗

(1)肿瘤疫苗:美国 Avi Biopharma 公司的 Avicine 并非针对肿瘤抗原,而是通过诱导机体对人绒毛膜促性腺激素(hCG)的免疫攻击而达到治疗的目的。hCG 能刺激胰腺癌和结肠、直肠癌细胞的生长。在临床Ⅱ期试验的 10 例胰腺癌患者应用 Avicine 后,中位生存期为 33 周,且无明显毒性。

(2)细胞因子:临床上将基因重组细胞因子 IL-2、TNF、IFN、集落刺激因子以及 TGF 等与放疗、化疗及其他生物疗法联合应用于包括胰腺癌在内的治疗;亦可在瘤内或区域内给药,以减轻毒副作用。

(3)单克隆抗体:西妥昔单抗是一种人鼠嵌合的抗表皮生长因子受体(EGFR)的单克隆抗体。目前,临床上已应用于包括胰腺癌在内的多种实体肿瘤的治疗。此外,将血管生成抑制药的抗体如贝伐单抗,一种重组人源化抗血管内皮生长因子(VEGF)的单克隆抗体注射到瘤体内,可明显抑制肿瘤血管的形成,可使胰腺癌细胞因供血不足发生凋亡。研究亦有采用单株纯化的抗体抑制胰腺癌中高度表达的结缔组织生长因子,以期获得控制肿瘤细胞的生长和转移的疗效。胰腺癌的免疫治疗已成为胰腺癌继手术、放疗及化疗之后的又一重要的辅助治疗方法。尽管近年关于分子生物学、肿瘤免疫学等发展有了新的发现,但始终无法获得突破性进展,如 DC 疫苗一直受到学者们的高度关注,但在建立的胰腺癌动物模型和体外癌细胞系中获得的肿瘤抑制作用在临床尚难得到验证。而新发现的多个潜在的免疫治疗靶点作用分散,通常需要联合治疗才有效果。因此,随着免疫学研究及其他交叉学科的快速发展,这些问题将得到逐步地解决。

由于胰腺癌患者一直以来缺乏有效的治疗方法,因此,与其他肿瘤相比,从确诊到死亡时间短,死亡率高。其主要原因归于胰腺癌细胞周围存在大量的基质,这不仅阻挡了药物的通过,而且也屏蔽了白细胞对肿瘤的免疫作用。宾夕法尼亚大学 Abramson 癌症中心的 Robert Vonderheheide 在研究中偶然发现了破坏肿瘤防御屏障的新技术:免疫细胞被激活后可以吞噬胰腺癌细胞周围的孔型保护性外壳和基质,以杀伤肿瘤细胞。但令人惊讶的是,该免疫细胞并不是人们通常所认为的杀伤性 T 细胞,而是一种原始的巨噬细胞。这一发现有可能为肿瘤的免疫治疗提供新的治疗方法。

(二)基因治疗

1.基因治疗的载体、途径　通过载体可将目的基因高效、特异、安全地转染至靶细胞是基因治疗的关键。目前,多采用病毒及脂质体方法。不完全复制及选择性复制腺病毒载体现已应用于胰腺癌的基因治疗。基因治疗的途径也由最初的瘤体内注射、局部给药发展到近年来的经静脉注射、动脉注射和腹膜注射。已经证实腺病毒载体 PRI/ING 201 和 Ci-1042(Onyx-015)用于胰腺癌进行基因治疗取得了治疗效果。PRI/INGN 201 是带有巨细胞病毒启动子(Ad5CMV-p53)的首代不完全复制的腺病毒载体,已用于携带人抑癌基因 p53 治疗胰腺癌;到目前为止已用于 450 项基因转染的试验;其最初每天给予超过 2.5×10^{12} 病毒颗粒,通常经瘤体内注射。选择性复制腺病毒载体 Ci-1042 能经动脉给药,正用于结肠癌肝转移的临床疗效观察。目前,为解决基因转染低效率的问题,已开始选用胰腺癌组织特异性启动子,如 midkine(MKp)及环氧合酶 2(Cox2p)启动子。Ohashietal 应用带有胰腺癌细胞内启动子的 CEA 腺病毒载体,可提高靶基因胸腺嘧啶核苷激酶(HSV-TK)基因的精确调控;腺病毒介导 HSV-TK 基因和 CEA 启动子转导可特异性地提高分泌 CEA 胰腺癌细胞对丙氧鸟苷(GCV)的敏感性,并对胰腺癌尤其是高产 CEA 的胰腺癌细胞有治疗意义。

2.基因前药激活治疗　基因导向的酶解药物前体治疗(GDEPT),是应用正常与恶性细胞转录的非哺乳类"自杀基因"的差异进行基因转染,可通过特异性的选择到达肿瘤所在位置,将无毒的前体药物转化为高化学毒性药物,该方法的优点是在于高度的特异性治疗,同系统给药相比具有较低的毒副作用。到目前已有水痘-带状疱疹病毒腺嘧啶核苷激酶与 6-甲氧嘌呤阿糖核苷系统、大肠埃希菌 Deo 基因与 6-甲基嘌呤脱氧核苷系统、大肠埃希菌 gtp 基因与 6-硫黄嘌呤系统、融合自杀基因及其他自杀基因前药激活治疗。

融合自杀基因治疗是应用基因工程技术把自杀基因和另一种基因连接在一起,以增强自杀基因治疗肿瘤的效果。目前,胞嘧啶脱氨酶-胸腺嘧啶核苷激酶(CD-TK)融合基因应用较多。一种新型的酶激活前药治疗可使克隆带有铜绿假单胞菌的蛋氨酸酶基因(MET),联合二硫化硒蛋氨酸(SeMET)作为前药,并以带有 CMV-5 启动子编码蛋氨酸酶基因(rAd-MET)的腺病毒作为载体。MET 基因转染联合二硫化硒蛋氨酸能将生理性化合物二硫化硒蛋氨酸转化为具有高度毒性的甲基二硫化硒而发挥肿瘤杀伤作用。转染 rAd-MET 的胰腺癌细胞对二硫化硒蛋氨酸的 IC50 较未转染 rAd-MET、或仅转染腺病毒载体的癌细胞低 1000 多倍。包括胰腺癌细胞在内的多种被检测的癌细胞能被 rAd-MET 联合 SeMET 所抑制。在仅含有 3% rAd-MET 转染的癌细胞培养基中加入二硫化硒蛋氨酸亦可导致 80% 未转染癌细胞的死亡。这一旁观者效应是来自于转染 MET 基因的癌细胞释放高毒性甲基二硫化硒的结果。在 rAd-

MET/SeMET 胰腺癌细胞的治疗中,由于线粒体膜通透性改变能激活 caspase 产生过氧化,导致细胞凋亡。MET/SeMET 系统的疗效已在大鼠腹水模型中进行验证,在治疗组体内瘤体的生长显著减慢,在 72d 后生存率为 60%,对照组仅为 0%。而目前的 GDEPT 基因转导系统仅限于动物体内转染的研究。诱导自杀基因的治疗具有高效、特异、安全的良好应用前景,在最佳基因选择、转导载体发展和应用方式等方面尚待进一步完善。

3.替换抑癌基因　　通过 p16,p53 和 DPC-4 基因转染的转基因治疗是当今胰腺癌基因治疗的主要方法之一。p16 基因是一种肿瘤抑制基因,所编码的蛋白能高度特异性地结合并抑制细胞周期依赖性激酶 4 的活性,参与对细胞周期的调控,并对细胞增殖起负性调节作用。导致胰腺癌 p16 基因失活的机制包括纯合性缺失及 5'CPG 岛甲基化。p16 蛋白表达缺失与胰腺癌的临床分期及生存期密切相关。该基因及其蛋白的表达可作为评估胰腺癌恶性程度及其侵袭能力的指标。体外研究显示,表达 p16 基因的腺病毒可明显抑制 p16 基因缺失的胰腺癌细胞株的生长。因此,p16 靶基因治疗可能成为治疗胰腺癌的方法之一。采用腺病毒介导将野生型 p53 基因转染 p53 突变型胰腺癌细胞系,可使 p53 阳性克隆的肿瘤细胞生长明显降低,DNA 合成下降,细胞凋亡比例增高。反转录病毒 p53 载体对裸鼠原发性胰腺癌及其腹腔转移也具有明显抑制作用。但抑癌基因替代治疗的缺点是由于肿瘤的发生是多基因协同作用、多因素参与和多阶段发展的结果,而单纯导入某一抑癌基因或反义基因在实验中尽管可能取得一定疗效,但最终治疗效果难以令人满意。

4.免疫基因治疗　　免疫基因治疗是将各类细胞因子或基因转染癌细胞或其他免疫效应细胞,使其能在机体表达并分泌细胞因子,或应用其他基因提高肿瘤细胞的免疫原性和(或)免疫系统的功能,控制肿瘤细胞的生长或消灭癌肿。注射重组人肿瘤坏死因子(TNF)至胰腺癌瘤内可抑制肿瘤生长。Satoetal 在 AsPC-1 和 PANc-1 胰腺癌细胞系中转染 TNF 受体 R55 基因研究中,发现其显著高于其母代细胞系的 TNF 敏感性,而联合突变型 TNF471 有更强的抗肿瘤作用。在应用 IL-2 基因修饰的胰腺癌细胞瘤苗,能产生特异性主动免疫反应,再联合 IL-2基因和 γ-干扰素基因后能诱导出更强的抗肿瘤免疫反应,而应用含有 IL-12 基因的重组痘苗病毒转染胰腺癌细胞,结果发现荷瘤鼠成瘤时间延长、瘤体变小,肿瘤生长受到明显抑制。免疫基因治疗无需多次反复应用细胞因子,其不良反应小,并可通过多种途径调动机体的免疫反应。细胞因子具有双重性,转染相同的细胞因子有时会得到不同的甚至截然相反的结果,其机制不清。

5.反义基因治疗　　目前,人工合成与肿瘤细胞癌基因在转录和翻译水平上相结合的核苷酸阻断癌基因的表达,以及阻断癌细胞内异常信号传导,使之进入正常分化轨道或引起细胞凋亡的反义基因治疗,可使癌细胞生长受到显著抑制。针对 K-ras、ATK2 和 erbB2 癌基因的突变作为反义基因治疗靶点,以癌基因的 mRNA 全长作为反义链与细胞内的癌基因序列结合,以阻断基因翻译过程中的反义基因治疗应用较多。反义寡核苷酸链的传递具有多种方式,例如把一种寡核苷酸链和细胞穿透肽相连,构建含有 K-ras 反义基因片段的质粒,并经脂质体转染入胰腺癌细胞系 AsPC-1,用于治疗大鼠移植瘤,在建立的此动物模型中可明显的抑制肿瘤细胞的生长作用,且无明显的毒性作用。ISIS-2503 是含 20 个碱基反义寡核苷酸链,能与人 ras mRNA 翻译起始区碱基杂交使 RNA 降解,以减少其表达。突变型的 p53 已成为反义抑制的靶基因,其主要使用外源寡核苷酸链及内源性表达反义结构,但临床观察结果不佳。

6.受体基因治疗 研究发现生长抑素及其类似物不仅能抑制胰腺癌细胞的增殖,而且可促进胰腺癌细胞的凋亡。生长抑素是由 D 细胞分泌的一种环状多肽类激素,其广泛存在于人体的内分泌及外分泌系统中,在调节人体多种激素的分泌过程中发挥重要作用。目前人们发现人生长抑素受体(SSR)属于 G 蛋白耦联性受体,已克隆了 5 种受体亚型,即 SSR1~SSR5。研究发现在胰腺癌组织中的表达以 SSR2 为主,这可经选择对 SSR2 高亲和力的生长抑素类似物如施他宁、奥曲肽或 TC-160 等来治疗胰腺癌。研究亦发现,人胰腺癌细胞不表达生长抑制受体亚型(SSR2),体外实验中生长抑素类似物奥曲肽对人胰腺癌细胞无抑制作用。

(三)胰腺癌生物治疗存在的问题

1.特异性靶向性不强,基因转导的效率有限,因此,设计出高效、特异、稳定、安全的新载体是基因治疗中尚待解决的问题。

2.动物实验疗效好,而临床效果有限。应用于临床的仅是较少部分细胞因子和某些非特异性的免疫调节剂,其余多数的治疗有效性仍在探索中。

3.多数研究为单基因、单一免疫调节剂治疗。而多基因、多因素的治疗研究目前较少。由于胰腺癌的发生、发展伴随着多基因、多因素的改变,因此其治疗应选择多靶点、多手段的综合治疗。因此今后胰腺癌生物治疗的方向是针对多靶点综合治疗,才能取得较好的临床疗效。

如何选择真正有价值的靶点,针对这些靶点设计治疗方案,开发、筛选能评价生物治疗疗效的标志物,用以确定能从生物治疗中获益的患者群,并将分子靶向治疗与传统治疗方法相结合,根据不同患者胰腺癌细胞化疗敏感性及细胞内关键靶点分子的表达水平差异,制定出完全个体化的综合治疗方案,将是未来治疗的关键所在。

各种芯片技术和蛋白质组学技术的发展为我们提供了大量相关胰腺癌的分子生物学信息,使胰腺癌的生物治疗变被动抗癌为主动抗癌,转变了传统的治疗理念。而运用单一技术进行胰腺癌生物治疗应用较少,但大部分研究综合了多种机制或技术方法。传统的基因治疗或免疫治疗的分界已十分模糊,不可分割的整体的生物治疗的概念正在形成。多基因转染的疫苗、针对多个位点的抗体、多细胞因子的基因治疗及基因、细胞因子、抗体、综合疫苗、抗血管等方案值得探寻。尽管目前大部分研究仍处于实验或初期临床试验阶段,相信随着分子生物学技术的进一步发展,胰腺癌的生物治疗将有实质性的突破和进展,显示出临床应用前景。

第九节 胰腺囊性肿瘤

一、先天性囊肿

先天性囊肿分为真性囊肿和假性囊肿两种,真性囊肿多为先天性。

1.单个真性囊肿 多见于婴幼儿,有时也见于成人,多为单发和单房性,大小不一,偶为多房性,可发生在胰腺任何部位。囊壁由立方形柱状或复层鳞状上皮组成,有时混杂有胰腺细胞,囊内液体为透明或混浊的黄色液体。淀粉酶含量高,较大囊肿可产生压迫症状导致患者就医。治疗方法以手术摘除为主,术后可并发胰瘘。

2.胰腺多囊性疾病　　多见于胰腺的头、体部。直径为 0.5～3cm 大小不等的囊肿,囊壁由扁平或立方形上皮,囊壁组织中可发现腺泡。

(1)胰腺囊性纤维化并发囊肿:胰腺为纤维组织所替代,腺泡呈微囊状,病人有胰腺外分泌功能障碍和糖尿病,胰腺组织中可发现直径 1～5cm 的囊肿。

(2)胰腺多囊性疾病伴小脑肿瘤和视网膜血管瘤(Hippel-Lindau 病):本病为染色体显性的家庭性遗传性疾病。病人的肾、肝和胰腺有多个囊肿,小脑囊肿或血管网状细胞瘤,以及视网膜血管瘤病。

(3)胰腺囊肿伴多囊肾(Osathanondh-Potter 病,Ⅰ 或 Ⅱ 型):Osathanondh-Potter 报道Ⅰ型为婴儿双侧多囊肾伴肝内胆管囊性增生和肺或胰腺多发囊肿。Ⅱ型为一侧多囊肾伴胰腺多发囊肿。Ⅲ型为双侧(偶尔为一侧)多囊肾,不伴胰腺或肾囊肿,偶尔伴肝内胆管囊肿。Ⅳ型伴有尿道阻塞。治疗方法以手术摘除囊肿为主要治疗手段或部分胰腺切除。

二、血管瘤样囊肿

血管瘤样囊肿极少见,直径 2～4cm,位于胰腺表面,囊内含有棕色液体。部分囊壁呈海绵样,并含有血液,囊壁由内皮细胞所组成,手术摘除囊肿可以治愈。

三、增生性囊肿

增生性囊肿可分为两种类型:一种为多发性呈蜂窝状的小囊肿或较大的多房性囊肿,囊肿壁由扁平或立方形上皮细胞所组成,囊内液体透明而含有糖原,多不含有黏液,因而称为浆液性囊腺瘤。这种囊腺瘤是良性肿瘤,且不发生恶性变。另一种囊肿其中含有黏液,囊壁由高柱状上皮细胞所组成,有时瘤细胞呈乳头状生长,有时细胞堆积隆起不与基底膜接触呈肿瘤样生长。这类黏液性囊肿可以是良性,但可转化为恶性,若在多处囊壁采取标本做切片检查可发现一处呈良性病变,而另一处呈恶性病变。不论是浆液性囊肿还是黏液性囊肿,前者的囊壁有40%没有上皮细胞覆盖,后者有70%没有上皮细胞覆盖,若切取没有上皮细胞覆盖的囊壁切片病理检查易误诊为假性囊肿,而使外科医师施行错误的手术治疗方式。

1.浆液性囊腺瘤　　发病年龄较高,大多在 60 岁以上,而很少在 30 岁以下发病。病人常无显著症状。囊肿增大时可产生压迫症状,上腹部不适,上腹部可叩及肿块。肿块位于胰头者可压迫胆管而引起黄疸。

腹部 X 线片或 CT 扫描可发现 10% 的囊肿中央呈阳光四射的钙化灶,此种钙化灶可视为浆液性囊腺瘤的特征。CT、B 超扫描可发现位于胰腺的囊性肿块,有时可发现囊肿呈分叶状并有实质性部分。选择性腹腔动脉造影发现囊肿区血管增多,较大的血管有被肿块推移的征象(较大的胰岛细胞瘤也有类似的征象),而导管癌或假性囊肿的肿块区则血管稀疏,此点可作为浆液性囊腺瘤与黏液性囊腺瘤或癌的区别。浆液性囊腺瘤可发生在胰腺的任何部位,但多见于胰头部。肿块由许多蜂窝状或分叶状的大小不等的小囊所组成,肉眼观察颇难将分叶状的浆液囊肿与黏液囊肿相鉴别。囊壁由立方形上皮组成,其中含有糖原而不含黏液,这点具有重要的鉴别意义。

治疗:因为浆液性囊腺瘤为良性,肿块经手术切除后可得以治愈,也可采用坏死疗法治疗,效果满意。

2.黏液性囊性肿瘤和囊腺癌 黏液性囊性肿瘤既往称黏液囊腺瘤,由于本病在囊壁的某些部分为良性腺瘤而另外一些部分又为腺癌而未被检出,或原本就为腺瘤由于时间的推移而转化为腺癌,故现在将本病称为黏液性囊性肿瘤。本病好发在40~60岁的女性,男性病人的发病年龄较高,囊腺癌病人的平均年龄高于良性囊腺瘤。病人的一般情况较好,主要症状为上腹闷胀不适,有时出现可推动的肿块。本病好发在胰腺的体尾部,偶见于胰头部。

B超或CT扫描可检出囊内呈复杂的高回声和高密度,并有实质性部分,3%的囊壁有局限性的钙化灶。血清和囊液中CEA或CA199增高则为黏液性囊腺癌。

黏液性囊性肿瘤和囊腺癌的直径为2~19cm,大体呈不规则的圆形或分叶状,有明显的包膜,表面常有扩张迂曲的血管。囊壁上可附有小囊腔,其中有分隔,囊腔中含有似蛋清样较黏稠而混浊的黏液,有的囊液呈棕色或血性。切片染色可见细胞内外均有黏液而不含糖原。囊壁由高柱状上皮组成,有的呈乳头状排列。若有不典型上皮细胞、核分裂细胞或癌细胞则可确诊为黏液性囊腺癌,然而囊壁的70%可为没有上皮细胞的裸区。因此,要在多处切取囊壁做病理检查,甚至将切下的整个标本做切片检查才能确诊。若切取的囊壁为无细胞的裸区而误为假性囊肿,可引起治疗方法上的错误。有的黏液性囊腺癌发展比较缓慢,恶性程度较低,到晚期才发生转移,这种囊腺癌的手术切除率高,肿瘤切除后病人可治愈。而另一种黏液性囊腺癌则发展迅速,病人就诊时已有局部、腹膜或远处转移,预后较差。

治疗:胰腺黏液性囊性肿瘤和黏液性囊腺癌的治疗方法是将含有肿瘤的胰腺组织完全彻底地切除(胰十二指肠、胰体尾部、或全胰切除)。

四、潴留性囊肿

潴留性囊肿是由于胰腺慢性炎症,胰腺结石或肿瘤压迫等原因,引起胰腺导管梗阻,胰腺分泌液排泄不畅或受阻,胰腺导管扩张膨大形成囊肿。囊壁为扩张的胰腺导管,囊肿腔内充满胰腺分泌液体。

一般多发生在胰腺体部和尾部,随着囊肿增大引起腹胀、腹痛、腹部包块,由于胰腺分泌液进入肠道减少,可引起食欲下降、腹胀、腹泻等消化不良症状。

B超或CT检查:可了解胰腺囊肿大小、位置、数目与邻近器官关系。B超显示椭圆形无回声液性暗区,边缘整齐,CT扫描可见椭圆形边缘整齐低密度区、增强扫描囊腔内不强化。

治疗:在胰尾部可作胰尾切除,在胰体部可做内引流手术。囊肿在胰尾部采用坏死疗法治疗效果较好。

五、假囊肿

假囊肿多因急性胰腺炎或腹部外伤处引起胰液外渗或外漏,致周围纤维组织增生包裹而形成囊肿,囊壁内无上皮细胞覆盖故称假囊肿,假囊肿的部分壁与胰腺相连,囊壁其他部分可与胰腺周围器官相连,如胃、横结肠,有关韧带及系膜相连。囊腔含有蛋白质、炎性细胞、纤维素,含淀粉酶量高。

病人多有急性胰腺炎或外伤史,潜伏期十几日致数月不等,上腹部疼痛,由间歇性疼痛转为持续性疼痛,并放射左肩及背部疼痛,出现腹部肿块,肿块进行性增大,中上腹部可扪及包块,包块呈圆形或卵圆形,有腹肌紧张感,囊肿出现感染时腹痛加重,发热等症状,约有10%病例可出现黄疸,系胆总管受压引起梗阻性黄疸。

B超CT检查:可了解囊肿大小、位置与周围邻近组织之间的关系。B超显示椭圆形,无回声液性暗区,边界清楚。CT扫描显示低密度影,强化扫描囊肿内不增强。

治疗:假性囊肿手术完全切除很困难,多作内引流手术治疗。采用坏死疗法治疗效果满意。

坏死疗法治疗的适应证:①先天性胰腺囊肿;②浆液性胰腺囊肿;③假囊肿;④黏液性囊肿或囊腺癌患者不愿手术治疗或不能耐受手术者;⑤患者伴有心、肝、肺、肾等脏器严重疾病不能手术者或有手术禁忌证者;⑥囊肿直径在5cm以上者;⑦单发性囊肿或囊肿数目不超过3个者。

术前准备:①常规血液检查,血小板和出凝血时间必要时测定凝血酶原时间;②常规肝功能检查,CEA、CA199;③胰腺CT检查,明确囊肿位置、大小、数目;④术前禁食8～12h;⑤腹胀者,先用消导药或清洁灌肠。

治疗方法:①患者取仰卧位,B超探查腹腔,了解胰腺囊肿大小、位置以及与周围邻近器官关系,启动穿刺引导键,穿刺引导线最好不要经过其他脏器(如不能避开胃或肠管,也可用细针穿刺可以经过胃或肠管),确定穿刺点后皮肤用汞溴红或甲紫做标记。②局部常规消毒,铺消毒巾,戴消毒手套,穿刺点用0.5%利多卡因溶液局部在皮肤、皮下浸润麻醉至腹膜外。③换带穿刺架消毒探头,再次探查腹腔胰腺囊肿位置,当穿刺引导线穿过囊肿中心时,测量囊肿与皮肤距离,并固定压紧探头,术者用细长7号针经穿刺引导针穿刺到皮肤、皮下至腹腔内(有突空感),再穿刺到囊肿内,在B超显示屏上见囊肿液性暗区内有强回声针尖影,拔出针芯见有液体流出,抽尽囊腔内液体,并记录量,送病理化验检查,显示屏上见囊肿内液性暗区消失,注射肿瘤灵Ⅱ号药液于囊腔内,显示屏上见囊腔内注射高浓度药物后,回声增强影,注射完毕拔出针后针孔用消毒棉球压迫数分钟。

用药量:肿瘤灵Ⅱ号用药量是囊肿体积的1/6～1/5。1～2周后可作第2次治疗,一般2～3次为1疗程。

术后处理:①由于肿瘤灵药液作用机制是引起囊肿壁无菌性炎性坏死,当囊肿壁无菌性炎性坏死后,囊肿壁渗透性增高,少量肿瘤灵药液外渗会刺激囊壁周围胰腺组织引起胰腺无菌性炎症,因此术后用阿托品0.5mg,3～4次/日,肌内注射,抑制胰腺分泌。地塞米松1.5mg,3～4

次/日,口服或静脉滴注氢化可的松,减少无菌性炎症反应。②术后用抗生素 3 天预防感染。③术后禁食一天观察腹痛情况,防止细针穿刺路径中经过胃肠,使胃肠道休息有利针孔闭合,防止针孔漏出消化液于腹腔中引起腹膜炎。④穿刺径路的选择应离穿刺灶最近,并经过一段正常胰腺组织,并能避开大血管。

第十节　胰岛素瘤

一、概述

胰岛素瘤是指由胰岛 B 细胞形成的肿瘤,临床上以反复发作的空腹期低血糖症为特征。Graham 于 1927 年首先描述。本病 90％左右为良性腺瘤,其中 90％为单腺瘤,多发腺瘤少见。恶性胰岛素瘤约占 10％。约 4％的胰岛素瘤可为家族性多发性内分泌肿瘤中的一种表现,与其他内分泌腺瘤,如肾上腺瘤、甲状旁腺瘤、垂体瘤同时存在。本病患病率 8～9/10 万,以40～60岁多发,20 岁以前发病较少见,男女发病率无显著差异。1/3 患者有糖尿病家族史。

二、病因及发病机制

胰岛素瘤的病因目前尚不清楚。胰岛 B 细胞(即 B 细胞)分泌胰岛素及少量胰岛素原。生理情况下,正常血糖浓度的维持主要通过血糖水平的变化对胰岛素及胰高血糖素分泌的调节来实现,当血糖浓度下降时,胰高血糖素分泌增加而胰岛素分泌被抑制,从而使血糖不会降至过低,当血糖降至 1.96mmol/L(35mg/dl)时,胰岛素分泌几乎完全停止。但此种正常的生理反馈现象,在患有胰岛素瘤的病人则丧失,以致胰岛素持续不断地从胰岛细胞内逸出,抑制肝糖原分解,并促进葡萄糖利用,从而引起低血糖综合征。

三、病理

约 90％的胰岛素瘤位于胰腺内,在胰腺头、体、尾各部位发生的概率相同。肿瘤也可发生在胰腺外,如网膜、脾门、肝胃韧带、十二指肠、胆囊、空回肠和梅克尔憩室等。腺瘤一般较小,直径在 0.5～5.0cm,最大者可达 15cm,多数呈球形,大部分肿瘤边界清楚,但无明显包膜,而部分肿瘤有包膜或假包膜。质地较正常组织为软,血供丰富。胰岛素瘤由瘤细胞、结缔组织和沉积于瘤细胞和毛细血管间的淀粉样物质所构成。镜下见大小不等的胰岛 B 细胞,瘤细胞排列成索状或团块状,胞质淡染内含颗粒。呈多角形、立方形或柱状,胞核呈圆或卵圆形,核分裂象罕见。电镜下瘤细胞内有丰富的功能性细胞器,胞质中线粒体丰富,在部分肿瘤的瘤细胞内还含有典型的 B 细胞分泌颗粒,电镜下瘤细胞呈几种不同形态。

Ⅰ型:腺瘤完全由典型 β 颗粒细胞组成,该型占 50％以上;Ⅱ型:腺瘤大部分为典型 β 颗粒细胞,少数为不典型β颗粒细胞混合组成;Ⅲ型:腺瘤完全由不典型β颗粒细胞组成;Ⅳ型:几乎全部由无颗粒细胞组成。

恶性胰岛素瘤很少见,从形态上不易与良性者区分,一般癌体较大,多发生在胰尾,呈灰色或暗红色,镜下见癌细胞形态不一,排列呈索状,胞质透明,核深染,呈方形或多角形,核分裂象常见。

四、临床表现

胰岛素瘤典型的临床表现为 Whipple"三联征"或胰岛素瘤三联征即:①阵发性低血糖或昏迷,往往在饥饿或劳累时发作。②急性发作时血糖低于 2.5mmol/L。③补充葡萄糖后,症状缓解。临床症状与血糖浓度未必成正比。当血糖迅速下降时,因机体代偿而出现交感神经过度兴奋的症状,如软弱无力、冷汗、心悸、饥饿感、恶心、呕吐、手足颤抖、皮肤苍白、口渴和心动过速等。当血糖持续下降时,因脑细胞供糖不足会出现神经精神症状,如精神失常、意识朦胧、抽搐、颜面抽动、角弓反张、口吐白沫、牙关紧闭、反应迟钝、定向力障碍、视物模糊、复视或呆视、一过性偏瘫、锥体束征阳性反射消失、大小便失禁及昏迷等。若多次低血糖发作可引起大脑营养不良性退行性改变,出现慢性症状如狂躁、抑郁、痴呆、肌肉皱缩等。有些病人可出现慢性的低血糖症,则症状不典型,病人常有不自觉的性格改变,记忆力减退、理智丧失、步态不稳和视物不清,有时出现狂躁、幻觉及行为异常,可被误诊为精神病。少见的尚有周围神经病变和进行性肌肉萎缩;有的病人为避免饥饿或缓解症状,而频繁进食,故可出现"肥胖症"。胰岛素瘤患者病程长,进展缓慢,初发时症状轻,时间短,每年1～2次。

五、实验室检查

(一)血糖测定
临床症状发作时即刻测血糖,若血糖低于 2.5mmol/L,则可作为重要的诊断依据。

(二)定性诊断
1.饥饿试验 方法简便易行,阳性率可达 80%～95%。临床症状不典型,空腹血糖＞2.5mmol/L者需做此试验。通常在禁食 12～18h 后可诱发低血糖发作。禁食 24h 阳性率为 85%;禁食 48h 阳性率为 95%以上;禁食 72h 为 98%。为促进低血糖发作,可在禁食基础上增加运动。低血糖发作时测定血糖,同时测定血浆胰岛素水平,血糖水平下降,而血浆胰岛素水平不下降,具有诊断意义。如经 72h 禁食而仍未诱发低血糖者,可除外本病诊断。此试验必须在严密观察下进行,并备好抢救措施防止发生意外。

2.胰岛素和胰岛素原测定 正常人空腹静脉血浆胰岛素浓度为 5～20mU/L,很少超过 30mU/L。本病常有自主性分泌的高胰岛素血症,血浆胰岛素水平常高于正常,但肥胖症、肢端肥大症、皮质醇增多症、妊娠后期、口服避孕药等可致高胰岛素血症,故通过计算胰岛素释放指数对本病诊断价值较高。胰岛素释放指数为血浆胰岛素与同时测定的血糖之比值,如＞0.3为异常。正常人胰岛素原占胰岛素的 15%以下,本病患者胰岛素原可占胰岛素的 25%～

100％。胰岛素原测定对鉴别内、外源性高胰岛素所致低血糖症有诊断价值。

3.C 肽测定　由于外源性胰岛素不含 C 肽,不会干扰 C 肽测定,故血浆 C 肽测定有助于区分外源性胰岛素引起的低血糖症。95％胰岛素瘤患者 C 肽水平≥300pmol/L。

4.胰岛素释放试验　甲苯磺丁脲(D860)可刺激胰岛释放胰岛素,产生持续 3～5h 的明显低血糖。正常人空腹时静脉注射 1g 的 D860,于 5min 时引起短暂的血浆胰岛素升高至 60～130μmol/ml,20～30min 后血糖逐渐降低,1.5～2h 即可恢复正常。而胰岛素瘤病人注射后 5～15min 时反应加强,且 2～3h 后低血糖仍不恢复。

5.钙激发试验　静脉输入葡萄糖酸钙 5mg/(kg·h),共 2h,胰岛素瘤患者在输入 15～30min 后血糖即逐步下降,血浆胰岛素含量增高。

(三)定位诊断

1.B 型超声检查　B 超检查安全、方便,为临床首选。但因肿瘤体积小,定位诊断率不到 50％,术中超声检查有助进一步诊断。超声下病变呈圆形或椭圆形低回声,边界清楚,恶性胰岛素瘤时,肿瘤体积较大,常有出血、坏死,并有局部浸润。B 超对胰岛素瘤的敏感性约 30％左右,一般肿瘤直径小于 1.5cm 时 B 超很难发现。

2.CT 检查　对于直径大于 2cm 的胰岛素瘤,CT 的检出率可达 60％以上,对于直径小于 2cm 的肿瘤,其敏感性小于 25％。由于 CT 检查属非创伤性,而且能同时发现多发病变和肝转移,故是目前胰岛素瘤手术前定位最常用的方法之一。

3.MRI 检查　MRI 对胰岛素瘤的定位诊断率及对肝转移的检出率均不及 CT 检查,故一般不用 MRI 做术前定位检查。

4.选择性动脉造影　选择性动脉造影对定位有帮助,但此方法有血管损伤。由于肿瘤的血管丰富,阳性率为 20％～80％。血管造影表现为肿瘤充盈染色,血管扭曲增多,若此法与脾门静脉分段取血测定胰岛素值相互配合,可提高术中肿瘤定位的准确性。

5.选择性经皮肝门静脉取血样　选择性经皮肝门静脉取血样与血浆胰岛素测定相结合,通过胰岛素梯度变化对明确胰头、体、尾局部的高胰岛素血症有重要意义。但该操作为有创性,难度大,费用昂贵。

6.其他测定方法　内镜式超声显像技术对胰腺内胰岛细胞瘤确诊率达 95％,为胰岛素瘤定位提供了新的方法。另外,胰腺放射性核素扫描、内镜逆行胰胆管造影、数字减影等技术均有助于此瘤的诊断。

六、诊断与鉴别诊断

详细的病史及典型的临床症状对功能性胰岛素瘤临床诊断并不困难,但实际上从症状出现到确定诊断的间期常自数月到数年不等。因此早期诊断首先要依靠医务人员能意识到存在本病的可能性,及时进行血糖检查及相关定性试验检查。定位诊断主要依靠影像学检查,并为手术治疗提供重要依据。

本病常易误诊为癫痫、脑血管意外、癔症、精神分裂症、直立性低血压、脑膜炎、脑炎、脑瘤、糖尿病酸中毒、高渗性昏迷、肝性脑病、垂体功能减退症、Addison 病、甲状腺功能减退症、自身免疫性低血糖症、药物性低血糖症及功能性低血糖症等,需仔细鉴别。

七、治疗

1.一般治疗　早期应用药物和饮食相结合的方法,对减轻一些病人的症状是有效的。在预期发病前补充葡萄糖。当低血糖发作时,用快速吸收的糖类,例如水果汁或蔗糖等。病情严重的可持续静脉输入葡萄糖。

2.外科治疗　外科手术切除是治疗胰岛素瘤唯一有效的方法,诊断明确后均应及早手术治疗。因为反复发作的低血糖性昏迷,可使脑细胞产生不可逆的改变,故在晚期即使手术切除肿瘤,只能解决低血糖症状,已出现的精神方面的症状不能改善。

3.非手术治疗　非手术治疗可应用于下列情况:①解除低血糖症状。②作为术前准备。③已有转移而不能切除的恶性胰岛素瘤患者。④拒绝手术治疗或手有术禁忌证的患者。⑤手术未找到腺瘤或切除腺瘤不彻底,术后仍有症状者。

常用药物包括:

(1)抑制胰岛 B 细胞分泌的药物:二氮嗪(氯甲苯噻嗪)、氯丙嗪、普拉洛尔(心得宁)、苯妥英钠等。

(2)促肾上腺皮质激素或皮质类固醇类药物:对减轻症状有一定的效果,但由于常带来显著的副作用,不宜常规使用。

(3)钙离子拮抗药:包括维拉帕米(异搏定)和地尔硫卓等。

(4)化疗药物:恶性胰岛素瘤由于恶性程度低,临床经过相对良性,病人即使已有转移至肝脏和局部淋巴结,其病程仍可达 5～6 年。对高龄、体弱不能手术的恶性胰岛细胞瘤病人,可采用链佐霉素,对 B 细胞有溶解特性。此药可减少低血糖发作的频率,使肿瘤变小及病人存活时间延长。另外,对恶性胰岛细胞瘤的治疗可试用氟尿嘧啶、光辉霉素、多柔比星及干扰素 α 等。

八、预后

单发性肿瘤术后疗效良好,但因长期低血糖所致的精神、神经症状则不易恢复。外科手术治疗胰岛素瘤效果令人满意,国外报道 80%～90%病人术后低血糖症状消失,国内报道约为 95%。术后复发的原因可能有切除不彻底、胰岛细胞增生或新发肿瘤,一般复发率较低。手术最常见的并发症是胰瘘,尤其胰头部肿瘤术后发生率高达 50%,术后正确放置引流管可减少其发生。手术死亡率国外报道为 1%～5%,国内为 4.5%。

第十一节　胰高血糖素瘤

一、概述

胰高血糖素瘤(GCGN)是一种罕见的胰腺内分泌肿瘤,源于胰岛 A 细胞,因能分泌大量胰高血糖素(GC)引起顽固性皮疹、舌炎、糖尿病和消瘦等症状,1974 年 Mallison 将这一症状群命名为胰高血糖素瘤综合征(GS)。胰高血糖素瘤几乎均为恶性,多为单发,仅 2%～5% 为多发;国外文献报道本病女性好发,男女比例为 1∶(2～3),且大多数为绝经期妇女。胰高血糖素瘤多为中年发病,以 40～70 岁发病居多。胰高血糖素瘤早期往往缺乏明显而特异的症状,一旦临床表现游走性坏死性红斑,多数已伴肿瘤转移,70% 患者于诊断时已有转移,最常转移到肝脏(占 50%)和区域淋巴结,偶转移到远处如骨骼、肾上腺。

二、组织病理学

胰高血糖素瘤呈实性或囊实性,切面灰粉色或灰白色,质地因肿瘤间质比例不同而异,肿块较大时往往伴有出血、坏死呈灰褐色囊性变。镜检肿瘤周边可有多少不等、厚薄不一的纤维结缔组织包绕;组织结构表现为梁索状、腺样、实性巢团状,可有出血坏死。肿瘤间质的纤维结缔组织疏密及血管数量在不同病例甚至同一病例不同区域可有差异,部分病例出现玻璃样变、淀粉样变或砂粒体。胞质呈浅染至中度嗜酸性,少数胞质透亮,核分裂象少见。电镜下,胞质中可见异型的、有一定电子密度的分泌颗粒;免疫表型显示肿瘤细胞胰高血糖素阳性具有诊断价值。

三、临床表现

1.皮肤坏死松解性游走性红斑(NME)　这是本病最显著的特征性临床改变,约 80% 以上的病人有这种表现,在国外最大的单机构病例报道中,就诊时 NME 的发病率为 67%(14/21)。皮肤病变最初常集中分布于身体易受摩擦的部位,多从口腔、阴道、肛门周围的皮肤开始,逐渐累及躯干、臀部、大腿、手臂和颜面部。皮损一般可在 2 周内愈合,但其他部位可出现新的病变,新老病变此起彼伏,可呈多种病变形式共存。皮疹成因有不同解释,可能是与胰高血糖素血症、低氨基酸血症、表皮花生四烯酸增高、缺锌及脂肪酸缺乏及肝功能受损等有关。此外当皮疹大批出现时,约 34% 的患者伴有舌体肿大,舌炎或口炎。

2.糖尿病、糖耐量异常　胰高血糖素瘤引起的糖尿病程度尚有争议,早期的报道多认为糖尿病症状轻微,不需要胰岛素治疗,而近期的报道显示有糖尿病严重倾向,需要胰岛素治疗。糖尿病可以发生在皮疹出现之前,特点是多为中度糖尿病,很少发生酮症酸中毒,口服降糖药或胰岛素可控制血糖,糖尿病的严重程度与血清胰高血糖素水平升高基本无关。

3.体重减轻和贫血　消瘦可能与胰高血糖素直接影响糖、蛋白质及脂肪的代谢和恶性胰高血糖素瘤早期肝内或全身多发性转移的自身消耗、慢性腹泻等有关。约85%患者有贫血,多为正细胞正色素性贫血,可能与胰高血糖素抑制红细胞生存有关。患者血清铁、维生素 B_{12} 及叶酸水平多正常,因此口服或胃肠道外补充铁剂常不能改善症状。

4.其他症状　国外文献报道约30%胰高血糖素瘤患者有血栓形成,主要为深静脉血栓和肺栓塞,也有脑动脉和肾动脉血栓形成的报道。口腔疼痛是口腔黏膜受到损害的结果,发生率约为30%。胃肠道症状有腹泻、厌食,一般没有恶心、呕吐,腹痛较少见,出现在比较严重的病例。个别病人可触及腹部肿块。约20%的病人出现抑郁、痴呆、躁动、感觉过敏、失眠、共济失调或肌无力等。胰高血糖素瘤常与其他胰腺内分泌肿瘤并发,最常见的是 Zollinger-Ellison 综合征。少数病例可以看作多发性内分泌腺肿瘤综合征(MEN)的一部分。

四、诊断与鉴别诊断

因为胰高血糖素瘤相当少见,临床医师易于疏忽,即使出现典型的 NME 亦常被当作皮肤病治疗。胰高血糖素瘤在疾病的不同阶段几乎都有不同程度的误诊,最常被误诊为湿疹和糖尿病。因此提高对胰高血糖素瘤的认识极为重要。

1.具有典型坏死迁徙性红斑皮损表现　部分患者常合并其他全身表现如糖尿病或糖耐量降低、贫血、体重减轻、口腔炎、静脉血栓等。但少数患者可能没有这些表现。该特征应注意与皮肤病相鉴别。

2.实验室检查　目前多采用放射免疫方法检测胰高血糖素,其正常值各地不一,同一患者在不同时间检测,其检测值亦可有较大的变化,因此应多次检测。正常人空腹血浆胰高血糖素不超过250pg/ml。胰高血糖素瘤患者血浆胰高血糖素含量明显升高,70%～90%的患者大于1000pg/ml。血浆胰高血糖素升高也可见于急性胰腺炎、糖尿病酮症酸中毒、皮质醇增多症、肢端肥大症、嗜铬细胞瘤、肝硬化、肾衰竭、心肌梗死伴心源性休克及家族性胰高血糖病症等。血氨基酸谱分析表现为氨基酸浓度普遍降低。

3.影像学检查　可采用 B 超、CT、MRI、腹腔动脉造影、经皮肝穿刺插管选择性门静脉造影或分段取血测胰高血糖素来协助定位。CT 扫描是胰腺肿瘤的首选检查方法,其次是 B 超检查。DSA、ERCP 等检查对胰腺肿瘤的诊断亦有重要价值。确诊后的患者需根据情况摄 X 线胸片、行骨扫描;胃肠镜检查以除外转移灶。

4.单纯光镜病理检查　不足以区分胰高血糖素瘤和其他胰腺内分泌肿瘤,需结合临床、免疫组化、特殊染色、电镜观察及肿瘤组织内胰高血糖素定性、定量等检查结果。

五、治疗

1.肿瘤切除　目前仍是胰高血糖素瘤最为理想的治疗方法。良性胰高血糖素瘤切除可治愈。但胰高血糖素瘤多为恶性,诊断时多已发生肝或其他部位的转移,对于这类患者,手术即使不能根治,如将原发肿瘤切除,甚至减负手术,再辅以肝动脉化疗栓塞术亦可达到降低血中胰高血糖素水平、提高氨基酸浓度、改善症状,甚至延长寿命的目的。国外也有行全胰切除,肝移植的尝试。随着腹腔镜技术的提高,腹腔镜手术微创治疗胰高血糖素瘤是可行的。

2.辅助化疗 如果肿瘤不能切除或不能完全切除者,辅助化疗是必要的,一般采用链脲菌素、阿奇霉素、达卡巴嗪、5-FU 等。选择性腹腔动脉和(或)肝动脉灌注给药较周围静脉给药效果为好,对原发肿瘤及转移病灶都有一定的控制作用。达卡巴嗪被认为是控制胰高血糖素瘤最有效的药物,常用剂量 400mg/d,5 天 1 个疗程,每月 1 次,共 3～10 个疗程。有报道联用链脲菌素和 5-FU 的有效率可达到 60%～70%,目前主张联合用药。

3.药物治疗 ①生长抑素可以作为术前或术后的辅助疗法或是应用于不适于手术的病人。开始时可应用 50μg,2～3/d,以后逐渐加量,最大可应用 500μg,4/d。但是应用 2 年后可能失去效果,并且出现不良的预后。②氨基酸和脂肪酸:可缓解 NME 的症状,但并不能改变血清氨基酸和脂肪酸浓度,也不能使肿瘤缩小及缓解其他症状。

六、预后

如能彻底切除肿瘤预后良好。但因胰高血糖素瘤的早期发现及诊断较困难,恶性率又高,因此手术根治的机会不多,文献报道为 10%～30%。由于肿瘤生长缓慢,对于不能根治的病例,如果治疗得当,生存期可达 3～7 年甚至更长。很多病人最后并不是死于肿瘤本身,而是死于并发症,最常见的是血栓、脓毒症及胃肠道出血。

(张明艳)

参考文献

1.石远凯,孙燕.临床肿瘤内科手册.北京:人民卫生出版社,2015

2.魏于全,赫捷.肿瘤学.北京:人民卫生出版社,2015

3.万德森.临床肿瘤学.北京:科学出版社,2016

4.(美)詹科斯基.消化道肿瘤诊断与治疗.北京:人民卫生出版社,2012

5.徐小红,周勤.临床肿瘤内科学.北京:科学出版社,2016

6.钱家鸣.消化内科学.北京:人民卫生出版社,2014

7.田德安.消化系统疾病诊疗指南(第3版).北京:科学出版社,2013

8.贾玫,王雪梅.消化系统疾病.北京:北京科学技术出版社,2014

9.唐承薇.消化系统疾病.北京:人民卫生出版社,2011

10.王秋兰,俞永江.消化系统恶性肿瘤的综合诊治.兰州:兰州大学出版社,2015

11.池肇春,王青,许琳,刘东颖.消化系统疾病癌前病变与肿瘤.北京:军事医学科学出版社,2013

12.高峰玉,鞠芳,张芳.实用消化系统肿瘤诊疗学.天津:天津科学技术出版社,2011

13.袁俊华.现代消化系统疾病诊疗学.天津:天津科学技术出版社,2010

14.高春芳,王仰坤.消化系统肿瘤学.北京:人民军医出版社,2012

15.于莉.肿瘤临床诊疗.吉林:吉林科学技术出版社,2013

16.邱虎,余保平.血清肿瘤标志物在消化系统肿瘤诊断中的研究进展.医学综述,2017,23(01):72—75+81

17.李隆敏,许桐瑛,朱文婷,谢蕊,周庆鑫,白玉贤.消化系统恶性肿瘤血管正常化的研究进展.中国肿瘤,2016,25(12):988—993

18.张璟,王维利,章新琼.消化系统肿瘤病人营养知信行现状及其相关因素调查.肠外与肠内营养,2016,23(04):226—228+236

19.陆飞国,黄振鹏,梁健,邓鑫.肿瘤标志物在消化系统恶性肿瘤诊断中的应用研究进展.湖南中医杂志,2016,32(03):174—176

20.周阳阳,王理伟.外泌体在消化系统肿瘤中的研究进展.肿瘤,2015,35(07):810—815

21.陈晓宇,黄陈,裘正军.FoxM1在消化系统肿瘤中的研究进展.现代肿瘤医学,2014,22(05):1188—1191

22.丛宁宁,张庆瑜.EMT在消化系肿瘤中的研究进展.世界华人消化杂志,2013,21(03):205—210

23.高铭云,梁桂花,韦燕萍,曾燕,唐怡,刘柳芳.消化系统恶性肿瘤患者营养干预及效果分析.临床误诊误治,2012,25(09):60—63

24.程卫杰,程继东,荆绪斌.AMPK 与消化系肿瘤的研究进展.世界华人消化杂志,2012,20(04):304—309

25.邹丽芳,姚一芸,窦红菊,朱琦,胡钧培.消化系统恶性肿瘤复发转移患者止凝血功能的研究.血栓与止血学,2011,17(05):214—218

26.张瑞萍.探讨血清肿瘤标志物检测对消化系统肿瘤检测意义.中国现代药物应用,2011,5(14):30—31

27.姚伯程,田文斌,赵晓玲,田淑琴,魏敏.消化系统恶性肿瘤患者细胞免疫功能分析及其临床意义.甘肃医药,2011,30(05):259—261

28.刘新光.消化系统恶性肿瘤的临床与研究.实用医院临床杂志,2011,8(01):1—2

29.郭天利,焦同立.血清肿瘤标志物在消化系统恶性肿瘤诊断中的价值.肿瘤基础与临床,2010,23(05):427—428

30.王秀芹,马宏星,严惟力.肿瘤标志物联合检测对消化系统肿瘤的诊断价值.标记免疫分析与临床,2010,17(02):83—86

31.张媛媛,刘玉兰.肿瘤干细胞与消化系统肿瘤.胃肠病学和肝病学杂志,2009,18(04):312—315

32.吴蓓雯,曹伟新,燕敏,张俊.主观综合营养评价法评判消化系统恶性肿瘤病人营养状况和预后.外科理论与实践,2008,(05):415—418

33.葛海燕.光动力治疗消化系肿瘤的进展与展望.世界华人消化杂志,2008,(05):457—462